SpringerWienNewYork

Franz Sedlak (Hrsg.)

Psychologie und Psychotherapie für Schule und Studium

Ein praxisorientiertes Wörterbuch

SpringerWienNewYork

MinRat Mag. DDr. Franz Sedlak (Hrsg.)
Bundesministerium für Bildung, Wissenschaft und Kultur, Wien, Österreich

SpringerWienNewYork ist ein Unternehmen von
Springer Science + Business Media
springer.at

Umschlagbild: Getty Images/Digital Vision/Female University Student Studying in a Library
Satz und Layout: Composition & Design Services, Minsk, Weißrussland
Druck: Strauss GmbH, 69509 Mörlenbach, Deutschland

Gedruckt auf säurefreiem, chlorfrei gebleichtem Papier – TCF
SPIN: 11671725

Mit 4 Abbildungen

Bibliografische Information der Deutschen Bibliothek
Die Deutsche Bibliothek verzeichnet diese Publikation in der Deutschen Nationalbibliografie, detaillierte bibliografische Daten sind im Internet über
http://dnb.ddb.de abrufbar.

ISBN-10 3-211-33620-6 SpringerWienNewYork
ISBN-13 978-3-211-33620-5 SpringerWienNewYork

Vorwort

Erfolg in Schule und Studium ist weder Zufall, noch Schicksal, sondern Know-how des Wissenserwerbs und der Wissensanwendung! Erfolg ist aber auch eine Frage von Entscheidungssicherheit, Motivation, Lern- und Lebensfreude, Selbstwertschätzung, des inneren Wohlbefindens ohne Zweifel und Ängste. Fast 70 Expertinnen und Experten[1] bieten Einblicke und Antworten auf die wichtigsten psychologischen und psychotherapeutischen Fragestellungen während der Schulzeit und dem Studium – direkt aus der Praxis der Schulpsychologie und der Psychologischen Studentenberatung. Das Wörterbuch vermittelt Wissenswertes in Stichworten von Aggression bis Zwangsgedanken, von Arbeitstechniken bis Zeitmanagement, von der Ablöseproblematik bis zur Zielfindung, vom Autogenen Training bis zur Verhaltenstherapie! In über 30 Berichten „Aus der Psycho-Werkstatt“ finden sich Projektberichte, Fallberichte, Strategien für das Lernen, für die Freizeitgestaltung, Gedächtnistipps, Erfolgstipps u.v.a.m. Das Buch gibt Einblick in rund 50 psychische Störungsbilder (z.B. Kontrollzwang), beschreibt ca 40 verschiedene Lösungsstrategien (z.B. mentales Training), skizziert 15 bedeutsame Psychotherapie-Richtungen (z.B. Verhaltenstherapie), klärt 40 wichtige Begriffe (z.B. Hochbegabung) und vermittelt in 15 Beiträgen Wissenswertes über die organisatorische Struktur bildungspsychologischer Einrichtungen. Darüber hinaus gibt es Hinweise zur Notfallpsychologie, zur Krisenintervention u.a.m. Das vorliegende Wörterbuch ist in mehrfacher Hinsicht etwas Besonderes: Einerseits wurden alle Mitarbeiter der beiden bildungspsychologischen Einrichtungen Österreichs, der Schulpsychologie-Bildungsberatung sowie der Psychologischen Studentenberatung, zur Mitwirkung eingeladen – jeder dritte Mitarbeiter griff diese Einladung auf! Andererseits kam die Stichwortliste empirisch zustande: Die Schulpsychologen und die Studentenberater wurden vom Herausgeber ersucht, die aus der Praxiserfahrung wichtigsten Themen zu sammeln. Die Stichwortliste wurde dann durchgesehen, bei Bezeichnungsvarianten (z.B. Magersucht, Anorexie) die jeweils gebräuchlichere gewählt, bei Mehrfach-Nennung Spezifizierung vorgenommen. Aus diesem Grund ergeben die Stichwörter des Wörterbuchs auch keine gleichmäßige Themenverteilung, sondern lassen sich einzelne Brennpunkte erkennen. Bei einer derart großen Autorenbeteiligung ist es zu erwarten, dass die Beiträge über ein Kontinuum von grundlagenorientiert bis anwendungsorientiert variieren und sich vom Anspruch der umfassenden bis zur andeutungsweisen Information bewegen. Bei der inhaltlichen

---

[1] Der Lesbarkeit wegen wird im Buch meistens nur eine Geschlechts-Bezeichnung angeführt, gemeint sind freilich immer beide Geschlechter. Es wurde allen Autorinnen und Autoren frei gestellt, welche Bezeichnungswahl sie treffen.

Gestaltung der Beiträge wurde prinzipiell die Verantwortung für Pointierungen und Perspektiven bei den Autoren belassen und die individuelle Vielfalt respektiert. Allerdings wurden vom Herausgeber da oder dort verschiedene Anregungen gegeben, z.B. nicht nur Problemdefinitionen und Begriffsklärungen vorzunehmen, sondern auch Lösungskonzepte und -strategien aus der Praxis darzustellen! Daher gibt es im Buch zusätzlich viele motivierende Tipps zum Lehren und Lernen, zur Persönlichkeitsbildung, Fall- und Projektberichte – so wird es zu einer Fundgrube für Psychologen, Psychotherapeuten, Pädagogen, Beratungslehrer, Studenten, Schüler ab der 11. Schulstufe, Lehrer und Eltern, die an pädagogisch-psychologischen und psychotherapeutischen Fragen interessiert sind. Es vermittelt gleichzeitig einen Einblick in die Aufgabenvielfalt und die unterschiedlichen Lösungen der Bildungspsychologie! Auch für Projektarbeiten, Hausarbeiten, Diplomarbeiten, Dissertationen wird man gern zum umfangreichen Wissen in diesem Buch greifen.

Mein Dank gebührt in chronologischer Abfolge Herrn Raimund Petri-Wieder vom Springer-Verlag Wien, der dieses Buch anregte; weiters allen Autorinnen und Autoren, die sich neben ihrer anstrengenden und ausfüllenden Arbeit mit Schülerinnen und Schülern und Studierenden die Zeit nahmen, wichtige Beiträge aus ihrer praktischen Erfahrung einzubringen; ich freue mich bei dem Gedanken, dass es zusätzlich zu den rund 60 Autorinnen und Autoren nochmals doppelt so viele gibt, die aus ihrer Tätigkeit in der Schulpsychologie-Bildungsberatung bzw. der Psychologischen Studentenberatung Österreichs „Stichwörter und Werkstattberichte" liefern könnten – wäre da nicht eine umfangsmäßige und zeitliche Rahmenbegrenzung gegeben. Mein Dank gilt auch den Psychologen und Psychologinnen aus den deutschsprachigen Nachbarländern für ihre wertvollen Informationen. Last not least danke ich meiner Frau Mag. Dr. Karin Sedlak für ihre intensive inhaltliche Durchsicht des Manuskripts auf Textverständlichkeit und eventuelle Ergänzungen.

Franz Sedlak

Leiter der Abt.V/4 Schulpsychologie-Bildungsberatung;
Psychologische Studentenberatung, Allg. Schulinfo
im Bundesministerium für Bildung, Wissenschaft und Kultur Wien

Inhaltsverzeichnis

Einleitung XI

A

Abhängigkeit 1; Ablösung und Ablöseproblematik 2; Abwehrmechanismen 3; ADHS 4; *Aus der Psychowerkstatt: Umgang mit Hyperaktivität* 5; Adipositas (Übergewicht) 8; Adoleszenzprobleme 9; Affekte 10; Aggression und Gewalt 11; Agoraphobie 13; AIDS 13; Angst 14; Angststörungen (Sozialangst, Prüfungsangst) 15; Anorexia Nervosa (Magersucht) 17; Anspruchsniveau 18; Arbeitsstörung 18; Arbeitstechniken 19; Assertives Verhalten 20; Aufschieben 20; Aufnahmeverfahren und Mentoring am Beispiel Schulpsychologie Niederösterreich 21; Autogene Psychotherapie 22

B

Begabungsförderung 25; Beratung 26; Berufsberatung 28; Berufsorientierung 28; Beziehungen – Grundproblem oder Lösung 29; Bildungsberatung 31; Bindung 32; *Aus der Psychowerkstatt: Bindungsverhalten und psychische Probleme bei Studierenden* 33; Binge Eating Disorder (BED) 36; Biografiearbeit 36; Borderline 37; Burnout 38

C

Coaching als Personalentwicklungsinstrument 39; Coaching – Funktionen, Formen, Phasen 40

D

Depression 43; *Aus der Psychowerkstatt: Diplomanden-Gruppe* 44; Drogen 46; Drop out 47

E

Effektivität vorschulischer (Sprach)Förderung 49; Eifersucht 50; Empathie als Basis der Verständigung 51; Empathie als Begegnung mit dem Selbst 53; Entscheidungsprozess 54; Entspannung und Entspannungstechniken 55; Eselsbrücke 56; Ess-Brech-Sucht 57; Essstörungen 58; Evaluierung 59

F

Faktoren erfolgreichen Studierens 61; Familienbrett in der Studienwahlberatung 62; *Aus der Psychowerkstatt: Fehler und Erfolgstipps* 63; *Aus der Psychowerkstatt: Freizeitgestaltung* 66; *Aus der Psychowerkstatt: Fundament für den Erfolg in Schule und Studium: BASIC IDEA* 68

G

Aus der Psychowerkstatt: „Gedächtnisverlust" – ein Fallbericht 71; *Aus der Psychowerkstatt: Grundsätzliche Gedächtnisförderung* 72; *Aus der Psychowerkstatt: Mit hilfreichen Gedanken zum Erfolg in Schule und Studium* 75; Gewaltprävention 77; Gruppen(psycho)therapie 78; Gruppen- und Teamarbeit 80; *Aus der Psychowerkstatt: Die Schulklasse als Gruppe* 81; *Aus der Psychowerkstatt: Gruppentherapie als Selbsterfahrungsgruppe mit kreativen Medien* 84; Gutachten, psychologisches 85

H

Hilfe zur Selbsthilfe 87; Hochbegabung 88

I

Identität und Identitätsentwicklung 91; Ideologien, (psychisch) destruktive 92; Imagination in der Studienwahlberatung 93; *Aus der Psychowerkstatt: Verwendung imaginativer Verfahren in der Psychotherapie* 93; Individualpsychologische Psychotherapie 96; Inneres Kind 97; Integrative Gestalttherapie 98; Intelligenztheorie von Sternberg 99

K

Karriereplanung 101; Katathym Imaginative Psychotherapie 102; *Aus der Psychowerkstatt: Mit Kategorien zum Erfolg in Schule und Studium* 103; Klientenzentrierte (Personenzentrierte) Psychotherapie 105; Kognitive Techniken in der Studienwahlberatung 106; Kognitive Verhaltenstherapie 107; Kommunikation 108; Kompetenzen 109; Kooperative Konfliktbearbeitung in der Schule 111; Kontrollzwänge 112; Krankheitsbilder und Symptome 113; Kreativität 114; Krisen 115; Krisen und Krisenintervention 115; Krisenintervention in der Schule 116

L

Legasthenie 119; Legasthenie bei Schülern der BMHS – Ein sinnesspezifischer Behandlungsansatz 120; Leistungsbeurteilung bei Lese-Rechtschreibschwäche 121; Leistungsmotivation/Motivationsschwierigkeiten/Anstrengungsvermeidung 122; Lernerfolg 123; Lese-Rechtschreib-Schwäche als komplexes Wechselspiel zwischen Anlage und Umwelt 124; Lifelong-Guidance 125; Life Skills 127; Logotherapie-Existenzanalyse 127; *Aus der Psychowerkstatt: David – Gesinnungswandel trotz Sinnkrise – ein Fallbericht* 129; *Aus der Psychowerkstatt: Lernstrategien und Lerntrainings* 130; *Aus der Psychowerkstatt: Lernmanagement und Lehrmanagement – Fragen zum Selbst-Check* 133; Leseförderung 136

M

Maturant/inn/enberatung 137; Mediation 137; Medien – Einfluss 138; *Aus der Psychowerkstatt: Mensch im Mittelpunkt* 139; Mentales Training 142; MIND-Modell 142; *Aus der Psychowerkstatt: Eine Diplomarbeit planen mit dem MIND-Modell* 145; Mobbing 148; Motiviert lernen 148; Mutismus 149

N

Neuropsychopharmakologie 151; Neurose 151; Notfallpsychologie 152

O

Online Sucht 155; Orthorexia Nervosa 155

P

Panikattacken 157; *Aus der Psychowerkstatt: Panikattacken – ein Fallbericht* 158; Peer Mediation 159; Persönlichkeit 160; Persönlichkeitsförderung/ Soft Skills 161; Persönlichkeitsstile 162; Phobien – Psychodynamik von Phobien 163; Positive Psychotherapie 164; Prävention 166; Prophezeiung, sich selbst erfüllende 167; *Bericht Aus der Psychowerkstatt: Prüfungsangst – Fallberichte* 168; Psychoanalyse 171; Psychoanalytische Pädagogik 173; Psychodiagnostische Verfahren 174; Psychodiagnostik in der Studienwahlberatung 175; Psychohygiene 175; Psychodynamische Psychotherapien 177; Psychodynamische Kurz- und Fokaltherapie 177; *Aus der Psychowerkstatt: Psychodynamische Kurzpsychotherapie* 178; Psychologische Diagnostik aus der Sicht der Psychologischen Studentenberatung 181; Psychologische Diagnostik aus der Sicht der Schulpsychologie-Bildungsberatung 181; Psychologische Studentenberatung im deutschen Sprachraum 183; Psychologische Studentenberatung in Österreich 183; Psychologische Studentenberatung in Europa/ international 185; Psychopharmaka 185; Psychosomatik 186; Psychotherapie-Methoden 187; *Aus der Psychowerkstatt: Wo profitiert die Bildungsarbeit von der Psychotherapie?* 188

R

Reaktanz 191; Rechenschwäche 192; Rechtliche Grundlagen der Schulpsychologie-Bildungsberatung (Schulpsychologischer Dienst) in Österreich 194; Rechtliche Grundlagen der Psychologischen Studentenberatung in Österreich 195; Redeangst 196; Ressourcenorientierte Psychotherapie 196; Rollenspiel 198

S

Schlüsselqualifikationen 201; Schreibblockaden 201; Schulfähigkeit 202; Schulpsychologie in Appenzell Innerrhoden: Ein Beispiel für internationalen Erfahrungsaustausch 203; Schulpsychologie in Deutschland 204; Schulpsychologie im Fürstentum Liechtenstein 205; Schulpsychologie-Bildungsberatung in Österreich 206; Schulpsychologischer Dienst in der Schweiz 207; Schulpsychologische Grundversorgung 209; Schulstress 210; Schulverweigerung 210; Schüler- und Bildungsberatung 211; Selbstverletzendes Verhalten 211; *Aus der Psychowerkstatt: Selbstsicherheit* 212; Selbstwert, Wertschätzung und Hierarchie 214; *Aus der Psychowerkstatt: Selbstwertgefühl* 215; Sexualität 218; Sexuelle Probleme 219; Sexueller Missbrauch 220; Sexualität, studentische 221; *Aus der Psychowerkstatt: „Soziales Lernen" als Coachingprozess* 223; Soziale Kompetenz 226; Sprachbarriere 227; Statistisches zur psychologischen Beratung im Bildungsbereich Österreich 228; Störung 229; Störungen der Sprachentwicklung 230; Stressbewältigung 231; Studienabbruch 232; Studienabschluss 232; Studieneingangsphase 234; *Aus der Psychowerkstatt: Struktur- und Arbeitsmodelle in der Bildungspsychologie als Instrument zur Qualitätsreflexion* 234; Studienwahlberatung 239; Suchtentstehung – Suchtformen 240; Suchtprävention 241; *Aus der Psychowerkstatt: Suizidprävention* 243; Supervision 246

T

Themenzentrierte Interaktion 249; Trainingsweltmeister 250; Trance 250; Traumabearbeitung bei Kindern 251; Traumatherapie 252; *Aus der Psychowerkstatt: Trauma – ein Fallbericht* 253; *Aus der Psychowerkstatt: Traumatisierung durch die Medien* 254

U

Aus der Psychowerkstatt: Übergang Schule – Studium 257; Unterrichtsprinzipien 260

V

Verhaltensprobleme 261; *Aus der Psychowerkstatt: Verhaltensprobleme lösen mit dem solidarischen Modell* 262; Verhaltenstherapie 265; *Aus der Psychowerkstatt: Verhaltenstherapeutisches Lernmanagement* 267; *Aus der Psychowerkstatt: Vernetzungsarbeit von Schulpsychologie und Sonderpädagogischem Zentrum bei besonders verhaltensschwierigen Kindern – ein Beispiel für die Kooperation zwischen Institutionen* 270; Vorurteil und Stereotyp 272

W

Werte 275; Work-Life-Balance 276

Z

Zeitmanagement 279; Zielfindung 280; Zielbestimmt lernen 281; Zielorientierte Studienwahl 282; Zwangsgedanken 283; Zwänge 283; *Aus der Psychowerkstatt: Zwangsstörungen* 284

Autorenverzeichnis 287

Sachverzeichnis 293

Einleitung

Brauchen wir die Psychologie im Bildungs-System für den Schul- und Studienerfolg?

Was zeichnet die Schulpsychologie-Bildungsberatung und die Psychologische Studentenberatung[2] aus, was lässt sie als Seele im Bildungs-System[3] wichtig werden und inwiefern sind sie eine wichtige Stütze für den Erfolg in Schule und Studium? Es gibt viele Antworten auf diese Fragen z.B. die folgenden 10:

1) Schulpsychologie-Bildungsberatung und Psychologische Studentenberatung sind wichtige „Anwälte der Person" im Bildungssystem: Sie befassen sich mit dem Bewusstsein, dem Erleben, dem Verhalten. *Unser Bewusstsein macht uns menschlich:* Erst das Bewusstsein schafft die Kunst, in unseren Augen wird die Farbschichtung zum Gemälde, die Materialschichtung zur Skulptur, in unseren Ohren wird die Aneinanderfügung von Frequenzen zur Musik. *Unser Erleben macht uns menschlich:* Ohne „Seele" könnten wir nicht seufzen, nicht lachen, nicht weinen, nicht toben, nicht in innige Wehmut versinken, nicht bewundern, nicht staunen! *Unser Handeln macht uns menschlich:* Unsere Entscheidungen, unsere Problemlösungen usw. Bildung besteht nicht nur in der Übermittlung von Wissen, sondern in der Bildung zum Menschen. Dafür setzt sich die Bildungspsychologie ein. Ohne diese Bildung ist jeder Erfolg in Schule und Studium nur unvollkommen.

2) Die Bildungs- Psychologie hilft mit, die innere Weisheit zu nützen und trägt so zum Erfolg in Schule und Studium bei. Wir alle besitzen ein implizites Wissen: Den Alltagsverstand, und den common sense, das Know how für den Umgang mit Lebensereignissen, die Rituale, unsere Handlungsschemata, die innere Stimmigkeit, die innere Resonanz (mit der wir insbesondere in ganz persönlichen Fragen wie Gewissensentscheidungen, Partnerwahl, Freizeit-Interessen implizit wissen, was für uns wahr ist) – all das untersucht die Psychologie. Das implizite Wissen beeinflusst weite Bereiche unserer privaten und öffentlichen Verhaltensweisen. Konkret geschieht dies durch Ermutigung zum Treffen eigener Entscheidungen, durch Aufbau einer angemessenen Selbsteinschätzung, durch Stärkung von Vertrauen in die eigenen Fähigkeiten, durch Erhöhung der inneren Überzeugung, persönliche Angelegenheiten selbst kontrollieren und lenken zu können u.v.a.m.

---

[2] Beide Institutionen werden hier auch zusammenfassend „Bildungspsychologie" genannt.

[3] Die Bildungspsychologie als Seele im Bildungs-System nutzt das umfassende Spektrum der Psychologie und Psychotherapie. Die meisten Mitarbeiter sind klinische Psychologen und/oder Gesundheitspsychologen/Coaches/Supervisoren/Psychotherapeuten/Lektoren/pädagogische Psychologen u.v.a.m.

3) Schulpsychologie-Bildungsberatung und Psychologische Studentenberatung tragen zur Mündigkeit und zum kritischen Denken bei, zunächst beim Betroffenen selbst. *Entfernt man die Seele aus dem System und damit das Hinterfragen von Bewusstsein, Entscheiden, Fühlen, Werten, geht auch die kritische Distanz gegenüber Verhaltensweisen, Einstellungen, Ergebnissen, Bildungsinhalten verloren.* Man fragt nicht mehr nach ihrem Entstehen, sondern nur mehr nach ihrer Anwendung. Das Geheimnisvolle weicht und macht dem Gegenständlichen Platz. Nicht selten sind nach einer Beratung, Therapie Äußerungen wie: „Ich verstehe jetzt die Hintergründe für mein Verhalten und habe die Zusammenhänge erkannt", „Ich erhielt Raum zum Nachdenken, um mich selbst zu finden!" Erfolg in Schule und Studium schließt Selbständigkeit im Denken und persönliche Auseinandersetzung mit den Bildungsinhalten mit ein. Beides wird durch die Bildungspsychologie gefördert.

4) Schulpsychologie-Bildungsberatung und Psychologische Studentenberatung zeigen Wertschätzung für die Individualität! Der Entwicklungspsychologe Kagan (2000) kritisiert zu Unrecht, dass die Psychologie abstrakte Begriffe wie „Intelligenz", „Temperament" formuliert und nicht berücksichtige, dass jeder Mensch nur individuell betrachtet werden kann. Dazu muss man kritisch sagen: Allgemeine Begriffe ermöglichen überhaupt erst, dass wir vergleichen und damit auch Unterschiede feststellen können. Aber das Anliegen Kagans ist dennoch in der Bildungspsychologie berücksichtigt: Die Psychologie ist eine Wissenschaft vom Menschen, deshalb sind ihr nicht nur die allgemeinen Bildungsinhalte wichtig, sondern auch der individuelle Mensch, nicht nur die Gedanken, sondern das Denken und der Denker. Schulpsychologie-Bildungsberatung und Psychologische Studentenberatung verteidigen Subjektivität, Individualität und wenden sich gegen ein verallgemeinertes Wissenschaftsideal der „Objektivität" als Unabhängigkeit vom einzelnen Subjekt, das den Menschen in seiner Individualität nur als Fehlerquelle ansieht. Denn dann wird das Gedachte wichtiger als der Denker. Die Bildungspsychologie ist der Brückenschlag zwischen dem Bildungs-System und dem lernenden Individuum! Nicht jeder findet sich gleich in der Schule oder im Studium zurecht. Schulpsychologie-Bildungsberatung und Psychologische Studentenberatung geben Orientierungshilfen bei Schul- oder Studienwahlentscheidungen und helfen bei Übergangsproblemen, Startschwierigkeiten oder persönlichen Integrationshindernissen.

5) Die Schulpsychologie-Bildungsberatung und Psychologische Studentenberatung bringen einen individuellen und sozialen Diskurs (so nennt man die Denk- und Redeweise einer bestimmten Zeitgeistströmung) **ein**: Rücksichtnahme gegenüber Angst, Lernproblemen, persönlichen Behinderungen; individuelle Entwicklungsförderung, Kooperation, Solidarität, Integration, Persönlichkeitsentwicklung, Begabungsförderung, Gemeinschaftssinn. Unsere Sprache, unsere Begriffe, unsere Regeln für das Formulieren von Gedanken – all das hat Auswirkungen auf das, was in unser Bewusstsein gelangt, was gesagt werden kann und soll und was nicht. Derzeit ist die Sprache von Investition und Outcome, Ressourcing, Einsparung, Effizienz modern. Was in diesem Diskurs wenig Platz hat, ist Betreuung, non-profit, Problembewältigung, Sensibilität. Im ökonomischen Diskurs geht es stattdessen um Auslagerung oder Einsparung nicht gewinnbringender Agenden, um Zweckallianz, um Gespür für Marktchancen. Vielleicht gibt es bald auch nur mehr ein ökonomisches Paradigma: Dann wird auch das Denk- und

Forschungsmuster nur mehr von den Faktoren des Handels bestimmt. Wir sind aufeinander angewiesen. Erfolg in Schule und Studium ist nur dann einer und nur dann ein bleibender, wenn Synergie statt Konkurrenz eingeübt wurde und wenn nicht nur die Karriereziele, sondern auch die hinderlichen Steine auf dem Bildungsweg zur Sprache kommen dürfen. Diese Sprache spricht die Bildungspsychologie und achtet darauf, dass sie nicht in Vergessenheit gerät. *Über 10000 Intensivberatungen pro Jahr in der Psychologischen Studentenberatung, rund 30000 Intensivberatungen jährlich in der Schulpsychologie-Bildungsberatung geben ein beredtes Zeugnis davon.*

6) Die Bildungspsychologie hilft mit, die Schlüsselressource Wissen zugängiger zu machen: Durch Leseförderung, durch psychologische Hinweise zum Lehren und Lernen, durch Problemlösungstechniken, durch Befreiung von hemmenden Ängsten, durch kritisches Denken gegenüber Ergebnissen, durch Motivationshilfen usw. Es gibt viele Wissensarten: Informationswissen, inhaltliches Basiswissen, instrumentell-methodisches Wissen, Verhaltenswissen (als personale Kompetenz), Beziehungswissen (als soziale Kompetenz) u.v.a.m. Der Buchdruck hat den Zugang zum Wissen erleichtert, das Internet verbindet Wissensverbreiterung mit Lobbying: Der Zugang zum Wissen wird selektiv erleichtert. Wissen ist Macht und wird daher gehortet und nur gezielt und kostenträchtig weiter gegeben. Die Bildungspsychologie steht Schülern, Eltern und Lehrern hingegen unentgeltlich zur Verfügung. *Der Erfolg in Schule und Studium ist auch darin begründet, Strategien zum Wissenserwerb, zur Wissensverarbeitung und -anwendung zu erlernen.* Hier hat die Bildungspsychologie durch ihre Forschungen und praktischen Kenntnisse zum Lernen, Gedächtnis, Problemlösung etc. viele Hilfen und Anregungen parat.

7) Für die Bildungspsychologie steht der Mensch im Mittelpunkt des Interesses. Weltweit kommen schon auf einen Menschen 10 „Turing-Kreaturen", d.h. PCs, Steuerungs- und Kontrollmaschinen. Dieser Übermacht von rund 30 Milliarden „Robotern" mit ihrem unendlichen Gedächtnis und ihrer blitzhaften Geschwindigkeit sind wir restlos unterlegen. *Die Bildungspsychologie achtet darauf, dass der Mensch nicht an der „überlegenen" Maschine gemessen wird.* Die künstliche Intelligenz mag faszinierend sein. Es gibt aber keine Erkenntnissuche unter Ausschaltung der Person. Auch die angestrebte Objektivität wird nicht durch Eliminierung der fühlenden, denkenden Person erreicht, sondern als Intersubjektivität (Verständigung zwischen Personen) verstanden. Das Beobachtete ist nicht ohne Beobachter denkbar. Gegenüber früheren Wissensmanagementformen, bei denen die Wissensprodukte und ihre Speicherung im Vordergrund standen, geht der Trend heute allgemein zum Wissensprozess. Wie kommt Wissen zustande? Wie kann es aufgenommen werden etc.? Die kognitiven Wissenschaften, insbesondere die Psychologie, haben zu klären, wie Wissen zustande kommt, wie dieses Wissen am besten vermittelt werden kann, welche Aufnahmegrenzen zu berücksichtigen sind, damit wir nicht im Datenfluss untergehen. *Die Bildungspsychologie hilft z.B. durch Gliederungshilfen beim Wissenserwerb, d.h. durch Unterscheiden von Wesentlichem und Unwesentlichem. Vor allem hilft sie durch Ermutigung zur Individualität auch im Lernen.*

8) Schulpsychologie-Bildungsberatung und Psychologische Studentenberatung nehmen die Bedürfnisse der Person wahr und mahnen die Spezialwissenschaften zur Berücksichtigung des Menschen, seines Wahrnehmens, Erlebens, Denkens und Handelns. Nicht nur die Nachhaltigkeit (d.h. das Bedenken der Auswirkung gegenwärtiger Handlungen auf das zukünftige Sozial- und Ökosystem) machen Schulpsychologie-Bildungsberatung und Psychologische Studentenberatung zum Thema, sondern auch *die psychische Kompatibilität* (d.h. die Verträglichkeit unserer Entwicklungen, Erfindungen, Produkte, Systeme mit den Bedingungen des Menschseins). Nicht alles, was machbar ist, ist auch bekömmlich. Z.B. das virtuelle Klassenzimmer (jeder Lernende sitzt zu Hause vor seinem Computer und ist per Internet mit anderen „in Kontakt") kann niemals die lebendige Begegnung ersetzen und ist mit dem Menschen als soziales Wesen auch nicht kompatibel. *Die Bildungspsychologie bemüht sich um die Anwendung sozialpsychologischer Kenntnisse zur Verbesserung der Beziehungsatmosphäre in der Schule und im Studium.*

9) Die Bildungs-Gesellschaft hat in der Schulpsychologie-Bildungsberatung und Psychologische Studentenberatung wichtige Stützen dafür, dass Einordnung und Freiheit der Person, notwendige Reduktion und notwendige Komplexität ausgewogen gewährleistet sind! Probleme entstehen durch zu große Komplexität oder zu große Vereinfachung (Reduktion). Komplexitäts-Probleme sind als Folge der Entscheidungsnotwendigkeit in einer unüberschaubaren Fülle von Wahlmöglichkeiten, als Folge des Miteinanderlebens in einer vielschichtigen Gesellschaft, als Folge positiver oder negativer Rückkoppelung zwischen medialen, virtuellen und direkt übermittelten Informationen vielfach gegenwärtig. Reduktions-Probleme sind überall dort gegeben, wo individuelle Entfaltungswünsche mit bestehenden Regeln, Normen, Bedingungen kollidieren. Die Psychologie erzeugt die Probleme nicht, sondern macht sie und ihre Veränderbarkeit nur bewusst. Der Psychologie-Journalist Degen (2000) wirft der Psychologie und in einem auch der Psychotherapie, Psychoanalyse vor, sie stelle „Mythen" (z.B. über die Beeinflussbarkeit des Menschen) auf, aber „der Mensch ist nicht zu ändern. Er ist wie er ist." Seine Argumentationsweise ist einfach. So behauptet er z.B, dass die Psychotherapie den Mythos aufstelle: „Psychotherapie ruft keine unerwünschten Nebenwirkungen hervor". Diese allgemeine Aussage wird dann durch einzelne Statistiken und Einzelbefunde von Degen„widerlegt". Aber wer äußert einen derartigen Mythos? Einzelne Personen? Die Psychologie generell nicht und die Psychotherapie generell sicher auch nicht. Denn selbstverständlich gilt es, Nebenwirkungen zu beachten und durch überlegte Einbeziehung aller besonderen Eigenschaften einer Situation oder Interaktion zu vermeiden oder zu reduzieren. Die umfassenden Kontrollen während einer Ausbildung zum klinischen Psychologen oder Psychotherapeuten, die Verpflichtung zur Fortbildung, die Supervision u.v.a.m. dienen der Qualitätssicherung. Der Gegner, den Degen angreift, ist ein Phantom. Zurück aber zu Komplexität und Reduktion. *Schulpsychologie-Bildungsberatung und Psychologische Studentenberatung helfen Wissen zu strukturieren, zu gewichten, Entscheidungen zu fällen, Interessen wahrzunehmen. Sie wirken als Katalysator und verhelfen zu Lösungseinsichten.* Das ist ihr Komplexität reduzierender Teil. *Andererseits trägt die Bildungspsychologie zur Entfaltung der Persönlichkeit, ihrer Begabung, ihrer Selbstwahrnehmung in allen wichtigen menschlichen Erlebensnuancen bei und führt zu einer Anreicherung dort, wo widrige Umstände zu einer Reduktion geführt haben.* Komplexität ist Garant der Freiheit in der Gesellschaft, so wie Vereinfachung eine Bedingung der Ordnung ist.

10) Die ethischen Richtlinien der Psychologie und Psychotherapie regeln die Verantwortung im Umgang mit Menschen ähnlich wie in der Medizin. Psychologie kann wie jede andere Wissenschaft missbraucht werden. Der Pädagoge Gross (1984) wirft der Psychologisierung der Gesellschaft vor, dass sie zum Konformismus beitrage durch das Schema der psychischen Normalität. Abgesehen davon, dass er Psychologie, Psychotherapie, Psychoanalyse und Psychiatrie nicht immer voneinander trennt, ignoriert sein Vorwurf (z.B. dass der Schulpsychologe in das Seelenleben des Kindes eindringe) den Respekt der Psychologen und Psychotherapeuten vor dem Individuum. Die Bildungspsychologie kann zur Anpassung missbraucht werden. Aber sie kann auch dazu dienen, Beobachtungen gesellschaftskritisch und evolutionsfördernd an das System rückzumelden, wobei insbesondere die Sachlichkeit eine Chance darstellt. *Es gibt eine Fülle von Innovationen zur Schulentwicklung, die die Schulpsychologie-Bildungsberatung eingebracht hat.* Z.B. Lebensraum Schule – Initiative zur Förderung psych. Gesundheit, Projekt zur Verbesserung der sprachlichen Fähigkeiten im Rahmen der Vorschulerziehung, Forschung im Bereich Information, Beratung und Orientierung, Lehrer-Schülerkonferenzen u.v.a.m. Sie kann empathisch mithelfen, *Leid verursachende Mechanismen bewusst zu machen*, und den Betroffenen helfen, ihre *Gefühle zu artikulieren*. Sie kann Personen und Personengruppen helfen, aus dem Täter-Opfer-Schema auszusteigen und *interaktiv zu denken* und weiters auch die gesellschaftlich vermittelten Bewusstseinsinhalte und -programme auf ihre Entstehungsbedingungen, Ursachen, Ziele zu *hinterfragen*. Und sie kann dies alles im Licht einer Humanisierung der Bedingungen und Beziehungen tun.

Abschließend: **Da das wichtigste Instrument der Bildungspsychologie der Psychologe, Psychotherapeut, seine Person selbst ist, braucht er Anleitung zur Selbstreflexion, braucht er Selbsterfahrung, Supervision und die eigene Auseinandersetzung mit Psychohygiene.** Kann ein magersüchtiger Wirt, kann ein Zahnarzt mit kariösen Zähnen glaubhaft sein? Der glaubhafte Prophet braucht nicht nur Charisma, Expertentum und die Koorientiertheit (gemeinsame Interessensausrichtung) mit jenen, denen er predigt! Was am meisten zählt ist seine Person, sein Verhalten, sein Modelleffekt. Kann daher ein hektischer, unstet blickender Psychologe, ein angespannter, ausgebrannter Psychotherapeut dem Klienten glaubhaft vermitteln, wie effektiv die Segnungen der Schulpsychologie-Bildungsberatung und Psychologische Studentenberatung sind? Psychologen können ihre Patienten nicht zur Besinnung auf ihre Psyche bewegen, wenn sie selbst nicht mehr psychisch, geistig präsent sind; oder sich nur mehr als Datentransferierende verstehen. Oder als unkritische Anwender von Traditionen und Ergebnissen. Kagan (2000) z.B. sieht es als Irrtum der Psychologie an, dass die ersten zwei Kindheitsjahre eine so umfassende Auswirkung auf den Menschen zugeschrieben bekommen. Aber diese Kritik betrifft doch nur Anfänge der klassischen Lehre Freuds. Niemand hält heute an diesem Determinismus und an der ausschließlichen Prägung der ersten Lebensjahre fest. Hans kann immer noch das erlernen, was Hänschen nicht gelernt hat. **Schulpsychologie-Bildungsberatung und Psychologische Studentenberatung erfordern daher neben Authentizität auch beständige Lernfähigkeit und die Bereitschaft, Wissen immer kritisch zu hinterfragen**. Schulpsychologie-Bildungsberatung und Psychologische Studentenberatung sind nur lebendig, wenn sie in Bewegung bleiben! Die von der Bildungspsychologie angepeilten Prozesse bleiben aber nur in Bewegung, wenn die dahinter stehenden Personen „lebendig" bleiben! *Die Leben begleitende Lernbereitschaft, die Berücksichtigung der Person, die Nutzung der inneren Weisheit, die Unterstützung der Mündigkeit und des kritischen Denkens, die Förderung der Individualität, die menschliche Redeweise über den Menschen versus maschinen- oder wirtschaftsbe-*

zogener Terminologie, die Hilfe bei Problemlösungen, die Mithilfe bei der Entwicklung einer humanen Gesellschaft, all das macht die Schulpsychologie-Bildungsberatung und die Psychologische Studentenberatung zur Seele im Bildungssystem, zu einem bedeutsamen Kreativfaktor in der Gesellschaft und damit zum wichtigen Helfer für den Erfolg in Schule und Studium!

Degen R (2000) Lexikon der Psycho-Irrtümer. Warum der Mensch sich nicht therapieren, erziehen und beeinflussen lässt. Frankfurt a M, Eichborn

Kagan J (2000) Die drei Grundirrtümer der Psychologie. Weinheim, Beltz Tb 49

Gross M L (1984) Die psychologische Gesellschaft. Frankfurt a. M., Ullstein Sachbuch

Die folgenden Links geben Einsicht in die Fülle bildungspsychologischer Leistungen: www.schulpsychologie.at, www.schulpsychologie.de, www.schulpsychologie.ch, www.studentenberatung.at

Franz Sedlak

- A -

Abhängigkeit Die Weltgesundheitsorganisation (WHO) hat das Abhängigkeitssyndrom in der „Internationalen Klassifikation von Krankheiten" im Kapitel 5 (ICD 10, 2006) folgendermaßen definiert: Eine Gruppe von Verhaltens-, kognitiven und körperlichen Phänomenen, die sich nach wiederholtem Substanzgebrauch entwickeln. Typischerweise besteht ein starker Wunsch, die Substanz einzunehmen, Schwierigkeiten, den Konsum zu kontrollieren, und anhaltender Substanzgebrauch trotz schädlicher Folgen. Dem Substanzgebrauch wird Vorrang vor anderen Aktivitäten und Verpflichtungen gegeben. Es entwickelt sich eine Toleranzerhöhung und manchmal ein körperliches Entzugssyndrom. Das Abhängigkeitssyndrom kann sich auf einen einzelnen Stoff beziehen (z.B. Tabak, Alkohol), auf eine Substanzgruppe (z.B. opiatähnliche Substanzen), oder auch auf ein weites Spektrum pharmakologisch unterschiedlicher Substanzen. Grundsätzlich sind drei Formen der Substanzabhängigkeit zu unterscheiden: die physische (körperliche), die psychische (seelische) und die soziale Abhängigkeit. **Physische Abhängigkeit** besteht, wenn bei Unterschreitung eines kritischen Schwellenwertes einer bestimmten Substanz z.B. durch die Reduzierung der Dosis oder wenn die Substanz abgesetzt wird, der Körper mit Entzugserscheinungen reagiert. Die körperliche Abhängigkeit besteht nur bei bestimmten Suchtmitteln wie z.B. Tabak, Alkohol, Medikamenten, Opiaten. Substanzen, die eine körperliche Abhängigkeit bewirken, bewirken gleichzeitig auch eine psychische Abhängigkeit. **Die psychische Abhängigkeit** entwickelt sich sowohl bei den substanzgebundenen als auch bei den substanzungebundenen Süchten. Sie äußert sich durch ein wiederholtes unbezähmbares Verlangen (Craving) nach der Substanz, um Unlustgefühle auszuschalten. Die betroffene Person reagiert mit Unruhe, Ängsten, Depressionen, Panikattacken, wenn das Suchtmittel nicht zur Verfügung steht. **Die soziale Abhängigkeit** ist eng verknüpft mit der psychischen Abhängigkeit. Der Suchtmittelgebrauch spielt sich in einem bestimmten sozialen Umfeld ab und gewinnt für die betreffende Person symbolische und kommunikative Bedeutung z.B. Beziehungen, die in der Drogenszene entwickelt werden, Gebrauchsrituale, Gefühl der Geborgenheit in der betreffenden Subkultur. Diese soziale Bedeutung des Suchtmittelgebrauchs ist für den Konsumenten und die Konsumentin ein starker Anreiz den Suchtmittelmissbrauch fortzusetzen. Die physische, psychische und soziale Wirkung des Suchtmittels, binden den Süchtigen an die Droge. In der Literatur wird der Begriff Abhängigkeit und Sucht synonym verwendet. Sucht/Abhängigkeit hat Krankheitscharakter und kann daher nicht beliebig verwendet werden. Die sichere Diagnose „Abhängigkeit" wird nur gestellt, wenn irgendwann während des letzten Jahres drei oder mehrere der folgenden Kriterien gleichzeitig vorhanden waren: Ein starker Wunsch oder eine Art Zwang, psychoaktive Substanzen zu konsumieren. Verminderte Kontrollfähigkeit bezüglich des Beginns, der Beendigung und der Menge des Konsums. Ein körperliches Entzugssyndrom bei Beendigung oder Reduktion des Konsums, nachgewiesen durch die substanzspezifischen Entzugssymptome oder durch die Aufnahme der gleichen oder einer nahe verwandten Substanz um Entzugssymptome zu mildern oder zu vermeiden. Nachweis einer Toleranz. Um die ursprünglich durch niedrigere Dosen erreichten Wirkungen der psychotropen Substanz hervorzurufen, sind zunehmend höhere Dosen erforderlich. Eindeutige Beispiele hierfür sind die Tagesdosen von Alkoholiker/innen und Opiatabhängigen, die bei Konsument/innen ohne Toleranzentwicklung zu einer schweren Beeinträchtigung oder sogar zum Tode führen würden. *Fortschreitende Vernachlässigung* anderer Vergnügen oder Interessen zu Gunsten des Substanzkonsums, erhöhter Zeitaufwand, um die Substanz zu beschaffen, zu konsumieren oder sich von den Folgen zu erholen. *Anhaltender Substanzkonsum* trotz des Nachweises eindeutig schädlicher Folgen, wie z. B. Leberschädigung durch exzessives Trinken, depressive Verstimmungen infolge starken Substanzkonsums oder drogenbedingte Verschlechterung kognitiver Funktionen. Es sollte dabei festgestellt werden, dass der/die Konsument/in sich tatsächlich über Art und Ausmaß der schädlichen Folgen im Klaren war oder dass zumindest davon auszugehen ist. Das Suchtmittelgesetz, BGBl. I Nr. 112/1997 verpflichtet die Schule, jungen Menschen die Drogen missbrauchen, gezielte Hilfe anzubieten. Die Schulpsychologinnen und Schulpsychologen unterstützen die Schulleitung bei der Abklärung eines Suchtgiftmissbrauchs bei Schülerinnen und Schülern und bieten psychosoziale Beratung und Betreuung an.

Bundesministerium für Bildung, Wissenschaft und Kultur (2005) Suchtprävention in der Schule, Wien.

Kemper P, Sonnenschein U (2001) Die Kick-Kultur. Leipzig, Reclam.

Springer A, Uhl A (2002) Professionelle Suchtprävention in der Schule. Leitbildentwicklung der Österreichischen Fachstellen für Suchtprävention, Wien.

Springer A (2000) Drogen und Drogenmissbrauch. Bundesministerium für Bildung, Wissenschaft und Kultur (Hrsg.), Wien.

World Health Organisation (2006) ICD-10-GM

Beatrix Haller

Anm.d.Hgs.: Zu unterscheiden von der Suchtabhängigkeit sind selbstunsichere, abhängige Persönlichkeiten. Diese zeigen starke Symbiosetendenzen, Trennungsängste (→ Schulverweigerung). Hier ist die psychische Abhängigkeit primär und nicht Verhaltensfolge wie bei der Sucht.

Ablösung und Ablöseproblematik Die Ablösung von den Eltern stellt eine zentrale Aufgabe der → Adoleszenz dar. Sie ist die Vorbedingung für eine autonome Lebensgestaltung und für die Zuwendung zu neuen, vom Elternhaus unabhängigen Beziehungsformen (Blos 2001). In der Zeit der Loslösung bedarf es vieler → konflikthafter Auseinandersetzungen, damit die für diesen Entwicklungsschritt so wesentliche Distanzierung erfolgen kann. Der Ablösungsprozess gestaltet sich nicht nur für Eltern, die in der Regel plötzlich und unerwartet mit den starken Verhaltensänderungen ihres Kindes konfrontiert werden, sondern auch für die Jugendlichen schwierig, unabhängig davon wie sehr sie in eine harmonische Familiensituation eingebunden waren. Das Wechselspiel zwischen intensiver Annäherung des Jugendlichen infolge eines verstärkten Halt- und Anlehnungsbedürfnisses in der stürmischen Zeit sowie andererseits heftigen „Abstoßungsreaktionen" als Ausdruck des Distanzierungswunsches (Friedrich 1999, 29) stellt für Eltern eine Herausforderung dar (Mussen, Conger et al. 1996). Früher unreflektiert übernommene Werte, Einstellungen und Weltanschauungen werden plötzlich hinterfragt und die Elternteile aufgefordert zu anderen Ansichten Stellung zu beziehen. Häufig wird der Meinung von Gleichaltrigen ein höherer Stellenwert zugeschrieben (Oerter & Dreher 1998). Parallel dazu zeigen die Jugendlichen vermehrt provokant-herausfordernde Verhaltensweisen und verstärkte Autonomieansprüche. Auch in Form von äußeren Abgrenzungsmerkmalen wie Kleidung, Frisur und Redensart wird das Distanzierungsbestreben zum Ausdruck gebracht. Es kommt zu zahlreichen, kraftintensiven Auseinandersetzungen mit den Eltern u. a. um Taschengeld, Ausgehzeiten oder Urlaubsreisen ohne die Eltern. Auch der Konsum von Alkohol, Zigaretten und andereren bewusstseinsverändernden Substanzen kann Thema sein (Friedrich 1999). Viele Eltern verspüren in dieser Phase eine erhöhte Unsicherheit. Sie müssen von Situation zu Situation abwägen, wie viel Freiraum sie den Jugendlichen zugestehen können und wo sie ihre für die Selbsterfahrung der jungen Menschen so wesentlichen Grenzen setzen. Eine fundierte, psychologische Beratung, wie sie von Seiten der Schulpsychologen angeboten wird, kann hier Hilfestellungen bieten. Je fester die elterliche Umklammerung ist und je intoleranter die Eltern sich in dieser Phase verhalten, umso heftiger müssen die Jugendlichen dagegen aufbegehren, umso außergewöhnlicher und eigenwilliger können die Konfliktgründe werden. Wird der Ablösungsprozess von elterlicher Seite unterbunden, besteht die Gefahr, dass er im jungen Erwachsenenalter aufgrund gefestigterer Beziehungsstrukturen mit der Außenwelt unter erschwerten Bedingungen erfolgen muss (Friedrich 1999). Es ist von wesentlichem Vorteil, wenn die Eltern über eine konstruktive → Diskussionskultur verfügen und der Jugendliche sich auch in der unterlegenen Position als angenommen erfahren kann (Mussen et al. 1996). Letztendlich stellt die in dieser Phase erfolgende Schulung der Dialog- und Konfliktfähigkeit eine wesentliche Ressource für → soziale Kompetenzen dar.

Blos P (2001) Adoleszenz. Stuttgart, Klett-Cotta

Friedrich M (1999) Irrgarten Pubertät. Stuttgart, Deutsche Verlags-Anstalt

Mussen P H, Conger J J et al. (1996) Lehrbuch der Kinderpsychologie. Stuttgart, Klett-Cotta

Oerter R, Dreher E (1998) Jugendalter. In: Oerter R, Montada L (Hrsg.) Entwicklungspsychologie. Weinheim, Psychologie Verlags Union, 310–395

Doris Wölbitsch

Abwehrmechanismen Darunter versteht man die **Anpassungs- und Regulationsfähigkeit auf innere und äußere Stress-Reize**. *Im Normalfall* kann der Mensch „mit der Realität balancieren, tanzen", er ist flexibel, kann sich einlassen oder aufschieben, Anteil nehmen oder sich distanzieren. Er kann Ereignisse voraus-denken (antizipieren), zeigt Humor, kann Probleme lösen und Belastendes auch kurz zur Seite schieben, „vergessen" (verdrängen) oder entstandene Gefühle der Wut und Kränkung in angemessene Bahnen lenken (Sublimation). *Der neurotische Mensch* muss sich die Realität etwas vereinfachen, um sie greifbarer zu machen. Er greift zu einseitigen Lösungen wie Vermeidungen, Intellektualisierungen, manchmal auch zu Somatisierungen (der Körper reagiert). *Der Mensch „an der Grenze zur Psychose"* (borderline) muss die Realität portionieren, verändern, um sie erträglich zu machen. Er spaltet Erlebnisse auf, leugnet real Erfahrenes oder verneint unangenehme Wahrnehmungen der Realität. *Der psychotische Mensch* zerstückelt oder vermischt und verschmilzt Erfahrungen, er muss die Realität im wahrsten Sinn verrücken, verengen, auflösen, auseinander nehmen, sich abkapseln. Warum das alles? Gedanken an bestimmte Interaktionen, diesbezügliche Wünsche können Angst machen. Diese Gedanken werden durch Wahrnehmungen ausgelöst. Der Mensch schützt sich daher einerseits durch Wahrnehmungsveränderungen, die die belastende Information entschärfen. Oder durch Entwicklung eines verstümmelten oder verzerrten Vokabulars, einer Privatsprache (Zepf 2000, 273–332), sodass die Angst machenden Inhalte nicht mehr verstanden, bzw. nicht mehr gedacht werden können. Zu den Abwehrmechanismen gibt es dementsprechend experimentelle Wahrnehmungsuntersuchungen mit konflikthaften Bildern, aber auch Begriffs- Studien mit Konfliktgeschichten, Beschreibungen von Alltagsverhalten etc. (Ehlers in: Mertens & Waldvogel 2002, 12–25) Dass Abwehrmechanismen aber nicht nur durch Angst, sondern auch durch den Wunsch nach Aufrechterhalten des Wohlbefindens, eines positiven Selbstwertgefühls, durch den Wunsch nach Sicherheit und Vermeidung von Unlustgefühlen u.v.a.m. ausgelöst werden, zeigt König (1996) in vielen Beispielen. *Da der Erfolg in Schule und Studium wesentlich von verzerrungsfreier Wahrnehmung und Begriffsbildung abhängt, ist das therapeutische Streben nach reifen Reaktionsformen auf Stressreize verständlich.* Der breite Versorgungsauftrag, z.B. der Psychologischen Studentenberatung setzt zeitaufwendigen Bearbeitungen von Abwehrmechanismen allerdings Grenzen.

König K (1996) Abwehrmechanismen. Göttingen, Vandenhoeck und Ruprecht.
Mertens W, Waldvogel B (Hrsg.) (2002) Handbuch psychoanalytischer Grundbegriffe. 2. Aufl. Berlin Köln, Kohlhammer.
Zepf S (2000) Allgemeine Psychoanalytische Neurosenlehre, Psychosomatik und Sozialpsychologie. Ein kritisches Lehrbuch. Gießen, Psychosozial-Verlag

Franz Sedlak

ADHS Laut Klassifikation der Weltgesundheitsorganisation gehören hyperkinetische Störungen (F90) zur Gruppe der Verhaltensauffälligkeiten. „Viele dieser Störungsbilder wurden noch nicht in die Hauptklassifikation aufgenommen, da die empirische prädikative Validierung unzureichend ist (WHO, ICD-10 2003)". Seit ca. 100 Jahren ist bekannt, dass kindliche Bewegungsunruhe in Folge einer Hirnschädigung, etwa einer Encephalitis oder Hirnverletzung, auftreten kann. Aber: „Es wurde nicht angenommen, dass eine Verhaltensauffälligkeit als mögliche Folge einer vorhandenen Hirnschädigung auftreten kann, sondern dass eine Hirnschädigung die Ursache jeder kindlichen Bewegungsunruhe sei. Somit war die Diagnose schon erschaffen." (Voss 1990). Eine „Störung" wie das sog. ADHS ist aber an bestimmte Sichtweisen gebunden. Man könnte z.B. „Verhaltensstörungen als abnorme Abweichungen von normalen Forderungen oder aber auch als normale Abweichungen von abnormen Forderungen definieren" (Sedlak 1994). Nach Auffassung von Thomas Armstrong (2002) sind viele der Verhaltensweisen, die als ADHS bezeichnet werden, „in Wahrheit aktive Reaktionen des Kindes auf komplexe soziale, emotionale und erzieherische Einflüsse" (Armstrong 2002). Es wäre wünschenswert, dass man diese verschiedenen Sichtweisen gelten lässt, ganzheitliche Betrachtungen einbezieht, die unterschiedliche Zugangsweisen ermöglichen. Neben Symptombehandlung können dann auch therapeutische bzw. psychologische Interventionen zur Verbesserung der Situation führen und das Problem an der Ursache behandeln. Ob überhaupt eine medikamentöse Beeinflussung angezeigt ist, oder ob im Gegenteil die Motorik betont werden sollte, z.B. durch mehr sportliche Betätigung für das Kind, oder ob Konzentrationsübungen, oder Entspannungsübungen, oder die Beachtung eines ausgewogenen Speiseplans angebracht sind, oder Einschränkungen beim Fernsehkonsum oder anderen (Über-) Stimulationen notwendig sind: Es gibt viele Interventionsmöglichkeiten und sie müssen individuell abgestimmt werden. Oft wird allerdings „der Eindruck erweckt, dass nur eine pharmakakologische Korrektur der als neurobiologisch festgelegten Störung möglich sei … (Hüther & Bonney 2003)."

Voss R (1990) Pillen für den Störenfried. München, Reinhardt
ICD-10 (2004) Internat. Klassifikation psychischer Störungen. 3. Aufl. Bern Göttingen Toronto Seattle, Huber, 187
Sedlak F (1994) Verhaltensauffällig, was nun? Wien, Ketterl, 21
Armstrong T (2002) Das Märchen vom ADHS-Kind. Paderborn: Junfermann, 17–18
Hüther G, Bonney H (2003) Neues vom Zappelphilipp. Düsseldorf Zürich, Walter, 19

AUS DER PSYCHOWERKSTATT: Umgang mit Hyperaktivität

Hyperaktivität ist die Beschreibung einer überschießenden Motorik, Bewegungsunruhe, manchmal verbunden mit Impulsivität oder mit Aufmerksamkeitsdefiziten. Hinter dieser Symptomatik kann eine Reihe von Ursachen stehen: Störungen im Hirnstoffwechsel, des Immunsystems, der neurologischen Aktivitätssteuerung, der Affektregulierung, Folgen von Hirnschädigungen oder von Medikamenten oder von Antrieb steigernden Substanzen. Die Schilddrüse kann eine Überfunktion aufweisen. Angst, Panikstörungen, depressive oder manische Erkrankung können Hyperaktivität hervorrufen. Es können aber auch psychische Ursachen gegeben sein bzw. Reaktionen auf psychosoziale Belastungen (Schwierigkeiten in der Familie, im Freundeskreis, in der Schule oder an der Arbeitsstätte..). Diese Belastungen können momentan in großer Stärke auftreten oder chronisch andauern. Manchmal sind auch schwierige Entwicklungsphasen von Bewegungsunruhe gekennzeichnet. Wenn ein lebhaftes Temperament und eine unruhige Umwelt zusammen kommen, sind hyperaktive Symptome wahrscheinlicher, als wenn sich beide Faktoren gegenseitig ausgleichen: Es können Intelligenzbeeinträchtigungen vorliegen, z.B. Schwierigkeiten im Erkennen von Wesentlichem. Weiters kann geringe Erlebnistiefe, ein niedriges kortikales Erregungsniveau vorhanden sein u.v.a.m. Die vielfachen Störungsursachen erfordern vielseitige Behandlungskonzepte. Die folgenden Überlegungen gelten eher allgemein, sie sind im jeweiligen Fall individuell abzustimmen. Als Faustregel kann gelten: Je unabhängiger von verschiedenen Situationen die Symptome auftreten, desto eher sind innere, körperliche Gründe wahrscheinlich; je mehr die Symptome mit verschiedenen Situationen zusammen auftreten, desto eher sind äußere Ursachen, Umweltfaktoren anzunehmen. Die folgenden Regeln sind als „Erste-Hilfe-Paket" zu verstehen: 1) Wichtig ist die Hilfe bei einer gesunden Spannungsregulierung, meist sind die Betroffenen zu stark angespannt, zeigen einen Hypertonus. Wichtig ist auch die Vermeidung von Überforderung, Überlastung, aber auch der Abbau von Spannungen z.B. durch sinnvolle Ventile wie sportliche Aktivitäten oder auch durch Entspannungsübungen. (Bei niedrigem kortikalen Erregungsniveau – so nennt man die Grundrhythmusverlangsamung im EEG – besteht allerdings eher Bedarf nach Stimulation. Dadurch zeigen die betroffenen Menschen Erlebnishunger, Risikosuche. Deshalb ist hier weniger Entspannung gefragt, sondern sozial „verträgliche", erlebnisbezogene Aktivität- siehe auch den nachfolgenden ersten Fallbericht. 2) Die erhöhte Reizempfänglichkeit und Beeindruckbarkeit durch die Stimmung in einer Situation erfordert ein Gegengewicht: Vermeidung von Reizüberflutung und Überlastung, Sorge für ein möglichst stressfreies Klima bzw. Abbau von Stress durch Problemlösungstechniken, durch Regeln für den Umgang mit Wut und Angst. Hilfen durch einen übersichtlichen, geordneten Handlungsrahmen. Manchmal sind Hilfen beim Unterscheiden von Wichtigem und Unwichtigem notwendig, weil sich hyperaktive Kinder mit der Differenzierung von „Figur und Hintergrund" schwer tun. Ebenso wertvoll können innere Strukturierungshilfen für das Verhalten sein z.B. mit Leitgedanken wie „Ruhe bewahren! Erst überlegen, dann handeln!" oder „Eins nach dem anderen!" und andere Leitformeln. Um einen Teufelskreis zu unterbrechen, könnten auch Eltern solche inneren Leitsprüche verwenden, vor allem, wenn die hyperaktiven Kinder sie zu Temperamentsausbrüchen provozieren. Eine wertvolle Hilfe zur Strukturierung können auch Verhaltensrückmeldungen sein, in denen die Eltern – nicht intellektualisierend – den oft unter Kontrollmangel leidenden Kindern die Folgen ihrer Handlungen bewusster machen. 3) Hinter Unruhe und Erlebnishunger steckt manchmal die Tatsache, dass diese Kinder tatsächlich zu wenig intensiv erleben können. Durch die unruhige Anhäufung von Stimulationen versuchen diese Kinder in Summe das an Erlebnisfülle zu gewinnen, was anderen mit weniger Aufwand mühelos gelingt. Übungen zur Erlebnisvertiefung können ev. hilfreich sein (und wahrscheinlich vielen Eltern unbedenklicher erscheinend als Stimulanzien). *In einem Kurs hatte der Autor 15 hyperaktive Kinder aus benachbarten Schulen versammelt. Sie saßen in einem Sesselkreis. Rund um diesen befand sich ein größerer Sesselkreis, den die gestressten Mütter eingenommen hatten. Schon in den ersten fünf Minuten hatte eines der Kinder Kreide geschluckt bzw. den Kreiderest zerdrückt und über eine von ihm mit einem Schwamm übermäßig angefeuchtete Tafel verteilt, einem anderen Kind den rechten Schuh ausgezogen, die Schuhbänder mit einem doppelten Knoten verbunden und an der gebildeten Schlaufe den Schuh an die Türschnalle gehängt. Das war aber nur eines von 15 aufgeregten Kindern. Der Therapeut trug die ersten Instruktionen zur Entspannung vor – ein voller Erfolg. Allerdings nur für die Mütter, die übermüdet und mit geschlossenen Augen in den Sesseln hingen und bei den Entspannungsanleitungen eingeschlafen waren. Ihre Kinder hingegen ruderten mit Armen und Beinen auf ihren Sesseln hin und her und zeigten keinerlei Wirkung. Für das nächste Treffen ließ sich der Therapeut etwas Neues einfallen: Er hatte eine Musikkassette mit elektronischer Musik mitgenommen (die man als Erwachsener nicht unbedingt als entspannend bezeichnet hätte) und erklärte den Kindern, dass sie sich vorstellen sollten, mit einer Rakete zu einem Planeten zu fliegen. Blitzschnell hatten die Kinder die Situation im Griff, sie setzten sich auf den Boden, kippten die Sessel so um, dass die Lehne der Sessel und die hinteren Sesselbeine auf dem Boden lagen und sie die beiden freien Tischbeine mit beiden Händen wie Steuerknüppel ergriffen. Während der ungefähr 10 Minuten währenden Musikpassage bewegten sie die „Steuerknüppel" und manchmal auch ihre Oberkörper in ruhigen, sanften Bewegungen mit, wirkten gelöst und entspannt und nach Beendigung der „Reise" mit einer Aktivierungsübung auch weniger hektisch und aufgeregt sondern zielgerichteter. In einem anderen Kurs zeigte sich eine umgekehrte Situation: die Erwachsenen wirkten aufgeregt und gereizt, die Kinder etwas verwirrt und beständig auf Orientierungssuche. Der Therapeut schlug ein getrenntes Setting vor: Mit dem Hinweis auf die große Belastung der Erziehungspersonen, auf den Stress, der auf den Eltern, vor allem auf den Müttern lag, wurde vorgeschlagen, zunächst selbst das Entspannungstraining kennen zu lernen, um ein positives Modell für die Strukturierung des Verhaltens zu bieten. Im weiteren Verlauf berichteten etliche Teilnehmer verwundert, dass ihre Kinder wie durch eine „magische" Wirkung ruhiger wirkten, seitdem sie, die Eltern, Entspannungsübungen machten. Das Entspannungstraining wurde ergänzt durch innere Leitsprüche, die die Teilnehmer für sich gefunden hatten und mit denen sie in familiären Belastungssituationen ruhiger an die Problemlösung heran gehen konnten. In einer Gruppe mit Lehrern wurden vor allem die Affektregulation und die Differenzierung von Wesentlichem und Unwesentlichem als wichtige Stütze für die Verhaltenssteuerung hyperaktiver und/oder aufmerksamkeitsgestörter und/oder impulsiver Kinder betont. Die Teilnehmer erarbeiteten Verhaltensanleitungen für den Umgang mit gefühlsintensiven Situationen (sowohl ängstigenden, belastenden als auch erfreulichen, denn für die Auslösung der Hyperaktivität ist wahrscheinlich weniger die Erlebnisart als die Erregungssumme in einer Situation maßgeblich). Gefühle und ihr Ausdruck müssen reguliert werden, denn weder der „Totstellreflex", noch der „Bewegungssturm" sind förderlich. Weiters wurde besprochen, wie man Kindern helfen kann, aus der Fülle von Details die entscheidenden heraus zu finden, die „Figur vom Hintergrund abzuheben". Das kann durch gezielte Fragen geschehen oder durch visuelle Hervorhebungen u.a.m. Durch die mangelnde Informationsverarbeitung wird nämlich das Leben zu einem „Vexierbild". Oder mit einem anderen Vergleich: Wenn „im Dachstübchen" alles durcheinander und übereinander liegt, wahllos verstreut, dann ist wieder Ordnung machen im Kopf angesagt. Nur so kann man zielgerichteter wahrnehmen, lernen, handeln.*

Franz Sedlak

Adipositas (Übergewicht) Adipositas und Übergewicht, umgangssprachlich auch (immer noch) Fettsucht, sind Begriffe, um das erhöhte Körpergewicht eines Menschen zu benennen. Dabei ist primär nicht das Gewicht, sondern die Fettansammlung im Körper gemeint, die das Übergewicht bedingt (Pudel & Westenhöfer 1998). Von Übergewicht spricht man, ab einem Body-Mass-Index (BMI=kg/m^2) von 25, von Adipositas ab einem BMI von 30. Da der Entstehung von Adipositas grundsätzlich keine psychopathologischen Faktoren zugeordnet werden können, gilt die Adipositas nicht als → *Essstörung* im klinisch relevanten Sinn (Reich & Cierpka 1997; APA 2000). Übergewicht und Adipositas sind die Folge einer langfristigen positiven Energiebilanz. Die biologische Fähigkeit ein Zuviel an zugeführter Energie in Form von Fett im Körper zu speichern, ist in einer Zeit von Überflussbedingungen zu einem Nachteil geworden. Neben dem erhöhten psychosozialen Leidensdruck sind Adipositas und Übergewicht häufig mit einer Fülle anderer Krankheiten assoziiert. Bluthochdruck, Diabetes, Einschränkungen und Abnützungen im Bewegungsapparat und sexuelle Dysfunktion sind hierfür beispielhaft anzuführen. In der Regel können diese körperlichen Auswirkungen durch eine nachhaltige Gewichtsreduktion gebessert oder geheilt werden (Wirth 2000). Adipositas entsteht als Interaktion von evolutions-biologischen, genetischen Dispositionen und Umweltbedingungen, zu denen eingeschränkter Bewegungsumsatz und Verzehr von fettreicher, kohlenhydratarmer Kost zählen (Pudel 2003). Als Hauptursachen für die Entstehung der Adipositas werden Lebensweise (Ernährung und Bewegung), Erbanlagen und soziokulturelle Faktoren (anerzogene Essgewohnheiten, Geschmackpräferenzen etc.) diskutiert. Die Behandlung der Adipositas verfolgt nicht mehr primär das Ziel einer maximalen Gewichtsreduktion, sondern die langfristige Stabilisierung des Gewichts und die Veränderung unpassender Verhaltensweisen. Der derzeitige Standard in der Adipositastherapie sind Kombinationstherapien, die medizinische Versorgung, → *Psychotherapie*, Diätetik und aktive Bewegung einschließen (Pudel 2003; Reich & Cierpka 1997). Für Übergewichtige ohne psychische Krankheitselemente kann Information zu gesünderer Ernährung und zu mehr Bewegung durchaus Erfolg haben. Für viele Betroffene haben Ernährungsgewohnheiten häufig auch psychische Hintergründe. Sie essen „falsch" aus Trauer, Frustration oder Versagensangst und machen zuwenig Bewegung aus Scham, Angst oder aufgrund sozialer Isolation. Angesichts der vielfachen Ursachen für die Entstehung von Übergewicht und Adipositas gibt es keine Maßnahme, die allein die Entgleisung des Gewichts nachhaltig beeinflusst. Das Ziel einer Therapie muss es sein, die individuellen Ursachen für das gestörte Essverhalten zu identifizieren und alternative Verhaltensweisen zu entwickeln und zu etablieren. In der psychologischen Arbeit mit Studierenden kann Veränderung von problematischem Essverhalten in Einzel- oder Gruppensetting durchgeführt werden.

American Psychiatric Association (APA) (2000) Diagnostic and Statistical Manual of Mental Disorders. Text Revision (DSM-IV-TR). 4. Aufl. Washington, DC

Reich G, Cierpka M (1997) Psychotherapie der Essstörungen. Krankheitsmodelle und Therapiepraxis-störungsspezifisch und schulenübergreifend. Stuttgart New York, Thieme

Pudel V (2003) Adipositas. Göttingen Bern Toronto Seattle, Hogrefe

Pudel V, Westenhöfer J (1998). Ernährungspsychologie. Eine Einführung. Göttingen Bern Toronto Seattle, Hogrefe

Wirth A (2000) Adipositas-Epidemiologie, Ätiologie, Folgekrankheiten, Therapie. Berlin Heidelberg New York, Springer

Sabine Kopeinigg

Adoleszenzprobleme Die Adoleszenz ist als die Gesamtsumme aller Auseinandersetzungs- und Anpassungsprozesse im Zuge der tiefgreifenden Veränderungen in den gewohnten Erlebens- und Verhaltensmustern, welche durch die Pubertät ausgelöst werden, zu verstehen. Beginn und Dauer dieser Entwicklungsverläufe sind individuell verschieden. Ziel und Inhalt stellen das Herausdifferenzieren, die Neuordnung und letztendlich die Integration von Persönlichkeitsanteilen in ein einheitliches Gesamtbild sowie die → Ablösung von den Eltern und die Entwicklung neuer Beziehungsformen dar (Blos 2001). Man bezeichnet die Adoleszenz auch als eine normative Krise, welche durch einen nicht vorhersehbaren Ausgang gekennzeichnet ist und einen erhöhten psychischen und physischen Kräfteaufwand im Zuge der Bewältigung erfordert (Blos 2001, 23; Montada 1998, 68). Die Adoleszenz wird eingeleitet durch psychobiologische Reifungsprozesse, deren Beginn sowohl innerhalb als auch unter den Geschlechtern stark variiert (Eggers 2004, 13). Da die körperlichen Veränderungen so ausgeprägt und sichtbar sind, neigt der Jugendliche dazu, seine eigene Körperentwicklung mit jener der Altersgefährten zu vergleichen. Aufgrund der großen Unterschiede im zeitlichen Ablauf stellt sich häufig Beunruhigung ein, ob der eigene körperliche Zustand noch einem normalen Maß entspricht (Blos 2001). Die veränderten Anschauungen von sich selbst und der Umwelt bedingen Verunsicherungen und Infragestellungen. Die Erfahrung sich selbst und anderen fremd zu sein und auf bisherige Bewältigungsformen nicht mehr zurückgreifen zu können, führt zu Schamgefühlen und Ängsten. Es kommt vorerst zu einem starken Rückzug auf die eigene Person verbunden mit heftigen Gefühlsschwankungen („himmelhoch jauchend" bis „zu Tode betrübt") sowie einer extremen Empfindlichkeit und Selbstbezogenheit (Seiffge-Krenke 2004). Fragen wie „Wer bin ich?", „Wie bin ich, wie wirke ich auf andere?" drängen nach Antworten, die erst gefunden werden müssen. Alte Werte, Normen und Vorgaben werden hinterfragt. Über Spaltungen in den Ansichten und Wertungen, „Schwarz-weiß Malereien" sowie mit Hilfe hoch bewerteter, meist unerreichbarer Identifikationsfiguren wird versucht, die äußere und innere Welt zu ordnen. Die Jugendlichen wollen vermehrt ihre Wirkung und Fähigkeiten erproben und sich durch das Testen der eigenen bzw. von außen auferlegten Grenzen erfahren. Dabei kann es auch zu widersprüchlichen Handlungen und Stellungnahmen kommen. Es müssen erst verschiedene Positionen und Haltungen erprobt werden, bis der eigene Weg, die eigenen Präferenzen gefunden sind (Friedrich 1999). Diese Phase der inneren → Orientierungslosigkeit, des „Hin- und Hergerissenseins", wird jedoch von der Mehrzahl der Jugendlichen als sehr belastend erlebt. Die Gleichaltrigengruppe, die sogenannte → Peer-group, gewinnt als Brücke zwischen Familie und Gesellschaft zunehmend an Einfluss und stellt einen bedeutenden Raum für Lernprozesse dar. Sie ist u. a. wesentlich für die Entwicklung höherer sozio-emotionaler Kompetenzen wie Empathie, Gefühlskontrolle, soziales Anpassungs- und Durchsetzungsvermögen (Seiffge-Krenke 2004). Gleichaltrige

Freunde nehmen nun den Platz der Eltern als wichtigste Quellen von Selbstbestätigung und Selbstwert ein. Der Jugendliche unternimmt einen großen Aufwand, um dazuzugehören und von der Gruppe akzeptiert zu werden. Abweisungen werden hier als sehr schmerzlich erlebt. Meist zeigt sich in dieser Zeit ein schulischer Leistungsabfall. Die Eltern selbst werden in der Regel mit den plötzlichen Veränderungen im Verhalten ihrer Kinder und den erhöhten Autonomieansprüchen, die sie irritieren oder die sie nicht verstehen, überrascht. Die für alle Beteiligten sehr kraftaufwendigen familiären Konflikte sind Teil der *Ablösungsproblematik* und haben im Zuge dieses Individuationsprozesses große Bedeutung (Friedrich 1999). Nicht selten führt die erste Annäherung an das andere Geschlecht, die „erste Liebe", aufgrund überhöhter Erwartungen, Zuschreibungen und Wunschvorstellungen zu Enttäuschungen, da sich die Fähigkeit zur reifen, heterosexuellen Beziehung erst langsam entwickeln muss (Blos 2001). Fallweise bedarf es im Zuge dieses „Irrgartens", wie Friedrich (1999, 13) es treffend formuliert, eines unterstützenden Begleiters. Dies kann ein Freund oder eine Freundin, ein selbstgewähltes Vorbild oder ein professioneller Helfer sein. *Die mit diesem Problemfeld erfahrenen Schulpsychologen bieten u. a. im Rahmen ihrer Sprechstunden an den Schulen als niederschwelliges Angebot umfangreiche Beratung und Hilfestellung für Jugendliche, Eltern sowie andere, die mit diesem Thema befasst sind.*

Blos P (2001) Adoleszenz. Stuttgart, Klett-Cotta

Eggers C (2004) Die somatische Entwicklung und ihre Varianten. In: Eggers C, Fegert J M, Resch F (Hrsg.) Psychiatrie und Psychotherapie des Kindes- und Jugendalters. Heidelberg, Springer, 4–26

Friedrich M (1999) Irrgarten Pubertät. Stuttgart, Deutsche Verlags-Anstalt

Montada L (1998) Fragen, Konzepte, Perspektiven. In: Oerter R, Montada L (Hrsg.) Entwicklungspsychologie. Weinheim, Psychologie Verlags Union, 1– 83

Seiffge-Krenke I (2004) Adoleszenzentwicklung und Bindung. In: Streeck-Fischer A (Hrsg.) Adoleszenz- Bindung- Destruktivität. Stuttgart, Clett-Cotta, 156–175

Doris Wölbitsch

Affekte Affekte gehören zu den wichtigsten **Fähigkeiten der Realitätsbewältigung**. Während beim Instinktverhalten Bedürfnisse direkt in eine Aktivität übergeleitet werden, erfolgt beim Menschen eine zwischengeschaltete Realitätskontrolle und -anpassung. Die Affekte regulieren die Beziehungen zwischen Außen- und Innenwelt, sind in Art und Ausprägung individuell – daher die überwältigende Fülle menschlicher Reaktionsmöglichkeiten. Affekte setzen sich aus mehreren *Komponenten* zusammen: Motive, biologische, kommunikative, kognitive Komponenten etc. „Gefühl" bezeichnet den erlebnishaften, „Emotion" den verhaltensmäßigen Anteil der Affekte (Heigl-Evers et al. 1994). Jeder Mensch strebt nach dem inneren Gleichgewicht, z.B. durch Essen bei Hunger und Trinken bei Durst. Es gibt aber nicht nur „antreibende" Bedürfnisse, sondern auch zu bestimmten Zielen hin bewegende (Motive). Z.B. Bewältigung einer persönlichen Herausforderung (ein hoher Berg, eine schwierige Prüfung…). → *Angst*, Ärger, Trauer, Freude spiegeln unsere Erfahrungen, z.B. das Ausmaß bzw. Erreichen der Bedürfnisbefriedigung oder der gesetzten Ziele. *Bei psychischer Gesundheit* sind alle Affekte zugängig und in angemessener Dosierung vorhanden und können stimmig ausgedrückt werden (man verfügt über eine differenzierte Mimik, die mit dem übereinstimmt, was man fühlt oder mitteilen will). Sind die *Affekte unterentwickelt* (z.B. weil man nie Ärger zeigen durfte), einseitig ausgeprägt, oder überschießend vorhanden, fehlt die angemessene Orientierung und Anpassung des Verhaltens. → *Angst* ist ein wichtiges Gefahrensignal. Ist das Warnsignal zu laut und grell eingestellt, dann lähmt es, macht orientierungslos. *Ärger* entsteht bei behinderter Selbstbehauptung. Ärger ist ein wichtiger Regulator für die Selbstwerteinschätzung. *Trauer* empfindet man durch Verlust, Trennung, Enttäuschung, z.B., wenn die Leistungs- Fähigkeit nachlässt, eine Freundschaft in Brüche gegangen ist, jemand Nahestehender gestorben ist. Trauer hat daher mit persönlichen Wertverlusten zu tun. *Freude* ist der Motor der Persönlichkeitsentwicklung: Bewegungsfreude entwickelt die körperlichen Möglichkeiten, Freude am Problemlösen trainiert den Geist, Freude an der Begegnung mit Mitmenschen formt das soziales Verhalten, Freude an der „Welt“ fördert den Entdeckermut, die Lernbereitschaft und zugleich die Solidarität für alles Lebendige. Freude ist so zentral für die seelische, geistige und körperliche Entwicklung, dass umgekehrt Neurosen als Verlust der Freude(fähigkeit) bezeichnet werden. Zur Entfaltung und zur Lebensbewältigung ist es wichtig, Affekte wahrnehmen, unterscheiden (bin ich jetzt wirklich traurig oder eher ärgerlich, wütend?), spüren und ausdrücken zu können (kann ich z.B. meine Wut angemessen sichtbar machen?). Entgegen der Annahme, dass Affekte und Denken strickt zu trennen sind („je trockener etwas vorgetragen wird, desto wissenschaftlicher ist es“), weisen neuere Untersuchungen auf die Logik der Affekte und das Zusammenwirken von Denken und Fühlen hin (Ciompi 1997). De Sousa (1997, 525) vergleicht die Affekte mit der Sprache: Sie sind biologisch angelegt (siehe auch Rost 1990), haben aber einen hohen Lernanteil, formen unser Denken und zeigen soziokulturell bedingte Variationen („Dialekte“). Bekannt ist, dass überschießende Affekte das Denken beeinträchtigen oder blockieren (bei den affektiven Psychosen kann das Denken „überschwemmt“, eingeengt, gehemmt werden); Affekte formen und fördern aber auch unser Denken und Verhalten. *In der Arbeit mit Schülern, Lehrern, Studenten können alle Komponenten der Affekte aufgegriffen werden: Wahrnehmen, Differenzieren, Ausdrücken, angemessen Reagieren.* Positive Grundstimmungen können gegen Erwartungsängste oder als Motivationsförderung eingesetzt werden; negative Grundbefindlichkeiten (z.B. „Katastrophieren“ = übertrieben negative Erwartungen) können in angemessener Dosis für kritisches und umsichtiges Denken genützt werden.

Ciompi L (1997) Die emotionalen Grundlagen des Denkens. Entwurf einer fraktalen Affektlogik. Göttingen, Vandenhoeck und Ruprecht

De Sousa R (1997) Die Rationalität des Gefühls. Frankfurt a. M., Suhrkamp

Heigl-Evers A, Heigl F S, Otto J (1994) Lehrbuch der Psychotherapie. Stuttgart, Fischer

Rost W (1990) Emotionen: Elixiere des Lebens. Berlin Heidelberg

Franz Sedlak

Aggression und Gewalt Beinahe kein Tag vergeht, wo nicht schulische Gewalt in den Medien vorkommt. Ist Schule deshalb etwas Besonderes, oder sollte man nicht auch die alltägliche Gewalt sehen. Warum Schule? Von der Schule wird erwartet, dass sie die ihr anvertrauten Schüler/innen zu einem miteinander fördert. Probleme bei der Sozialisation der Kinder und Jugendlichen ziehen sich bekanntlich bis ins Erwachsenenalter fort. Gewaltprävention beginnt schon nach der Geburt. Beim Eintritt in die Institutionen (Kindergarten, Schule, Arbeitswelt) werden soziale Verhaltensweisen gefordert. Viele sind mit dieser Anforderung überfordert. Gewalt und Aggression zeigen sich als (1) Physische Gewalt als Schädigung und Verletzung eines anderen durch körperliche Kraft und Stärke (2) Psychische Gewalt als Schädigung und Verletzung eines anderen durch Abwendung, Ablehnung, Abwertung, durch Entzug von Vertrauen, durch Entmutigung und emotionales Erpressen (3) Verbale Gewalt als Schädigung und Verletzung eines anderen durch beleidigende, erniedrigende und entwürdigende Worte (4) Sexuelle Gewalt als Schädigung und Verletzung eines anderen durch erzwungene intime Körperkontakte oder andere sexuelle Handlungen, die dem Täter eine Befriedigung eigener Bedürfnisse ermöglichen (5) Frauenfeindliche (bzw. geschlechtsspezifischer) Gewalt, die physische, psychische, verbale oder sexuelle Form der Schädigung und Verletzung von Mädchen und Frauen, die unter Machtausübung und in diskriminierender und erniedrigender Absicht vorgenommen wird und (6) Fremdenfeindliche und rassistische Gewalt, die physische, psychische und verbale Schädigung und Verletzung eines anderen Menschen auf Grund seiner ethnischen Zugehörigkeit, seines Aussehens oder seiner Religion (Bründel & Hurrelmann 1994). Der sehr häufig durch Medien kolportierte Gewaltanstieg in Schulen entbehrt einer empirischen Grundlage. Auch die Ermittlungen der Polizei sind über die Jahre hinweg nicht beunruhigend. Gewalt und Aggression sind ein lokales Phänomen und oft bestimmten Personen zuschreibbar. Die Ursachen für Aggression und Gewalt in der Schule lassen sich vier Dynamiken zuordnen: (1) Familiendynamik als Ergebnis des Erziehungsverhaltens z.B. permissiv vs. autoritär, Armut und Vernachlässigung, Gleichgültigkeit und Bindungsproblemen. (2) Psychodynamik als eingeschränkte Wahrnehmung der eigenen und fremden Gefühle, Frustration und Ohnmacht, eigenen Orientierungsproblemen, Impulsivität. (3) Institutionelle Dynamiken als Abschieben der Verantwortung, ungünstige Beziehungen in der Schulpartnerschaft, uninteressierte Eltern. (4) Gesellschaftliche Dynamiken als Abkehr von „Sinnagenturen", Auflösung sicherer und verlässlicher Lebenswelten, Entfremdung und Distanz zu Normen und Werten, Entsolidarisierung, Fehlen kultivierter Konfliktrituale, Hoffnungslosigkeit und Zukunftsangst. Gewalt und Aggression betrifft alle. Eine Veränderung kann nur durch das Miteinander erreicht werden. Bewährte Interventionsprogramme setzen deshalb auch auf mehreren Ebenen an: Schulebene, Klassenebene und persönliche Ebene. Olweus (1996) schlägt vor, das Problembewusstsein zu fördern, einen pädagogischen Tag einzurichten, soziales Lernen zu fördern, die Aufsicht zu verbessern und die Kooperation von Eltern und Lehrer/innen zu festigen. Im Bereich der Klasse sind insbesondere Klassenregeln (Verhaltensvereinbarungen) wichtig und ganz wesentlich regelmäßige Klassengespräche. Auf der persönlichen Ebene soll der Grundsatz „Gewalt wird nicht geduldet und hat Konsequenzen" im persönlichen Gespräch mit Tätern und deren Opfern verstärkt werden.

Bründel H, Hurrelmann K (1994) Gewalt macht Schule. Drömer Knaur, München

Olweus D (1996) Gewalt in der Schule. Huber, Bern

Harald Aigner

Anm.d.Hgs.: Auf der Homepage der österreichischen Schulpsychologie www.schulpsychologie.at ist ein Forum zur Gewaltprävention eingerichtet (Koordination H. Aigner). Weiters gibt es viele Hinweise zu hilfreichen Materialien, Literatur etc.

Agoraphobie Unter Agoraphobie (griech.: agora = Platz, Markt, phobie = Angst) wird eine → *Angststörung* verstanden, die sich in der Furcht vor Orten oder Situationen äußert, in denen Schutz oder Hilfe bei peinlichen oder anderweitig unangenehmen Ereignissen nicht oder kaum gegeben erscheint. In Situationen, in denen man sich außerhalb der gewohnten Umgebung aufhält, entwickelt sich → *Angst*, die vor allem darin besteht, nicht flüchten zu können (Schmidt-Traub 1997). Typische Situationen sind öffentliche Plätze, Menschenmengen und weite Entfernungen von zu Hause. Dies ist an sich eine sinnvolle Schutzreaktion. Sie wird dann zu einem Problem, wenn sie das Erleben und Verhalten einer Person vorrangig bestimmt und beeinträchtigt und eine deutliche emotionale Belastung durch das Vermeidungsverhalten bzw. die Angstsymptome auftritt. Agoraphobie ist verbunden mit vegetativen Symptomen (wie Herzklopfen, Schweißausbrüchen, Tremor und Atembeschwerden) und psychischen Anzeichen (wie Schwindelgefühl, Unsicherheit, Derealisation, Depersonalisation und Angst vor Kontrollverlust) (Dilling et al. 1994). Die Betroffenen meiden die angstauslösenden Situationen, die Bewegungsfreiheit wird zunehmend eingeschränkt. Häufig tritt Agoraphobie auch in Verbindung mit einer Panikstörung auf. Als effiziente Behandlungsmöglichkeit haben sich → *psychotherapeutische Methoden* (z.B. die → *Verhaltenstherapie*), gegebenenfalls auch in Kombination mit medikamentöser Stützung erwiesen. Die Psychologische Studentenberatung behandelt die Angst in Einzel- und Gruppensettings.

Dilling H, Mombour W, Schmidt M H, Schulte-Markwort E (1994) Internationale Klassifikation psychischer Störungen (ICD-10). 1. Aufl. Bern Göttingen Toronto Seattle, Huber

Schmidt-Traub S (1997) Angst bewältigen. Selbsthilfe bei Panik und Agoraphobie. Berlin Heidelberg New York, Springer

Jutta Fladenhofer-Priller

AIDS **AIDS** steht für **A**cquired **I**mmuno**d**eficiency **S**yndrome, also Erworbene Immunschwäche Syndrom. Menschen, bei denen AIDS ausgebrochen ist, leiden unter verschiedenen Erkrankungen, die ein gesundes Immunsystem normalerweise abwehren kann. Hervorgerufen wird diese Krankheit durch ein Virus: **HIV** (**H**uman **I**mmunodeficiency **V**irus) zerstört langsam das Immunsystem des Menschen und verursacht so AIDS. Zwischen der Infektion und dem Ausbruch der Krankheit vergehen meist viele Jahre. Die Übertragung von HIV kann aber schon ab dem Zeitpunkt der eigenen Infektion stattfinden. *AIDS ist bisher weder heilbar noch gibt es eine Impfung dagegen.* Allerdings gibt es Medikamente, mit denen das Syndrom behandelt und das Leben von Erkrankten bzw. HIV-Infizierten verbessert und verlängert werden kann. Man kann HIV mit Hilfe eines speziellen Bluttestes feststellen, dem *HIV-Antikörpertest*. Dabei kann es nach einer Ansteckung allerdings drei Monate und länger dauern, bis diese Antikörper nachweisbar sind. Der Test und eine ausführliche Beratung können kostenlos und anonym bei den Aids Hilfe Stellen in Anspruch genommen werden. HIV ist im Vergleich zu anderen Viren nicht leicht übertragbar. Infektionen sind möglich durch 1) ungeschützten Geschlechtsverkehr: Vaginalverkehr, Analverkehr und Oralverkehr ohne Präservativ, 2) direkte Blut-zu-Blut-Übertragung: gemeinsamer Gebrauch von Spritzen, nichtgetestete Blutkonserven, Schwangerschaft und Geburt; und 3) Muttermilch. Verhütungsmittel wie z.B. Pille und Diaphragma schützen nicht vor einer HIV-Infektion. Einzig das Kondom bietet einen wirksamen Schutz beim Geschlechtsverkehr. In der Aufklärungsarbeit mit Jugendlichen und jungen Erwachsenen ist auch zu beachten, dass sie oft in ihren Beziehungen einen Lebensstil praktizieren, den man als serielle Monogamie bezeichnen kann. Sie sind in ihren Beziehungen treu und wähnen sich deshalb auch sicher vor AIDS oder anderen sexuell übertragbaren Krankheiten. Die Beziehungen dauern aber oft nur wenige Wochen oder Monate. Der Berater muss deshalb auf das Kondom als einzig wirksamen Schutz hinweisen. In der Psychologischen Studentenberatung tritt das Thema vor allem als AIDS-Phobie auf: Jemand ist überzeugt, trotz mehrfach negativer Testergebnisse mit HIV infiziert zu sein, oder sich über Wege mit HIV infizieren zu können, die von der Medizin ausgeschlossen werden. Dabei handelt es sich um eine spezifische → Angststörung, bei der eine psychotherapeutische Behandlung indiziert ist.

Informationsquelle: Aids-Hilfe Wien

Franz Oberlehner

Angst Biologisch gesehen ist die **Angst ein wichtiges Gefahren-Signal** und schützt vor Verletzungen, sichert das Überleben! Ohne Angst würde man Risiken eingehen, ohne es zu merken. Die Angst, von der Gemeinschaft ausgeschlossen zu werden, ist eine berechtigte Überlebensangst – denn Gemeinschaft war seit jeher die Garantie für das Überleben als Einzelner. Aber Kontakt und zu große Nähe können Angst (vor Vernichtung) auslösen. Aus tiefenpsychologischer Sicht entstehen Ängste durch die **Spannung zwischen Wunsch und Wirklichkeit,** Luststreben und kulturellen Forderungen. Die Realisierung der Wünsche stößt auf gesellschaftliche Widerstände und die Angst ist Umwandlung der Energie oder auch Warnsignal vor dem Schritt in das Verbotene und deshalb Gefährliche. (Mentzos 1985, König 1986 stellen tiefenpsychologische Konzepte der Angst dar). Philosophisch betrachtet ergibt sich die **Angst durch das Wissen um die eigene Sterblichkeit, die zeitliche Begrenztheit und Enge** (Angst kommt von „Enge“) der Lebensgestaltung, weil man sich für etwas entscheiden – und damit Alternativen ausschließen muss. Es gibt **verschiedene Arten der Angst:** *Leistungssängste* z.B. bei mangelndem Wissen oder zu hohen Ansprüchen an sich selbst, *Beziehungsängste*, *soziale Ängste* vor anderen in der Gruppe, Klasse, Gemeinschaft, *Autoritätsängste* vor den Eltern, Lehrern, Lehrerinnen, Vorgesetzten. Man muss außerdem unterscheiden zwischen *allgemeiner Angst* ohne besonderen Anlass, (gereizte, nervöse, depressive Stimmung, Erschöpfung) und ohne bestimmtes Angstobjekt, und *spezifischer Furcht* vor ganz bestimmten Situationen oder Objekten; solche Phobien sind z.B. Angst vor engen oder weiten Räumen (Klaustro- bzw. Agoraphobie), Errötungs-Phobie, Spinnen-Phobie usw.) (Eine leicht verständliche Beschreibung gibt Henley 1987). Ängste können ganz „normale“ Ängste in *Entwicklungskrisen* sein — Ängste vor Entscheidungen z.B. in der Schule, im Studium (Wendepunkte im Leben = „Krisen"). Es gibt aber auch *Lebenskrisen*, Ängste in unerträglich belastenden Situationen. In diesen Lebenskrisen fühlt man sich allein gelassen, ohne Hoffnung und ohne Kraft zur Veränderung. Lebenskrisen kann man meist nicht alleine lösen! **Schulängste** sind verschieden zu beurteilen: 1) *Die (reale) Angst* bei Überforderung, bei einem schlechten Gemeinschaftsklima, bei Spannungen mit einem Lehrer, bei Aussenseiterproblemen, beim Wechsel in ein neues Studium, in ein anderes Team usw. 2) *Die Schulverweigerung*: ein Problem der persönlichen Haltung zur Arbeit bzw. Leistung. Diese nicht selten in der Erziehungshaltung der Eltern verwöhnten oder vernachlässigten Schüler, Studenten lehnen die Belastung des Lernens ab. 3) *Die Schulphobie*: Hier wird nicht die Bildungsstätte gefürchtet, sondern die Trennung von der nächsten Bezugsperson, aber auch die Veränderung an sich. Dahinter steckt oft tiefe Unsicherheit, Angst vor der Individualität, vor dem „Flüggewerden" aus dem familiären „Nest". Ängste können körperliche (physiologische), seelische (emotionale) und verhaltensmäßige (motorisch-behaviorale) Symptome bzw. Folgen haben. Je schwerer die Angst ausgeprägt ist, auf desto mehr Symptom-Ebenen zeigt sie sich. (Hoyer und Margraf (2003) beschreiben Überlegungen zur Entstehung von Angst, Prädispositionen, Auslöser und aufrechterhaltende Bedingungen, sowie diagnostische Verfahren). Dementsprechend müssen Hilfen gegen die Angst auf allen Ebenen erfolgen, motorisch-behavioral (z.B. durch Rollenspiele, Selbstsicherheitstraining etc.), emotional (durch Abbau von irrationalen Haltungen wie Perfektionismus), physiologisch (durch Entspannungstrainings). (Ein umfassendes Behandlungsmanual für Angstanfälle geben Margraf und Schneider 1990) *Gegen Leistungsblockaden und den Verlust der Lebensfreude helfen Bildungs-Psychologen z.B. durch Unterstützung richtiger Bildungsentscheidungen, Lerntechniken, Selbstbehauptungstrainings, Entspannungsübungen, Strategien für mündliche oder schriftliche Prüfungen, Gruppenarbeit, Psychotherapie.*

Henley A (1990) Angst vor der Angst. Phobien: Ihre Ursachen, ihre Überwindung. München, Wilhelm Heyne

Hoyer J, Margraf J (2003) (Hrsg.) Angstdiagnostik. Grundlagen und Testverfahren. Heidelberg, Springer

König K (1981) Angst und Persönlichkeit. Das Konzept vom steuernden Objekt und seine Anwendungen.

Göttingen, Verlag für Medizinische Psychologie im Verlag Vandenhoeck u. Ruprecht

Mentzos S (Hrsg.) (1985) Angstneurose. Psychodynamische und psychotherapeutische Aspekte. Frankfurt a. M., Fischer

Margraf J und Schneider S (1990) Panik. Angstanfälle und ihre Behandlung. Berlin Heidelberg, Springer

Franz Sedlak

Angststörungen (Sozialangst, Prüfungsangst) Angststörungen sind im historischen Kontext des Neurosenkonzepts zu sehen. Es kommt häufig zu einer Kombination von Symptomen der Angst und Depression. „Schüchternheit ist ein Begriff, der in der Alltagssprache häufig für soziale Ängste verwendet wird" (Stangier et al. 2003). In den letzten Jahren hat sich die Grundlagenforschung mit den Entstehungsbedingungen sozialer Angst beschäftigt. Eine zentrale Komponente wird den Kognitionen zugeschrieben, die durch ungünstige Kindheits- und Jugenderfahrungen zu negativen Grundüberzeugungen führen können. Zentrale Merkmale sind bei Sozial-Phobie die Erwartung und Überzeugung, dass das eigene Verhalten oder körperliche Symptome (z.B. Erröten) von anderen Menschen gesehen und als peinlich bewertet werden. Die Sozialangst beginnt in der Regel mit durchschnittlich 14 Jahren (Erstmanifestation) und verläuft unbehandelt chronisch. Nach Magee et al. (1996), beträgt die durchschnittliche Dauer vom Beginn der Störung bis zum Beginn der Behandlung 18 Jahre. Auslöser für soziale Angst können vielfältig sein wie Leistungs- (z.B. öffentliches Reden, mündliche/schriftliche Prüfungen, Schularbeiten, öffentlicher Auftritt u.a. bei einer Schulveranstaltung) und Interaktionssituationen (z.B. Besuch einer Konferenz, Schulfeste, Interaktion mit MitschülerInnen und LehrerInnen, mit Autoritätspersonen reden, Äußern der eigenen Meinung, Schulbusfahrten). Neben körperlichen Symptomen wie Erröten, Zittern, Schwitzen, trockener Mund, Muskelanspannung, Herzrasen, Schwindel, Panikattacken kommt es im Bereich der Gedanken zu negativen Einstellungen und Bewertungen wie „andere werden mich negativ bewerten", „wird mich jemand dann noch mögen?" Auf der Verhaltensebene dominiert das Vermeidungsverhalten. Die Forschung zur pharmakologischen und psychotherapeutischen Behandlung bei Kindern und Jugendlichen steht noch am Anfang, obwohl in den letzten Jahren Therapieprogramme entwickelt wurden. Erste kontrollierte Therapiestudien weisen kognitiv-behavioralen Therapieprogrammen langfristige stabile Wirksamkeit nach. „Prüfungsangst ist eine extreme Angst vor schlechtem Abschneiden in Test- und Prüfungssituationen" (Beidel et al. 1994). Die Termini „Leistungsangst" oder „Ereignisangst" werden manchmal für Prüfungsangst in der Literatur gefunden. Sie tauchen bereits im Vorfeld vor schulischen Leistungssituationen auf und dauern darüber hinaus an. Gekennzeichnet ist diese Prüfungs- bzw. Leistungsangst durch physiologische (z.B. Ein- und Durchschlafstörungen, Durchfallneigung, Magenschmerzen, Übelkeit, Herzklopfen, Schwitzen, Erröten), kognitive (Beeinträchtigung des aufgabenbezogenen Denkens) und behaviorale Symptome (z.B. Hilflosigkeit, Unsicherheit, Vermeidungs- und Fluchtverhalten). Prüfungsangst ist die häufigste Angstform bei Kindern zwischen neun und zwölf Jahren und dauert bis ins Jugendalter an. Epidemiologische Angaben zur Prüfungsangst differieren in der einschlägigen Literatur zwischen 20–50%. Neben mangelhaften Schulleistungen verweisen verschiedene Studien auf ein erhöhtes Auftreten anderer Angst- und phobischer Störungen sowie auf eine erhöhte Depressivität bei leistungsängstlichen Kindern. Bei jüngeren Kindern (Einschulung, erste Grundschuljahre) und bei Wechsel in eine neue Schule sollte in Erwägung gezogen werden, dass der schulischen Leistungsangst auch eine Trennungsangst zu Grunde liegen könnte. Die Schulpsychologie-Bildungsberatung bietet bei Ängsten eine umfassende Diagnostik und Beratung an. In Einzelfällen kann auch eine längerfristige Behandlung erfolgen.

Dilling H, Mombour W, Schmidt M H (1992) Internationale Klassifikation psychischer Störungen (ICD-10). Bern Göttingen Toronto, Hans Huber

Joormann J, Unnewehr S (2002) Behandlung der Sozialen Phobie. Göttingen Bern Toronto Seattle, Hogrefe

Katschnig H, Demal U, Windhaber J (1998) Wenn Schüchternheit zur Krankheit wird. Wien, Facultas

Stangier U, Heidenreich T, Peitz M (2003) Soziale Phobien. Weinheim Basel Berlin, BeltzPVU

Suhr-Dachs L, Döpfner M (2005) Leistungsängste-Therapieprogramm für Kinder und Jugendliche. Göttingen Bern Toronto Seattle, Hogrefe

Sonja Skof

Anorexia Nervosa (Magersucht)

Magersucht zählt zu den → *Essstörungen* und ist eine psychische Störung, die durch einen absichtlich, selbstherbeigeführten Gewichtsverlust gekennzeichnet ist. Magersüchtige haben, trotz bestehendem Untergewicht, eine ausgeprägte Angst vor Gewichtszunahme. Von Untergewicht spricht man, wenn das Körpergewicht zumindest 15% unter dem Normalgewicht liegt oder einen Body-Mass-Index ($BMI = kg/m^2$) von weniger als 17,5 aufweist. Magersüchtige sind in der Wahrnehmung des eigenen Körpergewichts und der Figur gestört. Bei Frauen kommt es häufig auch zu einem Ausbleiben der Monatsblutung (APA 2000). Durch Hungern und „Kalorienzählen" wird versucht dem Körper möglichst wenig Energie zuzuführen, durch körperliche Aktivität soll der Energieverbrauch gesteigert werden. Betroffene sehen den eigenen körperlichen Zustand häufig nicht, es besteht eine verzerrte Wahrnehmung von Gewicht, Körperumfang und Körperform. Die Furcht vor einer Gewichtszunahme kann als zentrales psychopathologisches Merkmal der Anorexia Nervosa betrachtet werden. Trotz ihres bedenklichen körperlichen Zustands verleugnen viele Magersüchtige ihre Störung und lehnen eine therapeutische Behandlung ab. Kennzeichnend sind auch die gesteigerte Aktivität der Betroffenen, die damit verbundene Ruhelosigkeit und der gesteigerte Bewegungsdrang (Pudel & Westenhöfer 1998). Magersüchtige zeigen einen starken Perfektionismus, der von einem tiefen Gefühl eigener Wertlosigkeit begleitet ist. Wie bei allen chronisch gewordenen → *Essstörungen* sind lebensgefährliche körperliche Schäden möglich. Obwohl die Ursachen der Anorexia Nervosa noch wenig fassbar sind, wächst die Überzeugung, dass vor allem eine Interaktion soziokultureller und biologischer Faktoren, sowie unspezifischer psychischer Mechanismen und die Vulnerabilität (Verletzlichkeit) der Persönlichkeit eine Rolle spielen (Gerlinghoff & Backmund 2000). Das Mittel der Wahl in der Behandlung der Magersucht ist die konfliktverarbeitende Psychotherapie. Die Psychologische Studentenberatung bietet Studierenden die Möglichkeit, gestörtes Essverhalten aufzudecken und zu bearbeiten. Entscheidend ist eine möglichst frühe Einleitung der Behandlung. Die Einbeziehung der Familie kann unterstützend wirken (Reich & Cierpka 1997). In die Therapie muss auch auf die körperliche Verfassung eingegangen werden, da eine Verleugnung von Untergewicht lebensgefährlich werden kann.

American Psychiatric Association (APA) (2000) Diagnostic and Statistical Manual of Mental Disorders. Text Revision (DSM-IV-TR) 4. Aufl. Washington, DC

Gerlinghoff M, Backmund H (2000) Was sind Essstörungen? Ein kleines Handbuch zur Diagnose, Therapie und Vorbeugung. Weinheim Basel, Beltz

Pudel V, Westenhöfer J (1998) Ernährungspsychologie: eine Einführung. Göttingen Bern Toronto Seattle, Hogrefe

Reich G, Cierpka M (1997) Psychotherapie der Essstörungen. Krankheitsmodelle und Therapiepraxis-störungsspezifisch und schulenübergreifend. Stuttgard New York, Thieme

Sabine Kopeinigg

Anm.d.Hgs.: Im Bereich der Schulpsychologie-Bildungsberatung zeigt sich die Magersucht-

Gefährdung oft in extremem Diätverhalten, übertriebenen Schlankheitsidealen, sowie in Perfektionismus und überhöhten Selbstforderungen. Dahinter steckt oft die Weigerung, erwachsen zu werde, bzw. die Verweigerung gegenüber dem Frau- oder Mann-Sein.

Anspruchsniveau Darunter sind Erwartungen und Zielsetzungen hinsichtlich der eigenen Leistung zu verstehen. Im Zusammenhang damit steht die → *Leistungsmotivation*. Diese wird umso größer je erfolgreicher und umso geringer je weniger erfolgreich das Handeln ist. Neben persönlichen Einflussgrößen, die durch Sozialisation und Erfahrungen bedingt sind, wird sie auch durch soziale Komponenten bestimmt. So können direkte oder indirekte Erwartungen von Angehörigen (Eltern) Leistungsdruck erzeugen oder unter Studierenden kann Konkurrenzkampf herrschen, der die einzelne Person unter massiven Gruppendruck setzt. Infolge werden die eigenen Fähigkeiten nicht berücksichtigt und zu hohe Ansprüche gestellt, was Misserfolge bringt, die Motivation und die Leistung reduziert und schließlich zu einer Art Lethargie, einer Leistungsverweigerung führen kann. Dieser (selbst)zerstörerische Prozess ist, einmal als solcher erkannt, häufig Thema in den Psychologischen Beratungsstellen für Studierende. Er kann aufgelöst werden, indem der/die Studierende lernt sich realistische und damit realisierbare Ziele zu setzen, wobei eben die eigenen Fähigkeiten unter den jeweils gegebenen Bedingungen berücksichtigt werden.

Heckhausen H (1989) Motivation und Handeln. Berlin, Springer

Rudolf Pichler

Arbeitsstörung Arbeitsstörungen sind dadurch zu definieren, dass zielgerichtete Tätigkeit in wiederholtem Maße nicht zu den gewünschten Ergebnissen führen. Im Leben von Studierenden zeigen sich Arbeitstörungen im Lernverhalten (mangelnde, ineffektive Prüfungsvorbereitung) und im Arbeitsverhalten (Inkonsequenz beim Verfassung von schriftlichen Arbeiten oder Durchführen empirischer Aufgaben). Die Ursachen sind vielfältig, so können physische Beeinträchtigungen (z.B. Erkrankungen, Übermüdung u.ä.), unzureichende Erholungsphasen, fehlende Motivation, ungünstige Arbeitsbedingungen (z.B. ständige Störungen, Lärmbelästigungen etc.), Leistungsdruck, Überforderung, mangelhafte Selbstorganisation, und unzureichende *Lerntechniken* für Arbeitsstörungen verantwortlich sein.

In den Psychologischen Beratungsstellen für Studierende werden die individuellen Hintergründe mit den Ratsuchenden erforscht, Veränderungsmöglichkeiten gesucht und erprobt. So kann z.B. das Verlegen des Arbeitsplatzes aus dem störanfälligen Zimmer im Studentenheim (es kommt ständig jemand auf Besuch) oder Elternhaus (Eltern, Geschwister oder andere Angehörige haben immer wieder kleinere oder größere Aufträge) in die Universitätsbibliothek Abhilfe schaffen. Weiters können in Einzel- oder Gruppensitzungen (*Lerntraining*) Selbstmanagement- und Lern- bzw. Arbeitstechniken vermittelt werden.

Hoffmann N, Hoffmann B (2004) Arbeitsstörungen. Ursachen, Selbsthilfe, Rehabilitationstraining. Weinheim Basel, Beltz
Metzig W (2003) Lernen zu lernen. Berlin Heidelberg New York, Springer

Rudolf Pichler

Arbeitstechniken Unter Arbeitstechniken versteht man Methoden, mit deren Hilfe Arbeiten zielgerichtet und effizient durchgeführt werden können. Anfangs wird dabei präzisiert, welche Arbeit erledigt werden soll und welche Anforderungen (Qualitätsansprüche, formale Richtlinien) erfüllt werden sollen. Dem entsprechend können dann Herangehensweisen gewählt werden, die der eigenen Situation und dem Ziel am besten entsprechen. Studienspezifische Arbeitstechniken befassen sich vorwiegend mit Informationsverarbeitung, Lerntechniken helfen bei der Vorbereitung auf Prüfungen, Methoden des wissenschaftlichen Arbeitens sind beim Abfassen schriftlicher Arbeiten erforderlich. Die Verwendung von EDV/Textverarbeitung ist heute selbstverständlich, z.B. die in den Textverarbeitungs-Programmen ermöglichte- Gliederungsansicht erleichtert das Schreiben umfangreicher Texte. Gutes → Zeitmanagement ist notwendig, um bewusst Prioritäten zu setzen und die eigenen Tätigkeiten zu organisieren. Um Arbeitsfreude und Energie langfristig zu erhalten, muss ein Gleichgewicht zwischen Arbeit und Freizeit gefunden werden. Wissenschaftliches Arbeiten erfordert eine intensive Auseinandersetzung mit dem Fachgebiet. Im Verlauf des Studiums wird das Recherchieren und Verarbeiten von Literatur aus zuverlässigen Quellen geübt. Es werden Texte zusammengefasst, Analysen nach bestimmten Gesichtspunkten erstellt, schriftliche Arbeiten nach unterschiedlichen formalen und inhaltlichen Kriterien verfasst. Eine eigene wissenschaftliche Untersuchung erfordert neben gründlichem Literaturstudium eine sorgfältige Planung und Durchführung. Die Ergebnisse werden schriftlich vorgelegt und in einem Ergebnisreferat vorgestellt. Bei Planung und Durchführung mündlicher Referate ist das Wissen um grundlegende Präsentationstechniken und den Umgang mit Medien zur Visualisierung erforderlich. Als eine vielseitige Arbeitstechnik sei noch das Mindmapping (Capek 2000) genannt. Bei der Erstellung einer Mindmap wird auf die optische Gestaltung Wert gelegt. Rund um das Thema werden dazugehörige Schlüsselwörter angeordnet und miteinander verbunden. Die Verästelungen machen die relative Bedeutung der Unterthemen deutlich sichtbar. Mindmapping ist geeignet, um Lernstoff zu strukturieren, Mitschriften und Exzerpte zu verfassen, Probleme zu lösen. Ebenso kann man es für kreative Prozesse nützen, etwa wenn es darum geht, ein Referat zu planen oder eine schriftliche Arbeit zu entwerfen. In den Psychologischen Beratungsstellen für Studierende wird Einzelberatung für vielfältige Schwierigkeiten im Laufe des Studiums angeboten. Zusätzlich gibt es auch Gruppenangebote, die Studierenden grundlegende Arbeitstechniken für das Studium vermitteln oder bei → Arbeitsstörungen, → Schreibblockaden Unterstützung bieten. Dazu zählen Lern- und Referatstrainings, Gruppen für DiplomandInnen u. ä. (Aktuelle Angebote siehe unter www.studentenberatung.at bei der jeweiligen Beratungsstelle/Gruppen).

Capek Peter (2000) Mind Mapping: Besser strukturieren, schneller protokollieren, deutlicher visualisieren. Wien Frankfurt, Carl Ueberreuter

Holger Hög (2002) Schriftliche Arbeiten im Studium: ein Leitfaden zur Abfassung wissenschaftlicher Texte. Stuttgart Berlin Köln, Kohlhammer

http://arbeitsblaetter.stangl-taller.at/LITERATUR/default.shtml

Birgitta Schmid

Assertives Verhalten Assertives Verhalten ist Durchsetzungsverhalten, mit dem eigene Ansprüche auf sozial angebrachte Weise, ohne andere dabei herabzusetzen ausgedrückt werden (Comer 2001). Üblich sind heute die Begriffe → *soziale Kompetenz* und → *Selbstsicherheit* (Fliegel 1998). Defizite im Sozialverhalten weisen Menschen auf, die einerseits aggressiv, feindselig oder andererseits sozial ängstlich sind. Die Psychologischen Beratungsstellen für Studierende haben es im wesentlichen mit Personen der zweiten Gruppe zu tun. Studierende, die in zwischenmenschlichen Begegnungen gehemmt und unsicher sind, erfahren sowohl im Studium als auch in persönlichen Beziehungen eine Fülle von Nachteilen. So werden sie z. B. in Seminaren wegen mangelnder Mitarbeit oder unzureichend vorgetragenen Referaten schlechter als es ihren Fähigkeiten und ihrem Wissen entspräche beurteilt. Im privaten Bereich können sie von (vermeintlichen) Freunden ausgenützt und übervorteilt werden oder sie haben überhaupt wenig Sozialkontakte und es droht Vereinsamung. Bei der Bearbeitung des Sozialverhaltens in Einzelsitzungen werden z.B. auch Kognitionen (→ *Verhaltenstherapie*) beachtet, diese können sozialisationsbedingte, hemmende Einstellungen sein, die eine Reduzierung des Selbstwertes nach sich gezogen haben. Daneben werden in den Beratungsstellen auch Gruppen zum Erlernen sozialer Kompetenz angeboten, z. B. Selbstsicherheitstraining, Social-skills-Training und → *Soft-skills*-Training.

Comer R J (2001) Klinische Psychologie. Heidelberg Berlin, Spektrum

Fliegel S et al. (1998) Verhaltenstherapeutische Standartmethoden. Weinheim, Psychologie Verlags Union

Rudolf Pichler

Aufschieben Aufschieben bedeutet, dass man es vermeidet sich einer Aufgabe, die erledigt werden muss, konsequent, zeitgerecht und relativ stressfrei zu widmen. Stattdessen erledigt man andere, weniger wichtige Dinge. Studierende schieben häufig die Anfertigung schriftlicher Arbeiten und die Vorbereitung von Prüfungen vor sich her. Aufschieben kann auch positiv sein, wenn man z.B. aus Erfahrung weiß, dass der kreative Moment sich abends einstellen wird. Quälend wird Aufschieben, wenn man wirklich wichtige Aktivitäten gewohnheitsmäßig um Monate, oft Jahre verzögert und dabei gravierende Nachteile im Studium, im Beruf oder im Privatleben in Kauf nimmt. Es untergräbt das Selbstwertgefühl und beeinträchtigt die Lebensqualität. Es werden Entscheidungen, Aufgaben, Vorhaben und Pläne aufgeschoben, die Angst oder Unlust auslösen. Darüber hinaus soll Aufschieben gefürchtete Fremd- oder Selbstverurteilung verhindern. Wenn das Problem Aufschieben bewältigt werden soll, sollte zuerst eine Fehleranalyse gemacht werden. Häufig führt Überforderung oder auch Unterforderung und Langeweile zum Aufschieben. Auch Einstellungen wie der Glauben, zuerst alle anderen Dinge erledigt haben zu müssen, bevor man sich „ans Werk" machen kann oder der Glauben eine perfekte Arbeit vorlegen zu müssen können das Aufschieben verursachen. Außerdem wird das Aufschieben meist auch noch durch das Durchführen weniger unlustbetonter Tätigkeiten verstärkt. Der erste Schritt zur Veränderung ist die Selbstbeobachtung. Dann setzt man sich realistische Ziele und überprüft wiederum, am besten anfangs schriftlich, ob man sich dem Ziel nähert. Bei Schwierigkeiten, allein einen Weg aus diesem Teufelskreis des Aufschiebens zu finden, werden in der Psychologischen

Studentenberatung Einzelberatungen zur Problemanalyse und Veränderung durchgeführt, da die Ursachen für das Aufschieben oft in spezifischen individuellen Erfahrungen liegen. Zur Verbesserung der Kompetenzen sind Gruppenangebote zu den Themen → Lerntechniken, → Zeitmanagement, → Schreibhemmungen, zum Beispiel in Diplomarbeitsgruppen hilfreich.

Rückert H-W (2002) Schluss mit dem ewigen Aufschieben. 5. Aufl. Frankfurt New York, Campus

Schouwenberg H C et al. (Hrsg.) (2004) Counseling the Procrastinator in Academic Settings. Washington, American Psychological Association

Eva Egger-Zeidner

Aufnahmeverfahren und Mentoring am Beispiel Schulpsychologie Niederösterreich Es geht um ein optimales Aufnahmeverfahren zur Einstellung neuer Mitarbeiter und um ein Mentoring, um deren Berufseinführung so optimal wie möglich zu gestalten. Mentoring geht der Legende nach auf Telemachos und Mentor zurück. Mentor hat seinen Schützling Telemachos während der Abwesenheit und bei der Suche nach seinem Vater Odysseus geholfen, ihn beraten und unterstützt (Schmicker & Weinert 2004). Laut Kasper und Mayrhofer (1997) bedarf Personalrekrutierung relativ aufwändiger Aktivitäten, um bestimmte Ergebnisse und Ziele zu erreichen. Zwei Arten von Informationen müssen immer erfasst werden. Einerseits Informationen über die Anforderungen des Arbeitsplatzes und andererseits Informationen über die Qualifikation der Bewerber. Eine optimale Übereinstimmung ist nicht immer erreichbar. *In der NÖ Schulpsychologie wird folgende Vorgangsweise verwendet:* Zunächst erfolgt die Personalwerbung über Stellenanzeigen in Print- sowie in elektronischen Medien. Die eingelangten Bewerbungsunterlagen werden allen Mitgliedern der Auswahlarbeitsgruppe übermittelt, die diese in Einzelarbeit nach einem gemeinsam erarbeiteten Schema analysieren. In einem nächsten Arbeitsschritt trifft sich die Arbeitsgruppe, um die Einzelergebnisse zu diskutieren und auszuwählen, welche Bewerber zum **Einzel-Assessment** eingeladen werden sollen. Zur Durchführung der Einzel-Assessments werden aus der Arbeitsgruppe zwei Halb-Gruppen gebildet, die parallel arbeiten. Inhalt des Einzel-Assessments ist ein strukturiertes Interview einer Halb-Gruppe mit einem Bewerber/einer Bewerberin. Dabei geht es einerseits um den persönlichen Eindruck, den der Bewerber/die Bewerberin hinsichtlich sozialem Verhalten und Selbstpräsentation hinterlässt. Andererseits wird versucht, offene Fragen aus den Bewerbungsunterlagen aufzuklären, arbeitsrelevante Einstellungen kennenzulernen und Wissen und Erwartungen hinsichtlich des Berufsfeldes „Schulpsychologie" zu erfassen. Im Anschluss erfolgt dann eine Arbeitsprobe. Anschließend wird in einem Treffen der beiden Auswahlteams die Entscheidung getroffen, welche BewerberInnen der Parallelgruppe vorgestellt werden. Nach eingehender Diskussion erfolgt dann eine Reihung der Kandidaten und Einladung zu einem Gespräch mit der Landesreferentin. Die **Einschulungsphase der neuen MitarbeiterInnen** erfolgt einerseits im Landesschulrat und andererseits an den dislozierten Beratungsstellen, um die Arbeitsweise möglichst vieler KollegInnen kennenzulernen. Außerdem erhält der neue Kollege/die neue Kollegin einen Mentor der sich für diese Aufgabe freiwillig gemeldet hat und dem die Unterstützung in der Berufseintrittsphase ein wichtiges Anliegen ist. Im Fokus steht jeweils die persönliche Beziehung, über die Entwicklung und Förderung möglich wird (Peters 2004). Im persönlichen Kontakt mit dem neuen Kollegen/der neuen Kollegin werden anhand einer Einschulungsmappe die einzelnen Arbeitsgebiete besprochen. Der Mentor/die Mentorin ist direkter Ansprechpartner für alle Fragen, verschiedene Themen werden gemeinsam bearbeitet. Die Unterstützung auch in schwierigen Situationen wird von den neuen Kollegen als sehr hilfreich angenommen. Besprochen werden auch → *Zeit*- und Gesundheits*management* (Gestaltung des Arbeitstages, persönliche Erholungszeiten, Umgang mit Stress ...). Die Interaktion hat durchwegs wechselseitigen Charakter. Als Gewinn für den Mentor/die Mentorin ergeben sich – um nur einiges zu nennen – Freude an der Weitergabe von Erfahrungen in der Arbeit, Reflexion des eigenen Arbeitsstils, informelle Weiterbildung, Auseinandersetzung mit neuen Ideen und Aufbrechen vertrauter Routinewege sowie Erweiterung des eigenen Netzwerkes.

Gebert D, Von Rosenstiel L (2005) Organisationspsychologie. Stuttgart Berlin Köln, Kohlhammer

Kasper H, Mayrhofer W (Hrsg.) (1997) Personal. Wien, Ueberreuter

Peters S (2004) Mentoring als Instrument für Nachwuchsförderung. In: Peters S, Schmicker S, Weinert S (Hrsg.) Flankierende Personalentwicklung durch Mentoring. München Mering, Rainer Hampp

Schmicker S, Weinert S (2004) Mentoring als Personalentwicklungsinstrument. In: Peters S, Schmicker S, Weinert S (Hrsg.) Flankierende Personalentwicklung durch Mentoring. München Mering, Rainer Hampp

Ulich E, Wülser M (2004) Gesundheitsmanagement in Unternehmen. Arbeitspsychologische Perspektiven. Wiesbaden, Gabler

Karin Windl

Anm.d.Hgs.: Die ausführliche Beschreibung des Verfahrens steht hier als Beispiel für die Sorgfalt der Personalauswahl und -förderung, die in der Bildungspsychologie qualitätsnotwendig ist. Darüber hinaus gibt es in der Schulpsychologie-Bildungsberatung und in der Psychologischen Studentenberatung regelmäßige Fortbildungsveranstaltungen.

Autogene Psychotherapie J. H. Schultz hat das **Autogene Training aus der Selbsthypnose** entwickelt (Schultz 1932). Die Autogene Psychotherapie (ATP) ist ein mehrstufiges Verfahren. In der *Grundstufe* wird die körperlich-seelische Spannungsbalance gesucht: Gegenüber Verkrampfung (Hypertonus) und Erschlaffung (Hypotonus) geht es um gesunde Spannkraft und Entspannung. Ein Bestandteil der Grundstufe ist das weithin bekannte Autogene Training (d.h. der dem Patienten anvertraute selbständige Übungsteil): Der Patient trainiert die eigenständige (autogen = aus sich selbst) Entspannung und Spannkraft. Der Patient kann die Entspannung nicht erzwingen. Er vergegenwärtigt sich daher die Gefühle, die er in der Entspannung spürt, die Schwere des entspannten Körpers, die angenehme Körper-Wärme, den ruhig fließenden Atem usw. Der Körper reagiert nach und nach mit Entspannung. Schon in der Grundstufe zeigt sich der enge Zusammenhang zwischen der psychischen Befindlichkeit des Patienten und seiner Spannungslage. Über Veränderung von Verspannungen (Dystonus) in einen Zustand von Spannkraft (Eutonus) besteht die Möglichkeit der Lösung psychischer Hemmungen und Verdrängungen. Die *Mittelstufe* der ATP baut auf der Spannungsregelung auf und nützt die im Entspannungszustand erreichte Offenheit für Problemkonfrontationen und für die Verinnerlichung von persönlichen Leitformeln (wie z.B. „Ich schaffe es! „Ich ruhe sicher in mir selbst!"). Ziel ist die Angst- und Spannungsreduzierung gegenüber Problemthemen; neue Verhaltensziele anzupeilen bzw. neue Verhaltenseinstellungen und -möglichkeiten auszuprobieren (Martin in: Sedlak & Chiba 2005, 140–159). Diese therapeutische Begleitung kann nur der Autogene Psychotherapeut leisten. Noch mehr trifft dies zu auf die *Oberstufe* des Verfahrens, bei der die Tiefenentspannung zur Anregung traumähnlicher Symbole (Farben, Formen, Erinnerungen) verwendet wird, die dann analysiert werden können. Zu den aufsteigenden Bildern, Gefühlen und Gedanken teilt der Patient seine weiteren Einfälle, Gedanken, Gefühle, Bilder mit. Die anschließende analytische Ergründung ermöglicht die Bearbeitung von Inhalten, die dem Bewusstsein nicht direkt zugängig sind. Das Ziel ist die analytische Tiefenselbsterfahrung und die meditative Selbstentfaltung (Wallnöfer 1990). Das Fundament der gesamten ATP baut auf dem tiefenpsychologischen Verständnis auf. Dabei wird besonders auf die theoretischen Konzepte der Psychoanalyse Bezug genommen, aber es werden auch Erkenntnisse der analytischen Psychotherapie nach Jung sowie andere wichtige Ansätze berücksichtigt. *Die ATP ermöglicht die Betreuung von Kindern und Jugendlichen, Erwachsenen, die sich für rein verbale Methoden der Psychotherapie nicht aufschließen würden* (Sedlak 2005): Der gestufte langsame Zugang über die ersten beiden Bausteine (die eigene optimale Spannungsregelung finden – Grundstufe – bzw. sich selbst durch Vorsatzformeln „coachen" – Mittelstufe) ermutigt zur Oberstufe. Auch hier gibt es behutsame Annäherungen – wie die „eigene" Farbe, eine Form (z.B. einen Kreis), einen Gegenstand (z.B. eine Zitrone etc.), eine Situation (z.B. in Meerestiefe zu sein), einen Begriff (z.B. Gerechtigkeit) „vor dem inneren Auge" entstehen zu lassen. Der Patient erlebt sich durch das Autogene Training als aktiver Mitgestalter. *Vornehmlich die Grundstufe und Mittelstufe der ATP haben ein breites Anwendungsspektrum in Schule und Studium wie etwa: Verbesserung der Leistungsfähigkeit (Katschnig 2000), Abbau von Beeinträchtigungen mit starker Verspannungskomponente (wie z.B. Angst), Einwirkung auf → psychosomatische Störungen, stützende Begleitung während schwieriger Lebensphasen, Förderung der Autonomie (Moratelli 1999).* Die ATP erlaubt sowohl ein Einzel- → Setting, als auch die Arbeit in der → Gruppe. Die Gruppen intensivieren die Selbstfindung durch Auseinandersetzung mit den anderen Teilnehmern (Chiba in: Chiba & Sedlak 2005, 90–132). Das gilt auch im Auffinden des individuellen Körpererlebens, der „bionomen" (lebensgesetzlichen, d.h. persönlichen) Spannungsbalance (Sedlak & Chiba 2005). Die Indikationen dafür sind vielseitig (Kraft 2004).

Katschnig B (2000) Der Einsatz der Grundstufe der Autogenen Psychotherapie bei SchülerInnen mit verschiedenen persönlichen und leistungsbezogenen Schwierigkeiten. Imagination 4-2000, ÖGATAP. Wien, Facultas, 29–57

Kraft H (2004) Autogenes Training. Handbuch für die Praxis. Köln, Deutscher Ärzteverlag

Moratelli M (1999) Bindung – Autonomie – Aggression. Autogenes Training in einer Kindergruppe. Imagination 2/1999, ÖGATAP. Wien, Facultas, 37–52

Schultz J H (1932, 1991) Das autogene Training (Konzentrative Selbstentspannung);

Versuch einer klinisch-praktischen Darstellung. 19. Aufl. Stuttgart, Thieme

Sedlak F, Chiba R (Hg) (2005): Die besonderen Chancen der Autogenen Psychotherapie. Eine Festschrift für H Wallnöfer. Wien, Eigenverlag Dr. Sedlak

Wallnöfer H (1990) Die analytische Oberstufe des Autogenen Trainings. In: Gerber G, Sedlak F (Hrsg.) Autogenes Training – mehr als Entspannung. München, E. Reinhardt, 70–83

Franz Sedlak

- B -

Begabungsförderung Begabungsförderung, Begabtenförderung, Hochbegabtenförderung (→ *Hochbegabung*), defizitorientierte Begabungsförderung, begabt sein, begabt werden... Eine Vielzahl von Begriffen, die zum Teil unterschiedliche Bedeutung zu haben scheinen. Zunächst wird in der Wissenschaft davon ausgegangen, **dass es Begabungen gibt**, die gefördert werden bzw. gefördert werden sollen – **Begabung realisiert sich dabei als ein hypothetisches Konstrukt, ein abstrakter Begriff**, verwirklicht an bzw. in einem Kind/Jugendlichen/Erwachsenen. Begabungsförderung ist damit Begabtenförderung. Wobei Begabtenförderung in der wissenschaftlichen Literatur und der öffentlichen Diskussion zumeist mit Hochbegabtenförderung, primär mit Förderung der → *Hochbegabung* im intellektuellen Bereich gleichgesetzt wird. Begabungsförderung hat demgegenüber ein weiteres Begriffsverständnis (Hany & Nickel 1992):Der Begriff impliziert nämlich, dass es unterschiedliche Begabungen gibt und dass diese auch unterschiedliche Ausprägungsgrade haben können – alle Begabungen aktualisieren sich jeweils auf einem Kontinuum. Wissenschaftliche Studien (Taylor 1978; Heller 2001) bis in die jüngste Zeit führen dazu Beispiele an: Kognitive Begabung (sprachliche, mathematische, naturwissenschaftliche Begabung usw.), Soziale Begabung (Kooperation, Durchsetzungsvermögen, Einfühlungsvermögen usw.), Motorik (Feinmotorik, Grobmotorik, Bein-Handkoordination usw.), Künstlerische Begabung (Instrumentalmusik, Gesang, Bildnerische Kunst usw.).

Es lassen sich nicht alle Begabungen erschöpfend aufzählen, die es gibt, die sichtbar, hörbar, fühlbar sind oder die sonst wie in Erscheinung treten, aber diese Beispiele verdeutlichen: Es gibt viele verschiedene Begabungen, die sich wiederum in ein Bündel von einzelnen Begabungsfaktoren differenzieren. In allen wissenschaftlichen Arbeiten werden Begabungen als Fähigkeiten, Kompetenzen bzw. auf einem höheren Generalisierungsniveau als Persönlichkeitsfaktoren (= Personmerkmale; Heller 2001) beschrieben: Jeder Mensch besitzt also die verschiedensten Persönlichkeitsfaktoren, die ganz individuell ausgeprägt sind – und die gefördert werden sollen. In diesem Kontext tritt sofort die Frage nach der Förderbarkeit von Begabungen, also dieser Persönlichkeitsfaktoren auf. Es ist dies die in die nunmehr über einhundertjährige Forschungstradition der Psychologie eingegangene Frage nach der Bedeutung von Anlage und Umwelt. In den jüngsten dazu vorliegenden Forschungsergebnissen (u. a. Plomin 1994) wird eine differenzierte Wechselbeziehung zwischen genetischen Anlagen beschrieben als Entwicklungspotentiale und der Umwelt bestätigt: Begabungen sind förderbar. In welchem Ausmaß dies gelingt, hängt u. a. von den Interdependenzen der einzelnen Persönlichkeitsfaktoren, der individuellen Umwelt und dem Zeitpunkt, zu dem bestimmte Fördermaßnahmen gesetzt werden, ab. (Landau 1990, 2001; Weinert 1992). Es kann damit die Schlussfolgerung getroffen werden: *Begabungsförderung = Persönlichkeitsförderung = Personförderung = Individualisierung*. Und: *Förderung ereignet sich auf den verschiedenen Kontinua der einzelnen unterschiedlichen Persönlichkeitsfaktoren, den Begabungen*. Die Frage, wie Begabungsförderung erfolgen soll, lässt sich mit Landau, 1990, mit den *folgenden Prinzipien* beantworten: Individualität statt Konformismus/ Vom Bekannten zum Unbekannten/Freude am Prozess und nicht nur zur Leistung/ Fragen statt Antworten/Interdisziplinäres, nicht eng kategorisiertes Denken/Lernen durch kreatives Experimentieren/Soziales und nicht nur individualistisches Denken. Für die Tätigkeit der Schulpsychologie stellt sich die konkrete Frage: Welche Fähigkeiten und Kompetenzen, welche Stärken und Schwächen hat der einzelne Schüler und in welcher Schulform, mit welcher Unterrichtsmethode, an welchem Schulstandort findet er die bestmögliche Lernumwelt? *Schulpsychologen* sind damit in der *psychologischen Diagnose*, insbesondere der Auswahl der einzusetzenden Testverfahren (→ *Psychodiagnostische Verfahren*), *dem Erstellen von Sachverständigengutachten* (etwa in der Frage des Überspringens von Schulstufen) und der *Beratung von Schülern, Eltern und Lehrern* hinsichtlich Schullaufbahnwahl und Förderung befasst.

Hany E, Nickel H (1992) (Hrsg.) Begabung und Hochbegabung. Theoretische Konzepte, empirische Befunde, praktische Konsequenzen. Bern, Huber

Heller K (2001) Hochbegabung im Kindes- und Jugendalter. Göttingen, Hogrefe.

Taylor C (1978) How many types of giftedness can your program tolerate? Journal of Creative Behaviour 12.

Landau E (1990) Mut zur Begabung. München, Reinhard.

Landau E (2001) Vortrag auf dem 4. Weltkongress des „World Council for gifted and talented children", Barcelona.

Weinert F (1992) Wird man zum Hochbegabten geboren, entwickelt man sich dahin oder wird man dazu gemacht? In: Hany E, Nickel H (Hrsg.) Begabung und Hochbegabung. Bern, Huber.

Mathilde Zeman

Beratung Unter Beratung ist eine **klärende Vorgangsweise** zu verstehen, bei der das mehr oder minder undeutliche **Problemfeld vor-erkundet** (exploriert) wird, um es dann (teils durch Einsatz wissenschaftlich fundierter Diagnostik) **näher bestimmen** (definieren, strukturieren und systematisieren) zu können. Das Problemfeld ergibt sich durch die *drei Komponenten: Ausgangslage (Status), Zielbestimmung und Weg zur Zielerreichung (Methode)*. Zunächst wird gemeinsam versucht, den Problemkern (das zentrale Problem) zu finden (Brem-Gräser 1993 Bd I, S 47) bzw. bei mehreren zugrunde liegenden Grundproblemen (Sedlak 1996) auf eines zu fokussieren. Die Beratung hat einen Orientierung erleichternden, ja sogar einen „katalysatorischen" Effekt. Indem der Ratsuchende seine eigenen Ansichten über das Problem und seine Lösung im Dialog zur Sprache bringt, entdeckt er neue Sichtweisen und Ideen: Wo stehe ich derzeit? Wo möchte ich hin? Wie komme ich dort hin, wo ich hin möchte? Auf diesem Weg gibt es lang- mittel- oder kurzfristige Etappen (was ist der nächste Schritt?). Man versucht dabei, Ressourcen (Kraftquellen) des Ratsuchenden zu erschließen bzw. ihm die eigenen Bewältigungsmöglichkeiten (Kompensationsfähigkeiten) bewusst und nutzbar zu machen. Alle bedeutsamen Psychotherapierichtungen haben auch **Beratungsmodelle** entwickelt, z.B. personzentrierte, individualpsychologische, systemische, logotherapeutische bzw. philosophische (Ruschmann 1999). Andere Beratungsansätze ergeben sich aus der Sozialarbeit (case work), aus der Psychologie, aus der Pädagogik (guidance) (Brem-Gräser 1993 Bd I, S 38f). Eine gewisse Systematisierung lässt sich durch den Vergleich mit einem Vektor erzielen (Sedlak 1988). Ein Vektor ist eine gerichtete Kraft, also eine Energie, die in bestimmte Bahnen gelenkt wird.Viele humanistischen Beratungsansätze betonen den Energieaspekt: Die Selbstverwirklichung, die Übereinstimmung mit sich selbst und den eigenen Möglichkeiten, die Erlebnisaktivierung („verkrustete Gefühle" sollen wieder in Fluss geraten). Der Einzelne muss zu seiner Kraft finden, die Richtung ergibt sich dann von selbst. Umgekehrt denken (z.B. sinnorientierte) Therapie-Schulen mit starker Betonung der Zielfindung, dass zuerst (die Richtung auf) ein Ziel (hin) gefunden werden muss und sich die kraftvolle Bewegung dorthin (Motivation) von selbst ergibt.Wenn Möglichkeiten und Bedarf bestehen, dass die Zielannäherung begleitet wird, dann geht die Beratung über in die **Begleitung**, das ist jede längerfristige, fachliche Anteilnahme an einem Entwicklungsprozess, wobei hauptsächlich durch Feedback-Methoden eine Verbesserung der Steuerungsfähigkeit des Individuums bzw. Subsystems oder Systems erreicht wird. Die Begleitung unterstützt den Weg zum Ziel z.B. als Supervision, begleitende Evaluation, Coaching. Zu unterscheiden ist davon die psychologische oder psychotherapeutische **Behandlung**. Diese betrifft den Einsatz psychologischer bzw. psychotherapeutischer Strategien zur Veränderung unbefriedigender innerseelischer (intrapsychischer) oder zwischenmenschlicher (interpsychischer) Zustände. Das jeweilige Problem wird auf seine Entstehungsursachen, aufrechterhaltenden (konservierenden) Ursachen und Rahmenbedingungen hin analysiert. Dann wird der Aufbau neuer Bewusstseins-, Erlebens- und Verhaltensmöglichkeiten angestrebt. Behandlung ist dort notwendig, wo Beratung und Begleitung wegen der Schwere der Beeinträchtigung nicht ausreichen. *Ein wichtiges Beispiel für die Beratung ist die Bildungslaufbahnberatung (Schul-, Studienwahl). Beratungen (zum Lernen, Verhalten etc.) finden auch in Form von Sprechstunden an Schulen oder zu bestimmten Ambulanzzeiten an der Beratungsstelle statt. Begleitung gibt es z.B. als Coaching von Tutoren, von lehrenden bzw. leitenden Personen, als Supervision für → Schülerberater. Behandlung umfasst alle während der Bildungslaufbahn auftretenden psychologischen Problemsituationen wie etwa Angst, Selbstwertprobleme, Entscheidungsunsicherheit, Depression, Lernschwierigkeiten, Konzentrationsprobleme (Turrini & Schilling 1997), Integrationsschwierigkeiten, Trennungsprobleme u.v.a.m.*

Brem-Gräser L (1993) Handbuch der Beratung für helfende Berufe Bd. I-III. München Basel, E.Reinhardt

Ruschmann E (1999) Philosophische Beratung. Stuttgart, Kohlhammer

Sedlak F (1988) Sinnzentrierte Beratung. In: A. Längle (1988) Entscheidung zum Sein. München, Piper

Sedlak F (1996) So geht es! Acht (plus zwei) Lösungsschlüssel für (zwischen-) menschliche Probleme in Bildung, Beruf und Alltag. Wien, Bundesministerium für Unterricht und Kunst

Turrini H, Schilling M (Hrsg.) (1997) Wi(e)der die studentischen Probleme. Wien, Bundesministerium für Wissenschaft und Verkehr

Franz Sedlak

Berufsberatung Unter Berufsberatung im engeren Sinn versteht man die Beratung von vor ihrem Bildungsabschluss stehenden Schülern und Studenten über Möglichkeiten des Einsatzes ihrer im Rahmen der gerade besuchten Bildungsinstitution erworbenen Qualifikationen in der Erwerbsarbeit. Traditionell ist damit die Entscheidung über die Ergreifung eines Berufs verbunden. Berufsberatung in diesem engeren und traditionellen Sinn wurde über lange Zeit vor allem von Berufsberatern in Arbeitsämtern durchgeführt. Vorträge und Beratungen wurden auch an Schulen durchgeführt. Da sich der Begriff „Beruf" in der heutigen Arbeitswelt nicht mehr so klar definieren lässt, sich auch traditionelle Berufsbilder stark wandeln, eine Vielzahl neuer Berufe und Berufsbezeichnungen entstehen und manchmal auch wieder verschwinden, sich im Laufe des Lebens zunehmend die Notwendigkeit von Berufswechseln sowie des Um- und Weiterlernens ergibt, versteht man unter Berufsberatung heute vielfach alle Maßnahmen, die Personen jeden Alters dabei unterstützen, Entscheidungen über sich und die Gestaltung ihres beruflichen Lebens zu treffen und diese umzusetzen (→ *Lifelong Guidance*). Damit wird Berufsberatung in diesem erweiterten Sinne im stärkeren Ausmaß zu einer schulischen als auch psychologischen Aufgabe.

G. Krötzl

Berufsorientierung Der Begriff Berufsorientierung betont im Gegensatz zum Begriff → *Berufsberatung* vor allem die Perspektive des Schülers bzw. Studenten, der vor dem Eintritt in das Erwerbsleben steht, und die Prozesshaftigkeit dieser Phase. Bei der Berufsorientierung geht es daher vorwiegend darum, Informationen und Eindrücke vom Arbeitsleben zu erhalten, diese mit der eigenen Person, den Stärken, Schwächen, Interessen und Möglichkeiten in Beziehung zu setzen. Diese Orientierung braucht Zeit, kann aber auch mit anderen Lernerfahrungen gut verknüpft werden. Begleitete Berufsorientierung findet daher in Lernumgebungen statt: Im Bereich der Schule als eigener Unterrichtsgegenstand oder integriert in andere Unterrichtsgegenstände als Bestandteil des Curriculums der schulischen Ausbildung, im außerschulischen Bereich in Form spezieller Kurse. In Österreich ist der Berufsorientierungsunterricht in den Stufen 7 und 8 in allen Schularten im Ausmaß einer Wochenstunde als „Verbindliche Übung" verpflichtend verankert (BMBWK 2000). Über die Art der Durchführung entscheidet die jeweilige Schule: Die Lehrplaninhalte können entweder im Form eines eigenen in der Stundentafel ausgewiesenen Unterrichtsfaches oder in integrierter Form im Rahmen mehrerer anderer Unterrichtsgegenstände vermittelt werden. Der Berufsorientierungsunterricht dient dazu, Schüler für Fragen der Berufswahl zu sensibilisieren, ihnen Erfahrungen zu vermittelt und sie zu motivieren, sich auf einen → *Entscheidungsprozess* einzulassen. Dadurch wird im günstigen Fall auch der Bedarf nach persönlicher Beratung klarer. Berufsorientierungsunterricht bedarf daher auch gleichzeitig eines entsprechend qualitativen Beratungsangebotes. In Österreich wird dem durch das auch international beachtete Drei-Ebenen-Modell[1]

[1] Dieses Drei-Ebenen-Modell der Bildungsberatung ist nicht zu verwechseln mit dem Drei-Ebenen-Modell der Schulpsychologie-Bildungsberatung – siehe → *AUS DER PSYCHOWERKSTATT* Struktur- und Arbeitsmodelle in der Bildungspsychologie als Instrument zur Qualitätsreflexion.

(OECD 2003) Rechnung getragen: Der verpflichtende Berufsorientierungsunterricht wird durch das direkt an der Schule angebotene und für Schüler freiwillig zu nutzende Beratungsangebot der → *Schüler- und Bildungsberatung* sowie in weiterer Folge durch das professionelle Beratungsnetz der → *Schulpsychologie-Bildungsberatung* ergänzt. Wenn Schüler im Rahmen des Berufsorientierungsunterrichts auf persönliche Schwierigkeiten aufmerksam werden, erkennen, dass sie gar nicht wissen, wofür sie sich interessieren oder dass sie sich prinzipiell nie entscheiden können, kann eine schulpsychologische Beratung weiterhelfen.

BMBWK (2000) Lehrplanverordnung zur verbindlichen Übung „Berufsorientierung". Wien, BGBl II, Nr. 34/2000

OECD (2003) OECD-review of career guidance policies. Country note Austria. Paris, OECD, 4ff.

G. Krötzl

Anm.d.Hgs.: Eine Sensibilisierung für die Frage der Berufswahl bietet z.B. auch die Broschüre: Heute schon an Morgen gedacht! Bildungs ist Zukunft (Unentgeltliche Schrift des Bundesministeriums für Bildung, Wissenschaft und Kultur, Autor: F. Sedlak).

Beziehungen – Grundproblem oder Lösung Aus der Sicht der → *Personzentrierten Psychotherapie* ist vielen Problemen, die im Laufe des Schul- und Studienweges auftreten, eines gemeinsam: sie beruhen letztlich auf einer zwischenmenschlichen Dynamik und finden zumeist auch nur in einer solchen zur Lösung. Diese Behauptung fußt auf fortwährenden Beobachtungen im therapeutischen Kontakt mit Klienten, scheint diesen aber häufig nicht bewusst zu sein. Meist suchen die Klienten die Psychologische Studentenberatung auf, weil Erlebnisse sie aus ihrer Balance geworfen haben: gefürchtete oder missglückte Prüfungen, soziale Konflikte, Trennungen oder Verluste, Orientierungslosigkeit zu Studienbeginn oder angesichts des nahenden Studienabschlusses u.v.m. Alle Klienten äußern ein Gefühl des Unbehagens, viele klagen über Angst oder Angespanntheit, manche meinen mit sich selbst uneins zu sein, sich oder andere oder die Welt nicht mehr zu verstehen, sich nicht akzeptieren zu können. Die Gesprächspsychotherapie bezeichnet all diese Empfindungen als Ausdruck von Inkongruenz (Rogers 1987; Biermann-Ratjen 1995). Die Tatsache, dass die Klienten in diesem Zustand einen therapeutischen Kontakt aufsuchen, kann als Ausdruck ihres intuitiven Wissens verstanden werden, dass im zwischenmenschlichen Kontakt Lösungspotential liegt. Die Klienten formulieren die Anliegen, einfach mal da sein zu wollen, Platz und Aufmerksamkeit für ihre Probleme zu bekommen, unkontrolliert reden zu können, ohne gleich Ratschläge zu erhalten oder auf Hilflosigkeit zu stoßen. Gleichzeitig fällt eine ganz bestimmte Haltung im Umgang mit der Problem- und therapeutischen Situation auf: alles möge fein säuberlich getrennt bleiben. „Das Problem soll verschwinden, ich will unangetastet aus diesem Prozess der Problemlösung hervorgehen – schließlich kann ich nichts dafür und habe sowieso schon genug gelitten. Und der Therapeut ist auch noch da, hat aber mit mir persönlich nichts zu tun – schließlich geht es um mein Problem und nicht um mich". Unter diesen Vorzeichen scheint eine Lösung zumindest langfristig unmöglich. Lösungspotential entwickelt sich dagegen dann, wenn der Gesprächspsychotherapeut versucht, eine Beziehung zum Klienten herzustellen. Diese sollte dadurch gekennzeichnet sein, dass der Therapeut auf der Grundlage eigener Kongruenz den Klienten empathisch verstehen und ihn in seinem gesamten Erleben unterschiedslos wertschätzten kann (Biermann-Ratjen 1995). Das bedeutet nicht, dass der Therapeut z.B. keinerlei Probleme haben darf. Im Gegenteil: es geht darum, mit allem was er ist da zu sein, weder seine Probleme noch seine Ängste auszublenden, sogar Bedrohung oder Unbehagen nicht hinter Verständnis und Akzeptanz zu verbergen, sofern er sie im Kontakt mit dem Klienten erlebt (Rogers 1987; Biermann-Ratjen 1995; Gendlin 1988). Unehrlichkeit, Verschweigen unangenehmer Empfindungen, ein Es-zu-gut-mit-dem-anderen-Meinen verletzen den Klienten oft mehr als wahrhaftige Rückmeldung des jeweils Erlebten (eine Einbindung in o.g. Arbeitshaltung vorausgesetzt). Unter diesen Bedingungen kommt in den meisten Fällen ein unaufhaltsamer Prozess in Gang, der hier nur angedeutet werden kann. Aus „Ich glaube, mein Studium ist nicht das Richtige" wird „Jetzt merke ich, dass es um mich geht", aus „Die Prüfungen sind einfach zu schwer, die Prüfer zu streng" wird „Ich habe Angst zu versagen". Der Therapeut hat einen Problemlösungs- oder auch Heilungs- oder auch Selbstfindungsprozess angestoßen; plötzlich wird „die Sache" persönlich, dadurch aber auch greifbar. Nicht das Problem ist das Problem, sondern die Beziehung des Klienten zu sich selber. Diese wird in diesem Stadium der Therapie oft vom Klienten selbst als unbefriedigend beschrieben, oft ist sie defizitär, rigide u.v.m. So geht es jetzt im therapeutischen Prozess um die Klärung der Frage, worin die Behinderung des Klienten besteht, zu sich selber eine Beziehung aufzubauen, in der er sich selbst versteht (Selbstempathie), sich selbst mag (Selbstwertschätzung) und in Übereinstimmung mit sich lebt (Kongruenz) (Biermann-Ratjen 1995). Nach Rogers (1987) wie auch nach Erikson (1966) findet sich die Antwort auf diese Frage in der Entwicklung des Selbstkonzeptes (nach Erikson: der Entwicklung der Identität). Diese findet in der Kindheit ihren Beginn und ist geprägt durch die Interaktionen mit den Eltern. Empfindungen, die diese „gut heißen" (unbedingte positive Wertschätzung) können die Kinder an sich selbst annehmen, andere lehnen sie als unerlaubt ab – und verlieren zugleich das Vertrauen in einen Teil ihrer selbst, weil etwas, das sie definitiv empfinden, negiert werden muss. So liegt unguten Prüfungssituationen vielleicht die Angst zu versagen zugrunde, die sich quasi verselbständigt hat, weil das Gefühl zu versagen in der Familie nicht anerkannt wurde (dafür gibt es sicher viele gute Gründe, die sich jetzt jedoch als hinderlich erweisen). Macht der Klient nun in der Therapie die Erfahrung, dass die Äußerung dieses ungeliebten Gefühls vom Therapeuten wahrgenommen wird, dieser trotzdem im Kontakt bleibt und unbedingte Wertschätzung signalisiert (nicht Mitleid) so kann er diese Empfindung plötzlich zulassen. Dann reduziert sich das Problem auf einmal auf die äußeren Anforderungen der Prüfungssituation (die oft anstrengend genug sind), aber die innerpsychische Verwicklung und auch der oft immense Energieverbrauch, den diese verschlingt, entfällt. Dieser Prozess bringt die menschliche Angewiesenheit, aber auch die gegenseitige Bezogenheit zum Ausdruck, in der Konflikt- wie auch Lösungspotential liegt.

Biermann-Ratjen E-M, Eckert J, Schwartz H J (1995) Gesprächspsychotherapie. Stuttgart, Kohlhammer

Erikson E H (1966) Identität und Lebenszyklus. Frankfurt, Suhrkamp
Gendlin E T (1988) Aus dem Vortrag The Small Steps of the Therapy Process. Leuven
Rogers C (1987) Eine Theorie der Psychotherapie, der Persönlichkeit und der zwischenmenschlichen Beziehungen. Köln, GwG

Birgit Dietz

Bildungsberatung Bildungsberatung dient dazu, Personen jedes Alters individuell bei Bildungsentscheidungen zu unterstützen. Diese Bildungsentscheidungen können sich auf Alternativen im Rahmen der Erstausbildung, aber auch der Weiterbildung oder Umschulung beziehen.

Bildungsberatung im Schulbereich wird vor allem beim Eintritt in die Grundschule sowie den Übergängen vom Primar- in den Sekundarbereich I, vom Sekundarbereich I in den Sekundarbereich II und vom Sekundarbereich in den tertiären Bildungsbereich (siehe → *Studien(wahl)beratung*, → *Übergang Schule-Studium*, → *Maturant/inn/enberatung*, → *Laufbahnberatung*, → *Zielorientierte Studienwahl*) bedeutend. Bildungsberatung betrifft aber nicht nur diese Übergänge, sondern ist als allgemeine Begleitung des Bildungsprozesses zu sehen und bezieht sich auch auf Fragen der Optimierung der Lernstrategie, der Überwindung von Lernhindernissen und Möglichkeiten der außerschulischen Erweiterung von Kenntnissen und Kompetenzen. Der Bildungserwerb als Ziel der Bildungsberatung hat nicht nur direkt beruflich verwertbare Kenntnisse und Kompetenzen zum Inhalt, sondern geht darüber hinaus und schließt auch kulturelle Bildung, Persönlichkeits- und Menschenbildung mit ein (Aigner et al. 2000). Dementsprechend ist Bildungsberatung Teil des Bildungsauftrages von Schule insgesamt und daher prinzipiell Aufgabe jedes Lehrers. Bildungsberatung im engeren Sinn ist individuell und personzentriert: Es handelt sich um → *Beratung*. Dies unterscheidet Bildungsberatung auch von primär pädagogischen Unterstützungsansätzen wie der → *Berufsorientierung*. In Institutionen der Aus- und Weiterbildung (Schulen, Hochschulen, Universitäten, Einrichtungen der Erwachsenenbildung) werden daher häufig bestimmte Lehrende zu Bildungsberatern qualifiziert. Neben umfassenden Kenntnissen über das Bildungssystem, Bildungsalternativen und Abschlüssen müssen Bildungsberater vor allem über psychologische Kenntnisse verfügen und Methoden der → *Gesprächsführung* beherrschen. In Österreich gibt es mit der → *Schüler- und Bildungsberatung* ein derartiges Angebot flächendeckend an allen Sekundarschulen. Als professionelle psychologische Beratungsinstitutionen im staatlichen Bildungswesen bieten weiters die → *Schulpsychologie-Bildungsberatung* im Schulbereich und die → *Psychologische Studentenberatung* im Bereich der Universitäten und Hochschulen Bildungsberatung an.

Aigner H, Krötzl G, Sedlak F (2000) Gedanken zum Bildungsbegriff der Bildungsberatung. In: Sedlak F (Hrsg.) Schulpsychologie-Bildungsberatung – Von den Anfängen bis ins dritte Jahrtausend. Wien, Ketterl, 79–84

G. Krötzl

Anm.d.Hgs.: Die Schulpsychologie-Bildungsberatung hat an den Nahtstellen des Bildungssystems hilfreiche Informationen zusammen gestellt: Das Prognose-System mit „Chancen-Check" für den Übergang vom Primärbereich zum Sekundärbereich; die Bildungsunterlagen des EU-Projekts „Inforat" für den Übergang von der 8. zur 9. Schulstufe sowie die Broschüre: Heute schon an Morgen ge-

dacht! Bildungs ist Zukunft. (Unentgeltliche Schrift des Bundesministeriums für Bildung, Wissenschaft und Kultur, Autor: F. Sedlak). Für den Übergang vom Sekundärbereich zum Tertiärbereich gibt es die Materialien des Projekts „key2success" (Leitung G. Krötzl).

Bindung Der Begriff der Bindung wurde von J. Bowlby, einem Psychiater, Psychotherapeuten und Psychoanalytiker entwickelt. **Bindung bezeichnet eine biologisch sinnvolle Schutzfunktion. Das Bindungsverhalten ist die Art und Weise, wie in bedrohlichen Situationen Schutz gesucht wird, und in welcher Weise die Bezugsperson(en) bei der Schutzsuche eingebunden wird (werden).** Bowlby (1995), Brisch (1999, insbesondere 96–106) geben Empfehlungen, wie die Bindungserfahrungen von Patienten therapeutisch zu berücksichtigen sind. Man kann den Bindungs-Begriff in engerem oder weiterem Sinn gebrauchen kann, wobei das eine Frage der Perspektive ist: Einerseits ist der *juristische Begriff der Bindung* weiter, weil er Verwandte, Bekannte, Freunde umfasst. Bindung bedeutet hier das gesamte personales Beziehungsnetz, während der *psychologische Begriff der Bindung* nur die Eltern–Kind–Beziehung umfasst. Andererseits ist der psychologische Begriff weiter, weil er – im modernen Verständnis – die Auswirkung auf die gesamte Lebensspanne und über mehrere Generationen meint, während juristisch nur die aktuell gegebene Situation maßgeblich ist. (Schwabe-Höllein 1997) Der enge *ethologische (aus der Verhaltensforschung stammende) Begriff der Bindung* sieht die Mutter als Schutz- und Trostspenderin und Sicherheits-Basis, von der aus Explorationen stattfinden. Demgegenüber gibt es auch den weiten Begriff der Bindung als umfassendes Verhaltensmuster (z.B. Bindung an Werte und Normen, an sich selbst). In unserem Zusammenhang ist ein kombiniertes Begriffsverständnis maßgeblich. Zum Unterschied von Bindungen im Tierreich mit abgrenzbaren verletzlichen Entwicklungsphasen, in denen die nachhaltige Prägung passiert, ist der Mensch von vornherein flexibler angelegt. So wird die Bindung nicht nur in den ersten Lebensmonaten, sondern bis ins 3. Lebensjahr ausgeformt, aus den Beziehungs – Erfahrungen entsteht ein inneres Arbeitsmodell (Bowlby 1982; Brisch 1999, 37 und 95), dieses ist aber noch bis ins 16.Lebensjahr beeinflussbar, korrigierbar. Bindungsstile können auch das Leben als Erwachsener beeinflussen, z.B. die Partnerschaft (Glogger-Tippelt 2001). Da schon Kleinkinder eine *differenzierte Bindung zu verschiedenen Personen* aufbauen können, kommt es auf die gesamte *Bindungsatmosphäre* an: Diese kann insgesamt freundlich, aber auch kalt oder verwirrend sein. Sedlak (2000) hat einen Zugang zur frühkindlich erlebten Bindungsatmosphäre entwickelt, den so genannten *„Symbolischen Bindungstest"*. Dabei werden Erlebnisqualitäten der Beziehung zu den Eltern in symbolischer Form erkundet. Da es mehrere Personen gibt, zu denen eine Bindung aufgebaut werden kann, können negative Wirkungen durch einzelne Bezugspersonen durch positive Wirkungen anderer Personen teilweise oder sogar gänzlich aufgehoben werden. Bindung als vertrauensvolle Beziehung zu einer oder mehreren wichtigen Personen kann sich nur entfalten, wenn unter anderem Konstanz und ein gemeinsames, feinfühliges aufeinander Einschwingen (Tuning in) gegeben sind, wenn die wichtige Kontaktnahme respektvoll und nicht überbordend geschieht. Wo keine Verlässlichkeit gegeben ist, kommt es zur unsicheren, zur ambivalenten, zur vermeidenden, zur verwirrten Bindung. Je sicherer die Bindung ist, je verlässlicher tragende Beziehungen erlebt wurden, desto mehr ist der Mensch auch offen für Neues. Man hat im Bindungsverhalten nicht nur ein Kriterium für Pflegeentscheidungen, Sorgerechtsmaßnahmen, Erziehungshinweise gefunden. Auch der Erfolg in Schule und Studium gründet auf Selbstsicherheit, auf Vertrauen zu anderen sowie auf Offenheit für Neues. Eine bindungsvermeidende Lernatmosphäre sollte nicht gefördert werden (Brisch 1999, 275f), denn ohne sichere Bindung gibt es kein mutiges Explorationsverhalten und ohne dieses fallen Bildungslaufbahn- und andere Entscheidungen erheblich schwerer. Die Nahtstellen und Übergänge in der Bildungslaufbahn bedeuten, loslassen und sich wieder binden können. *Die therapeutische Wirksamkeit der Bildungspsychologie ist davon abhängig, ob Mehrfachkontakte und dadurch der Aufbau von positiver Bindungserfahrung ermöglicht werden. Analog zum Zusammenspiel von kindlicher Bindung und mütterlicher Fürsorge sollten Lehrer Förderengagement zeigen.*

Bowlby J (1982) Das Glück und die Trauer. Herstellung und Lösung affektiver Bindungen. Suttgart, Klett-Cotta

Bowlby J (1995) Elternbindung und Persönlichkeitsentwicklung. Therapeutische Aspekte der Bindungstheorie. Heidelberg, Dexter

Brisch K H (1999) Bindungsstörungen – Von der Bindungstheorie zur Therapie. Stuttgart, Klett-Cotta

Gloger-Tippelt G (2001) (Hrsg.) Bindung im Erwachsenenalter. Ein Handbuch für Forschung und Praxis. Bern, Huber

Schwabe-Höllein M et al. (1997) Der Bindungsaspekt von Eltern-Kind-Beziehungen. Forschungsstand und Anwendung in der familienpsychologischen Begutachtung. Praxis der Rechtspsychologie, 7. Jg., Juni 1997, 6–21

Sedlak F, Chiba R (2001) Mit Träumen Brücken bauen. Impulse und Anregungen für die Katathym Imaginative Psychotherapie in Ausbildung und Praxis. Wien, Eigenverlag Dr. Sedlak

Franz Sedlak

AUS DER PSYCHOWERKSTATT: Bindungsverhalten und psychische Probleme bei Studierenden

1. Allgemeines: a) Bindungsverhalten: Die Bindungstheorie (Bowlby 1975) versteht sich als Entwicklungstheorie der gesamten Lebensspanne und geht von einem entscheidenden Einfluss der Bindungsorganisation in der frühen Kindheit bis ins hohe Erwachsenenalter aus.

Für Bowlby (1975) ist Bindungsverhalten ebenso grundlegender Antrieb wie Nahrungssuche, Sexualität, Erkundung und Erforschung. Je sicherer sich das Kind der verständnisvollen Unterstützung seiner Eltern gewiss sein kann, desto angstfreier kann es selbständig werden.

b) Entwicklungsthemen bei Studenten: Das Studentenleben ist mit mehreren Reifungsschritten verbunden, die unter bestimmten Bedingungen Anpassungsstörungen bzw. Krisen auslösen können. Dazu gehören vor allem: Die innere und äußere Loslösung vom Elternhaus; Studiumsanfangsphase; das Eingehen von neuen Beziehungen (Intimität und Solidarität versus Isolation); das Angewiesensein auf die Unterstützung durch die Lehrenden;

das Alleingelassensein durch Lehrende in schwierigen Situationen (z.B. Schreiben von Diplomarbeiten); Abschluss des Studiums. **2. Bindungsrepräsentation im Erwachsenenalter – Ressourcen – Risikokonstellationen bei verschiedenen Bindungsmustern:** Im Erwachsenenalter wird die Bindungsorganisation nicht mehr wie in der Kindheit auf der Ebene des Bindungsverhaltens, sondern auf der Ebene der Bindungsrepräsentation erfasst. Mit Hilfe des Bindungsinterviews für Erwachsene (Adult Attachment Interview (AAI) von George et al. 1985), einem halbstrukturiertem Interview, wird nach den Bindungserfahrungen der Kindheit gefragt und die heutige Einstellung dazu ermittelt. **a) Ein sicheres Bindungsmuster** trägt stark zu einer hohen Flexibilität auf mehren Ebenen bei. Studierende mit diesem Bindungsverhalten zeigen eine hohe Anpassungsfähigkeit an die unterschiedlichsten Lebenssituationen; so haben sie z.B. keine Probleme, Unterstützung einzufordern und anzunehmen, gleichzeitig ist ihre Autonomie ausreichend ausgeprägt, eigenständig zu arbeiten. **b)** Studierende mit einem **bindungs-distanzierten (unsicher-vermeidenden) Bindungsstil** haben Angst, zurückgewiesen zu werden, und sie vertrauen deswegen weniger anderen Personen als ihrer eigenen persönlichen Effizienz. Sie haben oft Probleme, Hilfe einzufordern und anzunehmen wie z.B. beim Schreiben von Diplomarbeiten oder Dissertationen. Erst wenn im Studium eine Blockade eintritt und nichts mehr weiter geht, suchen sie fremde Hilfe auf. Beispiel: *Ein 25jähriger Student kam in die Psychologische Studentenberatung, weil die Freundin ihn verlassen hatte. Er wirkte sehr beherrscht, fast versteinert. Er betonte nachdrücklich seine Selbständigkeit und führte aus, dass er eigentlich gar keinen Menschen braucht. Ich spürte seine große Einsamkeit, die hinter seinen Äußerungen steckt. Seine Ungeborgenheit und Verlorenheit versuchte er durch seine Pseudoselbständigkeit zu verdecken (z.B. durch ungerechtfertigte Vorwürfe, destruktive Kritik und Rückzug als Folge vermeintlich feindseligen Handlungen anderer). In der Einsamkeit liegt Bedrohung aber auch Chance. Ein wichtiger Punkt in der Trauerarbeit war die Einsicht, dass der Vorwurf an die Welt nichts bringt. Damit begann er die Verantwortung für seine Einsamkeit zu übernehmen. Er konnte dankbar wahrnehmen, dass er in der Beziehung zur Freundin sie ein wenig zu lieben gewagt und ihr ein wenig Vertrauen geschenkt hat. Diese Gefühle konnte er als Ressource zulassen und musste sie nicht mit der Freundin begraben. Er konnte mit den schmerzlichen Erlebnissen besser umgehen als ihm klar wurde, dass er Menschen verlieren kann. Im konkreten Fall war Einsamkeit Anlass zur Selbstbesinnung und nicht mehr zur Selbstzerfleischung.* In der Psychotherapie soll großes Augenmerk auf die autonomen Bedürfnisse der Betroffenen gelegt, ihre Eigenständigkeit und Stärken besonders betont und die Therapien eher kurz gehalten werden. **c)** StudentenInnen mit einem **verstrickten (unsicher-ambivalenten) Bindungsmuster** tendieren zu einem Anklammerungsverhalten bei gleichzeitig großer Angst Nähe, Fürsorge oder Aufmerksamkeit ihrer Umgebung zu verlieren. Im Studium erleben sie besonders Situationen, in denen sie sich allein gelassen fühlen (z.B. nur geringe Unterstützung durch den Betreuer beim Schreiben von Diplomarbeiten) als labilisierend. Als Reaktion darauf zeigen sie dann oft Angst- und/oder depressive Symptome. *Beispiel: Die Eltern einer Studentin machten bei der Finanzierung des Studi-*

ums hinsichtlich eines rascheren Studienerfolgs Druck. Die Klientin fühlte sich dadurch völlig gelähmt und brachte im Studium nichts weiter. Daraufhin entschloss sie sich unter schweren Kämpfen sich von diesem Druck zu befreien und wollte das Geld nicht mehr annehmen. Sie hatte große Schuldgefühle, die Mutter auf die Zahlungen hin anzusprechen und dieser zu erklären, warum sie kein Geld mehr von ihr wollte. Nach langem Ringen fand sie ein Herz mit ihr darüber zu reden, aber die Mutter bestand darauf, ihr Geld weiter zu überweisen. Die Klientin schickte das Geld wieder zurück und der an sich positiv zu wertende Ablösekampf nahm seinen Anfang. Die Klientin konnte sich erinnern, wie sie in der Pubertät gerne ausging und ein lebensfroher, neugieriger Mensch war. Sie wollte das Neue in der Welt kennen lernen, wurde aber von der Mutter immer eingebremst. So musste sie z.B. früher zu Hause sein als ihre Freundinnen. Wenn sie Partys oder sonstige Veranstaltungen besuchte, war das für die Mutter, „als ängstliche Person“, bedrohlich. Ihre natürlichen Trennungsschritte wurden eher als „bösartiges“ Verlassen interpretiert. Dem Wunsch der Mutter entsprechend sollte die Tochter dem mütterlichen Umfeld erhalten bleiben. Einmal wurde es der Klientin zu eng und sie wollte von daheim ausreißen. Da bekam ihre Mutter eine Herzattacke und macht ihr den Vorwurf: „Du bringst mich noch ins Grab“. („Terrorismus des Leidens“, Ferenczi 1982). Durch dieses Manipulieren mit Schuldgefühlen war eine Loslösung nur sehr schwer möglich. Die Mutter hatte sich seinerzeit selbst nicht von ihrer eigenen Mutter genügend ablösen können. Sie fühlte sich auch den Anforderungen gegenüber ihrem Kind nicht ausreichend gewachsen und holte sich vom Kind die „mütterliche Zuwendung“. Bei der Klientin entstand daraus ein Gefühl, nicht genügend willkommen zu sein, weil sie ebenfalls nicht die Bemutterung bekam, die sie gebraucht hätte. Sie glaubte aber, dass die Mutter ausreichend stark werden würde und ihr die ersehnte Fürsorge angedeihen lassen könnte, wenn sie die Mutter tröstet. Die Tochter wird aber diese Erwartung nie erfüllen können. Die Trauersituation ist hier die schwierige Trennungssituation, weil die meist fehlenden Gefühle der Liebe das Gefühl vermitteln, an der Beziehung versagt zu haben. Eine Psychotherapie sollte den Betroffenen helfen, „ihre Schuld“ zu erkennen und auszutragen, das bedeutet Trauer zu durchleben. Außerdem neigen sie in den Therapien eher zu Hilflosigkeit, Unterwürfigkeit und versuchen immer wieder heraus zu finden, wie sie sich verhalten müssen, damit sie „lieb Kind“ beim Therapeuten/der Therapeutin werden. **d)** Studierende mit einem **desorganisiertem Bindungsmuster** erlebten häufig Bezugspersonen, die aufgrund ihrer Pathologie nicht einschätzbar waren und wenig Sicherheit vermitteln konnten. Häufig findet man in deren Kindheit frühe Elternverluste und/oder schwere Traumatisierungen. Im Umgang mit Klienten mit diesem Arbeitsmodell muss dem Aufbau einer Vertrauen gebenden Beziehung durch Konstanz, Klarheit und klare Grenzziehung ein besonderes Augenmerk geschenkt werden, denn deren Ängste sind oft heftig, weil ihre Innenwelt voller Katastrophen und Quälereien ist. **3. Zusammenfassung:** Bindung und Trennung sind Grundprinzipien des Lebens. Jeder Ablöseprozess ist gleichzeitig ein Selbstwerdeprozess und damit äußerst schmerzhaft. Eine kombinierte psychodynamische und verhaltenstherapeutische Therapie ist ermutigend. Eine verbesserte Bindungsrepräsentation zeigt sich auch in einer größeren

Ich-Flexibilität, die sich in der situationsangemessenen Regulierung von Gefühlen, Impulsen und Verhalten ausdrückt.

Bowlby J (1975) Bindung. München, Kindler
Ferenczi S (1982) Schriften zur Psychoanalyse. Fischer TB7317
George C, Kaplan N, Main M (1985) Adult Attachment Interview.

Gabriele Kinzl

Binge Eating Disorder (BED) Die Binge Eating Disorder (BED) ist ein relativ neuer Krankheitsbegriff, der zunehmend Beachtung findet. „Binge Eating" lässt sich am einfachsten mit dem Wort „Ess-Anfall" übersetzen. „Disorder" bedeutet Störung. Die BED gehört zu der Gruppe der → *Essstörungen*, wie die → *Magersucht (Anorexia Nervosa)* und die → *Ess-Brechsucht (Bulimia Nervosa)*. Leitsymptome der BED sind das wiederholte Vorkommen unkontrollierter Essanfälle, während dieser abgegrenzten Zeiträume wird eine größere Nahrungsmenge gegessen, als die meisten Menschen in einem ähnlichen Zeitraum unter ähnlichen Bedingungen essen würden. Eine Erkrankung liegt dann vor, wenn wenigstens an zwei Tagen in der Woche Essattacken auftreten und zwar über einen Zeitraum von sechs Monaten. Als weitere Symptome gelten besonders schnelles Essen, Essen bis zu einem unangenehmen Völlegefühl, Essen ohne Hunger. Aufgrund von Schuld und Schamgefühl wird alleine gegessen, danach treten Gefühle von Ekel, Schuld oder Depressionen auf, außerdem werden die Essattacken als belastend empfunden. Die Essanfälle gehen nicht mit dem regelmäßigen Einsatz von unangemessenen kompensatorischen Verhaltensweisen (Erbrechen, Fasten oder exzessiver körperlicher Betätigung) einher (APA 2000). Des Weiteren sollte die negative Einschätzung des Körperkonzepts als Kriterium für die Diagnose einer BED berücksichtigt werden (Ramacciotti et al. 2000). Die BED ist durch eine Therapie mit guten Erfolgsaussichten zu behandeln, wobei die Ziele dabei einerseits durch die Normalisierung des Essverhaltens und andererseits durch die Behandlung der zugrunde liegenden interpersonalen Konflikten definiert sind (Munsch 2003). Die Psychologische Beratungsstelle für Studierende leistet einen wichtigen Beitrag in der Auffindung und Behandlung von problematischen Essverhalten bei jungen Männern und Frauen.

American Psychiatric Association (APA) (2000) Diagnostic and Statistical Manual of Mental Disorders. Text Revision (DSM-IV-TR) 4. Aufl. Washington, DC
Munsch S (2003) Binge Eating. Kognitive Verhaltenstherapie bei Essanfällen. Weinheim Basel Berlin, Beltz
Ramacciotti C E, Coli E, Passaglia C, La corte M., Pea E, Dell'Osso L (2000) Binge Eating Disorder: Prevalence and psychopathological features in a clinical sample of obese people in italy. Psychiatry Research 94, 131–138

Sabine Kopeinigg

Biografiearbeit Biografiearbeit ist die Beschäftigung mit der eigenen Lebensgeschichte, das heißt über sein Leben nachzudenken und darüber zu sprechen. Das

Bewusstmachen des persönlichen Lebensweges hilft Verständnis für sich selbst zu entwickeln, das Entstehen von Wertvorstellungen und Werthaltungen zu erkennen, Zugang zur eigenen Persönlichkeit zu finden und damit Selbsterkenntnis zu gewinnen. Biografiearbeit wird in der Altenpflege sowie in der Arbeit mit fremduntergebrachten Kindern und Jugendlichen eingesetzt, ist aber auch Teil psychotherapeutischer Prozesse. Studierende, die z.B. Schwierigkeiten haben, Seminararbeiten oder Prüfungsvorbereitungen abzuschließen, können in ihrer Sozialisation hemmende frühe Indoktrinationen (von lateinisch doctrina – Belehrung) erinnern, durch die sie zu besonderer Genauigkeit, zu Perfektion angehalten wurden. Das Wissen um diese Beeinflussung liefert die Grundlage, sich davon zu befreien, Handlungsziele selbst zu bestimmen und pragmatische (auf das Nützliche und unter den gegebenen Bedingungen Mögliche bezogene) Wege zu gehen.

Ruhe H G (2003) Methoden der Biografiearbeit. Lebensspuren entdecken und verstehen. Weinheim, Beltz

Ryan T, Walker R (2004) Wo gehöre ich hin? Biografiearbeit mit Kindern und Jugendlichen. Weinheim München, Juventa

Rudolf Pichler

Borderline Der Begriff Borderline stammt aus dem Englischen und bedeutet „am Rande der Grenze stehend.“ (Häcker & Stapf 2004, 152). Auf die Borderline-Persönlichkeitsstörung übertragen bezieht man sich hier auf die Grenze zwischen Neurose und Psychose. Dieses komplexe, psychiatrische Krankheitsbild ist durch ein überdauerndes Muster emotionaler Instabilität und Impulsivität in allen Lebensbereichen gekennzeichnet (Schmeck & Resch 2004). Der Aufbau und die Integration stabiler Persönlichkeitsmerkmale zu einem einheitlichen Ganzen sind nicht gelungen. Das Selbstbild bleibt diffus, das Selbsterleben uneinheitlich. Hohe Selbstunsicherheit, mangelndes Selbstwertgefühl sowie ständig wechselnde Präferenzen beeinträchtigen das alltägliche Leben und die Beziehungsaufnahme der Betroffenen. Die ausgeprägte Angst, verlassen zu werden, verhindert eine adäquate Nähe-Distanz-Regulation in den intensiv und unbeständig gelebten Beziehungen. In dem Bestreben die Welt zu ordnen und Halt zu finden kann nur auf frühe, kindliche Bewältigungsmechanismen, wie die Spaltung in „gute“ (Idealisierungen) und „böse“ Anteile, zurückgegriffen werden. Vielfach werden selbstverletzende Verhaltensweisen gesetzt, um das erhöhte Spannungsgefühl sowie die erlebte innere Leere zu kompensieren. Auch kann es zu psychosenahen Entfremdungserlebnissen (dissoziatives Erleben) und paranoiden Vorstellungen kommen. Essstörungen und eine ausgeprägte depressive Symptomatik sind häufig mit hinein verwoben. Die Ursache der Borderline-Persönlichkeitsstörung liegt in der Regel bei traumatischen Kindheitserfahrungen. In der Vorgeschichte der Patienten finden sich vermehrt Missbrauchs- und Misshandlungserlebnisse (Schmeck & Resch 2004). Diese tiefgreifende Störung ist jedoch weitaus seltener als oft, aufgrund des Vorhandenseins einzelner Symptombilder, fälschlicherweise geschlossen wird. Die diagnostische Abklärung sollte durch ein multiprofessionelles Team im Rahmen eines psychiatrisch-stationären Aufenthaltes und in der Regel nicht vor dem 18. Lebensjahr erfolgen. Das Störungsbild bedarf einer langfristigen, intensiven psychotherapeutischen Begleitung.

Häcker H O, Stapf K-H (Hrsg.) (2004) Dorsch Psychologisches Wörterbuch. Bern, Hans Huber

Schmeck K, Resch F (2004) Persönlichkeitsstörungen. In: Eggers C, Fegert J M, Resch F (Hrsg.) Psychiatrie und Psychotherapie des Kindes- und Jugendalters. Heidelberg, Springer, 636–652

Doris Wölbitsch

Burnout „Ausbrennen" nennt man die **Erschöpfung der Energien** durch einen schleichenden Abbau der Bewältigungsmöglichkeiten (Dekompensationsprozess) bei lang andauernder Überanspannung (chronischer Distress). Maslach und Leiter (2001) führen sogar sechs *Ursachen* an: Arbeitsüberlastung, Mangel an Kontrollierbarkeit, unzureichende Belohnung, Zerfall der Gemeinschaft, Mangel an Fairness und widersprüchliche Werte. Die *Folgen* sind: Gefühlsverflachung, Lustlosigkeit, Müdigkeit. Man kann zur Lösung entweder induktiv von der Betroffenheit des Einzelnen zum Gruppenprojekt, zum Ziel der ganzen Schule, Universität voranschreiten, oder deduktiv von Verbesserungen der Arbeitsbedingungen bis zu den einzelnen Lernenden und Lehrenden. Burnout ist ein Problem des Einzelnen und des (Bildungs-)Systems, die Bildungspsychologie vermittelt zwischen beiden.

Maslach C, Leiter M P (2001) Die Wahrheit über Burnout. Stress am Arbeitsplatz und was Sie dagegen tun können. Wien New York, Springer

Franz Sedlak

- C -

Coaching als Personalentwicklungsinstrument Der Begriff „coach" stammt aus dem Englischen und bedeutet „Kutsche" bzw. „Kutscher" – er beschreibt also ein Mittel, um von einem Ort zu einem anderen zu kommen bzw. die Person, die das Mittel lenkt. Der Begriff findet sich vorerst im Sport: „Coaching" meint hier die fachliche und mentale Beratung und Betreuung eines Sportlers während des Trainings und im Wettkampf. **Coaching ist eine besondere Form der Personalentwicklung für Menschen mit Leitungs- bzw. Managementfunktion, in der positive und negative Aspekte der beruflichen Tätigkeit thematisiert und lösungsorientiert bearbeitet werden** (vgl. Schreyögg 2003). Die Abgrenzung zur → Supervision ist nicht immer eindeutig, so wird Coaching auch synonym für „Einzelsupervision" verwendet. Ebenso sind die Grenzen zur → Psychotherapie im Einzelsetting nicht immer deutlich und verlangen vom Coach eine klare diesbezügliche Positionierung. Coaching umfasst prozessuale Beratung, Betreuung und Training von einzelnen Personen, Gruppen oder Systemen, es geht dabei um die Bearbeitung sowohl sachlich-fachlicher als auch psycho-sozialer Fragestellungen und Probleme im Kontext der jeweiligen Tätigkeit unter gleichzeitiger Beachtung der beiden Perspektiven Person und Rolle (vgl. Fischer-Epe 2003). Es handelt sich um einen interaktiven, auf Lösungen hin bedachten und zeitlich begrenzten Begleitungsprozess, der auch der → Persönlichkeitsförderung dient. *Von der → Psychologischen Studentenberatung wird im universitären Zusammenhang Coaching für Personen angeboten die gegenüber Studierenden Multiplikatorenfunktion haben: Für **Lehrende und akademische Funktionäre**, die Unterstützung in ihren unterschiedlichen Rollen und Funktionen suchen (Kollisionen und Konflikte, die sich beispielsweise aus lehren, begleiten, beraten, beurteilen oder aus akademischer Funktionärstätigkeit im Umgang mit Studierenden ergeben – für **leitende studentische Funktionäre** (spezifisches Leitungscoaching für die effektive und effiziente Erfüllung der geforderten komplexen Aufgaben, wie Planung, Organisation, Führung und Kontrolle im Rahmen der Leitungstätigkeit gegenüber „Gleichrangigen" – für **leitendes Verwaltungspersonal** (Beratung/Begleitung bei der adäquaten Umsetzung studentenrelevanter Maßnahmen).Die Studentenberatung bietet auch → Supervision für Studierendenfunktionäre (zB ÖH-Mitarbeiter, Studierendenvertretungen, Tutoren), Lehrende und akademische Funktionäre sowie universitäres Verwaltungspersonal an.*

Fischer-Epe M (2003) Coaching: Miteinander Ziele erreichen. 3. Aufl. Reinbek b. Hamburg, Rowohlt

Schreyögg A (2003) Coaching. Eine Einführung für Praxis und Ausbildung. 6. Aufl. Frankfurt a. M., Campus

Reinhard Larcher

Coaching – Funktionen, Formen, Phasen Seit Jahrzehnten hat sich der heterogene Begriff vor allem im Sport und in der Wirtschaftswelt etabliert. Wörtlich übersetzt bedeutet Coach „Kutsche" aber auch „Kutscher, welcher die Pferde lenkt". Im deutschsprachigen Raum bezeichnet Coach den externen Berater von Führungskräften um diese bei beruflichen Problemen zu unterstützen. Er arbeitet ziel- und ressourcenorientiert. Die unterschiedlichen inhaltlichen Schwerpunktsetzungen und die variierenden Rahmenbedingungen wie unterschiedliche zeitliche Vereinbarungen spiegeln die Heterogenität wieder. Wesentliche Aufgaben des externen Coach sind, auf den Einzelnen und seine Probleme im Arbeitsbereich einzugehen, Hilfestellungen anzubieten, zu Veränderungen zu ermutigen und letztlich eine psychohygienische Entlastung einzuleiten. Häufigste Coachinggründe sind demnach Überforderung (besonders, wenn es um Kündigung, Entlassung, Versetzung von MitarbeiterInnen geht), Erfolgsdruck, Qualifizierungsmängel und Veränderungsprozesse. „Der Manager bemerkt, dass seine Anstrengungen, die so komplex gewordenen Fragestellungen zu bewältigen, ihn als Person verändern" (Looss 1997, 19–20). Es kommt auf die Qualität der Führungskraft (u.a. partnerschaftliche Kommunikation und Unterstützung) an! Externes Coaching ist die Antwort auf Mängel und Defizite in der Führung eines Unternehmens, Betriebes, Belegschaft. Es ist zeitlich begrenzt (maximal 10 bis 15 Einheiten). Es kommen verschiedene Arten des Coaching in der Praxis vor: Einzel- und Gruppen- oder Team-Coaching, das „System-Coaching", wo ein gesamtes Abteilungs- oder Organisationssystem in den Beratungsfokus eingebracht wird. Einzel- oder individuelles Coaching nimmt dabei den größten Part ein. Es gibt nach Vogelauer (1998) fünf Phasen im Ablauf des externen Coachings: 1. Phase: Einstiegs-, Kontaktphase, 2. Phase: Vereinbarungs-, Kontraktphase (Zielsetzung und -formulierung, Zeitdimension), 3. Phase: Arbeitsphase: Situationsanalyse, Diagnose, Problemlösung, Entwurfsgestaltung (Zwischenfeedback und -bilanz), 4. Phase: Abschluss (Rückblick, Ausblick), 5. Phase: Evaluation. Verwandte Konzepte zum Coaching sind Supervision (Beratung über einen längeren Zeitraum, inhaltliche Unterschiede zum Coaching), Psychotherapie (Behandlung von persönlichen familiären und/oder psychischen Problemen über einen längeren Zeitraum an einem bestimmten Ort), Mentoring (ältere, erfahrene Person gibt ihr Wissen weiter), Training und Sparring (austauschende, geschützte Zweierbeziehung, die einen Raum für gefahrloses Problemdenken und –handeln schafft). Die Ausbildung zum Coach wird häufig von Fachleuten aus der Wirtschaft, dem psychosozialen und schulischen Bereich in Anspruch genommen und stellt meist eine Fortbildung zur Erlangung höherer fachlicher Kompetenz dar. Coaching in sogenannten Non-Profit-Organizations oder Human-Services-Organizations wie der Schule kann von qualifizierten SchulpsychologInnen durchgeführt werden. Da der Coachingbegriff sowohl in Wirtschaft, Sozialwesen, Forschung, Lehre und Unterricht noch positiv besetzt ist, sollte es Klienten nicht schwer fallen, sich auf einen Coachingprozess einzulassen.

Höllermeier H, Weiss V, Skof S (1999) Coaching in Profit und Human-Service-Organisationen. In: Psychologie in Österreich, 3. Heft. Wien, Facultas, 153–159

Looss W (1997) Unter vier Augen-Coaching für Manager. Landsberg/Lech, moderne Industrie

Schreyögg A (1995) Coaching. Einführung in Praxis und Ausbildung. Campus

Schmidt-Tanger M (1998) Veränderungs-Coaching. Paderborn, Junfermann

Vogelauer W (1998) Coaching-Praxis. Wien, Manz

Sonja Skof

- D -

Depression **Depressive Verstimmungen** gehören zu den häufigsten seelischen Erkrankungen des Erwachsenenalters. Im Gegensatz zur normalen Trauerreaktion, die nach einer gewissen Zeit wieder in eine ausgeglichene Gefühlslage übergeht, ist der depressive Stimmungszustand von Gefühlen der inneren Leere und Niedergeschlagenheit, von Hoffnungslosigkeit und Schuldgefühlen geprägt. Interessensverlust, massive Selbstzweifel und häufig auch körperliche Symptome wie ein erhöhtes Schlafbedürfnis oder schwere Schlafstörungen, Appetitverlust, Schmerzzustände, Herzbeschwerden und Kreislaufprobleme können das klinische Erscheinungsbild kennzeichnen. Depressive Erkrankungen werden hinsichtlich ihres **Schweregrades** (leicht/mittel/schwer) und nach den **Entstehungsursachen** – reaktive Anpassungsstörung, neurotische Depression, endogene Depression, manisch depressive Störung und depressive Symptome im Zuge körperlicher Erkrankungen – unterschieden. Die **Ausprägung des Krankheitsbildes** steht unmittelbar im Zusammenhang mit der seelischen Belastbarkeit, den Charaktereigenschaften und der Art des Betroffenen mit Problemen umzugehen. Schwerwiegende Verluste, Enttäuschungen und Stresssituationen werden von Menschen zu verschiedenen Zeitpunkten unterschiedlich verkraftet und können bei einer nicht ausreichend guten Verarbeitung zur Depression führen. *Bei Studierenden, die sich an die **Psychologische Studentenberatung** wenden, sind die häufigsten Auslöser für depressive Verstimmungen gravierende → Ablöseprobleme, die sich durch Orientierungslosigkeit und Entscheidungskonflikte bezüglich → Studienwahl ausdrücken, Probleme im Lern- und Leistungsbereich, aufgrund von → Schreibhemmungen, unüberwindbaren Lernblockaden und wiederholtes Prüfungsversagen, sowie → Studienabschlussprobleme. Bei schwereren depressiven Erkrankungen sind nicht bewältigte → traumatische Lebensereignisse, speziell Trennungs- und Verlusterfahrungen, die sich auf alle wichtigen studentischen Lebensbereiche (Persönlichkeit, soziale Beziehungen und Leistungsbereich) auswirken können, ursächlich für das Krankheitsbild.* In Bezug auf die **Behandlung** von Depressionen gibt es bereits gut evaluierte Behandlungskonzepte, die auf zwei wichtigen Behandlungssäulen – psychotherapeutische und medikamentöse Behandlung – beruhen. Die Interventionsmodelle und die Dauer einer Therapie orientieren sich nach dem Schweregrad der Erkrankung. Bei leichtern depressiven Verstimmungen kommen eher kurzzeittherapeutische Interventionen zum Einsatz. Bei einer schweren depressiven Erkrankung, die mit gravierenden Selbstwertdefiziten, körperlichen Symptomen und kognitiven Beeinträchtigungen einhergeht, sind längerfristige therapeutische Begleitungen kombiniert mit einer medikamentösen Behandlung in Form von Antidepressiva, die aufhellende, beruhigende oder schlaffördernde Wirkungen haben, eine notwendige Voraussetzung für den psychotherapeutischen Behandlungserfolg.

Gertraud Meusburger

Anm.d.Hgs.: Depressionen bei Kindern und Jugendlichen sind nicht selten auch Gegenstand schulpsychologischer Beratung, Begleitung und Behandlung – hinter der Anlass bietenden Symptomatik der Leistungsproblematik, des sozialen Rückzugs, der motorischen Unruhe oder Verlangsamung u.a.m.

AUS DER PSYCHOWERKSTATT: Diplomanden-Gruppe

Die Diplomarbeit ist eine **wissenschaftliche Arbeit**, die üblicherweise am Ende einer universitären Ausbildung anzufertigen ist (→ *Studienabschluss*). Studierende sollen mit dieser Arbeit unter Beweis stellen, dass sie in der Lage sind, eine Fragestellung ihres Studienfaches selbständig und nach wissenschaftlichen Gesichtspunkten zu bearbeiten und die Ergebnisse klar und strukturiert zu dokumentieren (Stickel-Wolf & Wolf 2005). Angeleitet und betreut werden sie dabei von einem habilitierten Mitarbeiter ihrer Fakultät. Umfang und Inhalt der Diplomarbeit werden durch die Ausbildungseinrichtung oder die Betreuer vorgegeben. Das Anfertigen einer Diplomarbeit ist ein **aktiver und kreativer Prozess** – von der Idee über die Planung, die Erstellung eines Konzepts, dem Schreiben von Theorie und Empirie bis zur Fertigstellung. Alle Arbeitsschritte sind von den Studierenden **selbständig** durchzuführen – und gerade dieses eigenständige Arbeiten stellt für viele Studenten eine Hürde dar, die bis zur → *Schreibblockade* reichen kann. Die Probleme sind vielfältig und können zu verschiedenen Zeitpunkten im Arbeitsprozess auftreten: *„Ich habe nie gelernt, eine umfangreiche schriftliche Arbeit zu schreiben." „Ich traue mir dieses Thema oder überhaupt eine wissenschaftliche Arbeit nicht zu." „Ich schreibe schon so lange." „Mehrere Monate habe ich nicht an der Diplomarbeit gearbeitet und jetzt fehlt mir der Zugang zu meinem Thema."*

Die Fähigkeit, eine wissenschaftliche Arbeit zu verfassen, wird während des Studiums nicht notwendigerweise vermittelt. Daraus können sich Probleme wie zum Beispiel eine als mangelhaft empfundene Betreuung ergeben. Studierende können **emotionale Probleme** wie Angst vor dem leeren Blatt oder dem Versagen, Lustlosigkeit oder überhöhte Ansprüche an sich selbst entwickeln (Kruse 2005). Aus → *Angst,* sich zu Blamieren und/oder aus Scham werden diese individuellen Schwierigkeiten oft lange verheimlicht. Als Folge kann es zu einem sozialen Rückzug oder zum → *Studienabbruch* kommen. Viele Studierende entschließen sich erst unter solch enormem Druck, Rat bei Institutionen wie der Psychologischen Beratungsstelle für Studierende zu suchen. Die **Zielsetzung der Diplomanden-Gruppen** ist, Studierenden in solchen → *Stress*-Situationen Unterstützung und Hilfe zu bieten und so das Fokussieren auf die Diplomarbeit als eigentliche Aufgabe zu ermöglichen. Konkret bedeutet dies, eine **motivationsunabhängige Arbeitsroutine** sowie einen realistischen Zeitplan zu entwickeln. Diese Maßnahmen sollen überhöhten Ansprüchen, Überforderung und Frustration entgegenwirken und die Bereitschaft fördern, das **Projekt „Diplomarbeit" trotz vieler Schwierigkeiten fertig zu stellen.** Bei den von der Psychologischen Beratungsstelle für Studierende angebotenen Diplomarbeits-Gruppen gibt es eine klare Abgrenzung zur universitären Betreuung. Hilfe zu methodischen oder „technischen" Problemen wird nicht oder nur sehr eingeschränkt angeboten. Dieser Themenkomplex wird ausführlich in der Literatur behandelt (z.B. Esselborn-Krumbiegel 2002). Da sich die Gruppen aus Studierenden unterschiedlicher Studienrichtungen zusammensetzen, können auch inhaltliche Fragestellungen in diesem Rahmen nicht bearbeitet werden. Dies sollte durch die akademische Betreuung geschehen. **Praxis der Gruppenarbeit mit Diplomanden** In der Psychologischen Beratungsstelle für Studierende Wien gibt es derzeit parallel vier Diplomanden-Gruppen. Die Aufnahme in eine der Gruppen erfolgt durch ein Vorgespräch mit dem Gruppenleiter. Dieses Erstgespräch dient zur Einschätzung der Situation. Als Grundvoraussetzung für die Aufnahme in eine Diplomanden-Gruppe muss das Thema der Diplomarbeit an der zuständigen Universität bereits eingereicht sein. Zeitlich ist der Einstieg ab Einreichung jederzeit möglich, wenn ein Platz in der von ihm gewählten Gruppe frei ist. Die Gruppengröße ist auf acht Teilnehmer beschränkt. Die Studierenden können so lange in den Gruppen bleiben bis die Diplomarbeit fertig gestellt ist oder sie die Gruppe auf eigenen Wunsch verlassen. Die Gruppentreffen finden **wöchentlich** statt. Gegenstand der Sitzungen ist die Erstellung, Besprechung und Überprüfung des Wochenplans (→ *Zeitmanagement*). Die zentrale Fragestellung dabei ist **„Wurde der Plan eingehalten? Wenn nein, warum nicht?"** Notwendige Veränderungen, die sich bei Beantwortung dieser Fragen ergeben, werden bei der Planung der folgenden Woche berücksichtigt. Die Aufgabe des Psychologen als Gruppenleiter besteht einerseits darin, die Pläne kritisch zu hinterfragen und nach Möglichkeit **unrealistische „Wunschpläne" als solche zu entlarven**. Andererseits kann das **Nicht-Einhalten** des Planes ein Hinweis für ein **aktuelles verdeckt liegendes Problem** sein, dass dann therapeutisch bearbeitet wird. Erst wenn das Problem gelöst ist, wird das Einhalten der Arbeitszeiten wieder verbindlicher möglich. In der Diskussion – auch in der Gruppe – soll konsequent eine Arbeitsroutine entwickelt werden, die für jeden Diplomanden individuell und nach und nach optimiert wird. Die Gruppenteilnehmer selbst befinden sich in unterschiedlichen Phasen der Diplomarbeit. Beispielsweise stehen manche am Beginn, andere hingegen nehmen nach mitunter mehreren Jahren Pause das Projekt „Diplomarbeit" erneut in Angriff. Vom Austausch über diese unterschiedlichen individuellen Situationen können die Teilnehmer enorm profitieren (siehe die folgende Auflistung von Statements). Darüber hinaus verstärken gegenseitige Unterstützung und Tipps auch außerhalb der Gruppe die Motivation des Einzelnen. Aus Sicht der Teilnehmer werden folgende **positive Effekte der Gruppe** genannt:

„Ich werde mit meinem Problem verstanden. Ich nerve hier niemanden damit." „Egal wie lange ich dabei bin, irgendwann bin ich fertig, Hauptsache ich bleibe dabei." „Die Diplomarbeit wird jede Woche besprochen. Ich muss mich mit diesem Problem nicht mehr ausschließlich

an Freunde wenden." „Ich bin mit meiner Diplomarbeit nicht mehr allein." „Ich muss mir selber eingestehen was ich gemacht habe. Ich kann meine Probleme nicht verleugnen." „In der Gruppe werden Erfahrungen ausgetauscht, und ich kann von Teilnehmern lernen, die schon länger in der Gruppe sind." „Regelmäßige Gruppenbesprechungen helfen mir, meine Arbeitsziele konsequent und kontinuierlich zu verfolgen." „Ich kann die Hilfe und Unterstützung so lange in Anspruch nehmen, wie ich sie brauche."

Esselborn-Krumbiegel H (2002) Von der Idee zum Text. Eine Anleitung zum wissenschaftlichen Schreiben. 2. Aufl. Paderborn, Schöningh
Kruse O (2005) Keine Angst vor dem leeren Blatt. Ohne Schreibblockaden durchs Studium. 10. Aufl. Frankfurt, Campus Concret
Stickel-Wolf C, Wolf J (2005) Wissenschaftliches Arbeiten und Lerntechniken. Erfolgreich studieren – gewusst wie! 3., überarb. Aufl. Wiesbaden, Gabler

Alexandra Keller-Hörnig

Drogen **Drogen sind Substanzen, die das zentrale Nervensystem des Menschen und damit seine Empfindungen, Wahrnehmungen, Stimmungen, Gefühle und Bewegungsabläufe beeinflussen und seinen Bewusstseinszustand verändern können. (psychoaktive Substanzen).** Drogen werden nach ihrer **Wirkung** unterschieden: aufputschend wirken Amphetamine und Designerdrogen wie Ecstacy, „Speed" und „Glass", Koka-Produkte wie Kokain und Crack, (*Excitativa*). LSD und „natural drugs" wie Pilze und Pflanzen wirken bewusstseins- und wahrnehmungsverändernd. Beruhigend wirken Opiate (Opium, Codein, Heroin, Fentanyl und Drogenersatz = Substitutionsmittel) und Cannabis, auch *Narkotika* genannt. Alkohol und Nikotin wirken sowohl aufputschend als auch dämpfend. Die Wirkung von Drogen ist insbesondere von der Häufigkeit des Konsums, der Höhe der Dosis, der Art der Droge, ihrer Reinheit, der Konsumform (spritzen, schnupfen, trinken, rauchen, inhalieren), dem Alter und Geschlecht der Konsumentin/des Konsumenten, der persönlichen Stimmung und psychischen und körperlichen Verfassung der Konsumentin/des Konsumenten und der Motivation für die Einnahme: Spaß, Genuss, Probleme, Gruppendruck, Zwang, … abhängig. In der öffentlichen Diskussion wird häufig zwischen **weichen** und **harten Drogen** unterschieden. Dabei wird davon ausgegangen, dass so genannte „*weiche Drogen*" weniger gefährlich seien als so genannte „*harte Drogen*" wie z.B. Heroin. Das „Suchtpotenzial", d.h. wie stark wirkt die Droge und wie schnell macht sie körperlich abhängig, ist aber nicht das einzige Beurteilungskriterium; ebenso von Bedeutung ist die Einbettung der Droge in eine Kultur und ihr Gefahrenpotenzial beispielsweise im Straßenverkehr. Ein weiteres Unterscheidungsmerkmal ist die Tatsache, ob eine Droge körperlich oder psychisch oder körperlich und psychisch abhängig macht. Bei der **körperlichen Abhängigkeit** hat der Körper die Droge in seinen Stoffwechsel eingebaut. Wird sie dem Körper nicht mehr zugeführt, kommt es zu körperlichen Entzugserscheinungen wie z.B. Schweißausbrüchen, Fieberschüben, Muskelschmerzen und Erbrechen. Als **psychische Abhängigkeit** wird das Verlangen bzw. die Gier (*craving*) nach einem bestimmten Suchtmittel bezeichnet, die, falls sie nicht befriedigt wird, mit starken Unlustgefühlen, Anspannung, Nervosität oder Depressionen einhergeht. Es ist zwischen **legalen,** d.h. gesetzlich erlaubten (z.B. Alkohol) und **illegalen,** gesetzlich verbotenen Drogen (z.B. Heroin) zu unterscheiden. Das Gesetz spricht bei letzteren von „Suchtmitteln“. „In Österreich ist der Umgang mit Suchtmittelmissbrauch in Schulen im § **13 SMG** (Suchtmittelgesetz) geregelt, dessen oberste Prämisse „Helfen statt Strafen“ ist.“ (Schrammel 2005, 12). SchülerInnen, die Suchtmittel missbrauchen, soll rechtzeitig und möglichst vor Ausbildung einer manifesten Abhängigkeit **(Prävention)** geholfen werden, indem die Schule sie an eine anerkannte Drogenberatungsstelle oder zu qualifizierten ÄrztInnen zur gesundheitsbezogenen Maßnahme zuweist. Gesundheitsbezogene Maßnahmen sind bei Jugendlichen am ehesten die psychologische oder psychosoziale Beratung und Betreuung oder eine Psychotherapie. Nur in den Fällen, in denen SchülerInnen gedealt haben, darf Anzeige erstattet werden. Wenn SchülerInnen in den Verdacht geraten, Suchtmittel zu missbrauchen, hat der Direktorin/dem Direktor eine diagnostische Abklärung bei der Schulärztin/dem Schularzt und erforderlichenfalls der Schulpsychologin/dem Schulpsychologen zu veranlassen. Aufgabe der Schulpsychologie-Bildungsberatung ist es, das Vorliegen eines Suchtmittelmissbrauchs festzustellen bzw. den Verdacht zurückzuweisen, wenn die Verdachtsmomente Folgen anderer krisenhafter Entwicklungen sind. Nur in den Fällen, in denen Eltern oder SchülerInnen die Untersuchungen oder die Maßnahme verweigern, erfolgt eine Meldung bei der Bezirksverwaltungsbehörde. Etwa 30% der österreichischen Jugendlichen im Alter von 15–24 Jahren haben Erfahrungen mit Cannabis. 8% der Jugendlichen berichten, dass sie Ecstacy konsumiert haben. 25% der 15-j. Mädchen und 20% der 15-j. Burschen rauchen täglich. 20% der Schüler und 16% der Schülerinnen waren mit 16 Jahren schon 4 mal oder öfter betrunken. Aufgrund der Folgen (Gesundheit, Verkehr, Gewalt) ist Alkohol die schädlichste Droge in Österreich und diejenige, die die höchsten Kosten verursacht. (vgl. Vivid 2005).

Schrammel I, Gruber S (2005) Broschüre Drogen-Schule. Graz, Land Steiermark Drogenberatungsstelle

VIVID Fachstelle für Suchtprävention (2006) Handbuch für Eltern

Elke Tholen

Drop out Unter Drop-out ist das vorzeitige Verlassen eines Curriculums (= Lehrplan, Lehrprogramm) zu verstehen, ein Studium wird ohne Abschluss abgebrochen. Während an österreichischen Universitäten die durchschnittliche Drop-out-Rate bei 41% liegt, d.h. nur etwas mehr als die Hälfte der Studienanfänger schließen ihre akademische Ausbildung auch ab, beträgt sie im übrigen Europa im Mittel ca. 30% (OECD 2004). Die Gründe für diese relativ hohe Abbruchquote mögen einerseits im institutionellen andererseits aber auch im individuellen Bereich zu suchen sein. Man spricht zusehends von der Massenuniversität, so sind z. B. Hörsäle überfüllt, es gibt zu wenig Universitätslehrer, es ist schwierig in Kurse oder Seminare aufgenommen zu werden und unter den Studierenden herrscht verstärkter Konkurrenzdruck, dem so mancher nicht gewachsen ist. Auf der anderen Seite zeigen die Erfahrungen der Psychologischen Beratungsstellen für Studierende, dass Studierende bereits bei ihrer Studienwahl häufig Grundsteine für einen späteren Abbruch legen, indem sie ihre Fähigkeiten, Neigungen und Interessen für das gewählte Fach nicht oder zu wenig berücksichtigen (Pichler et al. 1991). Für all jene, die über Humor verfügen, sei in diesem Zusammenhang auf den satirischen Ratgeber „Ihr drop out bitte! (Pichler 1991) verwiesen, er ist in den Beratungsstellen und im Bundesministerium für Bildung, Wissenschaft und Kultur, Abt. V/4 kostenlos erhältlich.

OECD (2004) Bildung auf einen Blick 2004 (Education at a glance). Paris, Eigenverlag

Pichler R, Massoth E, Knauer H (1991) Kriterien erfolgreichen Studierens. Schriftenreihe der Studentenberatung des Bundesministeriums für Wissenschaft und Forschung. Wien, Eigenverlag

Pichler R (1991) Ihr drop out bitte! Kein Ratgeber. Eine Anleitung zum erfolgreichen Versagen im Studium. Bundesministerium für Wissenschaft und Forschung – Psychologische Studentenberatung. Wien, Eigenverlag

Rudolf Pichler

- E -

Effektivität vorschulischer (Sprach)Förderung **Unter Vorschulförderung** (→ *Förderung*) **sind alle psychologischen und pädagogischen Bemühungen um Kinder zu verstehen**, die insbesondere im Jahr vor Schuleintritt in Institutionen wie Kindergarten oder auch in der Schule gesetzt werden, **um die Voraussetzungen für einen erfolgreichen Schulstart zu fördern bzw. zu verbessern**. Damit dreht sich Forschung und Diskussion von den Anfängen der Vorschulförderung in den frühen 1970er Jahren bis in die heutige Zeit ganz zentral um **die Frage der Effektivität** (vor)Schulischer Förderprogramme. Um entsprechend effektive Förderprogramme zu entwickeln, ist es primär wichtig, zu klären, was gefördert werden soll. Bei der Sprache lässt sich dies durch die Funktionen der Sprache im Leben eines Menschen beantworten. Sprache ist (Grimm & Weinert 2002) Ausdruck des Denkens (Denken in Begriffen) und der Intelligenz, Ausdruck der Kultur und Identität eines Menschen, Basis der Kommunikation. Aus den Funktionen der Sprache lassen sich die Ziele der sprachlichen Förderung ableiten (Hasselhorn & Grube 1997): Kompensatorische Förderung und Begabungsförderung. Als Effektivitätskriterien gelten in allen bisherigen Untersuchungen folgende Faktoren (Weikert & Schweinhart 1997): Punktuelle Programme bewirken wenig, Programme müssen umfassend und langdauernd sein, Gute Schulung der fördernden Personen (Kindergartenpädagogen, Lehrer), Emotional positive Beziehung Kind-Pädagoge, Förderung der aktiven Tätigkeit des Kindes, Einbeziehung der Eltern. Diese Bedingungen gelten sowohl für die (vor)schulische Sprachförderung als auch für die Förderung des Sozialverhaltens, des Arbeitsverhaltens, der Fein- und Grobmotorik, des Denkens usw. also der gesamten Vorschulförderung – und später auch in der schulischen Förderung. In der Messung und Beurteilung der Fördereffekte (→ *Förderung*) ist besonders auf die so genannten Boden- und Deckeneffekte von Testverfahren zu achten: Jegliche Verfahren sind in der Anzahl der Aufgaben nach „oben" hin beschränkt. Löst ein Kind schon vor Beginn einer Förderphase eine hohe Anzahl der vorgegebenen Aufgaben, hat es nur noch wenige Aufgaben, um sich zu steigern. Ein anderes Kind, das zu Beginn der Förderung wenige Aufgaben lösen kann, hat hingegen noch viele Aufgaben, um sich zu steigern. Bei einem statistischen Vergleich der beiden Kinder hinsichtlich der Wirkung des Förderprogramms kann es durch die Deckeneffekte zu Artefakten in der Interpretation kommen: Das Kind mit niedrigerer Ausgangsleistung hat von der Förderung deutlich mehr profitiert als jenes Kind mit höherer Ausgangsleistung. Dieses mögliche Artefakt in der Interpretation ist speziell bei der Beantwortung der Frage nach der kompensatorischen

Wirkung eines Förderprogramms von Bedeutung (Jäger & Kubinger 1996; Zeman 1983). Wichtig ist es bei der Beurteilung der Wirkung eines Förderprogramms weiters zu differenzieren, ob das Programm selbst (Inhalt und Methode) oder die besondere Zuwendung und Beachtung des Kindes durch die fördernde Person den Effekt auslöst und welche Anteile das Programm bzw. die Zuwendung zum Kind am Ergebnis haben. Gerade bei jüngeren Kindern ist die emotional-positive Beziehung Kind-Pädagoge Basis für Lernmotivation und Erfolgsorientierung (Hager & Hasselhorn 1995). Beim Einsatz von Testverfahren zur Beurteilung der Fördereffekte ist außerdem unbedingt darauf zu achten, dass diese auch jene Fähigkeiten und Leistungen prüfen, die in den jeweiligen Programmen gefördert wurden: Viele Tests erfassen nämlich nur indirekt oder überhaupt nicht jene Leistungen, die in der Förderung im Mittelpunkt gestanden sind. *Die Schulpsychologie hat in diesem Arbeitsbereich eine wissenschaftlich beratende Funktion bei Auswahl, Einsatz und → Evaluation* von diagnostischen Verfahren und *der Empfehlung von Förderprogrammen bzw. Beurteilung ihrer Wirksamkeit.*

Grimm H, Weinert S (2002) Sprachentwicklung. In: Oerter R, Montada M (Hrsg.) Entwicklungspsychologie. Weinheim, Beltz/PVU

Hager W, Hasselhorn M (1995) Zuwendung als Faktor der Wirksamkeit kognitiver Trainings. Zeitschrift für Pädagogische Psychologie 9, 163–179

Hasselhorn M, Grube D (1997) Entwicklung der Intelligenz und des Denkens. In: Weinert F, Helmke A (Hrsg.) Entwicklung im Grundschulalter. Weinheim, Beltz/PVU

Jäger R, Kubinger K (1996) Psychologische Diagnostik. In: Perspektiven der Psychologie. Weinheim, Beltz/PVU

Weikart D, Schweinhart L (1997) High/Scope Perry Preschool Programm. In: Albee G, Gullotta T (Hrsg.) Primary Prevention works. London, Sage Publications, 146–166

Zeman M (1983) Diagnostik der Wirksamkeit mathematischer Früherziehung. In: Zeitschrift für Differentielle und Diagnostische Psychologie, Heft 1, 51–65. Weinheim, Beltz

Mathilde Zeman

Eifersucht **Eifersucht (abgeleitet von althochdeutsch *eiver* = das Herbe, Bittere und *suht* = Krankheit, Seuche) ist die Angst, eine besondere Beziehung zu einem nahestehenden Menschen durch äußere Ereignisse zu verlieren.**

Eifersucht ist eine mehr oder weniger heftige Reaktion auf den möglichen Verlust eines Menschen, verbunden mit dem Versuch, diesen wieder an sich zu binden. Wie intensiv diese Angst vor Liebesverlust erlebt wird („normale" oder übersteigerte/krankhafte Eifersucht) hängt davon ab, wie viel Sicherheit, Geborgenheit und Liebe der Betroffene in den ersten Jahren seines Lebens erfahren hat. Wer frühe Verlassenheit erfahren musste, reagiert auf jede spätere Verlassenheits- und Verlusterfahrung äußerst sensibel und wird mit allen Mitteln versuchen, diese durch Leugnung und Anklammerungstendenzen ungeschehen zu machen. Wer sich der Liebe seiner Eltern sicher sein konnte, dem wird es gelingen, ein starkes, seines Selbstwertes bewusstes Ich auszubilden, der von der Überzeugung ausgeht, grundsätzlich ein liebenswerter Mensch zu sein, der der Liebe anderer und seiner Selbstliebe wert ist. Man kennt Eifersucht unter Geschwistern oder zwischen Vater, Mutter und Kind; sie kann in Freundschaften auftreten, ganz besonders aber zeigt sie sich als ein Problem in Liebesbeziehungen/Partnerschaften. Eine Liebesbeziehung (das Zusammentreffen von

Liebe und Sexualität) wird immer mit der Dyade der frühen Kindheit in Verbindung gebracht, was dazu führt, dass Wunschphantasien von Verschmelzung, Ganzheit, Einzigartigkeit und Ausschließlichkeit entstehen. Wenn der Partner/die Partnerin untreu geworden ist, entzündet sich die Eifersucht besonders stark, weil damit die bisher ungeteilte, ausschließliche Liebe des Partners/der Partnerin zerstört wurde. Allerdings ist in jeder Liebesbeziehung auch eine andere Seite enthalten, die dem Streben nach Verschmelzung widerspricht: das Spiel mit der Angst, mit der Fremdheit des Anderen, das den Abstand zwischen beiden garantiert und die Spannung der Beziehung aufrechterhält. Für eine geglückte Begegnung ist daher immer eine gute Balance zwischen Nähe und Abstand zu finden, es müssen das Bewusstsein des Andersseins des Partners und Geborgenheitswünsche gleichgewichtig zusammenkommen. Da jedoch der Mensch nicht nur dazu angelegt ist, zu lieben, besteht neben dem Wunsch nach Beziehung auch die Aufgabe, sich nach seinem Lebensmuster zu entwickeln, wozu ein gewisses Maß an Unabhängigkeit notwendig ist. Damit spielt eine zusätzliche Dynamik in die Partnerschaft hinein, weil sich Phasen, in denen einmal mehr das Gemeinsame, und Phasen, in denen die Individualität im Vordergrund stehen, abwechseln. Nachdem nicht zu erwarten ist, dass diese Phasen bei beiden Partnern synchron verlaufen, wird es immer wieder zu Missverständnissen, Enttäuschung und damit auch zur Eifersucht kommen. Es bleibt keinem Paar erspart und es macht auch wenig Sinn, dieses Gefühl zu unterdrücken, vielmehr könnte es als ein Signal verstanden werden, dass entweder grundlegende Bedürfnisse nach Bestätigung und Sicherheit in der Beziehung nicht befriedigt sind oder dass das individuelle Selbst mehr Beachtung finden soll. Somit hätte die Eifersucht eine Erkenntnisdimension und Erkenntnisfunktion: mit ihrer Hilfe lässt sich feststellen, welche Veränderungen an einem selbst, am Partner und in der Beziehung anstehen und aufgegriffen werden müssten. Wenn schon Erwachsene, in der Liebe erfahrene Menschen Probleme haben, in der Weise konstruktiv mit diesen Herausforderungen umzugehen und immer wieder an der Lösung dieser Widersprüche scheitern, ist davon auszugehen, dass besonders junge Menschen dabei in große Schwierigkeiten geraten können. Eifersucht kann in einer kritischen Phase zu einem sehr quälenden Gefühl werden und somit die Lebensqualität beeinträchtigen, aber auch die Leistungsfähigkeit bzw. ganz besonders die Studierfähigkeit, die noch störungsanfälliger ist als eine berufliche Tätigkeit. Deswegen können Studierende sich selbstverständlich auch mit persönlichen Problemen – wie Beziehungsproblemen/Eifersucht – an die Psychologische Beratungsstelle wenden und therapeutische Hilfe in Anspruch nehmen, um neue Schritte für eine gesunde Weiterentwicklung einzuleiten.

Kast V (1996) Neid und Eifersucht. Die Herausforderung durch unangenehme Gefühle. Zürich Düsseldorf, Walter

Mees U, Schmitt A (2000) Liebe, Sexualität und Eifersucht. In: Kaiser P (Hrsg.) Partnerschaft und Paartherapie. Göttingen, Hogrefe

Petri H (2006) Die Psychotherapie mit jungen Erwachsenen. Stuttgart, Kreuz

Rinne O (1988) Medea. Das Recht auf Zorn und Eifersucht. Zürich, Kreuz

Wikipedia, freie Enzyklopädie

Elisabeth Scheiblreiter

Empathie als Basis der Verständigung Empathie ist eine der drei

Bedingungen, Grundhaltungen – neben Akzeptanz (Wertschätzung der anderen Person an sich) und Kongruenz (Echtheit der eigenen Person in der Begegnung mit dem anderen), die nach dem personenzentrierten Ansatz der zwischenmenschlichen Beziehungen nach Rogers (1984) **eine entwicklungsförderliche Atmosphäre, ein wachstumsförderndes Klima schaffen.** In den *theoretischen* Vorstellungen C. R. Rogers nehmen die *Begegnungsqualitäten in den zwischenmenschlichen Beziehungen einen zentralen Stellenwert für die menschliche Entwicklung* ein. (Rogers 1959/1987). „Diese Bedingungen (diese Grundhaltungen Empathie, Akzeptanz und Echtheit) sind faktisch auf jede Situation anzuwenden, in der eines der gesetzten Ziele die persönliche Entwicklung ist (Rogers 1987, 66)" – in der Familie, in der Schule, in der Pädagogik, in allen Lebensbereichen, überall dort wo Menschen zusammenleben und -arbeiten. Später konnten empirische Forschungsergebnisse im Rahmen der Bindungstheorie (Bowlby 1975) konkret aufzeigen, dass die Qualität des Bindungs- bzw. des Beziehungssystems ein unverzichtbarer Bestandteil für die positive Entwicklungsmöglichkeit eines Menschen ist (Höger 1993). **Die Grundhaltung des empathischen Verstehens** ist dadurch gekennzeichnet, dass man die Sichtweisen, die Erfahrungen, die „innere Erlebenswelt", das Handeln des anderen in seinem Bezugsrahmen verstehen will – ausgehend von dem Wissen, dass die objektive Realität nicht erfasst wird, sondern nur eine subjektive Wirklichkeit. Abhängig von individuellen Vorerfahrungen, der Lebensgeschichte, den Interaktionen mit der Umwelt entstehen in uns unterschiedliche Wahrnehmung, unterschiedliche Bewertung und dadurch auch unterschiedliches Handeln. **Das Ziel des empathischen Einfühlens und Verstehens** ist, kognitiv und vor allem emotional zu verstehen, was die andere Person ausdrückt und zu erfassen, welche Bedeutung das Ausgedrückte für diese Person in ihrem individuellen Bedeutungsrahmen und Wertsystem hat. Man versucht ein Stück weit in den Schuhen des anderen zu gehen, durch seine Augen und seinen Blickwinkel die Welt zu sehen, diese zu erfahren und nachzufühlen. **Der Prozess des einfühlenden Verstehens** ist ein wechselseitiger Prozess der Beteiligten. Der Schüler, der Lehrer, der Elternteil schildert mir seine Erfahrung, lässt mich in seine Erlebenswelt eintreten; erlebt von meiner Seite Interesse, Zugewandtheit und wird durch seine Darstellung, sein Erzählen und meine Reaktionen und Gesprächsinterventionen fähiger, seine Gedanken, Gefühle, seine soziale Verhaltensweisen zu klären, zu präzisieren. Dadurch kann die beteiligte Person bewusster und strukturierter ihre Erfahrungen einordnen und handlungsfähiger werden, mögliches problematisches Verhalten und Erleben zu verändern, das ihren grundlegenden Werthaltungen und Zielen nicht entspricht. Das strukturierende Element des empathischen Verstehens- und Verständigungsprozesses für die Erlebnisverarbeitung bei der erzählenden Person erweist sich auch bei Interventionen und psychischen Betreuungen in Krisen- und Notfallsituationen besonders hilfreich, um traumatisch erlebte Situationen zu bearbeiten, zu bewältigen. Es erfordert vom Zuhörenden Flexibilität sich auf das Erleben, die Sicht- und Erfahrungsweisen eines anderen einzulassen, einzufühlen und dabei gleichzeitig bei sich zu bleiben, z.B. bei intensiven emotionalen Gesprächsinhalten nicht überschwemmt zu werden oder bei abweichenden Einstellungen, Haltungen, Meinungen im Kontakt authentisch und zugewandt zu sein und zu bleiben. Selbstempathie, Selbstreflexion ist für den Berater eine notwendige Fähigkeit, sich in seine eigenen Gefühle, Wahrnehmungen und Haltungen einzufühlen, die sich in der Begegnung mit dem anderen bei ihm entwickeln, und diese im Gespräch auch angemessen auszudrücken. Rogers Ansatz geht deutlich über gängige Kommunikationskonzepte und -theorien hinaus. Er formuliert eine umfassende Theorie über zwischenmenschliche Beziehungen und deren Wirkweisen auf die Entwicklungs- und Veränderungsmöglichkeiten eines Menschen (Rogers 1998).

Bowlby J (1975) Bindung. München, Kindler

Höger D (1993) Organismus, Aktualisierungstendenz, Beziehung – die zentralen Grundbegriffe der klientenzentrierten Gesprächspsychotherapie. In: Eckert J, Höger D, Linster H (Hrsg.) Die Entwicklung der Person und ihre Störung. Köln, GWG

Rogers C (1984) Die Grundlagen des personenzentrierten Ansatzes. In: AG für personszentrierte Gesprächsführung (Hrsg.) Persönlichkeitsentwicklung durch Begegnung. Wien, ÖBV

Rogers C (1987) Eine Theorie der Psychotherapie, der Persönlichkeit und der zwischenmenschlichen Beziehungen. Köln, GWG. (Original: 1959 McGraw-Hill, New York)

Rogers C (1998) Entwicklung der Persönlichkeit. Stuttgart, Klett-Cotta

Margit Amlacher

Empathie als Begegnung mit dem Selbst **Empathie, abgeleitet vom Griechischen *empatheia*, bedeutet Mitfühlen, Einfühlung, → Einfühlungsvermögen. Empathie gilt als Fachbegriff innerhalb der Tätigkeitsfelder Psychologie/Psychotherapie/Beratung.** Theodor Lipp (deutscher Philosoph und Psychologe) gilt als „Vater" des Empathie-Konzepts. Er hat dieses Phänomen zu Beginn des 20. Jahrhunderts erstmals genauer untersucht und unter dem Namen „Empathie" in die Psychologie eingeführt. Er verstand darunter eine innere Handlung, ein von Wahrnehmungen begleitetes inneres Nachvollziehen. In der klassischen Psychoanalyse, die primär auf Erkenntnis ausgerichtet war, spielte Empathie zunächst keine Rolle. Zentrale Bedeutung erhielt sie erst später im Zusammenhang mit H. Kohut's Selbstpsychologie. Er definiert Empathie als „stellvertretende Introspektion" und beschreibt sie einerseits als grundlegende „Beobachtungs"-Methode, andererseits als entscheidendes Element der therapeutischen Beziehung (Kohut 1977). Durch C. Rogers (Begründer der klientenzentrieten Psychotherapie) wurde die Bedeutung der Empathie im therapeutischen Prozess ganz besonders hervorgehoben. Empathie gehört, neben Echtheit oder Kongruenz und bedingungsloser Wertschätzung für ihn zu den drei Grundhaltungen eines Therapeuten. Nach Rogers ist die psychotherapeutische Begegnung zwischen Klient und Psychotherapeut permanent gekennzeichnet durch die Fähigkeit des Therapeuten, „die Erlebnisse und Gefühle des Klienten und dessen persönliche Bedeutung präzise und sensibel zu erfahren." Dabei handelt es sich um „ein unmittelbares Gespür im Hier und Jetzt für die innere Welt des Klienten mit seinen ganz privaten und personalen Bedeutungen." Für ihn ist diese bestimmte „Form der Beziehung mit Menschen" („way of being with persons") der wesentliche Wirkfaktor für therapeutische Veränderung (Frenzl et al. 2001, 240). Auch wenn in den anderen Therapie-Schulen die Empathie nicht diesen Stellenwert hat wie bei Rogers, ist heute allgemein anerkannt, dass eine vertrauensvolle Beziehung zwischen Klient und Therapeut nur in einem empathischen Klima wachsen kann. In der Psychologischen Studentenberatung arbeiten PsychotherapeutInnen aus den verschiedensten Therapierichtungen. Trotz aller Unterschiedlichkeit werden Studierende, die sich Hilfe suchend an eine dieser Stellen wenden, das erfahren, was in krisenhaften und konfliktreichen Momenten entscheidend ist: verständnisvolle Aufnahme und empathische Unterstützung.

Frenzl H, Keil W W, Schmid P F, Stölzl N (Hrsg.) (2001) Klienten-/Personzentrierte Psychotherapie. Wien, Facultas

Kohut H (1977) Introspektion, Empathie und Psychoanalyse. Zur Beziehung zwischen Beobachtungsmethode und Theorie. In: Kohut H, Introspektion, Empathie und Psychoanalyse. Aufsätze zur psychoanalytischen Theorie, zu Pädagogik und Forschung und zur Psychologie der Kunst. Frankfurt a. M., Suhrkamp

Rogers C R (1973) Entwicklung der Persönlichkeit. Stuttgart, Klett-Cotta

Stumm G, Pritz A (Hrsg.) (2000) Wörterbuch der Psychotherapie. Wien New York, Springer

Elisabeth Scheiblreiter

Entscheidungsprozess Schule und Studium beinhalten in hoch entwickelten Bildungssystemen zahlreiche Optionen zur individuellen Gestaltung der Bildungslaufbahn. Dadurch ergibt sich immer wieder die Notwendigkeit, Entscheidungen treffen zu müssen. Zur Entscheidungsvorbereitung gibt es zwar zahlreiche Hilfestellungen (siehe z.B. → *Berufsorientierung*, → *Bildungsberatung*, → *Laufbahnberatung*) von Beratungsinstitutionen (→ *Schüler- und Bildungsberatung*, → *Schulpsychologie-Bildungsberatung*, → *Psychologische Studentenberatung*), die Entscheidung muss aber letztendlich von jedem selbst getroffen werden. Wesentlich ist daher die längerfristige Vorbereitung in Form einer aktiven Gestaltung des Entscheidungsprozesses. Dies ist umso notwendiger, als sowohl auf der Seite der Bildungs- und Berufsmöglichkeiten als auch auf Seiten der persönlichen Voraussetzungen, Wünsche und Lebensumstände viele verschiedene, oft unklare und manchmal auch widersprüchliche Faktoren zu berücksichtigen sind. Gerade aber die Einbeziehung der ganzen Persönlichkeit und die Gewinnung einer möglichst klaren Vorstellung von dem, wofür oder wogegen sich eine Person entscheidet, führt zu gut reflektierten ganzheitlichen Entscheidungen, die Erfolg versprechend sind. Entscheidungen brauchen also einerseits gute Vorbereitung, andererseits aber auch entschiedene Umsetzung. Basierend auf entscheidungstheoretischen Erkenntnissen wurden dazu auch spezielle Trainingsprogramme entwickelt (Wüthrich 2000). Die österreichische Schulpsychologie-Bildungsberatung schlägt im Rahmen von Informationsoffensiven an den Übergängen im österreichischen Bildungssystem (Sedlak & Krötzl 2002; Krötzl 2005) ein Entscheidungsmodell vor, das aus folgenden Schritten besteht: (1) Klarheit über eigene Ziele und Werte gewinnen, (2) Ideen entwickeln – Alternativen überlegen, (3) Informationen sammeln, (4) Alternativen bewerten, Konsequenzen abschätzen, (5) Entscheidung treffen, (6) Entscheidung umsetzen. Wichtige Prinzipien bei diesem Entscheidungsprozess sind: Am Beginn stehen nicht mögliche Lösungen (= Realisierungsvarianten), sondern die Beschäftigung mit sich selbst. Der Ausgangspunkt für das Finden von Lösungen ist primär die eigene Persönlichkeit. Informationsrecherchen erfolgen gezielt, im Hinblick auf die Erweiterung des eigenen Wissens und die Konkretisierung der Vorstellung von Realisierungsvarianten und deren Konsequenzen. Informationen müssen hinsichtlich der persönlichen Relevanz bewertet werden. Die Entscheidung selbst ist ganzheitlich zu fällen, einem Entscheidungsdruck durch genügend Vorbereitungszeit vorzubeugen. Die Umsetzung der Entscheidung ist Bestandteil des Entscheidungsprozesses.

Krötzl G (2005) key2success – Was tun nach der Matura? Eine Handreichung für Lehrerinnen und Lehrer. Wien, BMBWK.

Sedlak F, Krötzl G (2002) Schullaufbahnberatung auf der 4. Schulstufe. Eine Handreichung für Eltern. Wien, BMBWK.

Wüthrich U (2000) Entscheidungstraining zur Laufbahnwahl. In: Beratung aktuell 2000. Wien, BMBWK, 18–28.

G. Krötzl

Entspannung und Entspannungstechniken **Entspannung** ist **nur denkbar auf dem Hintergrund von Spannung**, es gibt jedoch eine quasi stillschweigende gesellschaftliche Übereinkunft: Spannung wäre „schlecht", Entspannung „gut". Im Atemzyklus erleben wir unmittelbar, wie Spannung und Entspannung einander bedingen. **Psychophysiologische Merkmale der Entspannungsreaktion** (Vaitl 2004): Verminderter Tonus der Skelettmuskulatur, periphere Gefäßerweiterung, leichtes Absinken der Pulsrate und des Blutdrucks, Abnahme der Atemfrequenz bei gleichzeitiger Erweiterung der Atemamplitude sowie gleichmäßige sinusförmige Atmung, Abnahme der Hautleitfähigkeit, Veränderung der hirnelektrischen Aktivität (Zunahme langsamerer Gehirnwellen). Die psychologischen Veränderungen sind individuell gefärbt; generell tritt insbesondere eine Fokussierung auf die Wahrnehmung des eigenen Körpers sowie affektive Gelassenheit auf. **Als Ziel der Entspannungsverfahren** wird meist das willentliche Hervorrufen können einer Entspannungsreaktion gesehen. Die meisten **Entspannungsmethoden lassen sich folgenden Gruppen zuordnen** (Vaitl & Petermann 2004): Hypnose, Autogenes Training, Meditative Verfahren, imaginative Verfahren, Progressive Muskelentspannung, Biofeedback. Einen weiteren Weg sich zu entspannen stellt das Fokussieren der Aufmerksamkeit auf einzelne Bereiche des Körpers unter unterschiedlichen Bedingungen dar (siehe dazu Dixhoorn 2000) Für die klassischen Verfahren liegt eine **Vielzahl an Wirksamkeitsstudien** besonders bei psychosomatischen Erkrankungen vor. Auch uralte Verfahren aus anderen, meist religiös geprägten Traditionen wie Yoga, Qui Gong und Meditation werden zunehmend wissenschaftlich untersucht. **Indikation:** Entspannungsverfahren sind ohne Einschränkung bei überwiegend gesunden Menschen indiziert, welche im Alltag Lockerheit und Gelassenheit erleben möchten. Entspannungsverfahren in Kombination mit Änderungen des Lebensstils können dazu dienen, um Stressfolgen vorzubeugen bzw. eingetretene schädliche Effekte zu mindern. In der Beratung und Behandlung Studierender werden diese Methoden in vielfältiger Weise eingesetzt, vor allem Autogenes Training und die Progressive Muskelrelaxation. Insbesondere in Zusammenhang mit Imagination stellen Entspannungsmethoden eine probate Möglichkeit bei der Behandlung von Ängsten (Prüfungsangst, soziale Ängste), Konzentrations- und Aufmerksamkeitsstörungen dar. Um den Kopf „frei zu bekommen", kann Entspannung vor jedem Lernen geübt werden. Das sollte zur Gewohnheit werden, wie Aufwärmen vor dem Sport oder Händewaschen vor dem Essen. Als günstig dafür haben sich Formen der Kurzentspannung wie folgende erwiesen: *Schritt 1) Bewusst so aufrecht hinsetzen, dass das Gewicht von den Sitzhöckern getragen wird, die Füße werden etwa in Hüftbreite flach auf den Boden gestellt, der Blick geht wagrecht in die Ferne, die Zungenspitze berührt den Gaumen hinter den Schneidezähnen, ruhig atmen; Schritt 2) Ttief ausatmen (Vorstellen, alles Belastende oder Ablenkende mit auszuatmen); Schritt 3) Tief einatmen, gleichzeitig Hände zur Faust ballen, Unterarme an die Oberarme drücken (oder alternativ bei Entspannung vor einer Prüfung gegen die Unterlage drücken, Schultern hochziehen); Schritt 4) einige Sekunden bei angehaltenem Atem die Spannung halten; Schritt 5) Ausatmen und loslassen, Atemrhythmus und Entspannung beobachten; Schritt 6) Ein wenig vom „Gewahr sein" des Körpers in die folgende Tätigkeit mitnehmen.* Diese Übung kann auch unauffällig vor Prüfungen oder schwierigen Lernstoffen angewendet werden.

Dixhoorn J van (2000) Body Awareness and Self-Regulation. In: Haruki Y, Kaku K T (Hrsg.) (2000) Meditations health promotion: a lifestyle modification approach. Delft, Eburon, 65–80

Milz H,Varga von Kibéd M (Hrsg.) (1998) Körpererfahrungen – Anregungen zur Selbstheilung. Zürich, Walter

Vaitl D (2004) Psychophysiologie der Entspannungsverfahren. In:Vaitl D, Petermann F (Hrsg.) (2004) Entspannungsverfahren. Das Praxishandbuch. Weinheim – Basel, Beltz

Vaitl D, Petermann F (2004) Entspannungsverfahren – eine Einführung. In:Vaitl D, Petermann F (Hrsg.) (2004) Das Praxishandbuch. Weinheim Basel, Beltz

Michael Katzensteiner

Eselsbrücke **Eine auf Plinius zurückgehende Volksweisheit, dass ein Esel keine Brücke überschreitet, wenn er durch den Brückenboden das Wasser, also eine Gefahr, sehen kann. Im Deutschen hat E. zunächst die „Schwierigkeit, vor der Unwissende stutzen" bedeutet, heute bedeutet es „Gedächtnisstütze, Verstehenshilfe" (Kluge 1995).** E. ist eine Lernhilfe zur Erleichterung des Einprägens eines Gedächtnisstoffes (Mnemotechnik). Beim Lernen eine E. zu verwenden kann aber auch heute noch den Beigeschmack haben – denn früher wurden Schüler zur Bestrafung mit Eselsmützen in die Klassenecken gestellt, – dass nur ein Einfältiger, ‚Begriffsstutziger' oder gar ‚Esel' eine Lern- und Gedächtnishilfe braucht. Jedes Lernen braucht hingegen, wie es Gehirnforschungen belegen, eine **„Brücke"** zwischen den verschiedenen Gehirnregionen mit jeweils verschiedenen Funktionen als verzweigtes Netzwerk (Kolb & Whishaw 1996); oder zwischen etwas vollkommen Neuem und der Eingliederung in schon bekanntes Wissen. Die Verbindungsstücke, ‚Wegweiser', Stichworte (als Hilfe zum Wiedererinnern) und Brücken sind Notwendigkeiten beim Lernen und Reproduzieren (Prüfung). Die Brücken können sein: Erinnerungsbilder, Assoziationen, emotionale Bezüge, Ähnlichkeitseindrücke, Klangbilder, alle Sinneseindrücke (Riechen, Hören, Sehen, Schmecken, Tasten), logische Ableitungen, Phantasiegebilde, Auffällig- und Eigentümlichkeiten, Anwendungsvorstellungen. Bei emotional negativen Bezügen kann es auch zu einer Aufnahme- und Erinnerungsverweigerung kommen. E. sind hauptsächlich wirksam, wenn sie bewusst eingesetzt werden, um eine unverwechselbare Einheit zwischen zu Lernendem und Erinnerungsspuren zu schaffen. *Lerntipp*: Stichworte und ‚Hinweisschilder' als Brücken zunächst in das **Kurzzeitgedächt-**

nis, der erlernte Stoffinhalt kann dann in das **Langzeitgedächtnis** verschoben werden. Das Langzeitgedächtnis hat mehr „Speicherkapazität" und speichert länger, ist aber nicht direkt abrufbar.

Kluge Friedrich (1995) Etymologisches Wörterbuch der deutschen Sprache/Kluge. Bearb. von Elmar Seebold. Berlin New York, de Gruyter

Kolb B, Whishaw I Q (1996) Neuropsychologie. Heidelberg, Spectrum Akod. Verlag

Ernst Frank

Ess-Brech-Sucht Die Ess-Brech-Sucht (Bulimia Nervosa) und die → *Magersucht* (Anorexia Nervosa) stellen die wesentlichsten Krankheitsbilder innerhalb der → *Essstörungen* dar. Wie auch die Magersucht entwickelt sich die Bulimia Nervosa in der Regel auf dem Hintergrund psychosozialer Belastungsfaktoren in Zusammenhang mit einer defizitären Selbstwahrnehmung und dem Gefühl, den wahrgenommenen Anforderungen nicht gewachsen zu sein. Die Bulimia Nervosa ist gekennzeichnet durch ein anfallsartiges Herunterschlingen großer Mengen meist hochkalorischer Nahrungsmittel bis sich ein schmerzhaftes Völlegefühl einstellt. Ähnlich wie bei einer Suchterkrankung erlebt die betroffene Person dabei einen massiven Verlust der Selbstkontrolle. Anschließend wird zumeist ein → Erbrechen durch Auslösen des Würgereflexes provoziert. Auch der Missbrauch von Abführmitteln oder anderen Medikamenten, Fasten sowie exzessive körperliche Betätigung können eingesetzt werden, um der drohenden Gewichtszunahme entgegen zu steuern (Fichter & Warschburger 2002). Im Zuge der Störung gewinnen Figur und Gewicht einen entscheidenden Einfluss auf die Selbstbewertung. In der Regel herrscht eine verzerrte Wahrnehmung des Körperschemas vor. Die andauernde Beschäftigung mit Essen sowie die Gier und die Suche nach Nahrungsmitteln wird von den Betroffenen häufig als sehr quälend empfunden. Der erlebte → Kontrollverlust, die Tatsache den → Essanfällen nachgegeben zu haben führt zu ausgeprägten Scham- und Schuldgefühlen. Auf dem Hintergrund einer meist vorherrschenden streng und strafend erlebten Gewissensinstanz wird die bereits vorhandene → Selbstwertkrise immer weiter verstärkt. Die Bulimia Nervosa tritt häufiger bei jungen Frauen und hier vorwiegend in der späten Adoleszenz bzw. im jungen Erwachsenenalter auf (Brunner & Resch 2004, 570). Auch wenn Gewichtsschwankungen auftreten können, bleibt in der Regel das äußere Erscheinungsbild stabil. Die Störung wird somit meist über lange Zeit verborgen gehalten. Häufig ist die Bulimia Nervosa Folge einer Magersuchtsepisode sowie mit depressiven Störungen, Angststörungen, Substanzmissbrauch und Persönlichkeitsstörungen kombiniert (Brunner & Resch 2004, 582). In der Behandlung von Essstörungen hat sich ein multiprofessionaler Ansatz bewährt. Im Zuge einer psychotherapeutischen Begleitung werden bei der Bulimia Nervosa belastende Situationen und dysfunktionale Gedanken, die den Fressanfällen in der Regel vorangehen, identifiziert und alternative Bewältigungsstrategien erarbeitet. Parallel dazu erfolgt über eine fundierte Ernährungsberatung und –planung der Aufbau eines neuen, natürlichen Zugangs zu Lebensmitteln und Nahrungsaufnahme. Aufgrund des hohen Rückfalls- und → Chronizitätsrisikos ist ein frühes Einsetzen therapeutischer Hilfestellungen wesentlich. *Die Schulpsychologen leisten über Aufklärung und Beratung von Ju-*

gendlichen, Eltern und Lehrern einen wesentlichen Beitrag für die Früherkennung und Prävention von Essstörungen.

Brunner R, Resch F (2004) Essstörungen. In: Eggers C, Fegert J M, Resch F (Hrsg.) Psychiatrie und Psychotherapie des Kindes- und Jugendalters. Heidelberg, Springer, 569–593

Fichter M, Warschburger P (2002) Essstörungen. In: Petermann F (Hrsg.) Lehrbuch der Klinischen Kinderpsychologie und -psychotherapie. Göttingen, Hogrefe, 561–585

Doris Wölbitsch

Essstörungen Im medizinischen Sinn sind Essstörungen psychosomatische Krankheiten (→ *Psychosomatik*). Wir unterscheiden im Wesentlichen folgende Formen: die → *Magersucht (Anorexia Nervosa)*, die → *Ess-Brecht-Sucht (Bulimia Nervosa oder Bulimie)*, die → *Ess-Sucht (Binge-Eating-Disorder)* (APA 2000) und die → *Adipositas (Übergewicht)*. Hilde Bruch (1991) beschreibt Menschen mit Adipositas bzw. Magersucht, als Individuen, „für die das Essen die missbräuchliche Funktion hat, Probleme, die ansonsten unlösbar erscheinen, auf diese Art zu bewältigen". Essen hat im Leben des Menschen elementare Bedeutung. Der Säugling ist körperlich von ständiger Nahrungszufuhr abhängig, Kommunikation und Zuwendung geschehen im ersten Lebensjahr im wesentlichen auch über Nahrungsaufnahme. Gemeinsame Mahlzeiten bilden in Familien häufig den zentralen Ort der Kommunikation und Identitätsbildung. Viele soziokulturelle Entwicklungen wurzeln in der Menschheitsgeschichte im gemeinsamen Erobern, Produzieren und Verzehren von Nahrung. Essen und Trinken sind daher Ereignisse, die jeden Menschen körperlich und seelisch erfassen und durch individuelle, interpersonelle und soziokulturelle Faktoren beeinflusst werden (Pudel & Westenhöfer 1998; Irmgart 2002). Dass sich Konflikte und Leiden in diesem zentralen Lebensbereich als psychosomatische Störungen des Essverhaltens widerspiegeln, ist daher nicht verwunderlich. Die Ursachen der Essstörungen sind vielfältig. Familiäre, soziale und soziokulturelle Einflüsse, biologische Faktoren sowie solche der Persönlichkeit und der Persönlichkeitsentwicklung spielen dabei eine Rolle. Die Unzufriedenheit mit der eigenen Figur, der Wunsch dünner zu sein, die Beschäftigung mit dem Gewicht und Diätversuche sind bei Jugendlichen und jungen Erwachsenen häufig anzutreffen (Gerlinghoff & Backmund 2000). Diese Einstellungen und Verhaltensweisen zählen unbestritten zu den spezifischen Risikofaktoren für die spätere Entwicklung einer Essstörung. Im präventiven (→ *Prävention*) und therapeutischen Kontext sind Entstehung und Änderung dieser Einstellungen wesentlich und bilden so auch Herausforderung und Auftrag für die psychologische Arbeit mit Schülern und Studierenden. Die Behandlung der Wahl ist bis heute die Psychotherapie. Im Vordergrund stehen psychodynamisch und lerntheoretisch orientierte Methoden, die häufig kombiniert werden.

American Psychiatric Association (APA) (2000) Diagnostic and Statistical Manual of Mental Disorders. Text Revision (DSM-IV-TR) 4. Aufl. Washington, DC

Bruch H (1991) Essstörungen. Zur Psychologie und Therapie von Übergewicht und Magersucht. Frankfurt, Fischer, 13

Gerlinghoff, M, Backmund H (2000) Was sind Essstörungen? Ein kleines Handbuch zur Diagnose, Therapie und Vorbeugung. Weinheim Basel, Beltz

Irmgart H (2002) Essstörungen. www.efg-hohenstaufenstr.de/downloads/texte/essstoerungen1.html

Pudel V, Westenhöfer J (1998). Ernährungspsychologie. Eine Einführung. Göttingen Bern Toronto Seattle, Hogrefe

Sabine Kopeinigg

Evaluierung Die Evaluierung von beraterischer und/oder psychotherapeutischer Tätigkeit steht im Dienste der Qualitätssicherung. Die damit verbundene Reflexion des eigenen Handelns bzw. der gebotenen Dienstleistungen ist eine Maßnahme zur Sicherung und Verbesserung der Qualität.

Während „Input"-Betrachtungen bei Evaluierungen den Ressourceneinsatz (Personal, Organisation etc.) betreffen, handelt es sich bei „Output"-Betrachtungen um Einschätzungen und Ergebnisse aus Adressatensicht, also bei Beratungsleistungen um die Wirkung auf die Konsumenten bzw. Klienten (Beuck et al. 2000). Entsprechende Untersuchungen befassen sich mit Aspekten der Akzeptanz des Angebotes, des praktischen Nutzens für die Zielgruppen und Stärken und Schwächen der Durchführungen. Aufbauend auf die Evaluierungsergebnisse können konkrete Maßnahmen zur Weiterentwicklung bestehender Angebote erfolgen bzw. bei Bedarf auch Tätigkeitsprofile erweitert werden. *Der Professionalität als auch der Verpflichtung dem Konsumenten/Klienten gegenüber entsprechend werden auch die Tätigkeiten der Psychologischen Beratungsstellen für Studierende laufend Evaluierungen unterzogen. Einerseits wird hiermit einer Forderung des Rechnungshofes entsprochen und andererseits die hohe Effektivität längerfristiger Beratungen und damit die Sinnhaftigkeit der Beratungsinstitution untermauert (Felnémeti 1997). Eine Maßnahme zur Qualitätssicherung im Hinblick auf Qualitätsmerkmale des Prozesses bzw. der Durchführung stellen die seitens des Bundesministeriums erstellten und für die Beratungsstellen verbindlich geltenden Standards für die detaillierten Aufgabenbereiche der Psychologischen Beratungsstellen dar. Zur Evaluierung im Hinblick auf die Überprüfung des Therapieerfolges lässt sich in Anlehnung auf den gegenwärtigen Stand der Psychotherapieforschung als generelle schulenübergreifende Methode v.a. die Erfassung der vom Klienten durchgeführten subjektiven Einschätzung heranziehen. Diese aufgrund der Anonymität der Psychologischen Betreuung äußerst diffizile Aufgabe wird innerhalb der Beratungsstellen vom „Arbeitskreis Evaluierung" wahrgenommen und weiterentwickelt.*

Beuck R, Harke D, Voß S (2000) Qualitätsmanagement und Qualitätskriterien für die Bildungs- und Weiterbildungsberatung. Brandenburg, LASA Eigenverlag

Felnémeti A (1997) Wirkungsvoll – Wirkungs "los"? In: Turrini H, Schilling M (Hrsg.) Wi(e)der die studentischen Probleme. Wien, Bundesministerium für Wissenschaft und Verkehr

Christa Kendlbacher

- F -

Faktoren erfolgreichen Studierens Erfolgreiches Studieren umfasst nicht nur Leistung und Aneignung von Wissen, einen Studienabschluss in angemessener Zeit, den Erwerb von Allgemeinbildung und fachübergreifenden Kenntnissen, sondern auch Persönlichkeitsaspekte, wie soziale Kompetenz, Konflikt- und Problemlösungsfähigkeit, intrinsische (aus sich selbst kommende) Studienmotivation, Erlebnisfähigkeit und Persönlichkeitsentwicklung zur Bewältigung von Studien- und Lebensaufgaben (Pichler et al. 1991). In repräsentativen Umfragen (Pichler 1993; Pichler & Radaelli 1994) wurden die Beziehungen von Verhaltensweisen, Strategien und Einstellungen zum Studienerfolg erhoben. Der Studienerfolg wurde durch folgende Kriterien erfasst: Zufriedenheit mit dem Studienerfolg, Semesteranzahl beim Abschluss des ersten bzw. zweiten Studienabschnitts, geschätzte Anzahl der Semester bis zum Abschluss des jeweiligen Studienabschnitts, Notendurchschnitt aller bisher abgelegten Prüfungen und Gesamtsemesteranzahl (Anzahl der bisher absolvierten Semester plus geschätzte Semesteranzahl bis zum Abschluss des aktuellen Studienabschnitts). Die wesentlichen Ergebnisse betreffen die Bereiche Studienwechsel, Studienwahl, Lern- und Arbeitsverhalten, Sozialkontakte und Sozialverhalten und Umgang mit persönlichen Problemen (Pichler 1997).

Ein Studienwechsel kann zu Erfolg im neu gewählten Studium führen, wird er zu einem möglichst frühen Zeitpunkt (in den ersten beiden Semestern) und nicht nach momentanen Misserfolgen, sondern rational begründet aus der Erkenntnis vorgenommen, zuvor eine falsche Studienwahl getroffen zu haben, bei welcher die eigenen Interessen und Fähigkeiten nicht oder nicht ausreichend berücksichtigt wurden. Einen bedeutenden Faktor stellt die → *Studienwahl* dar. Sie sollte gemäß den eigenen Interessen und Begabungen, mit dem Bewusstsein über die eigene Leistungsfähigkeit bezüglich der Studienanforderungen, nach Informationen über Studium und Beruf (schriftliches Informationsmaterial, Gespräche mit einschlägig Studierenden und Berufstätigen) und eigenständig, unbeeinflusst erfolgen. Das Lern- und Arbeitsverhalten erfolgreich Studierender zeigt Vermeiden von Überforderung, positive Einstellung zum Studium, regelmäßigen Besuch von Lehrveranstaltungen, Strukturierung des Lernstoffes und Setzen von Schwerpunkten, Freude am Lernen, Beschäftigung mit Fachliteratur (auch außerhalb des Prüfungsstoffes), Kontakt zu Universitätslehrern (Sprechstunden), Kenntnis von Lerntechniken, Planung der Freizeit, Arbeiten mit Lernpartner oder in Lerngruppen, Sorgen für angenehme, fördernde Lernbedingungen sowie Interesse am Lernstoff. Das Sozialverhalten (→ *soziale Kompetenz*) Erfolgreicher umfasst kompetenten Umgang mit Administration und Organisation der Universität, Lernen mit Lernpartnern, Freizeitgestaltung mit Kolleginnen und Kollegen, Kontakte zu Universitätslehrern, problemfreie Elternbeziehung, soziale Integration, Interesse an Politik, mehr Sozialkontakte innerhalb der Universität als außerhalb, kulturelles Interesse, Kontaktfreudigkeit, soziale Flexibilität, Kooperationsfähigkeit, stabile enge Beziehungen und Eingebundensein in einen Freundeskreis. Erfolgreich Studierende betrachten persönliche Probleme als zum Leben gehörend, sie suchen dabei nach Lösungsmöglichkeiten, die sie schrittweise entwickeln und erproben, sie verfügen über ein Problembewusstsein und sind in der Lage Probleme aus innerer Distanz zu beurteilen.

Pichler R, Massoth E, Knauer H (1991) Kriterien erfolgreichen Studierens. Schriftenreihe der Studentenberatung des Bundesministeriums für Wissenschaft und Forschung. Wien, Eigenverlag

Pichler R (1993) Faktoren erfolgreichen Medizinstudiums. Repräsentative Umfrage unter Österreichs MedizinstudentInnen. Schriftenreihe der psychologischen Studentenberatung des Bundesministeriums für Wissenschaft und Forschung. Wien, Eigenverlag

Pichler R, Radaelli E (1994) Faktoren erfolgreichen Jusstudiums. Repräsentative Umfrage unter Österreichs Studierenden der Rechtswissenschaften. Schriftenreihe der psychologischen Studentenberatung des Bundesministeriums für Wissenschaft und Forschung. Wien, Eigenverlag

Pichler R, Radaelli E (1994) Faktoren erfolgreichen SOWI-Studiums. Repräsentative Umfrage unter Österreichs Studierenden der Sozial- und Wirtschaftswissenschaften. Schriftenreihe der psychologischen Studentenberatung des Bundesministeriums für Wissenschaft und Forschung. Wien, Eigenverlag

Pichler R, Radaelli E (1994) Faktoren erfolgreichen Lehramtsstudiums. Repräsentative Umfrage unter Österreichs Studierenden der wissenschaftlichen Lehramtstudien. Schriftenreihe der psychologischen Studentenberatung des Bundesministeriums für Wissenschaft und Forschung. Wien, Eigenverlag

Pichler R (1997) Faktoren erfolgreichen Studiums. In: Turrini H, Schilling M (Hrsg.) Wi(e)der die studentischen Probleme. Schriftenreihe der Psychologischen Studentenberatung des Bundesministeriums für Wissenschaft und Verkehr. Wien, Eigenverlag

Rudolf Pichler

Familienbrett in der Studienwahlberatung Das Familienbrett ist ein Verfahren aus der *Systemischen Familientherapie*, bei dem Personen sich selbst und einzelne Mitglieder ihres sozialen Systems mit Hilfe von verschieden großen und geformten Holzfiguren symbolisch repräsentieren und auf ein Brett stellen. Neben der Arbeit am Familiensystem eignet es sich allgemein auch „ganz besonders für das Ausprobieren von bisher nicht erkannten Alternativen zu aktuellen Problemen ... und für ein konkretisierendes Ausmalen von Zukunftsphantasien“ (Ludewig 2000, 14). In diesem Sinne können die Holzfiguren durchaus auch verschiedene Studienrichtungen repräsentieren, die dann von der Beratung suchenden Person im Rahmen einer → *Studienwahlberatung* spielerisch ausprobiert werden, wodurch sie wiederum Unterstützung im → *Entscheidungsprozess* und in der → *Zielfindung* erfährt.

Ludewig K (2000) Das Familienbrett – Theorie, Methode, Entwicklungen. In: Ludewig K, Wilken U (Hrsg.) Das Familienbrett. Ein Verfahren für die Forschung und Praxis mit Familien und anderen sozialen Systemen. Göttingen, Hogrefe, 13–36

Gerhard Labacher

Anm.d. Hgs.: Sowohl in der Psychologischen Studentenberatung als auch in der Schulpsychologie-Bildungsberatung gibt es zahlreiche Wege zur → Diagnostik. Das Familienbrett steht hier als Beispiel für instrumentale Möglichkeiten.

AUS DER PSYCHOWERKSTATT: Fehler und Erfolgstipps

- Nicht vorzeitig aufgeben: Statt einem zu fernen Ziel gibt es tausend erreichbare, statt einem versperrten Weg zahlreiche offene! (Franz Sedlak)
- Zitat nach H. Qualtinger: „Wer glaubt alle Probleme mit einem Schlag lösen zu können, sollte Boxer werden." (Christian Schöpf)
- Je aktiver, bewusster, wacher und – nicht müde, schlaff, überreizt und alarmiert, medikamentös „beruhigt" oder aufgeputscht – wir lernen, desto besser ist unsere Lern-, Gedächtnis- und Prüfungsleistung! (Franz Sedlak)
- Bei der Studienwahl geht es weniger darum sich für das „Richtige" zu entscheiden, sondern sich „richtig zu entscheiden". (Ernst Frank)
- Unlust kann nicht durch Ärger beseitigt werden. (Rudolf Pichler)
- Wer immer nur Erfolg hatte, ist bei Misserfolg hilflos. (Rudolf Pichler)
- Wer mit Scheuklappen durchs Leben geht, sollte sich einen Kutscher suchen. (Rudolf Pichler)
- Ein/e Direktor/in muss nicht alles selbst können, aber er/sie sollte imstande sein, die richtigen Leute für die wichtigen Aufgaben zu motivieren. (An einer Türe zur Direktion gefunden).
- Ohne Fehler gibt es keine Entwicklung! Fehler sind grundsätzlich etwas Gutes! Aus Fehlern kann ich lernen! Fehler sind menschlich! Irren ist erlaubt! (Sonja Skof)
- Das Genie beherrscht das Chaos! (Sonja Skof)
- Dehnen nach dem Sport kann in Verbindung mit ruhiger, gleichmäßiger Atmung und Nachspüren auch als Kurzentspannungstechnik verwendet werden. (Michael Katzensteiner
- Auch während eines Auslandsstudiums oder Erasmussemesters zahlt es sich aus, bei auftretenden Schwierigkeiten eine psychologische Beratungseinrichtung – meist an der Universität angesiedelt – aufzusuchen. (Michael Katzensteiner)
- Selbstvertrauen beflügelt, wer zu viel zweifelt, schleppt sich nur vorwärts! (Franz Sedlak)
- Wer ständig dem Glück nachläuft, verscheucht es. (Rudolf Pichler)
- Humor schafft einen unbeschwerten und leichteren Zugang bei der Lösung von Schwierigkeiten. (Otmar Wiesmeyr)
- Eigenlob kann auch duften. (Rudolf Pichler)
- Es gibt täglich Möglichkeiten, unsere Fähigkeiten einzusetzen – wenn wir die Gelegenheit ergreifen! (Franz Sedlak)

- Erkenntnis schützt vor Dummheit, Selbsterkenntnis vor Größenwahn. (Rudolf Pichler)
- Es gibt einiges, was Hänschen erst lernen kann, wenn es zu Hans geworden ist. (Rudolf Pichler)
- Gute Schüler geben die richtigen Antworten – Gute Studenten stellen die richtigen Fragen. (Andrea Hüngsberg)
- Beim Betrachten eines Problems ist es manchmal wie beim Betrachten eines Gemäldes: erst wenn man ein paar Schritte zurücktritt und auf Distanz geht, überschaut man das Ganze und erkennt Zusammenhänge. (Andrea Hüngsberg)
- Angst vor Prüfungsversagen ist eine schlechte Lernpartnerin, Freude am Lernen eine gute. (Rudolf Pichler)
- Vorgefertigte Wissens-Bestandteile verführen zu fertigen Produkten – wir müssen es wagen, selbst zu denken! (Franz Sedlak)
- Für gute Leistungen dürfen wir uns auch selbst loben. (Rudolf Pichler)
- Aus einem kleinen Anfang entspringen alle Dinge. (Marcus Cicero)
- Der Mensch hat dreierlei Wege, zu handeln: erstens, durch nachdenken, das ist der edelste; zweitens, durch nachahmen, das ist der leichteste und drittens, durch Erfahrung, das ist der bitterste. (Konfuzius)
- Nichts auf der Welt ist soweit entfernt, wie der Weg vom guten Vorsatz zur guten Tat. (Norwegische Weisheit)
- Glücklichsein ist ein Geschenk und kein Dauerzustand. (Rudolf Pichler)
- Große Ziele können nur in Etappen erreicht werden. (Rudolf Pichler)
- Fantasie überwindet Grenzen – Wir können unser zukünftiges Handeln „erproben" und die Gegenwart durch Ideen bereichern! (Franz Sedlak)
- Wenn wir die Folgen und Folgen der Folgen durchdenken, weicht unsere Furcht der Gelassenheit, denn es gibt immer einen Weg, der weiter führt! (Franz Sedlak)
- Ist einmal ein Irrweg als solcher erkannt, wissen wir zwar nicht, wo es weitergeht, wir wissen aber wo nicht. (Rudolf Pichler)
- Blindes Handeln ist schlecht, aber lahmes Wissen ebenso – echter Wissenserwerb zeigt sich in der praktischen Umsetzbarkeit, egal ob philosophische Gedanken oder technische Erkenntnisse. (Franz Sedlak)
- Was wir lernend aufnehmen müssen, zu dem müssen wir JA sagen. Sonst ist der Lernstoff wie eine bittere Arznei, gegen die wir uns wehren. (Franz Sedlak)
- Loslassen ist manchmal mühsamer als festhalten. (Rudolf Pichler)
- Entscheiden hat auch wesentlich etwas mit scheiden, trennen, verabschieden zu tun (Ernst Frank)
- Ratschläge können auch etwas mit Schlägen zu tun haben. (PsychologInnenerfahrung)
- Bei komplexen Lernstoffen hilft die Befreiung von allem unnötigen Ballast, bis die wesentliche Struktur und der entscheidende Inhalt über bleiben. (Franz Sedlak)
- Mitunter ist Vergnügen vor der Arbeit besser als umgekehrt. (Rudolf Pichler)
- Sich selbst zu lieben heißt sich anzunehmen, nicht anzubeten. (Rudolf Pichler)

- Wenn Inhalte für uns noch sehr leblos sind, dann müssen wir sie durch viele Beispiele lebendig machen. (Franz Sedlak)
- Man lernt nicht nur schlecht mit einem vollen Magen, sondern auch mit einem vollen Kopf. (Franz Sedlak)
- Alle genialen Menschen zeichneten sich durch unermüdliche Neugier aus. (Franz Sedlak)
- Lernen ist im Grunde nichts anderes, als neue Möglichkeiten der Unterscheidung zu entdecken. (Franz Sedlak)
- „Der Glaube kann Berge versetzen", aber der Wille ist der Bagger und die Schaufel dazu. (Franz Sedlak)
- Lernen ohne Gefühle ist wie Autofahren ohne Benzin. (Ernst Frank)
- Wer seine Leistung nicht schätzt, ihr also keinen eigenen Wert gibt, kann kein Selbstwertgefühl aufbauen. (Ernst Frank)
- Lernen ist eine Beziehungsangelegenheit, die genauso gut oder genauso schlecht wie eine soziale Beziehung verlaufen kann. (Ernst Frank)
- Wer zu sich selber finden will, sollte nicht andere nach dem Weg fragen. (Peter Tille)
- Man soll Denken lehren, nicht Gedachtes. (Cornelius G. Gurlitt)
- Wer sich zusammenreißt, ist in Gefahr, dass er mit der Zeit zerschlissen wird. (Ernst Frank)
- Wer sich oft Hintertüren offen lässt, vergisst, dass sie nicht nur Fluchttüren sein können, sondern auch Hintereingänge für Ungebetenes. (Ernst Frank)
- Ratschläge sind wie Medizin: Je besser sie sind, umso schlechter schmecken sie. (Sprichwort aus Montenegro)
- Es gehört auch zur Lebensklugheit, dass wir uns nicht dauernd mit Menschen vergleichen, die glücklicher sind als wir. (Sigrid Undset)
- Es gibt ein Gedächtnis des Kopfes und ein Gedächtnis des Herzens. (Robert Hamerling)
- Alles auf einmal tun zu wollen, zerstört alles auf einmal. (Georg Christoph Lichtenberg)
- Wir verlangen, das Leben müsse einen Sinn haben. Aber es hat nur genau soviel Sinn, wie wir ihm geben. (Hermann Hesse)
- Wer einen Fehler gemacht hat und ihn nicht korrigiert, begeht einen zweiten. (Konfuzius)
- Nicht in der Erkenntnis liegt das Glück, sondern im Erwerben der Erkenntnis. (E.A. Poe)
- Es ist nie zu spät, eine glückliche Kindheit gehabt zu haben. (Milton H. Erickson)
- Hilf mir, es selbst zu tun! (Maria Montessori)
- Nichts aber ist verantwortungsloser als Pessimismus. (Karl Popper)

AUS DER PSYCHOWERKSTATT: Freizeitgestaltung

Die Zukunft wird ein großes Potential frei verfügbarer Zeit mit sich bringen. Persönlichkeitsentwicklung sollte auf diesen Kreativbereich Bezug nehmen. Sonst besteht die Gefahr, in Betriebsamkeit und Hektik zu flüchten, die Zeit zu programmieren, durch Animateure verwalten oder durch bereitwillige Akzeptanz von Statuten normieren zu lassen, die Zeit tot zu schlagen oder als „lange Weile" zu erleiden. Schon jetzt zeigen sich Verhaltensauffälligkeiten, Suchtmittelmissbrauch, Erschöpfungsdepressionen, Sinnkrisen, Lebensmüdigkeit als Resultate der Unfähigkeit, sich zu regenerieren, sich selbst zu bestimmen, mit sich selbst auszukommen, d.h. mit der Zeit richtig umzugehen. *Die Schulpsychologie und die psychologische Studentenberatung versuchen, den ganzen Menschen zu erfassen – dazu gehört aber nicht nur die Betrachtung des Verhaltens und Gestaltens der Lern- und Arbeitszeit, sondern auch der unverwalteten Zeit, der Freizeit!* Viele spüren eine dreifache innere Leere: Leer sein ohne Konsumartikel, leer sein ohne Freizeitanimation, leer sein ohne die Gesellschaft anderer. Der Ratlosigkeit und Leere der freien Zeit steht der zunehmende Druck in der Arbeitszeit gegenüber. Diese kann erlebt werden als Erfolgs-Zwang und als Fron (wie auf einer Sklavengaleere), verbunden mit existentiellem Stress, Überlebenskampf bei zunehmender Arbeitslosigkeit und Konkurrenz. Wo der Arbeitsdruck eine übergroße Belastung ausübt, wächst das Bedürfnis nach Spannungsausgleich und Regeneration. In der zunehmend unpersönlicher werdenden Arbeitswelt fühlen wir uns fremdbestimmt, von außen bewegt wie ein Zahnrädchen im Uhrwerk. In uns schreit es nach Selbstbestimmung, Autonomie des Mitmachens oder Verweigerns, nach Selbstverwirklichung. Viele fühlen sich anonym in der Masse wie eine Ameise im Ameisenhaufen und spüren das Bedürfnis nach Sinnhaftigkeit und Erfüllung. Kann man die Bedingungen einer Sklavengaleere, des Zahnrädchens im Uhrwerk, der Ameise im Ameisenhaufen verändern oder ihnen zeitweise entrinnen? Gibt es die Möglichkeiten der Regeneration, der Selbstverwirklichung und Erfüllung unter den gegebenen Rahmenbedingungen, kann man etwas ändern oder muss man aussteigen? Die Bedürfnisse der Zeitgestaltung spiegeln *die psychotherapeutischen Grundanliegen*: die tiefenpsychologische Suche nach vitaler Triebbefriedigung und nach Spannungsausgleich; die humanistisch-psychologische Suche nach Selbstverwirklichung, Selbstbehauptung und die existentielle Suche nach Sinnerfüllung und Engagement. Die Qualitäten der Freizeit sind schon aus dieser Zeitanalyse ableitbar. Aber zusätzlich mag noch eine kleine *„Philosophie des Lebendigen"* hilfreich sein. Pflanzen, Tiere und Menschen sind lebende Organismen, sie können zum Unterschied von „lebloser" Natur wachsen, reifen, sich vermehren. Tiere können darüber hinaus fühlen und sich bewegen. Der Mensch kann all dies und zusätzlich denken, sich mit sich selbst und anderen auseinander setzen. Der Mensch hat die anderen Lebensformen integriert: Er hat auch vegetative, animalische Anteile. **Qualitätsvolle Freizeitgestaltung hat daher zumindest sechs Stufen:** *Stufe I: Energieaufbau.* Hier geht es um Regenerieren, gesundes Wachstum (wie ein kraftvoller Baum, eine prächtige, robuste Pflanze), Aufbau, Erholung. Die Erholungsvorschläge und Entspannungsmaßnahmen beeinflussen besonders das vegetative Nervensystem. *Stufe II: Erlebniskultivierung.* Viele Menschen müssen erst wieder zu Sinnen kommen, d.h. ihre Sinne schärfen, bereit werden für die vielfältigen Wahrnehmungen, die sonst ausgeblendet werden. Und viele Menschen müssen auch wieder einen Zugang zu ihrem Spüren und Fühlen (wie ein verspieltes Reh, das immer wieder lauschend innehält) bekommen, zu einer Empfindungsfülle, die eine wichtige Grundlage für die Erlebniskultivierung darstellt. *Stufe III: Physische Fitness.* In der geschmeidigen und zugleich kraftvollen Bewegung (wie ein wachsamer Tiger), in der ökonomischen und zugleich intensiven, harmonischen Umsetzung der Bewegungsimpulse in Aktivität, im Zusammenspiel von Muskeln, Knochen, Sinnesorganen, Nerven kann der Mensch so manches vom Tier lernen, wobei er noch über die Fähigkeit der bewussten Selbstwahrnehmung verfügt. *Stufe IV: Mentale Fitness.* Was den Menschen trotz seiner gegenüber Tieren stark abfallenden Kraft, Sinnesleistung, Instinkthaftigkeit mächtiger gemacht hat als alles andere, ist seine ungeheure Anpassungsfähigkeit, Organisiertheit, Konsequenz, Kreativität, Spielfreude und Flexibilität im Denken und Handeln. Sie hilft ihm, die unterschiedlichsten Probleme zu bewältigen. *Stufe V: Existenzbewusstsein.* Was den Menschen aber noch mehr auszeichnet als seine Denk- und Handlungsfähigkeit, ist seine Personalität: Er kann sich selbst bestimmen, Sinn entdecken und sich danach orientieren, Werte aufgreifen, Freiheit nützen und Verantwortung übernehmen. *Stufe VI: Soziales Engagement.* Der Einzelne kann sich in den Dienst einer großen Sache stellen, ohne sich selbst und seine Individualität dabei zu vernachlässigen. Der Mensch kann über die eigenen Mauern springen. Soziales Engagement ist eine der vielen Lern-Möglichkeiten, über sich hinauszuwachsen. Die Stufe I verbindet uns mit den Pflanzen, die Stufen II und III zeigen unsere Verbundenheit mit den Tieren. Die Stufen I bis III kennzeichnen unser Körperbewusstsein. Erst die Stufen IV bis VI stellen den Menschen in seinem eigentlichen Menschsein dar. Jede Stufe muss berücksichtigt werden, jede höhere Stufe baut auf den vorangegangenen auf. Qualitätsvolle Freizeitgestaltung umfasst daher Gesundheitsbewusstsein (mit dem Körper und der Gesundheit gut umgehen), Erlebniskultivierung (positive Erlebnisse intensiver und nachhaltiger gestalten), bewusste körperliche Aktivität (durch Sport, Ausgleichsgymnastik, handwerklich…) Strategie und Kreativität zur Problemlösung (aus Problemen Herausforderungen machen, z.B. auch in Bezug auf Lerntechniken), Selbstbestimmung und Sinnorientierung (sich über sich selbst klarer werden), soziales Engagement und Transpersonalität (sich für andere interessieren)**. Man muss sich daher in Bezug auf die Freizeitgestaltung fragen:** Bin ich erholt, regeneriert, entspannt? Wie intensiv kann ich Erlebnisse gestalten, genießen, wie aufnahmefähig bin ich? Bewege ich mich „richtig“ oder bin ich angespannt, bewegungsarm, hektisch …? Bin ich effektiv? Kann ich gut lernen? Was bräuchte ich, um effektiver zu sein? Werde ich derzeit mit Problemen belastet, die mich überfordern? Bräuchte ich Methoden oder Ideen, wie ich besser mit Herausforderungen zurechtkomme? Befinde ich mich derzeit in einer Sinnkrise? Erscheint mir alles frustrierend, grau, leer? Bin ich mir über mich im Klaren? Bin ich isoliert? Wäre es wünschenswert, mehr Kontakte oder zumindest eine hilfreiche Beziehung zu haben? Mache ich mir auch Gedanken über Zusammenhänge, die über meine Person und meine Gegenwart hinausreichen? Wenn es nicht zu einer tiefen Kluft zwischen Freizeit- und Arbeitszeitgestaltung kommen soll, dann sind nicht nur die Freizeitangebote, sondern auch die **Arbeitsbedingungen zu hinterfragen**: Sind z.B. in der Schule oder Arbeitsstätte Möglichkeiten gegeben, mit dem Körper und der Gesundheit gut umzugehen? Wie sieht es in der Firma, in der Schule, im Lehrbetrieb mit Angeboten zur Erlebniskultivierung aus, mit Sport, Ausgleichsgymnastik? Gibt es Betriebs-Angebote zum Erlernen von Strategien und Kreativität zur Problemlösung? Wie viele Möglichkeiten zur Selbstgestaltung und Sinnorientierung ist während und durch die Arbeit möglich? Gibt es Anregungen für soziales Engagement? Schulpsychologen und Psychologische Studentenberater setzen sich für ein qualitätsbewusstes Arbeitsklima in Schulen, Lehrstätten, Universitäten etc. ein.

Franz Sedlak

AUS DER PSYCHOWERKSTATT: Fundament für den Erfolg in Schule und Studium: BASIC IDEA

Der Psychologie und Psychotherapeut Arnold A. Lazarus (1978) hat eine breite Verhaltenstherapie propagiert, die mehrere wichtige Modalitäten umfasst, nämlich das Verhalten, die Gefühle, die körperlichen Empfindungen, die inneren Vorstellungen, die Gedanken, die zwischenmenschlichen Beziehungen und die Beeinflussung der körperlich- seelisch- geistigen Verfassung durch Drogen, Medikamente, ev. auch sportliche Tätigkeiten. Dieses System nannte er BASIC ID nach den Anfangsbuchstaben B = behavior (Verhalten) A = affective processes (Gefühle) S = sensations (Empfindungen) I = images (Vorstellungen) C = cognitions (Kognitionen, Meinungen, Gedanken, Überzeugungen, Einstellungen) I = interpersonal relationships (zwischenmenschliche Beziehungen) D = Drugs (Drogen, Medikamente) und benutzte es für die Erkundung therapierelevanter Daten beim therapeutischen Interview. Sedlak (1984, 62–64) hat diese Formel erweitert zur BASIC IDEA (übersetzbar als „grundlegende Idee“) durch die beiden Bereiche E = Efforts und effects (welche Anstrengungen wurden bisher und mit welchem Effekt getätigt?) und A= Abilities (welche Fähigkeiten, Ressourcen sind vorhanden?). Anhand dieser Formel lassen sich nun wesentliche Impulse für die Veränderung von Situationen erfassen, z.B. bei Lernproblemen

(B) Welche meiner Verhaltensweisen sind mir beim Lernen förderlich/hinderlich?

(A) Was macht mir Angst? Was macht mir Freude? Was ärgert mich? Was macht mich traurig? Wie beeinflussen diese Gefühle mein Lernen? Welche dieser Gefühle haben ihren Ursprung in der Schule bzw. im Studium? **(S)** Welche körperlichen Empfindungen (angenehm, unangenehm) beeinflussen mein Lernen oder werden durch das Lernen ausgelöst? **(I)** Was wäre meine Traumvorstellung vom Studium/vom Lernen, vom Leben? Welche unangenehme Vorstellung habe ich manchmal beim Lernen? **(C)** Was ist für mich in meinem Leben am wichtigsten? Wie ist meine Einstellung zu Schule bzw. Studium? **(I)** Wie geht es mir im Vergleich zu den Kollegen? Wie komme ich mit anderen aus? Verfüge ich über ein gutes soziales Netz? **(D)** Fühle ich mich körperlich o.k.? Wie erhole ich mich vom und für das Lernen? Was tue ich für meine Gesundheit? Beeinträchtigen irgendwelche Substanzen mein Lernen? **(E)** Was habe ich schon bisher zur Verbesserung meiner Lernsituation unternommen? Mit welchen Effekten (Erfolgen, Fehlschlägen)? Welche Erfolge habe ich bisher beim Lernen gehabt? **(A)** Wo liegen meine Stärken, Begabungen, Talente? Wie kann ich meine Talente beim Lernen einsetzen? Bei jedem dieser Bereiche kann man nun ansetzen und eine Verbesserung anpeilen. Z.B. bei C der Aufbau → *hilfreicher Gedanken*. Oder bei A (abilities) bessere Nutzung der vorhandenen Ressourcen u. v. a. m.

Lazarus A A (Hrsg.) (1978) Multimodale Verhaltenstherapie. Frankfurt a.M., Fachbuchhandlung für Psychologie, Verlagsabteilung
Lazarus A A (1995) Praxis der multimodalen Therapie. Tübingen, dgvt
Lazarus A A (2000) Multimodale Kurzpsychotherapie. Suttgart, Klett-Cotta
Sedlak F (1984) Lernen kann jeder lernen. Sichere Wege zum Lernerfolg. Wien, Österreichischer Bundesverlag

Franz Sedlak

- G -

AUS DER PSYCHOWERKSTATT: „Gedächtnisverlust" – ein Fallbericht

Georg M. ist 30 Jahre alt, seit zwei Jahren verheiratet und versucht seit einigen Monaten sein Technikstudium wieder aufzunehmen bzw. zu Ende zu bringen. Nach anfänglichem, zügigem Studieren, bot sich ihm die Möglichkeit in einem Sportverein als Trainer zu arbeiten und so stellte er sein Studium hintan. Die berufliche Tätigkeit befriedigte ihn aber immer weniger und es bestanden auch keine Zukunftsperspektiven, sodass er daran ging die letzten vier noch ausständigen Prüfungen in Angriff zu nehmen. Als er gegen Jahresende unsere Beratungsstelle aufsucht, ist er völlig deprimiert und entmutigt. Er hätte immer wieder versucht zu lernen, wäre aber mit dem Stoff nicht weitergekommen und glaubt nun seine Aufnahmefähigkeit und sein Gedächtnis verloren zu haben. Seine Frau hat ihr Studium schon vor Jahren abgeschlossen und ist berufstätig. Die beiden erwarten in einigen Monaten ihr erstes Kind, und da seine Frau nach der Geburt des Kindes zumindest ein Karenzjahr nehmen möchte, wäre es für ihn umso dringlicher den Abschluss zu machen. Er beschreibt seine Ehe als glücklich, auch die Beziehungen zu Eltern und Schwiegereltern sind problemfrei. Freunde hätte er einige, wobei er sich von diesen in letzter Zeit allerdings immer mehr zurückgezogen hätte, ihm fehle die Lust zu gemeinsamen Unternehmungen, wie Klettern oder Schitouren. Er wäre inzwischen nicht einmal in der Lage Zeitungsartikel zu lesen bzw. ihren Inhalt zu erinnern. Die Interpretation, dass er sich offenbar in einer destruktiven Spirale befinde, indem er einerseits Druck auf sich ausübe und sich andererseits hinsichtlich seiner Defizite immer intensiver beobachte, wodurch mangelnde Konzentration und Gedächtnisschwächen verstärkt auffielen, kann er verstehen und annehmen In der ersten Sitzung treffen wir die Vereinbarung, dass er vorläufig jegliches Lernen bzw. jeden Lernversuch unterlassen, sich zumindest mit einem seiner Freunde, trotz mangelnder Motivation zum Klettern treffen, und dass er mit Unterstützung seiner Frau ein leichtes Gedächtnistraining beginnen werde. Dieses Training sieht so aus, dass er einen Zeitungsartikel versucht so gut wie möglich zu lesen und danach von seiner Frau über wesentlich Aspekte des Inhalts befragt wird. Macht er Fehler oder erinnert er etwas nicht, liest er nach. Die zweite Sitzung findet zwei Wochen später statt. Herr M. berichtet von einer Klettertour mit einem Freund, die ihm trotz anfänglicher Lustlosigkeit dann doch etwas Spaß gemacht habe. Auch das kleine Gedächtnistraining wäre insofern erfolgreich, dass er sich an das Gelesene immer besser erinnern hätte können. Besprochen werden die bevorstehenden Weihnachtsferien, die seine Frau und er mit seinen Schwiegereltern verbringen werden. Er wird keine Lernunterlagen mitnehmen, wird sich sportlich betätigen und, wenn er Lust hat, das Gedächtnistraining auf längere und schwierigere Zeitschriftenartikel ausdehnen. Die ausständigen Prüfungen sind kein Thema. Nach weiteren zwei Wochen erzählt M. von den Urlaubsaktivitäten, die ihm Vergnügen bereitet und ihm seine Kräfte wieder bewusst gemacht hätten. Auch die Übungen wären immer besser gegangen, er konnte längere Beiträge einigermaßen konzentriert lesen und bei der „Befragung" durch seine Frau meist alles richtig beantworten. Er fühle sich jetzt stark genug für eine Prüfungsvorbereitung. In der Therapie wird besprochen, dass es sinnvoll wäre, zunächst eine kleinere Prüfung anzustreben und erst nach deren Absolvierung die nächst schwierigere. Er werde vorerst nicht mehr als 1 bis 2 Stunden pro Tag lernen und versuchen den übrigen Tag mit Aktivitäten zu verbringen. In der nächsten Sitzung ist M. voller Zuversicht und Tatendrang. Er hätte die Abmachung eingehalten, anfänglich nur eine Stunde lang gelernt, dann aber seine Lernzeit weiter ausgedehnt und könne jetzt 3 bis 4 Stunden arbeiten. Er hätte wieder Lust an Freizeitaktivitäten. Seine zukünftige Tagesplanung wird gemeinsam erörtert und er legt einen einhaltbar scheinenden Prüfungstermin fest. Kurz vor diesem treffen wir einander wieder. Er hat sein Lernpensum erledigt, fühlt sich prüfungsreif und ist zuversichtlich. In der vorläufig letzten Sitzung berichtet M. vom Prüfungserfolg. Er ist mit sich zufrieden und kann akzeptieren, dass er für Prüfungsvorbereitung etwas länger als manche Kollegen gebraucht hat. Nach einer kurzen Pause wird er seine Lernarbeit wieder aufnehmen um die nächste Prüfung in Angriff nehmen. Ein nächster Termin in einem Abstand von 5 Wochen wird vereinbart.

Rudolf Pichler

AUS DER PSYCHOWERKSTATT: Grundsätzliche Gedächtnisförderung

Die folgenden Anregungen haben sich vielfach bewährt und sind durch die psychologische Grundlagenforschung gestützt: **1) Beim Erlernen von neuem Lern-Stoff soll das bestehende Wissen heran gezogen und als Grundgerüst verwendet werden!** Man kann sich fragen, was man schon weiß und was wirklich neu ist. *Der Lernstoff kann durch dieses Vororganisieren auf das wirklich Unbekannte reduziert werden.* Auch bei praktischen Fertigkeiten kann man das bisherige Können nutzen und auf ihm aufbauen! Assoziationen (Gedankenverbindungen) können nach verschiedenen Gesetzen vollzogen werden: Gegensätze ziehen sich an! Gleich zu gleich gesellt sich gern! Daher soll man zwischen neuem und altem Lernstoff Verbindungen herstellen, indem man überlegt, ob das Neue dem Alten ähnlich ist oder zu ihm in einem Gegensatz steht, ob sich Kausalbeziehungen wie Ursache und Wirkung auffinden lassen oder logische Beziehungen wie Teil und Ganzes. **2) Was man gelernt hat, muss man zumindest ab und zu „auffrischen"!** Nach der „Spurenzerfallstheorie" fallen alte Gedächtnisinhalte auseinander, sie „verstauben" gleichsam oder „verwittern" manchmal sogar. *Gelerntes muss am Anfang in kürzeren Intervallen wiederholt werden.* **3) Erinnerungen muss man überprüfen!** Kritik unseren Erinnerungen gegenüber kann nicht schaden, denn die Erinnerung kann Lücken haben oder das Erfahrene „vergolden". Nach der so genannten „Spurenveränderungstheorie" kommt es durch den Ablauf der Zeit zu einer Veränderung der Gedächtnisinhalte („Die Zeit heilt Wunden", „Die gute, alte Zeit"), d.h. es zeigt sich eine Tendenz zur „guten Gestalt" von Gedächtnisinhalten (Ungereimtheiten werden vergessen, Unebenheiten ausgemerzt). Zeit kann sich also auf das Gedächtnis in zweifacher Weise auswirken: *Entweder das Gelernte „verwittert", wird „verlegt", oder es bleibt ein „goldener" Ausschnitt aus der Erfahrung übrig.* **4) Was wir behalten wollen, müssen wir wichtig nehmen!** Nach der „Interferenztheorie" wird alter Lernstoff vergessen durch Hemmung und Überlagerung bzw. Auslöschung durch neue Lernstoffe. *Nur das, was für uns von großer Bedeutung ist, kann seinen Platz gegenüber den neuen anströmenden Informationen behaupten.* (Es gibt allerdings auch das Gegenteil bei älteren Menschen: eine altersbedingt zunehmende Trägheit oder Sperre gegenüber neuen Informationen) **5) Nur geordnetes Wissen lässt sich leicht abrufen!** Eine durcheinander geratene Bibliothek enthält zwar alle Bücher, aber die einzelnen Bücher können nur schwer gefunden werden, die Informationen sind zwar alle gespeichert, aber man weiß nicht wo. So geht es uns auch mit einem Buch ohne Inhaltsverzeichnis oder ohne Überschriften oder einem großen Parkplatz vor einem Supermarkt ohne Hinweise oder Symbole für leichteres Finden des geparkten Autos. *Daher das Wissen gliedern (mit Zusammenfassungen, Überschriften usw.) und eine Fragetechnik einsetzen, mit der der Lernstoff kategorisiert wird und geordnet abgefragt werden kann.* **6) Was wir lernen und behalten wollen, müssen wir mit angenehmen Vorstellungen oder Situationen beim Lernen assoziieren (verbinden)!** Wir müssen *Lernstoffe erinnernswert* machen! Denn Unangenehmes wird leicht weg geschoben, verdrängt und „vergessen". **7) Nicht isolierte, unbezogene Elemente, sondern sinnvolle Ganzheiten lernen!** Die Buchstaben E, F, F, N, O, L, R, S, T lassen sich leichter behalten, wenn man sie zu einem Wort „LERNSTOFF" verbindet. Je mehr wir einen neuen Lernstoff als *zusammenhängend erleben*, desto mehr behalten wir im Gedächtnis. **8) Wir merken uns im Schnitt ca. 7 Einheiten!** Wenn wir diese Einheiten groß gestalten (Superzeichen), dann können wir uns sehr viel mehr merken. **9) Wenn wir etwas unmittelbar gelernt haben, sollten wir darauf achten, dass keine Störreize nachher auftreten!** Vor allem ähnlich klingende Laute können Interferenzen (gegenseitige Überlagerungen) erzeugen, die die Einprägung beeinträchtigen. Im so genannten Kurzzeitgedächtnis behalten wir nämlich frisch Gelerntes nur für einige Minuten bis Stunden. Deshalb kann sich unmittelbar vor dem Schlafen Gelerntes so gut und ungestört einprägen. **10) Wir müssen klare, präzise Vorstellungen von Lern-Inhalten haben!** Das Langzeit-Gedächtnis behält zwar Gelerntes über Tage, Wochen und Jahre, ist aber durch Bedeutungsähnlichkeiten (semantische Interferenzen) störbar. Wenn zwei Inhalte gelernt wurden und einer dominanter ist, wird eher mit dem dominanteren reagiert. Es gibt proaktive und retroaktive Interferenzen: Vorher Gelerntes kann Nachfolgendes beeinträchtigen und umgekehrt. **11) Man soll beim Lernen sehr abwechslungsreich vorgehen! Andererseits soll man sich auf die Prüfungssituation einstellen!** Denn: Je verschiedener die Lernsituationen sind, desto geringer ist die Interferenz, je ähnlicher aber die Lernsituation der Prüfungssituation ist, desto leichter fällt dann die Wiedergabe des Gelernten bei der Prüfung. **12) Beim Lernen gibt es einen Positionseffekt!** Am Anfang und am Ende Gelerntes wird leichter behalten als Inhalte in der Mitte. Bei schwierigen Lernstoffen sollte daher der Positionseffekt ausgenützt werden, entweder durch die zeitliche Position (am Anfang und am Ende, bekannt als Primacy-Recency-Effekt), aber auch durch die örtliche Position. *Wichtiges wir an hervorgehobenen Stellen platzieren!* **13) Beim Lernen muss man bedenken, dass das Gelernte sich festigen muss!** Man muss Pausen machen, beim Lernen möglichst Verschiedenes hinter einander ansetzen. Denn die Gedächtnishemmungen beruhen auf der Tatsache, dass das Gehirn zur Einprägung und zur Verarbeitung länger braucht als die Sinnesorgane zum reinen Aufnehmen der Informationen. Daher kann ein vorher gelernter Stoff sich auf das Reproduzieren eines nachfolgenden Stoffes auswirken (proaktive Hemmung), ebenso kann ein neu gelernter Stoff rückwirkend die Einprägung eines alten, vorher gelernten Stoffes behindern (retroaktive Hemmung), ähnliche Lerninhalte, zwischen deren Erlernen keine Pause gemacht wird, können ebenfalls zu Interferenzen führen, Aufregung oder andere intensive Gefühle können eine affektive Gedächtnishemmung hervorrufen. Bestehende Gedankenverbindungen erschweren die Assoziation mit neuen Inhalten (assoziative Hemmung). **14) Lernstoff kann besser eingeprägt werden, wenn er gruppiert wird!** Man kann den Stoff zur Gänze oder in Teilstrecken lernen. Vorteile des *Ganz-Lernverfahrens* sind die Sinnerfassung und Strukturierbarkeit, Nachteile sind der Zeitaufwand für das Lesen und Wiederholen dieser großen Informationsblöcke und das weite Ziel. Beim *Teil-Lernverfahren* wirken sich das rasch erreichbare Teilziel und die dadurch gegebene Belohnung durch das Erledigen eines Lernschrittes belohnend und verstärkend aus. Schauspieler lernen ihren Stoff eher nach dem Ganz-Lernverfahren, Schüler nach dem Teil-Lernverfahren. Beim Vokabellernen ist das Ganz-Lernverfahren (alle Vokabeln einer Lektion auf einmal lernen) dem Teil-Lernverfahren meist überlegen. **15) Für jeden Menschen gibt es eine optimale Größe der Lerneinheit!** Diese Größe wechselt mit der Übung und mit dem Lernstoff. Zusammenhänge helfen beim Merken einer Reihe von Einzelheiten, z.B. durch Bilden einer Geschichte oder ein Skizze, in der alle Einzelheiten miteinander verbunden werden. **16) Das beste Mittel gegen das Verges-**

sen ist das tägliche Anwenden des Gelernten! Wichtiger als das Behalten von bestimmten Inhalten oder Informationen ist das Behalten von intellektuellen Fähigkeiten und Fertigkeiten. (z.B. schnelles Rechnen oder neue Lesetechniken oder die tägliche Anwendung einer bestimmten Lerntechnik). Auf diesen grundsätzlichen 16 Förderüberlegungen aufbauend gibt es viele Möglichkeiten wie z.B. → *Eselsbrücken,* optische Hilfen durch geistige Landkarten (mind maps) u.v.a.m.

AUS DER PSYCHOWERKSTATT: Mit hilfreichen Gedanken zum Erfolg in Schule und Studium

Der amerikanische Psychologe *Albert Ellis* (1989; Schwartz 2004) hat in der von ihm begründeten *rational-emotiven Therapie* betont, dass unser Denken (rational) unser Fühlen (emotional) bestimmt, daher der Name rational-emotive Therapie (aber schon die → *Individualpsychologie* hat unsere Fiktionen wichtiger gefunden als die Fakten). Bereits die Griechen im klassischen Altertum wussten: *Nicht die Ereignisse selbst machen uns glücklich oder unglücklich, sondern wie wir sie bewerten und was wir daraus machen.* Ellis hat ein **ABC der Gefühle** entwickelt: Ein Ereignis – *Auslöser* (**a**ctivating event) oder *Anlass* genannt – wird innerlich positiv, negativ oder neutral aufgenommen. Das hängt von unserer *Bewertung* aufgrund unserer Ansichten (**be**liefs) ab und führt dann zu unterschiedlichen (emotionalen) Folgen (***c**onsequences).* Damit haben wir schon das ABC! Der Weg von A führt nicht direkt zu C, sondern geht zunächst über B! Ellis versteht unter B (beliefs), unsere sinnvollen oder unsinnigen Überzeugungen, die dem Ereignis eine bestimmte Bedeutung geben. AB → C. Eine schlechte Note (A) kann auf folgende verschiedene Arten bewertet werden (B): Das ist furchtbar! Die blöden Lehrer! Jetzt strenge ich mich noch mehr an! Das war ein Pech, nächstes Mal geht es besser! Usw. *Je nach unserer Bewertung wird die emotionale Folge (consequence) dann jeweils anders sein*: „Das ist furchtbar!" → Traurigkeit. „Die blöden Lehrer!" → Ärger. „Jetzt strenge ich mich noch mehr an!" → Leistungsbereitschaft. „Das war ein Pech, nächstes Mal geht es besser!" → Zuversicht. **Destruktive Ansichten und innere Leitsprüche** sind z.B.: „Alles muss perfekt sein, sonst ist es nichts wert!" „Mir darf kein Fehler unterlaufen, sonst bin ich ein Versager!" „Jeder muss mich sofort ins Herz schließen, sonst bin ich nichts wert und die anderen auch nicht!" Wenn man solche „unsinnigen Überzeugungen" hat, dann kann man leicht aus der seelischen Balance geraten und dann gibt es unzählige „Gründe", traurig, ärgerlich oder verzweifelt zu sein. Mit anderen Worten: Mit negativen Bs wird fast aus jedem A ein negatives C! Wir brauchen daher realistische und zugleich aufbauende Bewertungen und müssen die überzogenen, negativen abbauen. Denn: Mit positiven Bs wird fast aus jedem A ein positives C! Solche **positiven Bewertungen** sind z. B: „Ich versuche alles so gut wie möglich zu machen!" „Aus Fehlern lernt man – kein Grund zur Panik!" „Gut Ding braucht Weil'!" Solche

Bewertungen bzw. Einstellungen führen auch bei unangenehmen Ereignissen nicht zu einer „Katastrophe", sondern lassen immer viel Platz für Zuversicht,Veränderung und Hoffnung frei. *Die Erfolgs-Formel lautet daher: AB(+) → C(+).* Nicht alles lässt sich freilich positiv betrachten. Es gibt Ereignisse oder Umstände, für die wir keine positive Bewertung, keine positive Perspektive finden können. Der rational-emotive Ansatz darf auch nicht missverstanden werden: Es geht nicht darum, allem eine positive Seite abzugewinnen. Vieles muss verändert werden! Ellis hat die Grenzen der Psychotherapie allgemein beschrieben (1978, 239–282). Andererseits hat sein Ansatz viele Anwendungen (1979). **Praktische Übungen mit dem ABC** sind in einer Gruppe, Klasse, Team (aber auch allein) möglich, z.B.: Jeder führt Problemsituationen (A) an (z.B. negatives Zeugnis, Zug versäumt, Brieftasche verloren, schlechte Note auf Diplomprüfung, ...). Anschließend werden negative Bewertungen gesammelt (B) (z.B.: Das ist ganz furchtbar! Das werde ich nicht schaffen! So etwas darf nicht passieren!) Dann werden Beispiele für die Gefühle gesucht, die sich daraus ergeben (C-) (z.B. Frustration, Ärger ...). Nun werden positive Bewertungen (B) gesammelt (z. B.: Es ist arg, aber nicht katastrophal! So etwas kann passieren! Ich schaffe es trotzdem!) Und wieder werden Beispiele für die Gefühle gesucht, die sich daraus ergeben (C+). Auch die **folgende Übung** ist einfach durchzuführen. Die aufgezählten Gedanken (Kognitionen) sind gemischt, es gibt positive und negative, d.h. förderliche und hinderliche. Es geht darum, neben dem B (für belief) ein + oder – zu setzen. Bei manchen Beispielen wird das nicht ganz einfach sein: Ich verstehe das nicht! (B) Probleme sind zum Lösen da! (B) Ich stelle mir vor, wie alles gut wird! (B) So etwas mir! (B) Frechheit! (B) Gleich fällt mir die Lösung ein! (B) Das wird mir alles zu viel und zu schwer! (B) Ich habe schon Schwereres ertragen! (B) Es ist nichts, es ist nichts, es ist nichts. (B). Kommt Zeit, kommt Rat! (B) Die sind ja alle blöd! (B) Ich schlafe d´rüber und dann fällt mir etwas ein! (B) Alles war super, jetzt ist alles ganz mies! (B) Mit Humor geht alles besser! (B) Vielleicht habe ich nur geträumt! (B) Alles hat zwei Seiten! (B) Das ist unter meiner Würde! (B) Ich entdecke auch das Positive an der Situation! (B) Ich bin ganz klein und unsichtbar! (B) Scharf nachdenken! (B) Ich lasse mich davon nicht erschüttern! (B) Wie komme ich trotz den Hindernissen zum Ziel! (B). In jeder schwierigen Lage kann man positiven Gedanken einsetzen. Manchmal (vor allem bei Kindern) kann es sinnvoll sein, **positive Gedanken mit Symbolen zu verbinden**, z.B. Symboltiere. In einem Seminar wurden folgende Fragen gestellt: Welches Symboltier, d.h. welches innere Motto hilft am besten in welcher Situation? Es wurden Karten mit Tierzeichnungen ausgeteilt. Dabei wurden folgende Zuordnungen getroffen: Der Löwe – „ich bin stark und fähig", der Hund -„ich folge unbeirrt der Spur", der Bär – „ich bin ruhig und gelassen", das Zebra – „nichts ist nur schwarz oder weiß, alles hat zwei Seiten", das Reh – „ich bin aufmerksam und konzentriert" usw. Jeder muss seine eigenen Zuordnungen, Symbolisierungen finden. Wichtig ist, dass diese inneren Bilder in schwierigen Situationen ihre Wirksamkeit entfalten. Ein Symbol hat aber auch den Vorteil, dass man es sichtbar machen kann (z.B. ein Stofftier), sichtbar platzieren kann und so immer wieder an die konstruktiven Gedanken erinnert wird. Eine spezielle Gruppe von Gedanken, Bewertungen, beliefs stellen die Begründungen für eigenes oder fremdes Verhalten dar. Diese *Kausalattribuierungen* können hilfreich sein (wenn sie angemessen sind, d.h. je nach Situation die Gründe für Erfolg und Versagen innen oder außen gesucht werden, entweder in dauernden oder augenblicklichen Umständen) oder hemmend (wenn z.B. Erfolge immer äußeren, zufälligen und Misserfolge immer inneren und dauernden Gründen zu geschrieben werden). *Ein nicht unbedeutender Anteil der rund 100.000 jährlichen psychologischen Intensivberatungen der Psychologischen Studentenberatung und der Schulpsychologie – Bildungsberatung Österreichs besteht in der Arbeit an den Kognitionen. Irrige Annahmen über die eigene Unfähigkeit können z.B. durch entsprechende Begabungs- und Interessensfeststellungen korrigiert werden.*

Ellis A (1978) Die rational-emotive Therapie. Das innere Selbstgespräch bei seelischen Problemen und seine Veränderung. Leben lernen 26. 2. Aufl. München, Pfeiffer

Ellis A, Grieger R (1979) (Hrsg.) Praxis der rational-emotiven Therapie. München, Urban und Schwarzenberg

Ellis A (1989) Training der Gefühle – Wie Sie sich hartnäckig weigern, unglücklich zu sein. München, mvg

Schwartz D (2004) Vernunft und Emotion: Die Ellis-Methode. 4. Aufl. Dortmund, Borgmann

Franz Sedlak

Gewaltprävention Gewalttätigkeiten und → *Aggression*, vor allem destruktiver Art, prägen in zunehmender Weise das Zusammenleben in der Schule (Klasse, Pausenhof, Schulweg). Dabei spielen Konflikte, die in der Klasse nicht gleich direkt zum Vorschein kommen, eine nicht untergeordnete Rolle. Determinanten auffälligen Verhaltens können intrinsischer und/oder extrinsischer Art (Ursprung oder Wirkung im Organismus und/oder im äußeren Ereignis) sein. Schule als Ort sozialen Lernens kann z. B. durch Hilfe von Experten (Schulpsychologen, Mediatoren) Kommunikationsformen entwickeln, die aggressivem Verhalten und gewaltsamer Auseinandersetzung bereits im Entstehungsprozess entgegenwirken. Schädigendes, destruktives Verhalten hat vermutlich mit fehlender Empathiefähigkeit, Impulskontrolle, Beeinträchtigung im Umgang mit Ärger und Wut, geringer Frustrationstoleranz und Verstärkungsmustern im Modellverhalten (vgl. Weiß 2000) zu tun. Der Begriff Empathie stammt aus dem Angloamerikanischen und wird als „verstehen, sich über etwas bewusst sein und Gefühle und Gedanken anderer nachempfinden zu können" (Webster 1990) definiert. Im Deutschen kommt ihm am ehesten der Begriff „Einfühlsamkeit" nahe. Ein Individuum (z. B. Schulkind) muss, um Gefühle von anderen wie Traurigkeit oder Wut mitempfinden zu können, in der Lage sein, emotionale Anzeichen dafür wahrnehmen zu können und die genannten Gefühle von anderen Gefühlen unterscheiden zu können. Durch Stärkung des Verständnisses für Gefühle anderer lernt das Kind eine schwierige sozial-emotionale Situation aus einem anderen Blickwinkel zu sehen. Diesen Lernprozess können Gewaltinterventions- oder präventionsprogramme (z. B. FAUSTLOS, Cierpka 2001) unterstützen. Der Umgang mit Ärger und Wut stellt dabei ein Schlüsselbegriff dar, der davon ausgeht, dass das gestresste Kind vom Lehrer zunächst die Möglichkeit eingeräumt bekommt, sich über die Problemsituation äußern zu können und durch Erörterung und Thematisierung der Situation die angestaute Aggression abbaut. Es können auch „Ideen" des Kindes zur Verbesserung der Situation in den Prozess implementiert werden (Bitschnau & Tragner 2006). Das Kind lernt – durch entsprechende Intention – das Gefühl von Ärger und Wut besser zu verstehen und zu steuern. Durch Gesprächstechniken → *Gesprächsführung* wie Klären, Spiegeln etc. können Verhaltensweisen erlernt werden, die das Kind befähigen, andere Kinder in ihrem Verhalten besser zu verstehen und die Entstehung von Konfliktsituationen früher zu erkennen. Das Kind erhält auch die Befähigung, sich gedanklich und emotional besser in eine neue, schwierige Situation hinein zu leben. Durch Besprechungen schädigender Verhaltensweisen finden Umdenkprozesse statt, die „Schulalltagsprobleme" z. B. in einem anderen Licht erscheinen lassen oder dadurch gar nicht entstehen. Konflikte in der Unterrichtspause können auch definitiv Anlass zu einer eingehenden Erörterung und Neudefinierung der Verhaltensziele sein (→ *Zielfindung*, etwa gemeinsam mit allen Kindern der Klasse). Das Begreifen bzw. Erleben bestimmender gemeinschaftlicher Spielregeln und das Verstehen von Zusammenhängen der destruktiven Verhaltensweisen bzw. Verursachungsmomente kann die Entstehung und Anwendung von psychischer und physischer Gewalt verhindern. Zumindest, wenn das Kind gelernt hat, mit einer drohenden Gewalt angemessen und wirksam umzugehen und sich ihr eventuell zu widersetzen. Im Kausal-Nexus trägt die Durchführung eines qualitativen und quantitativen Gewaltpräventionsprogrammes zur Förderung der psychischen, körperlichen und geistigen Gesundheit bei. Man könnte es unter der Maxime „für einander sensibler werden – Einfühlsamkeit statt Grobheit erleben" verstehen.

Bitschnau W, Tragner H S (2006) Evaluierungsstudie über Verhaltenstraining zur Förderung der Empathiefähigkeit und sozial-emotionalen Kompetenz von Kindern in der 2. ÜVS-Klasse der Pädagogischen Akademie Feldkirch. In: ars paedagogica, Heft 2, Edition 8. Feldkirch, Forschungsstelle im Akademienverbund

Cierpka M (Hrsg.) Faustlos – Ein Curriculum zur Prävention von aggressivem und gewaltbereitem Verhalten bei Kindern der Klassen 1 bis 3. Göttingen Bern Toronto Seattle, Hogrefe

Weiß R H (2000) Gewalt, Medien und Aggressivität bei Schülern. Göttingen Bern Toronto Seattle, Hogrefe

Webster M (1990) Dictionary. Springfield

Walter Bitschnau

Gruppen(psycho)therapie **Gruppen(psycho)therapie ist ein Sammelbegriff für alle (Psycho-)Therapieformen, die in einem Gruppensetting angeboten werden. Es handelt sich um die gemeinsame (Psycho-)Therapie mehrerer Personen unter der Leitung von einem oder zwei (Psycho-)Therapeuten. Sie fokussiert auf interpersonelle Beziehungen, die sich in Interaktionen zueinander zeigen.** Viele psychotherapeutische Verfahren (z.B. → Psychoanalyse, → Verhaltenstherapie) können modifiziert auch in Gruppen angeboten werden. Die Therapie in Gruppen hat eine lange Vergangenheit als Methode und eine relativ kurze Geschichte als Psychotherapieverfahren. Die Gruppe als heilendes Medium findet man in nahezu allen Kulturen und früheren Epochen: Es ging vor allem um die Wiedereingliederung des Kranken in die Gemeinschaft, in der Heil(ung) möglich ist, somit um die Bewahrung der Sozialstruktur. Als Begründer der Gruppentherapie im heutigen Sinn gilt Jakob L. Moreno, der 1931 als erster den engeren Begriff „Gruppenpsychotherapie" in einem wissenschaftlichen Kontext verwendete (Jahrestagung der American Psychiatric Association) und ab 1932 das Psychodrama als Psychotherapiemethode entwickelte. Die **Gruppenpsychotherapie** lässt sich nach interaktionszentrierten Methoden (analytische, klientenzentrierte, pragmatische, ...) und konflikt- bzw. problemorientierten Verfahren (verhaltenstherapeutische, gestalttherapeutische, psychodramatische, ...) unterscheiden. In Österreich hat die Dynamische Gruppenpsychotherapie (sie verbindet tiefenpsychologische Ansätze mit der gruppendynamischen Feldtherorie nach Kurt Lewin) sowohl stationär als auch ambulant breitere Anwendung gefunden (Majce-Egger 1999). **Gruppentherapie** (als unspezifischerer Ansatz) umfasst z.B. Informations-, Aussprache-, Aktivitäts- und Übungsgruppen oder soziotherapeutische Settings (z.B. therapeutische Gemeinschaft). Einer der einflussreichsten modernen Gruppenpsychotherapeuten ist Irvin D. Yalom, der ein eher „zeitgeistiges" verhaltensmodifikatorisch orientiertes Therapiekonzept vertritt. Er unterscheidet in seinem weit verbreiteten Lehrbuch „Theorie und Praxis der Gruppenpsychotherapie" (2005, 1. Fassung 1970), insgesamt elf verschiedene **therapeutische Faktoren** (therapieschulenunabhängig): Hoffnung – Universalität des Leidens – Mitteilung von Informationen – Altruismus – Korrigierende Rekapitulation der primären Familiengruppe – Entwicklung von Techniken des mitmenschlichen Umganges – Nachahmendes Verhalten – Interpersonales Lernen – Gruppenkohäsion – Katharsis – Existentielle Faktoren. Im Gruppensetting wirkt der **Psychotherapeut** im Vergleich zur Einzeltherapie indirekter und die Mit-Patienten sind gleichsam Co-Therapeuten. Unter anderem muss der Therapeut dafür sorgen, dass das Setting eingehalten wird (die inneren und äußeren Rahmenbedingungen), er ist für die Konstituierung und Erhaltung der Gruppe und deren „Kultur" zuständig und neben seiner Rolle als technische Fachperson auch Verhaltensmodell. Als allgemeine Voraussetzungen seitens der **Patienten** werden Motivation (und Zuversicht), Introspektions- und Beziehungsfähigkeit angesehen. Die **Zusammensetzung** der Gruppe (häufig 6–8 Teilnehmer; es gibt für gemischt zusammengesetzte ambulante Gruppen „ungeeignete" Patienten, wie zB akut psychotische oder soziopathische) ist ein wichtiger Faktor für einen erfolgreichen Verlauf. Die **Dauer** von Therapiegruppen kann von einigen Wochen (im stationären Kontext) bis zu mehreren Jahren (ambulante Gruppen) betragen. *In der → Psychologischen Studentenberatung wird Gruppen(psycho)therapie in den meisten Stellen angeboten. So gibt es methodenspezifische Gruppen (z.B. für → Autogene Psychotherapie) und störungsspezifische Therapiegruppen (z.B. Prüfungs- und Redeangstgruppen). In der Praxis zeigt sich, dass die Umsetzung „klassischer" ambulanter Gruppenpsychotherapie kontinuierlich über einen längeren Zeitraum – auch aus schwer koordinierbaren Verfügbarkeiten der Studentenklienten – nur sehr bedingt möglich ist und daher eher kurztherapeutische Gruppensettings verschie-*

dener theoretischer Ausrichtung zum Einsatz kommen (vgl. dazu auch Pritz 1990).

Majce-Egger M (Hrsg.) Gruppentherapie und Gruppendynamik – Dynamische Gruppenpsychotherapie. Wien, Facultas

Moreno J L (1932) Group method and group psychotherapy. New York, The National Committee of Prisons and Prison Labor

Pritz A (1990) Kurzgruppenpsychotherapie. Berlin, Springer

Yalom I D (2005) Theorie und Praxis der Gruppenpsychotherapie. 8. Aufl. Stuttgart, Klett-Cotta

Reinhard Larcher

Gruppen- und Teamarbeit Unter Gruppenarbeit versteht man das Zusammenwirken mehrerer (mindestens drei) Personen in temporären oder dauerhaften relativ kleinen sozialen Gebilden, in denen unmittelbarer Kontakt („face to face") möglich ist. Es gibt gemeinsame Ziele und Werte, die Rollen, Funktionen und Positionen sind aufeinander bezogen. Teamarbeit ist eine spezifische Form der Gruppenarbeit (Arbeitsgruppe) zur gemeinsamen (interdisziplinären) Bewältigung komplexer Aufgaben, bei der die Integration unterschiedlichen Fachwissens von Bedeutung ist (zB Arbeit in oder an einem Projekt). Bei Gruppenarbeit geht es immer um die kommunikative, kooperative und koordinierte Bearbeitung und Lösung von Problemen und Aufgaben. Damit die gemeinsame Arbeit in Gruppen und insbesondere in Teams effizient und effektiv verläuft, sind neben einer kompetenten Steuerung relevanter gruppendynamischer, also die Beziehung der Mitglieder betreffende Faktoren, folgende **Grundvoraussetzungen** zu beachten (vgl. Becker & Langosch 2002): Gruppengröße und -zusammensetzung, Kontinuität der Arbeits- und Entscheidungsprozesse, Balance von Informations-, Meinungs- und Entscheidungsfindung, Balance von aktuellen Agenden und Grundsatzfragen sowie regelmäßige und kritische inhaltliche und persönliche Evaluierung der Arbeit. Ein Hilfsmittel für die adäquate **Zusammensetzung von Teams** ist der Teammanagementkreis von Margerison u. McCann (1990, zit. in Haug 2002), in dem neben der Teamleitung insgesamt acht für den Teamerfolg maßgeblichen Arbeitsfunktionen beschrieben sind (Bewerter, Entscheider, Macher, Prüfer, Bewahrer, Berater, Kreativer, Überzeuger). In Anlehnung an Rosenkranz (1989, 177ff) wirken sich folgende Faktoren **störend bei der Arbeit (vor allem in Teams)** aus: Nicht gelernte Kommunikation, Autoritätsprobleme, Beziehungsprobleme, Probleme der Geschäftsordnung, fehlende abweichende Meinung, fehlender Mut für (Wahrscheinlichkeits-) Entscheidungen, Zeitdruck, Leistungsdruck und Konkurrenzdruck, schlechtes Verhältnis von Aufgaben- und (Team-)Erhaltungsrollen (Sach- und Beziehungsebene), schlechte Relation zwischen Systematikern und Intuitiven, fehlende bzw. mangelhafte Konfliktbearbeitung, fehlende Identität. Gut funktionierende Gruppen und Teams balancieren jene vier Faktoren, wie sie in der → Themenzentrierten Interaktion (TZI) definiert sind: Einzelperson – Miteinander – Thema – Rahmenbedingungen.

In der → Psychologischen Studentenberatung wird vielfältig in und mit Gruppen und Teams gearbeitet (Team der Beratungsstelle, → Supervison, → Coaching, Workshops, themenzentrierte Gruppen, → Gruppenpsychotherapie, Selbsterfahrungsgruppen etc.), deshalb sind soziale Kompetenz und Gruppenkompetenz Basisfähigkeiten für diesen Tätigkeitsbereich.

Becker H, Langosch I (2002) Produktivität und Menschlichkeit. 5. Aufl. Stuttgart, Lucius & Lucius
Haug C (2003) Erfolgreich im Team. 3. Aufl. Stuttgart, Deutscher Taschenbuch Verlag
Rosenkranz H (1989) Von der Familie zur Gruppe zum Team. Paderborn, Junfermann

Reinhard Larcher

Anm. d. Hgs.: In der öffentlichen Verwaltung lassen sich die Rahmenbedingungen selbst wieder vierfach (nach dem TZI-Modell) analysieren: Erforderliche persönliche Kompetenzen (Ich), soziale Kompetenzen (Miteinander), fachliche Kompetenzen (Thema) und dienstliche Entscheidungskompetenzen (Rahmenbedingungen der dienstlichen Verantwortung und Befugnisse).

AUS DER PSYCHOWERKSTATT: Die Schulklasse als Gruppe

Sozialpsychologisch wird unter → *Gruppe* ein soziales Gebilde von zwei oder mehr Personen, die in irgendeiner Beziehung zueinander stehen (Lindgren 1973) verstanden. Üblicherweise spricht man von einer Gruppe, wenn sich die Mitglieder als zusammengehörig erleben und zuordnen, gemeinsame Ziele verfolgen, zwischen den Gruppenmitgliedern Beziehungen bestehen und Normen existieren, die das Verhalten der Gruppe und aller ihrer Mitglieder regeln (Sader 1996; Sbandi 1993). Eine Schulklasse stellt üblicherweise eine Alltagsgruppe mit einem raumzeitlichen Zusammenhang dar. Als weitere Besonderheit ist zu nennen, dass die Klasse eine Vorgeschichte besitzt und sich in einem sozialen Umfeld bewegt. Gleichfalls stellt die mehrfache Gruppenzusammengehörigkeit der Mitglieder die Regel dar, weil sich die SchülerInnen üblicherweise in mehreren Gruppen engagieren. In unserem Schulsystem bildet die Altersnorm und nicht die auf Grund persönlicher Bezüge entstandene Gruppe die Grundlage der Klassenzusammensetzung. Der jeweilige Schulleiter kann, wenn Parallelklassen einer Schulstufe zu Stande kommen, eigene Kriterien zur Zusammenstellung einer Klasse anlegen. Diese Merkmale sollten gut überlegt werden, weil mit dieser Maßnahme die häufigsten Ursachen für schlecht funktionierende Schulklassen bereits im Vorfeld vermeidbar wären. Alle speziellen Wahlmöglichkeiten durch die Schülereltern oder andere Gruppierungen sollten aus diesem Grund nur äußerst vorsichtig zugelassen werden. Aus diesem Grund kann die Integration von Schülern mit besonderen Bedürfnissen, zum Beispiel Verhaltensoriginalität, erfahrungsgemäß nur dann gelingen, wenn es nicht mehr als zwei bis drei Kinder pro Klasse mit diesen Schwierigkeiten gibt. Andernfalls erweist sich die Klassengemeinschaft als überfordert. Die verschiedenen Aspekte des Gruppenlebens werden als → *Rolle,* → *Funktion,* → *Position,* Führungsart, Gruppensituation und Aktivität bezeichnet. Eine → Funktion wird durch Zuteilung von außen erworben. Eine soziale → Rolle erwirbt man sich im Laufe des Lebens oder seiner beruflichen Tätigkeit. Ein Lehrer erhält zunächst die Funktion des Lehrers zugeschrieben und übernimmt sukzessive die Lehrerrolle. Die Rangpositionen sind Abstraktionen und können als Rollen von ihren Trägern unterschiedlich gestaltet werden. Üblicherweise ist eine Beeinflussung der Rolle durch die Rangposition ihres/ihrer TrägerIn gegeben. Nach dieser Theorie gibt es Individuen in verschiedenen Gruppenpositionen. Dazu zählen gemäß dem → *Rangdynamikmodell* (Schindler 1957, 1968) das Gruppengegenüber sowie die als Alpha, Beta, Gammas und Omega bezeichneten Mitglieder der Gruppe. Wer welche Gruppenposition einnimmt, wird nicht selbst entschieden, sondern von den Gruppenmitgliedern in stillschweigender Übereinkunft zugeordnet. Manche Schüler oder Schülerinnen sind die Alphas, die Gruppenstars oder Beliebtheitsführer der Klasse. Der Alpha führt durch sein Vorbild. Die Person, die die Alphaposition innehat, versteht sich üblicherweise gut mit dem akzeptierten Gruppengegenüber, das im Schulbereich meist ein Lehrer beziehungsweise eine Lehrererin ist. Charakteristisch am Alpha ist auch sein Imponiergehabe, das den anderen öfters nicht gefällt. Einzelne Kinder gelten als Omegas, als Außenseiter oder Prügelknaben dieser Gruppierung, entweder weil sie sich mit den vorherrschenden Normen und Werten der Klasse nicht identifizieren können oder andererseits von ihr nicht integriert wurden. Für das Wohlbefinden einer Person ist ihre Stellung innerhalb der Bezugsgruppe wichtig. Als soziale Wesen leiden Menschen unter jeglicher Form des Außenseitertums. Wenn nun ein Kind keine Chance sieht, in die für ihn bedeutsame Gruppe integriert zu werden, kommt es möglicherweise zur Ablehnung von Zugehörigkeitswünschen in diese Gruppe, eventuell zu Aggressionshandlungen oder Hilflosigkeits- und Ohnmachtsgefühlen. Die so genannten normalen Gruppenmitglieder werden als Gammas bezeichnet, die den Alpha solange unterstützen, als er ihre Anliegen vertritt. Es ist allerdings durchaus möglich, dass der Klassenstar, der die Bedürfnisse seiner Gruppe nicht mehr vertritt, in die Position des Omegas gerät. Die Betaposition, den Fachmann- und Expertenstatus oder die Sachautorität, hat meist ein/eine KlassenkollegIn mit anerkanntem Spezialwissen auf einem bestimmten Gebiet inne. Der/die Beta nimmt eine Stellung zwischen der Alpha- und Gammaposition ein. Die Gruppengegenüber-Position, der Außenfeind oder der Gruppenleiter, bildet das Gegengewicht zum Machtanspruch der Gruppe. Im Schulbereich stellen die Lehrer das Gegenüber der Schulklasse dar. Aus gruppendynamischer Sicht ist das Gegenüber der Gruppe für die Konstitution dieser Gruppe sehr bedeutsam. Die gruppenbezogenen Interventionen des Lehrers sollen die Beziehungsform der Schüler zueinander, Hinweise auf Rückzugstendenzen aus der Gesamtgruppe und Sündenbockzuschreibungen verdeutlichen. Als geeignetes Diagnoseinstrumentarium hinsichtlich der gruppendynamischen Situation einer Schulklasse lässt sich das weiter oben dargestellte Rangdynamikmodell gut anwenden. Zeigen sich in einer Schulklasse seit längerem auf bestimmte Gruppenindividuen fixierte Gruppenpositionen, die sich in den unterschiedlichen Unterrichtsgegenständen und bei verschiedenen LehrerInnen nicht verändern, ist das ein deutlicher Hinweis auf eine fehlende Gruppendynamik in diesem System. Die Flexibilität der Gruppenpositionen in einer Klasse ist aber eine für ein gedeihliches Miteinander und eine vorteilhafte Persönlichkeitsentwicklung der Schülerinnen und Schüler notwendige Voraussetzung. Interventionen sollten daher auf eine entsprechende

Dynamik abzielen. In die erzieherische Tätigkeit fließen folgende Eigenschaften des Lehrers/der Lehrerin mit ein: Die Vorstellungen über seinen/ihren Auftrag in Bezug auf die Klassenführung, die Entwicklungsvorstellungen zur Gruppe, die gesellschaftspolitische Grundhaltung, Normen und Werte sowie auch persönliche Eigenschaften wie Stimmungsschwankungen. Die persönlichen Überzeugungen des Lehrers/der Lehrerin zeigen im Sinne der sich selbst erfüllenden Prophezeiung ihre Wirkung. Falls der Pädagoge an die Selbstorganisationsfähigkeit von Gruppen glaubt, wird er ihnen Entwicklungsmöglichkeiten zur Förderung von Autonomie für die Gesamtgruppe und für das Einzelindividuum zuschreiben. Glaubt er nicht an diese Fähigkeiten von Gruppen, wird er die Klasse stärker kontrollieren. Die Anwendung des Rangdynamik-Erklärungsmodells auf den Schulbereich: Am ersten Schultag sitzt der Einzelschüler verloren und unsicher in der Menge ihm unbekannter Schüler. Durch das Auftreten des Lehrers wird eine Wir-Beziehung unter den SchülerInnen dieser Klasse hergestellt. Dies kann die Klasse als Gesamtgruppe sein oder auch mehrere Klassengruppen. Als Nächstes bilden sich Kinder mit Alpha- und Omega-Positionen aus der Masse der Mitschüler heraus. Bei verschiedenen LehrerInnen können sich diese Positionen verschieben. Besonders stark zeigen sich die Gruppenpositionen bei einem stark autoritären Lehrer. So ist der Streber einer Klasse vermutlich der Omega, der den Lehrer zu kopieren versucht und sich deswegen die Aggressionen seiner Gamma-Klassenkollegen zuzieht. Am Nachhauseweg bekommt er die aufgestauten Verärgerungsgefühle über einen Lehrer, den man nicht attackieren kann, als dessen Stellvertreter körperlich oder sprachlich zu spüren. Schulpsychologen können als Spezialisten für die sozialen Prozesse einer Schulklasse in schwierigen Klassen das Gruppengeschehen analysieren und gemeinsam mit den Klassenlehrern ein Verbesserungskonzept erstellen. Anschließend begleiten sie die Pädagogen beim Umsetzungsprozess und der nachfolgenden Evaluation.

Lindgren H C (1973) Einführung in die Sozialpsychologie. Weinheim, Beltz

Sader M (1996) Psychologie der Gruppe. Weinheim, Juventa

Sbandi P (1993) Beschreibung und Bewertung von Evaluationsmethoden im Bereich der Psychotherapie. Innsbruck, Eigenverlag des Bundesministeriums für Wissenschaft und Forschung

Schindler R (1957) Grundprinzipien der Psychodynamik in der Gruppe. Psyche: Band IX, Heft 5, 308–315

Eva S. Adler

AUS DER PSYCHOWERKSTATT: Gruppentherapie als Selbsterfahrungsgruppe mit kreativen Medien

Zielgruppe: Studierende, die sich in der Abschlussphase ihres Studiums oder in einem fortgeschrittenen Stadium ihres Studienverlaufs befinden und in Bezug auf Berufsorientierung und Karriereplanung unsicher oder unentschlossen sind. Die Selbsterfahrungsgruppe richtet sich auch an Studierende, die in einer Entscheidungskrise bezüglich Studienwechsel oder Studienabbruch sind. **Ziel:** Im Rahmen einer fortlaufenden Gruppe (prozessorientiertes Vorgehen) wird versucht auf dem Hintergrund der persönlichen Lebensgeschichte dem eigenen Lebensplan (Skript) auf die Spur zu kommen. In welcher Lebensphase sind mir gegenwärtige Probleme bereits begegnet und welche Stärken und Ressourcen wurden in der Vergangenheit und Gegenwart zu wenig beachtet und mobilisiert. **Methode:** Der methodische Ansatz entstand aus einer Kombination zweier tiefenpsychologisch orientierter Methoden, der → *Katathym Imaginativen Psychotherapie* und der psychoanalytisch orientierten Kunsttherapie (nach Schmeer 2003). Weiters finden auch systemisch orientierte Ansätze bei Bedarf ihre Anwendung. **Spezifische Wirkfaktoren von kreativen Methoden:** Der Einsatz von kreativen Medien führt im Vergleich zu sprachlichen Medien wesentlich schneller und auf direktem Weg zu vorbewussten und unbewussten Themen. Das imaginierte und gemalte Bild wird zum Helfer, **zum Dritten**, der auf bisher Übersehenes, Verdrängtes und Abgespaltenes hinweist. Die bildnerische Darstellung beschleunigt viele Prozesse, da Abwehrhaltungen unterlaufen werden. Die Art und Weise der Darstellung – abstrakte oder konkrete Wiedergabe, Symbole, Gestalten, Harmonisches, Angst- und Aggressionssymbole, Sexualsymbolik oder archaische Naturelemente – werden zum Spiegel seelischer Landschaften und machen unbewusste Denk- und Verhaltensmuster sichtbar (vgl. Schmeer 2003). Im Vordergrund der therapeutischen Arbeit ist der Erkenntnisprozess. Das Erkennen und Bewusstwerden unbewusster psychischer Abläufe. Demzufolge ist ein umfassendes psychodynamisches Verständnis im Umgang mit Bildern und Bildelementen notwendig. **Das inhaltliche Vorgehen:** Bereits vor der ersten Gruppensitzung findet mit jedem Gruppenteilnehmer ein ausführliches Erstgespräch statt. Dabei steht neben Informationsvermittlung über Inhalt und Methode, vor allem die Indikationsstellung und sorgfältige Auswahl der Teilnehmer im Vordergrund (Bereitschaft, sich auf eine interpretative Arbeit mit Symbolen, Zeichnen und Malen in der Gruppe einzulassen; Gruppenfähigkeit). Insgesamt finden **5 Gruppensitzungen** zu je **3 Einheiten in 14-tägigen Abständen** statt. In der ersten Gruppensitzung gestalten die Teilnehmer ihr erstes Bild und stellen sich damit in der Gruppe vor. Dabei wird unter Anweisung des Gruppenleiters ein spezifisches Motiv zur Imagination vorgegeben, das bedeutet konkret, die Gruppenteilnehmer werden nach einer vom Gruppenleiter durchgeführten Entspannungsanleitung aufgefordert, zu bestimmten Themen Bilder auftauchen zu lassen: z.B. in der Phantasie sich eine Blume vorstellen und diese genau unter Einbeziehung aller Sinnesmodalitäten zu betrachten und wahrzunehmen. Anschließend wird das in der Phantasie produzierte Bild gezeichnet. Jedes Gruppenmitglied stellt sich mit diesem ersten imaginierten und gemalten Bild vor. Bei der Bildbearbeitung und Interpretation werden – nach vorgegebenen Regeln – assoziative Beiträge von allen Gruppenteilnehmern einbezogen. In den weiteren 4 Gruppensitzungen wird unter Einbeziehung entwicklungspsychologisch relevanter Entwicklungsphasen ein so genannter „Roter Faden", der das Lebensskript repräsentiert, erarbeitet. Dazu wird die Phase der Vorschulzeit bis Schuleinstieg, die Phase der Pubertät und Adoleszenz und die Phase der gegenwärtigen Erwachsenenposition näher betrachtet. Zu allen drei Lebensphasen werden zu spezifischen Motivvorgaben Bilder imaginiert und gemalt. Motivvorgaben sind beispielsweise „ein Lieblingsmärchen" (frühe Kindheit), ein bedeutsames Buch oder ein besonders berührender Film (Pubertät/Adoleszenz). Die **gemalten Bilder** sind die Grundlage für die weiteren therapeutischen Interventionen. Ein Kernstück der Arbeit ist eine ausführliche Analyse der 3 gemalten Bilder, in der in einer zusammenfassenden Betrachtung ein **„Roter Faden"** erarbeitet wird. Sowohl bei der Bildbearbeitung als auch bei der Erarbeitung von Problemlösungsstrategien, beim Aufspüren von verschütteten Ressourcen wird das Potential der Gruppenteilnehmer aktiviert und einbezogen. Die aktive Mitarbeit der Gruppenteilnehmer fördert einerseits Solidaritätsgefühle, erleichtert die Öffnung der Einzelnen, unterstützt soziales Lernen und erweitert die Fähigkeit Problemlösungsvisionen zu erarbeiten.

Schmeer G (2003) Kunsttherapie in der Gruppe. Stuttgart, Pfeiffer bei Klett-Cotta

Gertraud Meusburger

Gutachten, psychologisches Das Erstellen psychologischer Gutachten ist eine zentrale Aufgabe in nahezu allen Tätigkeitsfeldern der Angewandten Psychologie, somit auch der Schulpsychologie. Mit Hilfe eines Gutachtens soll der Empfänger, der in den meisten Fällen auch der Auftraggeber ist, in die Lage versetzt werden, in seinem System Entscheidungen fundierter treffen zu können. Da diese Entscheidungen von weit reichender Bedeutung für den Begutachteten sein können, ist die Verantwortlichkeit des Gutachters in Hinblick auf den Umfang der Datenerhebung, die Auswahl der eingesetzten psychologischen Verfahren, die dem jeweils aktuellen Stand der Wissenschaft entsprechen müssen und der Schutz der Persönlichkeit des Begutachteten deutlich zu betonen. Das Bemühen des Gutachters ist auf Neutralität, Objektivität und Unabhängigkeit zu richten. Vor der Gutachtenerstellung müssen eine eventuelle Befangenheit des Gutachters und die Art des Kontaktes, ob dieser frei wie bei einem Privatgutachter, bedingt frei oder aufgezwungen, wie bei einer durch ein Gericht angeordneten Begutachtung ist, bedacht werden (Zuschlag 2001). Im Bereich der schulpsychologischen Tätigkeit liegt immer das Einverständnis zur psychologischen Untersuchung und Begutachtung durch die Erziehungsberechtigten vor, trotzdem wird es sich vielfach um einen bedingt freien Kontakt handeln, da schulgesetzliche Regelungen (Jonak und Kövesi 2005) ein schulpsychologisches Gutachten vorsehen und dieses nicht durch ein Gutachten eines in freier Praxis arbeitenden Psychologen ersetzt werden kann. Eltern können Privatgutachten selbstverständlich der Schulbehörde bekannt geben. Jedes Sachverständigengutachten muss in Bezug auf die Fragestellung umfassend, schlüssig und nachvollziehbar sein (vgl. Gutachterrichtlinie des Bundesministeriums für Gesundheit und Frauen 2002). Ausgehend von der Darstellung des bisherigen Sachverhaltes sowie einer ausführlichen und der Fragestellung angemessenen → *diagnostischen* Untersuchung werden die Ergebnisse in einer allgemein verständlichen Sprache im Befund zusammengefasst. Daran schließen sich die Bewertung der erhobenen Befunde, eine Reflexion ihrer Beziehung zueinander und die Interpretation an. Die Schlussfolgerungen aus den ermittelten Tatsachen und die Vorschläge für weiterführende Maßnahmen oder Interventionen, die zur Anfragebeantwortung notwendig sind, machen erst im Gesamten das psychologische Gutachten aus. Ohne eigene Befunderhebung liegt eine psychologische Stellungnahme vor. „Getroffene Aussagen sollten immer abgestützt sein, entweder durch interpretierbare Resultate in den psychologischen Verfahren oder durch die Informationen, die durch Anamnese, Exploration und Verhaltensbeobachtung gewonnen werden" (Boerner 2004, 13). Die Qualität eines psychologischen Gutachtens hängt im besonderen Maße von den Entscheidungen des Gutachters ab, die dieser während des Prozesses des psychologisch-diagnostischen Handelns trifft (Westhoff & Kluck 2003) und die auf psychologischem Expertenwissen und Berufserfahrung beruhen. Besonders im Bereich der Schulpsychologie haben sich auch förderdiagnostische Herangehensweisen bei spezifischen Fragestellungen wie z.B. bei → *Lese-Rechtschreibschwäche* oder → *Rechenschwäche* bewährt, da die Denkprozesse, die zu einem Ergebnis führen, aussagekräftiger sein können als die Resultate selbst.

Boerner K (2004) Das psychologische Gutachten. Ein praktischer Leitfaden. Weinheim, Beltz, S 13

Bundesministerium für Frauen und Gesundheit (2002) Gutachterrichtlinie. Kriterien für die Erstellung von Gutachten durch Psychotherapeutinnen und Psychotherapeuten. Richtlinie des Bundesministeriums für Gesundheit und Frauen auf Grundlage eines Gutachtens des Psychotherapiebeirates. Wien, www.bmgf.gv.at

Jonak F, Kövesi L (2005) Das österreichische Schulrecht. Wien, öbv

Westhoff K, Kluck M-L (2003) Psychologische Gutachten schreiben und beurteilen. Berlin Heidelberg, Springer

Zuschlag B (2001) Das Gutachten des Sachverständigen. Stuttgart, Angewandte Psychologie

Christine Kampfer-Löberbauer

- H -

Hilfe zur Selbsthilfe „Wenn du eine hilfreiche Hand suchst, findest du sie am unteren Ende deines Armes.“ Dieses aus dem Orient stammende Sprichwort, das in abgewandelter Form ua. auch A. Lincoln zugeschrieben wird, weist auf die oft nicht erkannte Möglichkeit der Hilfe durch bzw. aus sich selber hin. Das Grundprinzip der Hilfe zur Selbsthilfe ist: Es geht darum, Menschen zu befähigen, sich selber zu helfen oder für sich selber Hilfe zu arrangieren. Dies trifft auch für psychologische und psychotherapeutische Maßnahmen zu. Ein in diesem Zusammenhang in der psychosozialen Praxis verwendeter Begriff ist **Empowerment** („Selbstbefähigung“; „Stärkung von Autonomie und Eigenmacht“): Menschen sollen zur Entdeckung ihrer eigenen Stärken ermutigt und es sollen ihnen Hilfestellungen bei der Aneignung von Selbstbestimmung und Lebensautonomie vermittelt werden (vgl. Herriger 2002). In den neueren ressourcenorienten psychotherapeutischen bzw. salutogenetischen Ansätzen ist das **Selbsthilfepotenzial** der Patienten von zentraler Bedeutung (→ Positive Psychotherapie n. Peseschkian, → Ressourcenorientierte Psychotherapie). Im psychosozialen und medizinischen Bereich haben **Selbsthilfegruppen** eine wichtige Rolle bekommen. Bereits vor einem Vierteljahrhundert haben sich Michael Lukas Moeller und Horst Eberhard Richter in Deutschland um die **Selbsthilfegruppenbewegung** verdient gemacht: Sie beschäftigten sich eingehend mit dem Phänomen, dass der Austausch und die wechselseitige Beratung von Menschen, die das gleiche Problem haben, helfen können, dieses Problem zu lösen. – In Österreich gibt es heute ca. 1600 Selbsthilfegruppen, die zu weit mehr als 100 Themen angeboten werden und über die ArGe Selbsthilfe (www.selbsthilfe.at) Österreich erreichbar sind. *In der → Psychologischen Studentenberatung ist „Hilfe zur Selbsthilfe“ eine Leitidee für jede Form psychologisch-psychotherapeutischer Intervention. Es wird besonders darauf geachtet, in den Beratungen die Ressourcen und in den Behandlungen die Selbstheilungskräfte der Studentenklienten zu aktivieren und zu fördern. Die Studentenberatung unterstützt die Studierenden bzw. Multiplikatoren (→ Gruppen- und Teamarbeit) bei verschiedensten Formen von Selbsthilfemaßnahmen (z.B. Lern- und Arbeitsgruppen, Coaching und Supervision von Betreuern von Selbsthilfeinitiativen im tertiären Bildungsbereich, Initiierung von Selbsthilfegruppen).* Der Autor war 1988 Gründungsmitglied der Selbsthilfebewegung in Salzburg.

Herriger N (2002) Empowerment. In: Deutscher Verein für öffentliche und private Fürsorge (Hrsg.) Fachlexikon der sozialen Arbeit. 5. Aufl. Frankfurt a. M., 262f

Moeller Michael L (1978) Selbsthilfegruppen: Selbstbehandlung und Selbsterkenntnis in eigenverantwortlichen Kleingruppen. Reinbek b. Hamburg, Rowohlt

Peseschkian N (1999) Das Geheimnis des Samenkorns. 4. Aufl. Frankfurt a. M., Fischer

Peseschkian N (2004) Positive Psychotherapie. Theorie und Praxis einer neuen Methode. 7. Aufl. Frankfurt a. M., Fischer

Richter Horst E (1972) Die Gruppe. Hoffnung auf einen neuen Weg, sich selbst und andere zu befreien. Reinbek b. Hamburg, Rowohlt

Reinhard Larcher

Hochbegabung Hinter dem Begriff Hochbegabung verbirgt sich eine Vielfalt von Phänomenen. Im Alltag kommt es oft zur Vermengung mit Ausdrücken wie Genie, Talent, Wunderkind. Wird über hochbegabte Personen gesprochen, lassen sich zwei große Konzepte der Feststellung unterscheiden: zum einen wird dann von Hochbegabten gesprochen, wenn eine Person etwas Außerordentliches geleistet hat, dazu gehören berühmte Persönlichkeiten wie Einstein, Mozart, Picasso. Hier wird die Hochbegabung gewissermaßen nachträglich diagnostiziert. Schulpsychologie beschäftigt sich jedoch mit Heranwachsenden, die noch keine herausragenden Leistungen vorweisen können. Hier wird von Hochbegabung gesprochen, wenn das Kind bzw. der Jugendliche das Potenzial zu für sein Alter außergewöhnliche Leistungen in sich trägt. Sternberg (1993) betont besonders, dass die Leistung im Vergleich mit Peers des gleichen Alters bzw. des gleichen Grades der Lernerfahrung herausragend sein muss und produktiv und sozial wertvoll sein sollte, bevor von dem Hinweis auf Hochbegabung gesprochen werden kann. Um das Potenzial in Leistungen umzuwandeln, bedarf es vielfältiger Bedingungsfaktoren. Gagne (2000) spricht in seinem differenzierten Begabungsmodell von den so genannten intrapersonalen Katalysatoren, wie z.B. Ausdauer, Konzentrationsfähigkeit, Leistungsmotivation, Attribution, Selbstwertgefühl, Interessen, und von Katalysatoren in der sozialen Umwelt des Heranwachsenden, wie z.B. Familie, Schule, Freundeskreis, Mentoren und Förderangeboten. Jedoch betont er, dass auch Hochbegabte die Möglichkeit zu Training und Übung benötigen, um ihre Fähigkeiten entwickeln zu können.

Besondere Anlagen lassen sich in vielen Bereichen finden, wie im Bereich der Musikalität, der Kreativität, der Psychomotorik und der kognitiven Fähigkeiten. Schulpsychologen und Schulpsychologinnen werden vor allem beim Vermuten des Vorliegens einer intellektuellen Hochbegabung zur Diagnose und Beratung des Kindes oder Jugendlichen, seiner Eltern und seiner LehrerInnen herangezogen. Hochbegabung führt nicht unbedingt zu guten Schulleistungen, so dass oft erst eine genaue psychologische Diagnostik die besonderen Fähigkeiten eines Schülers/einer Schülerin aufdecken kann. Nach Stapf (2004) ist eine frühe Feststellung der Hochbegabung im Sinne der Prävention nützlich, um die erforderlichen Maßnahmen im Vorschul- und Grundschulbereich in die Wege leiten zu können. Eine umfassende Beratung neben der Diagnose hilft auch den Kindeseltern sich besser auf die Bedürfnisse ihres Kindes einzustellen und ihre Verhaltensweisen besser zu verstehen. Intellektuell hochbegabte Kinder zeichnen sich durch die Fähigkeit aus, rasch komplexe Inhalte zu erfassen, sie besitzen meist ein sehr gutes Gedächtnis, stellen unerwartete Verbindungen zwischen Wissensbereichen her und fallen durch große Neugier auf. Durch die außerordentliche Lernfähigkeit und vor allem auch Lernfreude sind sie ihren Klassenkameraden im Lernstoff oft weit voraus bzw. beherrschen diesen schon nach kürzester Übung. Als Folge davon entstehen im Unterricht Leistungsunterschiede, die vom Lehrer viel Fachkenntnis und menschliches Geschick fordern, um eine für den Hochbegabten herausfordernde Lernumwelt zu schaffen ohne ihn dadurch von der Gemeinschaft der Gleichaltrigen zu isolieren. Die Arbeit der Schulpsychologie-Bildungsberatung im Bereich der Hochbegabung umfasst nicht nur die Diagnose mit anschließender Beratung und Betreuung der SchülerInnen, deren Eltern und LehrerInnen, sondern schließt auch die Unterstützung der Schulen bei der Entwicklung von Fördermaßnahmen für Hochbegabte (z.B. Sommerakademien, Pull-Out-Kurse, Maßnahmen der Binnendifferenzierung, ...) und die Fortbildung von LehrerInnen im Rahmen von pädagogischen Konferenzen, Seminaren und Akademielehrgängen ein.

Gagne F (2000) Understanding the Complex Choreography of Talent Development Through DMGT-Based Analysis. In: Heller K A et al. (Hrsg.) International Handbook of Giftedness and Talent 2. Aufl. Amsterdam, Elsevier, 67–80

Stapf A (2004) Hochbegabte Kinder – Persönlichkeit, Entwicklung, Förderung. München, C.H.Beck

Sternberg R J (1993) Procedures for Indentifying Intellectual Potential in the Gifted: A Perspective on Alternative „Metaphors of Mind". In: Heller K A (Hrsg.) International Handbook of Research and Development of Giftedness and Talent. 1. Aufl. Oxford, Pergamon, 185–208

Andrea Richter

- I -

Identität und Identitätsentwicklung Etymologisch betrachtet hat der Begriff Identität seinen Ursprung im lateinischen idem – der-, dasselbe – was soviel wie „vollkommene Gleichheit oder Übereinstimmung (in Bezug auf Dinge oder Personen)" bedeutet (Grill 1994, 480). Der Begriff Identität wird als Untersuchungsperspektive in den verschiedenen psychologischen Wissenschaftsrichtungen verwendet, wobei die einzelnen Schulen unterschiedliche Fragestellungen fokussieren und in ihren Methoden und wissenschaftstheoretischen Orientierungen differieren. Es gibt psychoanalytische, verhaltenstheoretische, humanistische, strukturalistische, kognitive, persönlichkeitspsychologische, sozialpsychologische, soziologische und ökologische Ansätze (Neuenschwander 1996). Betrachtet man nur zwei unterschiedliche psychoanalytische Modelle der Persönlichkeitsentwicklung, so sieht Sigmund Freud in seinem topologischen Persönlichkeitsmodell mit drei Instanzen (Ich, Über-Ich und Es) den Menschen primär als triebgesteuert. Erik Erikson hingegen versteht unter Identität einen psychosozialen Begriff. Er unterscheidet zwischen „persönlicher Identität" (personal identitiy") und „Ich-Identität" („ego identity"). Im Gegensatz zur „persönlichen Identität", welche die reine Tatsache des Existierens beschreibt, bestimmt Erikson mit dem Begriff der „Ich-Identität" einen spezifischen Zuwachs an Persönlichkeitsreife, „den das Individuum am Ende der Adoleszenz der Fülle seiner Kindheitserfahrungen entnommen haben muss, um für die Aufgaben des Erwachsenenlebens gerüstet zu sein." Durch die Übernahme einer bestimmten Funktion und einer gesellschaftlichen Position ist die „Ich-Identität" auch gleichzeitig Teil der „Gruppen-Identität" („group identity") (Erikson 1974, 123). Das Jugendalter ist daher ein ganz wichtiger Lebensabschnitt, da sich der Heranwachsende aus der psychosozialen Abhängigkeit löst und autonom wird – er entwickelt seine Persönlichkeit und wird zu dem Menschen, der er sein möchte. Zum ersten Mal in seinem Leben reflektiert er bewusst seine Identität und versucht sie den neuen Lebensumständen mit all ihren Anforderungen anzupassen. Auf diesem schwierigen Weg der „Ich-Selbst-Findung", in einer Phase des Ungleichgewichts und der Veränderungen, kann es jedoch auch verstärkt zu → *Krisen*, so genannten „Identitätskrisen" (Themen können sein: Geschlechtsidentität, Geschlechtsrolle, Werthaltungen, Gruppenzugehörigkeit usw.), kommen. *Die Schulpsychologen können durch psychologische → Beratung bei Problemen und Schwierigkeiten, mit denen sich insbesondere Jungendliche in der modernen Gesellschaft (z.B. → Ablösung und Ablöseproblematik, → Adoleszenzprobleme, ...) auseinandersetzen müssen, ganz konkrete → Persönlichkeitsförderung leisten.*

Erikson E (1974) Identität und Lebenszyklus. Frankfurt a. M., Suhrkamp

Grill G (Red.) (1994) Meyers neues Lexikon Bd.4. Mannheim, Leipzig, Wien Zürich, Meyers Lexikon

Neuenschwander M (1996) Entwicklung und Identität im Jugendalter. Bern Stuttgart Wien

Kristina Unterweger

Ideologien, (psychisch) destruktive Neben Fortschrittsglauben und Machbarkeit, dem Vertrauen auf Vernunft in der Realitätsbewältigung verdichten sich die Anzeichen bei Jugendlichen und Erwachsenen für ein steigendes Interesse für Esoterik, Okkultismus und Satanismus, Psychomarkt, fernöstliches Denken und alternative Lebens- und Behandlungsformen. Die traditionelle Religiosität, die sich im Schoße historisch und gesetzlich anerkannter Kirchen und Religionsgemeinschaften abspielte, ist vielfach einer inneren und äußeren Abkehr oder einer Zuwendung zu individueller „Vergewisserung", oft auch der Mitgliedschaft in alternativen Gemeinschaften gewichen. Seelennot und Orientierungssuche, Unzufriedenheit, aber auch Neugierde und Abenteuerlust, das Gefühl „sich zu spüren" oder Lust nach metaphysischer Erfahrung gelten gemeinhin als Wurzeln. Das Zitat von Novalis „Wo keine Götter sind, walten Gespenster" soll die postmoderne Ära charakterisieren helfen. In einer sich verändernden Welt verändern sich die Weltdeutungen. Ein breites Spektrum an Sinn- und Orientierungsangeboten tut sich dem Fragenden, dem Suchenden, dem Enttäuschten, dem Verzweifelten, dem nach Erlösung dürstenden, dem Ausstiegswilligen, dem Erlebnishungrigen, dem Machthungrigen, dem Weltverbesserer, dem Idealisten, … auf. Die individuelle Sinnsuche will von Rationalismus, Materialismus und Konsumdenken befreien. Es geht um die Entwicklung eines Weltbildes, das sich als Gegenentwurf zum vorherrschenden naturwissenschaftlich-rationalen Weltbild versteht. Hierzu gehört die Überzeugung, dass unsere sichtbare Welt nicht die einzige und ganze Wirklichkeit ist, sondern von einer größeren, unseren Sinnesorganen unzugänglichen Welt umschlossen wird. Dem Suchenden, der nach Sinn und Orientierung strebt, kann (nach)geholfen werden. Von schnellen und einfachen, außergewöhnlichen und geheimnisvollen Botschaften fühlen sich Menschen wegen der Unüberschaubarkeit und Komplexität ihrer Lebenssituation und ihres Umfeldes angesprochen. Vermittelt wird, zumindest für eine Zeit lang, neue Sicherheit und das Gefühl, etwas Besonderes gefunden zu haben, ja nun etwas Besonderes zu sein. Die Informationen über den „Supermarkt der Sinnfindung" stammen für die breite Öffentlichkeit aus Zeitungen, Fernsehen, Tonträgern, Messen, Anzeigen, Werbebroschüren, Werbeplakaten, einschlägigen Sachbüchern, (Aussteiger)Biographien und Kurs- bzw. Seminarangeboten. Die Auswahl von hilfreichen und sinnvollen Angeboten im Gegensatz zu jenen mit unerwünschten Nebenwirkungen wie psychische, soziale, körperliche oder finanzielle Schäden wird zusehends schwieriger. Wem soll man glauben schenken? Wohin kann man sich wenden? Woher bekommt man als Konsument nützliche Entscheidungshilfen, besteht überhaupt ein Schutz des Staatsbürgers vor bedenklichen Auswirkungen unterschiedlichster Erfolgs- und Heilsversprechen? Wie jede Freiheit endet diese grundsätzlich an den Grenzen der Grundrechte anderer Menschen. Der Staat schützt die Glaubens-, Gewissens- und Religionsfreiheit nur unter der Bedingung der Einhaltung der staatlichen Gesetze. Zu diesen zählen die Gesetze zum Schutz der Kinder und Jugendlichen. Die Grundrechte des Menschen werden dann relativiert, wenn die Adressaten von Heilsbotschaften Kinder und Jugendliche sind. Die Beurteilung der Grenzen zwischen Sinnvollem, Harmlosem und Gefährlichem kann von einer demokratischen Definition von Moral, Erziehungszielen und Erziehungsmethoden ausgehen, wie (1) Entfaltung der Persönlichkeit, der Entwicklung der Identität und der Eigenverantwortlichkeit und der Entscheidungsfähigkeit, der Toleranz, der Solidarität, partnerschaftlichen Beziehungsformen, Kooperations- und Konfliktfähigkeit und der Realitätswahrnehmung und Realitätsbewältigung, sowie der Selbstkritik und der Kritikfähigkeit (2) Demokratiebewusstsein, transparente Entscheidungsprozesse (3) Gesundheit als vollständiges körperliches, seelisches und soziales Wohlbefinden. (Wilber et al. 1995).

Wilber K, Ecker B, Anthony D (1995) Meister, Gurus, Menschenfänger. Krüger, Hannover
Klosinski G (1994) Religion als Chance oder Risiko. Huber, Bern

Harald Aigner

Imagination in der Studienwahlberatung Imagination wird als therapeutisches Verfahren genutzt, indem sensorische, motorische und affektive Aspekte in der Vorstellung so modifiziert werden, dass aktuelle Einschränkungen einer Person überwunden werden können (Petermann & Kusch 2004). Zur Anwendung kommen imaginative Verfahren v.a. in der → *Verhaltenstherapie* bzw. → *Kognitiven Verhaltenstherapie* und in der → *Katathym Imaginativen Psychotherapie*. Im Rahmen der → *Studienwahlberatung* kann Imagination dahingehend angewandt werden, dass in der Vorstellung sozusagen zwei Studienrichtungen miteinander verglichen werden, wobei die Person darauf achten soll, wie es sich anfühlt, das zu studieren, was sie dabei macht und wie es er dabei geht. In diesem Sinne können imaginative Verfahren auch hierbei als Unterstützung im → *Entscheidungsprozess* bzw. bei der → *Zielfindung* dienen und sich positiv auf die → *Leistungsmotivation* auswirken.

Petermann F, Kusch M (2004) Imagination. In: Vaitl D, Petermann F (Hrsg.) Entspannungsverfahren. Das Praxishandbuch. 3. Aufl. Weinheim, Beltz, 159–176

Gerhard Labacher

Anm.d.Hgs.: Auch bei Kindern und Jugendlichen kann die Imagination eingesetzt werden, z.B. um depressive Blockaden oder Entscheidungsunsicherheit zu überwinden, etwa. die Vorstellung einer Reise einige Jahre voraus in die Zukunft, wo man schon demBerufs-Ziel näher ist oder es bereits erreicht hat.

AUS DER PSYCHOWERKSTATT: *Verwendung* imaginativer Verfahren in der Psychotherapie

Bei imaginativen Verfahren geht es um die systematische Arbeit mit Vorstellungsbildern in der Psychotherapie. Durch die Verbindung mit Trance und

Entspannung üben diese Techniken einen besonderen Reiz aus. Imagination als Tagtraum bildet ja auch „ein Tor zu Vergangenheit, Gegenwart und Zukunft" (d'Arcais-Strotmann 1997). Entwicklungs-psychologisch ist Imagination ein Teil jener Übergangssphäre, zu der auch das Spiel mit Teddybären, das Hineinleben in Märchen gehören und die nach Jongsma-Thielemann (2001) erst die Basis differenzierter realer Erfahrungen darstellen. Imagination stellt eigentlich eine Weise zu denken dar, bei der einzelne „Bilder" sich zu Vorstellungsketten fügen. Vorstellungen wiederum begleiten jeden Denkvorgang und stehen in Wechselwirkung mit der Aktivierung unserer Sinneskanäle. **Im Rahmen der Psychotherapie nun wird Imagination methodisch induziert durch:** die Vorgabe, relevante Situationen aus der Gegenwart oder der Vergangenheit genau zu beschreiben (erfolgreiche Bewältigung von Schwierigkeiten, Problemsituationen u.Ä.); Vorgabe von Motiven; Symbolisierung von Emotionen, Wünschen, Zielen, Problemsituationen; Trance mit der Aufforderung Bilder auftauchen zu lassen; Eintauchen in Erinnerungen; Erzählen von Träumen; Fabeln, Geschichten, Sinnsprüche. Die therapeutische Arbeit mit Imagination betont je nach methodischer Ausrichtung die genannten Punkte in unterschiedlicher Weise. Einen besonderen Schwerpunkt tiefenpsychologisch orientierter Verfahren stellt die spontane oder gelenkte Verdichtung von Vorstellungen zu **Symbolen** dar. In Analogie zur Funktion der Geschichten in der → Positiven Psychotherapie (s. Peseschkian 1982; Katzensteiner 2005) **können Symbole gesehen werden als:** Teil der Sprache unseres Bewusstseins; Brücke in der Kommunikation; Brücke zwischen bewussten und unbewussten Emotionen; Brücke zwischen Kognition, Motivation und Emotion. Symbole dienen als Regressionshilfe, Filter, Traditionsträger sowie transkulturelle Vermittler. Weiters unterstützen sie die Bewusstmachung unbewusster Denk- und Verhaltensmuster und regen die Suche nach neuen Möglichkeiten an. Nicht zuletzt haben Symbole Depotwirkung. Zu den **klassischen imaginativen Verfahren** zählen: → Autogene Psychotherapie, → Katathym-imaginative Psychotherapie, Hypnotherapie, Focusing, Psychosynthese (Epstein 1989 schlägt für einzelne Problemfelder auch außerhalb dieser Methode sehr brauchbare Motive zur Imagination vor und beschreibt diese so, dass sie auch als Selbsthilfe verwendet werden können). Imagination spielt eigentlich auch außerhalb der genannten Verfahren in fast allen Therapien eine wichtige Rolle: in expliziter Form auf der Basis der Methode (Beispiel: systematische Desensibilisierung in der klassischen → Verhaltenstherapie) oder auch implizit bei jeder genauen Situationsbeschreibung. **Einsatzbereich imaginativer Verfahren:** Fast alle psychischen Störungen (Kontraindikationen: Psychosen, bestimmte Formen von Persönlichkeitsstörungen), Psychosomatik. Imaginative Techniken, leider durch Medien oft leichtfertig popularisiert, können auch als Selbsthilfe Alltagsanforderungen bewältigen helfen (Beispiel: Vorbereitung auf ein Referat durch genaues Vorstellen der Situation). Im Bereich der Studentenberatung werden imaginative Verfahren vor allem bei Angststörungen (Prüfungsangst, soziale Ängste, Zukunftsängste), Entscheidungsschwierigkeiten, Selbstwertproblemen sowie bei der Behandlung von Traumata und deren Folgen angewendet. Besonders gut lassen sich Ängste mit Hilfe imaginativer Verfahren in Kombination mit therapeutischen Standardverfahren bewältigen. Folgende Übung kann bei leichteren Formen der Prüfungsangst auch als Selbsthilfemethode eingesetzt werden: *Vorbereitung: Die Prüfungssituation möglichst realistisch vergegenwärtigen. Die auftretenden Gefühle möglichst genau zu benennen versuchen und die begleitenden Körperempfindungen genau registrieren. Überprüfen (kurz), ob diese Zustände auch aus anderen Zusammenhängen bekannt sind.* ***Wenn etwa sehr schmerzhafte Erinnerungen auftauchen oder bereits das bloße Denken an die Prüfung „Panik" auslöst, überlegen, ob hier nicht eher eine Psychotherapie an einer Schulpsychologischen Beratungsstelle oder Psychologischer Studentenberatung angezeigt wäre!*** *Schritt 1) Vorstellen einer angenehmen Situation irgendwo in freier Landschaft (Erinnerung aus dem Urlaub, Motiv einer Wiese mit Baum und Bach – möglichst mehrere Sinnesqualitäten aktivieren also Sehen, Hören, Riechen …); Schritt 2) In die Situation möglichst unter Aktivierung aller Sinne hinein leben; Schritt 3) Den eigenen Atem verfolgen und nach einiger Zeit beiläufig beginnen, „Belastendes" mit auszuatmen und angenehme Qualitäten (etwa Ruhe, Frische, Klarheit) einzuatmen; Schritt 4) Einen Bildschirm aufstellen und mit einer Fernbedienung, welche eine Zoomfunktion hat, die belastende Situation der Prüfung auf dem Schirm einstellen (zumindest eine Szene daraus) – dabei das gelassene Gefühl möglichst beizubehalten versuchen: dies geschieht einerseits durch Distanzierung mit dem Zoom (Prüfung wird aus weiterer Distanz gesehen, andererseits durch Konzentrieren auf die angenehme Situation (etwa Erleben von Wärme, Atem, Farbeindrücke); Schritt 5) Angenehme Qualitäten beizubehalten versuchen, während die Szene am Bildschirm schrittweise genauer betrachtet wird; Schritt 6) In die Situation auf dem Bildschirm probeweise „hinein steigen" und angenehme Qualitäten mitnehmen; damit (in spielerischer Art) experimentieren und solange wiederholen, bis die Situation erträglich ist; zwischendurch aus der Prüfungsszene zum „Auftanken" heraus steigen und sich auf der Wiese erholen; Schritt 7) Auf die gleiche Art mehrere Aspekte der unangenehmen Situation durchspielen; Schritt 8) Eine besonders angenehme Qualität bezüglich der Körperempfindung (gleichmäßiger Atem oder entspannte Schultern) und eine angenehme Gefühlsqualität in den Alltag mitnehmen und dort einzubauen versuchen.*

Arcais-Strotmann M d' (1997) Der Tagtraum – Tor zur Vergangenheit, Gegenwart und Zukunft. In: Kottje- Birnbacher, Sachsse U, Wilke E (Hrsg.) (1997) Imagination in der Psychotherapie. Bern, Hans Huber

Epstein G (1989) Healing Visualisations. Creating Health Through Imagery. New York, Bantam

Katzensteiner M (2005) Using Symbols and Imagination as a Bridge between Cognition and Emotion in Students Counselling and Therapy. In: Rott G, Figueiredo G, Bronnen J P (Hrsg.) (2005) Cognition, Motivation and Emotion: Dynamics in the Academic Environment. FEDORA Psyche Conference in Lisbon, 2002. Louvain-la-Neuve, Fedora

Jongsma-Tieleman P E (2001) The importance of Winnicott's theory for the interpretation of religious imagination. Web Library: Erasmus Intensive Program. Psychoanalysis and Interpretation of Religious Texts http://www.theol.rug.nl/~vanderme/erasmus/texts/winni_uk.htm

Peseschkian N (1982) Der Kaufmann und der Papagei. Heidelberg, Springer

Michael Katzensteiner

Individualpsychologische Psychotherapie Mit der Individualpsychologie assoziieren wir viele in den Alltag eingebürgerte Begriffe wie Lebensstil, Zielorientierung, Minderwertigkeitsgefühl, Überkompensation, die drei Grundaufgaben des Menschen: Mitmenschlichkeit (Gemeinschaftsgefühl), Partnerschaft, Beruf. Pädagogisch besonders gut verwertbar sind die Ansichten Alfred Adlers, der 1911 diese zweitälteste Schule der Tiefenpsychologie begründete, über die *Entwicklungsverfehlungen:* Neurotische Menschen arrangieren sich mit den Lebensanforderungen so –z.B. durch Festhalten an ihren Krankheits-Symptomen, dass sie der Beitragsleistung für die Gemeinschaft ausweichen, ohne ihr eigenes Selbstwertgefühl zu beeinträchtigen. Dementsprechend sind individualpsychologisch begründete *Erziehungsziele* der Dienst am Gemeinsamen und für die Gemeinschaft, die Suche nach Sachlichkeit undVerständigung statt einer „Privatlogik", der Mut zur Individualität und zum Gebrauch der eigenen Fähigkeiten. Verwöhnende und versagende Erziehung kann zu Entwicklungsfehlschlägen führen: Schwererziehbarkeit, Sucht, kriminelles Verhalten, Neurosen. Der Mensch entwickelt schon in ganz frühen Jahren – oft noch weit vor einem ausreichenden Wortschatz und Verständnishorizont- eine Meinung über die Welt, wie es darin zugeht und wie man sich am besten verhalten soll, um seine Ziele zu erreichen (Sedlak 1984). Diese Meinung setzt sich der Mensch auf wie eine Brille: Sie bestimmt von vornherein, was er wahrnimmt (tendenziöse Apperzeption) und wie sich dadurch sein Leben gestaltet (Lebensstil). *Der Mensch lässt sich nicht „auseinander dividieren", er ist ein „Individuum" („Individualpsychologie").* Die individuelle Perspektive der Lebensbewältigung durchdringt alle Lebensbereiche, vom Leistungsverhalten bis zur Freizeitgestaltung, von individuellen bis zu sozialen Situationen – bis die einmal „aufgesetzte Brille" ein so undeutliches Bild ergibt, dass der betroffene Mensch beschließt, seine Perspektive zu ändern. Da die Individualpsychologie als tiefenpsychologische Methode vom Unbewussten überzeugt ist, kann der Mensch zwar schon lange spüren, dass er etwas verändern muss, aber bis zur Erkenntnis der eigenen Wahrnehmungstendenzen und störenden Lebensmuster bedarf es intensiver analytischer Aufarbeitung. Adler sieht den Menschen weniger von Bedürfnissen getrieben, sondern mehr *von Zielen angezogen (Finalität),* daher stellt sich bei der Analyse von Verhaltensweisen weniger die Frage, warum, sondern wozu macht jemand dieses oder jenes? Da jeder Mensch sich anderen gegenüber in physischer oder sozialer oder geistiger Hinsicht oder aufgrund seiner Lebensumstände unterlegen, „minderwertig" fühlen kann, ist die Überwindung des „Minderwertigkeitsgefühls" für Adler der Motor der individuellen Veränderung (Sedlak, o. J.). Die Überwindung von persönlichen Schwächen hat auf den unterschiedlichsten Gebieten zu großen Leistungen geführt, besonders eindrucksvoll auch bei Organschwächen (Paradebeispiel: Der ehemals stotternde Meister-Redner Demosthenes). Es kann aber auch zu negativen Entwicklungen kommen, wenn die Überwindung der Schwäche nur dem Geltungsstreben und der Suche nach Überlegenheit gewidmet ist und überkompensiert wird, oder wenn der Mensch die für jeden wichtige Sicherungstendenz (Antoch 1985) übertreibt, sich gegenüber negativen Gefühlen wie Scham mit einer besonders dicken Schutzhülle umgibt und allem Lebendigen ausweicht. Menschen können ihre Schwäche (z.B. Kränklichkeit) und das daraus resultierende Minderwertigkeitsgefühl als Minderwertigkeitskomplex zur Schau stellen und dazu einsetzen, über andere Macht auszuüben (z.B. wegen der betonten Kränklichkeit müssen alle Rücksicht nehmen). Für Adler sind das *Machtstreben* und die *Sicherung* entscheidender als das Streben nach Lustbefriedigung. Die Individualpsychologie plädiert für Ermutigung – gegenüber Unmut, Übermut, Entmutigung. Ihr Ansatz ist daher auch in der Kindertherapie, Partnertherapie, Pädagogischen Beratung fruchtbar (einen Überblick über die Grundlagen, Techniken und Anwendungsgebiete gibt Schmidt 1982).

Antoch R (1985) Sicherungstendenz, Streben nach Sicherheit. In: Brunner R, Kausen R, Titze M (Hrsg.) Wörterbuch der Individualpsychologie. München Basel, Ernst Reinhardt

Schmidt R (1982) Die Individualpsychologie Alfred Adlers. Ein Lehrbuch. Stuttgart Berlin, Kohlhammer

Sedlak F, Speierl, H (1984): Psychotherapie bei Lernstörungen. In: Datler W, Reinelt T (Hrsg.) Psychotherapie als Hilfe für das Kind. München Basel, Ernst Reinhardt

Sedlak F (1985) (Schul-)Partnerschaft beginnt zu Hause, vom Nebeneinander und Gegeneinander zum Miteinander. Wien, Bundesministerium für Unterricht, Kunst und Sport

Sedlak F (o. J.) Wir alle sind etwas Besonderes und unsere Gemeinschaft auch. Wien, Bundesministerium für Unterricht und Kunst.

Franz Sedlak

Inneres Kind Der Psychiater Erwin Ringel (1984, 50), der sich besonders um die Suizidverhütung verdient gemacht hat, zitiert den Schriftsteller Heimito von Doderer, wonach die Kindheit ein Eimer sei, der uns über den Kopf gestülpt werde, und dessen Inhalt ein Leben lang an uns herunterrinne. Diese bildhafte Vorstellung unterstreicht die Bedeutung unserer Kindheitserlebnisse für unsere Persönlichkeit im Erwachsenenalter. Eine weitere Metapher ist die des inneren Kindes (Chopich 1997), nach der das Kind, das wir waren, ein Leben lang in uns lebt. So gesehen haben wir zwei Teile in uns, den Erwachsenen und das Kind. Dieses Kind lässt uns „negative“, für den Erwachsenen oft unverständliche Gefühle wie Trauer, Wut oder Angst erleben, ist aber auch für unsere Fähigkeiten zur spontanen Freude, zum Ausgelassen-Sein, zur Neugierde oder zur „reinen“ Liebe verantwortlich. Das innere Kind gibt unserem Leben Qualität und dies ist Grund genug es anzunehmen, es zu lieben. Der erwachsene Teil in uns kann diesem Kind Vater und Mutter sein, es beschützen, lenken und ihm Geborgenheit geben. Wenn Erwachsener und Kind miteinander kommunizieren und zusammenarbeiten, bilden sie gemeinsam ein starkes, lebendiges Ganzes. Ein einfaches Beispiel aus der psychologischen Beratung betrifft die Motivation. Ein Studierender möchte sich einerseits auf eine Prüfung vorbereiten, spürt aber andererseits einen inneren Widerwillen, ein „Ich-mag-Nicht“. Viele geben dann ihr Vorhaben auf, lenken sich durch andere Tätigkeiten ab und verschieben den Lernbeginn, kurz sie geben sich dem inneren Kind geschlagen. Es gibt jedoch die Möglichkeit mit dem Kind in Kontakt und in einen inneren Dialog zu treten, es in die Arme zu nehmen und nach dem Arbeiten eine Belohnung zu versprechen.

Chopich E J, Paul M (1997) Aussöhnung mit dem inneren Kind. Freiburg im Breisgau, Bauer

Ringel E (1984) Die österreichische Seele. Wien Köln Graz, Böhlau

Rudolf Pichler

Integrative Gestalttherapie In der von Fritz Perls, Laura Perls und Paul Goodmann in den 1940er Jahren begründeten **Gestalttherapie wird der Mensch ganzheitlich im Sinne einer leiblich-seelisch-geistigen Einheit verstanden.** Philosophische und theoretische Einflüsse kommen aus der Gestaltpsychologie (Wertheimer, Köhler), der Feldtheorie (Lewin), der → *Psychoanalyse* (Freud), der Körperpsychotherapie (Reich) und der Existenzphilosophie Martin Bubers. Ein wesentlicher Aspekt der Gestalttherapie ist die Begegnung (Kontakt) zwischen Therapeutin und Klientin im Hier und Jetzt. Dabei werden sowohl nicht bewusste (unerledigte) Situationen aus der Lebensgeschichte dem Bewusstsein wieder zugänglich als auch das Erleben und Verhalten der Klientin in Bezug auf die gegenwärtige situative Angemessenheit reflektiert und therapeutisch bearbeitet. Was im Hier und Jetzt dem Bewusstsein zugänglich wird, lautet eine Maxime der Gestalttherapie, ist auch der Veränderung zugänglich. Die Vergangenheit zeigt sich in Erfahrungen, Gewohnheiten, unvollendeten Handlungen und die Zukunft ist in Vorbereitungen, Anfängen, Erwartungen gegenwärtig (Perls 1989). Die gestalttherapeutische Arbeit zeichnet eine dialogische Grundhaltung aus, in der eine Ich-Du-Begegnung zwischen Therapeutin und Klientin möglich und erfahrbar ist, und in der sich die Therapeutin als Expertin zu Verfügung stellt. Die Therapeutin nimmt abhängig vom zu bearbeitenden Thema eine sowohl stützende als auch konfrontierende Haltung ein. Das Ziel der gestalttherapeutischen Arbeit liegt in einer Erweiterung der „Awareness" der Klientin. Awareness meint das unmittelbare Wahrnehmen von körperlichen Empfindungen, Sinneseindrücken und Gefühlen und auch die Wahrnehmung von Wünschen, Werten, Phantasien, Träumen und Gedanken (Gremmler-Fuhr 2001). Daraus resultiert die Fähigkeit, Entscheidungen eigenverantwortlich zu treffen und zu handeln. Handeln im Sinne der Gestalttherapie steht im Gegensatz zu einem automatischen Funktionieren oder Agieren und schließt die Beziehung zum Organismus/Umweltfeld mit ein. Neben dem Gespräch werden in der Gestalttherapie auch kreative Medien wie Farben, Klänge, szenische Darstellungen und körperorientierte Verfahren eingesetzt. Die Integrative Gestalttherapie findet in der Beratungsstelle für Studierende und der Schulpsychologie sowohl in der therapeutischen → *Einzel* und → *Gruppen*arbeit als auch in → *Beratung*, → *Supervision* und Pädagogik ihren Widerhall. Grundgedanke der Gestaltpädagogik ist das Schaffen eines Lernklimas, in dem erlebnisaktivierendes und emotionales → *Lernen* möglich ist. Dabei werden sowohl der Ausdruck und die kreative Vielfalt des Einzelnen als auch die Kontakt und Beziehungsfähigkeit zwischen Lernenden und Lehrenden gefördert. Die Schule (Universität) wird zu einem Erfahrungsort, wo neben der Vermittlung und dem Aneignen von Wissen auch → *Persönlichkeit*sentwicklung stattfindet. Gestalttherapie intendiert einen lebenslangen Lern- und Wachstumsprozess, eine immer wiederkehrende schöpferische Antwort eines Individuums an seine Umwelt. „Ziel des Prozesses ist, ..., durch Assimilation immer in sich stimmiger, d.h. selbstähnlicher, zu werden" (Hartmann-Kottek 2004, 135).

Gremmler-Fuhr M (2001) Grundkonzepte und Modelle der Gestalttherapie. In: Fuhr R, Sreckovic M, Gremmler-Fuhr M (Hrsg.) Handbuch der Gestalttherapie. 2. unveränd. Aufl. Göttingen, Hogrefe

Hartmann-Kottek L (2004) Gestalttherapie. Berlin, Springer

Perls L (1989) Leben an der Grenze. Essays und Anmerkungen zur Gestalt-Therapie. Köln, Edition Humanistische Psychologie

Maria Haidvogl

Intelligenztheorie von Sternberg

Robert Sternberg, amerikanischer Psychologe, hat die „**triarchische Intelligenztheorie**" entwickelt (Sternberg 1985, 1986). Sie integriert die wichtigsten Ansätze: psychometrische (individuelle Unterschiede messende), kognitiv-entwicklungsbezogene (das geistige Wachstum betreffende) und informationstheoretische (die Prozesse bei bestimmten Problemstellungen analysierende). Sie umfasst explizite Theorien, die mentale Strukturen beschreiben (was ist Intelligenz?), und implizite Theorien, die Kontextstrukturen darstellen (was gilt hier oder dort als intelligent?). Sternberg unterscheidet eine Komponenten-Subtheorie (wie funktioniert Intelligenz?), eine erfahrungsbezogene (wann ist ein Verhalten intelligent?) und eine kontextuelle (wo, in welchem Umfeld ist etwas intelligent?). Die **komponentenbezogene Subtheorie** unterscheidet *Metakomponenten*, die den Informationsprozess steuern, *Durchführungskomponenten*, die die Verhaltenspläne umsetzen, und *Wissenserwerbskomponenten*, die zur Einprägung von Wesentlichem, zur Kombination der Wissensinhalte und zum Vergleich alter und neuer Erfahrungen beitragen. Die **erfahrungsbezogene Subtheorie** umfasst ein weites Spektrum: Intelligenz zeigt sich einerseits im *Umgang mit neuen Erfahrungen* (Kreativität, Umstellungsfähigkeit), aber auch in der *Automatisierung, Geschwindigkeit und Eleganz* der Erledigung von Routineaufgaben. Die **kontextuelle Subtheorie** fragt nach dem Milieu: Jeder muss die Umgebung finden, die am besten mit den eigenen Interessen, Fähigkeiten und Werten übereinstimmt. Man kann sich an ein *Milieu anpassen,* es zu *verändern* suchen oder das Milieu *wechseln.* Sternbergs triarchisches Modell ist weder eine „Monarchie" (nur ein Intelligenzfaktor maßgeblich), noch eine „Anarchie" (es gibt keine Organisation), auch keine unflexible „Diktatur", sondern eine Kooperation (föderalistische Oligarchie) einer Anzahl von mentalen Fähigkeiten, teils konservativ (Altes bewahrend), teils liberal (Neues suchend). Die Effektivität einer „Regierung" kann nicht durch ein einziges Kriterium (Intelligenzquotient) festgestellt werden. **Man kann das triarchische Konzept vielfach praktisch anwenden** (Sedlak (1992, 105–132). Z.B. Für einen bestimmten Menschen X (z.B. Schüler, Student) könnte man fragen: 1) *Kontext-Subtheorie:* Gesetzt den Fall, es gäbe für X ein Betätigungsfeld, in dem seine Fähigkeiten besonders geschätzt werden– welche Fähigkeiten sind das? Wie müsste das Umfeld sein? Gibt es Bereiche, in denen X sich mehr anpassen müsste? Kann X das gegenwärtige Umfeld zu seinen Gunsten modifizieren oder wäre ein Wechsel sinnvoll? 2) *Erfahrungsbezogene Subtheorie:* Zeichnet sich X durch seine rasche routinierte Erledigung oder durch seinen kreativen Umgang mit neuen Aufgabenstellungen aus, was liegt ihm mehr? 3) *Komponenten-Subtheorie:* Tut sich X leicht oder schwer mit dem Erkennen des Wesentlichen, mit dem Erfassen von Zusammenhängen, Herstellen von Kombinationen, und mit dem Einbau von neuem Wissen in Bestehendes? Die Kombination der drei Subtheorien und der damit verbundenen Fähigkeiten ergibt eine *Typologie.* Negative Typen wären: X ist ein trockener Lexikonmensch (unkreativer Vielwisser) oder ein oberflächliches Original (wenig wissender Kreativer) oder ein

Macher-Typ (guter Kontakt, sonst wenig) oder ein Eigenbrötler (wissend, kreativ, aber kontaktlos). Positive Typen wären: X verfügt über ein gute Speicherfähigkeit und einen großen Wissensschatz, X ist ein für Neues aufgeschlossener kreativer Mensch oder ein Routinier, X kann sich gut auf die jeweiligen Rahmenbedingungen einstellen bzw. diese zu seinen Gunsten beeinflussen. Die Typologie kann auch hilfreich sein für die *Bildungslaufbahnentscheidung. Die Bildungspsychologie kann helfen durch Förderung des Wissenserwerbs z.B. durch Lerntechniken; Förderung der Kreativität (Sedlak 2004) oder der positiven Routine, sowie mit Anregungen für die Auseinandersetzung mit dem jeweiligen Betätigungsfeld* (Sedlak 1992, 211–216). Fruchtbare Verbindungen ergeben sich zum → *MIND-Modell* (Sedlak 1992, 114–132). Gardner (2002) hat eine zu Sternberg gut ergänzbare Theorie der multiplen Intelligenzen (musisch, mathematisch, sprachlich) entwickelt.

Gardner H (2002) Intelligenzen. Die Vielfalt des menschlichen Geistes. 2. Aufl. Stuttgart, Klett-Cotta

Sedlak F (1992) Das MIND-Modell. Ein umfassendes Rahmenkonzept für Forschung und Praxis im pädagogisch-psychologischen Bereich. Wien, Bundesministerium für Unterricht und Kunst

Sedlak F (2004) Ich hab's – Die Milliardenshow. Wien, Bundesministerium für Bildung, Wissenschaft und Kultur.

Sternberg R J (1985) Beyond IQ. USA, Cambridge University Press

Sternberg R J (1986) Handbook of Human Intelligence. USA, Cambridge University Press

Franz Sedlak

- K -

Karriereplanung Unter Karriere versteht man nach dem Digitalen Wörterbuch Deutscher Sprache eine „schnelle erfolgreiche Laufbahn und berufliches Vorwärtskommen". Der *klassische Karrierebegriff* orientierte sich früher an *hierarchisch ausgerichteten Strukturen* in einem Unternehmen und bedeutete oft einen *linearen Aufstieg*, bei dem Anfangs- und Endpunkt der beruflichen Laufbahn von außen vorgegeben und vorhersehbar waren. Heute wird die Planbarkeit des eigenen Karrierewegs durch den Wandel der Arbeitsmarktsituation, der Forderung nach lebenslangen Lernen und der Forderung bereit dafür zu sein, den Beruf im Verlauf eines Berufslebens mehrmals zu wechseln, eingeschränkt. *Karriere* wird heute eher ganzheitlich verstanden – im Sinne einer *individuellen beruflichen und persönlichen Laufbahngestaltung*. Das Bestreben, ein Gleichgewicht zwischen Arbeitsleben und Privatleben im Rahmen der beruflichen Entwicklung zu schaffen, wird mit dem Begriff → Work-Life-Balance beschrieben. *Karriereplanung* der Gegenwart heißt *individuelles Selbstmanagement*. Der Einzelne kennt seine beruflichen Ziele, Werte, Fähigkeiten und Fertigkeiten und reagiert flexibel auf berufliche Situationen und Entwicklungen am Arbeitsmarkt. Er arbeitet aktiv und eigenverantwortlich an der Verwirklichung seiner Ziele. Damit stellt sich für den Einzelnen bei Laufbahnentscheidungen und beruflicher Neuorientierung die Frage nach möglichen zukünftigen Tätigkeitsfeldern, die den eigenen Fähigkeiten, Interessen und Zielen entsprechen. Unterstützung kann man sich bei zahlreichen Beratungsstellen holen wie zum Beispiel bei der → Studienwahlberatung, und → Berufsberatung, Nach Schein (1992) gibt es unterschiedliche Stationen und Entwicklungen im beruflichen Werdegang. Im Verlauf der beruflichen Ausbildung und des Studiums zeichnen sich die beruflichen Ziele langsam ab, verändern sich auch wieder. Oft herrscht am Ende einer Ausbildung/Studiums noch große Unsicherheit, in welche Richtung der Einzelne gehen möchte. Der Eintritt in die Berufswelt ist verbunden mit Erwartungen, Hoffnungen, → Ängsten und Befürchtungen. Spätestens kurz vor dem → Studienabschluss, stellt sich dann die Frage, wie die Zukunft aussehen soll und wie der Berufseinstieg erfolgreich bewältigen werden kann. Folgende Schritte gehören zu einer erfolgreichen Karriereplanung (Pichler & Tschirf 1991). ***Persönliche Standortanalyse,*** das heißt 1) ein möglichst realistisches Bild über sich selbst zu erarbeiten, 2) Stärken und Schwächen zu analysieren, 3) Motive, Bedürfnisse, Einstellungen und Werthaltungen zu definieren und 4) Ziele zu formulieren. ***Recherche über die berufliche Umwelt***, das heißt 1) im Rahmen einer → Berufsorientierung einen Überblick über mögliche Berufe gewinnen, 2) Informationen über die Branchen sammeln, 3) Stellen, Betriebe und Organisationen in der Branche kennen lernen, 3) Entwicklung der Branche in der nahen Zukunft recherchieren, 4) erste Kontakte im beruflichen Umfeld knüpfen. ***Entsprechungen zwischen der eigenen Person und den beruflichen Umwelten*** (Person-Umwelt-Passung) finden (Rolfs 2001) und berufsbezogene Ziele entwickeln, das heißt 1) Berufe und Stellen finden, die gut zur Person passen, 2) Realisierbarkeit der Berufwünsche überprüfen, 3) erste Schritte entwickeln. Stimmen Arbeitsinhalt und Können einer Person überein, kann sich dies positiv auf die Arbeitsleistung und den beruflichen Aufstieg und Weiterentwicklung auswirken. Die Karriereplanung soll sich nicht nur auf die momentane Situation beziehen, sondern Entwicklungsperspektiven beinhalten. Das sind sowohl Entwicklungsmöglichkeiten im beruflichen Umfeld als auch die Berücksichtigung persönlicher Entwicklungsphasen wie die Ablösung von der Familie, erste Phase des Erwachsenenseins, Midlife-Crisis, Stabilisierung in der zweiten Lebenshälfte. Karriereplanung berücksichtigt neben der beruflichen Planung auch die Familienplanung und die Entwicklung eines persönlichen Umfelds. Schulpsychologie und Psychologische Studentenberatung helfen im Vorfeld beruflicher Karriereplanung.

Pichler O, Tschirf A (1991) Die Karriere beginnt im Studium. Wien, Verlag Austria Press
Rolfs H (2001) Berufliche Interessen. Göttingen, Hogrefe
Schein E (1992) Karriereanker. Darmstadt, Lanzenberger Dr. Loos Stadelmann Verlag

Kathrin Wodraschke-Staudinger

Katathym Imaginative Psychotherapie Die Methode mit der ausgefeiltesten **Theorie und Technik des Umgangs mit Imagination und Symbolik** ist wahrscheinlich die von Leuner (1994) entwickelte Katathym-Imaginative Psychotherapie. Sie wurde daher einerseits auch unter dem Namen „*Symboldrama*" bekannt, gemeint ist die dramatische Auseinandersetzung mit den inneren Symbolen des Patienten, d.h. mit seinen ganz spezifischen Verarbeitungen von inter-und intrapersonellen Erfahrungen; andererseits auch als „*guided affective imagery*" bezeichnet (hier kommt vor allem die ausgefeilte therapeutische Begleitstrategie beim Tagtraum der KIP zum Ausdruck). Früher hieß die Methode „*Katathymes Bilderleben*" (kurz: KB), „katathym" bedeutet „gefühlsgemäß" und bringt zum Ausdruck, dass es nicht um filmartiges „Bilder-Leben", sondern um ein emotionales „Bild-Erleben", um einen plastischen, optischen, akustischen, taktilen Tagtraum geht. Die imaginierten Bilderlebnisse sind nicht nur Projektionen, die auf der inneren Leinwand filmhaft ablaufen, sondern „sind" anteilsmäßig auch die bildernde Person und ihre psychischen Konstellationen selbst. Durch diese Externalisierung schafft die Psyche selbst eine Neuordnung oder zumindest einen Anfang einer neuen Klärung. Das theoretische Konzept der KIP beruht auf der Psychoanalyse. Die KIP ist aber auch durch andere psychodynamische Konzepte, wie z.B. die Individualpsychologie, die Daseinsanalyse, die Jungianische Therapie theoretisch und praktisch bereichert worden. Der tiefenpsychologischen Perspektive entsprechend werden frühe Erfahrungen als prägend angesehen. Erfahrungen mit den Bezugspersonen hinterlassen Spuren. Was sich von den zwischenmenschlichen Erlebnissen in uns einprägt (die so genannten intrapersonalen Repräsentationen) bildet die Welt der inneren Objekte (= Bewusstseins „gegenstände"), mit denen sich der Patient in seinem therapeutischen Tagtraum auseinandersetzt. Die **Wirkfaktoren der KIP** setzen an bei der *Symbolisierungs-, Imaginationsfähigkeit und Dialogfähigkeit* des Menschen; der Patient wird in ein herabgesetzten Bewusstseinszustand (Hypnoid) geführt, es folgt eine Einladung zur Aufmerksamkeitsfokussierung der Fantasie auf eine bestimmte Motivvorgabe (z.B. „Stellen Sie sich eine Wiese vor"). Die dann aufsteigenden symbolreichen Imaginationen werden vom Therapeuten nachfragend, differenzierend, stützend, konfrontierend etc. begleitet. Die KIP kann als Einzelverfahren, aber auch im Paar-und Familiensetting und schließlich auch als Gruppentherapie angeboten werden. Die besonderen **Stärken des Verfahrens** liegen in der Möglichkeit, einen *Traum als Therapeut direkt mitzuverfolgen, durch die inneren Bilder symbolisch zur präverbalen Ebene vorzudringen, weiters in der Möglichkeit, emotionale Defizite in der individuellen Entwicklung durch intensives Erleben des früher Versäumten zu* beheben; sowie in der Chance, durch imaginatives Probehandeln neue Verhaltensweisen einzuüben (Sedlak 2001). Besonders wertvoll ist die beständige „Übersetzung" des in der Fantasie Erlebten in die Mitteilung an den Therapeuten, dadurch wird Gefühltes sagbar und damit begreifbar, lenkbar, dadurch ist Symbolarbeit „Sprachschulung", die das Erlebte aus seiner Sprachlosigkeit hebt und damit veränderbar, integrierbar macht. Daher ist die Kommunikation in der KIP ein wichtiges Forschungsgebiet (Arduc 1999). Das Verfahren wurde in den Fünfziger-Jahren von H. LEUNER entwickelt und seitdem systematisch ausgebaut und verfeinert. *KIP kann als Krisenintervention, als Kurzzeitpsychotherapie, als Langzeitpsychotherapie und als Verfahren der Selbsterfahrung eingesetzt werden und ist deswegen auch interessant für die therapeutische Arbeit im Bildungsbereich.* Die Indikationsbreite umfasst auch – bei entsprechender Modifizierung – die Therapie von psychotischen Störungen. Die Gesundheitsorientierung der KIP (Sedlak 2000) zeigt sich in der stärkeren Berücksichtigung der Ressourcen, der gesunden Anteile des Patienten, bei der das Katathyme Bilderleben nicht nur eingesetzt wird, um eine Symbolisierung momentaner Problemlagen oder Zustandsbilder zu gewinnen, sondern auch um die eigenen Ressourcen besser zu spüren und einsetzen zu können.

Arduc M (1999) Therapie-Sprache-Traum. Die Kommunikation in der Katathym imaginativen Psychotherapie. Wien, Peter Lang

Leuner H(1994) Lehrbuch der Katathym-Imaginativen Psychotherapie. Bern, Huber

Sedlak F (2000) Katathym imaginative Psychotherapie und Gesundheit. In: Hochgerner M, Wildberger E (Hrsg.) Was wirkt in der Psychotherapie. Wien, Facultas

Sedlak F, Chiba R (2001) Mit Träumen Brücken bauen. Impulse und Anregungen für die Katathym Imaginative Psychotherapie in Ausbildung und Praxis. Wien, Eigenverlag Dr. Sedlak

Franz Sedlak

AUS DER PSYCHOWERKSTATT:
Mit Kategorien zum Erfolg in Schule und Studium

Will man die komplexe Wirklichkeit übersichtlicher und zugänglicher machen, helfen Einteilungsgesichtspunkte, Grundbegriffe, eine Aufgliederung einer Menge in Teilmengen, z.B. die Unterteilung einer Schule in Klassen; man braucht „geistige

Schubladen“, eben die so genannten Kategorien. Mit diesen gelingt es, jeden Wissensstoff sinnvoll zu strukturieren, womit sowohl das Verständnis des Stoffes erheblich verbessert als auch ein Reproduzieren des Lernstoffes wesentlich erleichtert wird. Im Folgenden werden die wichtigsten **Kategorien als Fragen formuliert**, die man an einen Lernstoff richten kann: 1) *Worum geht es* – was genau ist gegeben – was heißt das ganz konkret – was ist das Wesentliche? 2) *Wozu* – Was soll damit erreicht werden – welche Beweggründe – was fängt man damit an – was kann man noch alles damit tun? 3) *Wie* – Wie lässt sich das definieren, bestimmen – welche Eigenschaften sind entscheidend? 4) *Warum* – Welche Ursachen gibt es? 5) *Wann* – welche Rolle spielt die Zeit hier? 6) *Wo* – welche örtlichen Faktoren sind wichtig? 7) *Wie viel* – welche Rolle spielen Menge, Ausmaß? 8) *In welchem Zusammenhang* (einseitig, gegenseitig, veränderlich) steht was – ist ähnlich, vergleichbar, entsprechend – gilt gemeinsam – schließt einander aus – ist übergeordnet – ist untergeordnet – lässt sich gleich setzen – ist notwendig damit verknüpft -beeinflusst einander und wie? 9) *Unter welchen Bedingungen* – welche Umstände spielen eine Rolle – was hat einen hemmenden Einfluss – einen förderlichen Einfluss? 10) *Auf welche Weise* und womit – welche Rolle spielen Mittel, Instrumente und Verfahren – welche spezifischen Fähigkeiten sind nötig – wie kommt man am besten zu einem Ergebnis? Die angeführten Fragen kann man als eine **Check-Liste** anlegen. Ganz egal, ob es sich nun um einen Plan handelt, einen bestimmten Lernstoff zu bewältigen, oder ob man plant, eine Referatsvorbereitung durchzuführen, in jedem Fall helfen die Fragen auf den Kärtchen, wenn man diese Fragen schriftlich zu beantworten versucht. *Die vorgeschlagene Reihenfolge ist günstig*, aber nicht unbedingt wichtig. Freilich kann es manchmal sinnvoll erscheinen, zunächst die Ziele und Beweggründe eines Vorhabens zu klären, bevor man sich über das Wo, Wann und Wie Gedanken macht. Die Fragen 8 und 9 sind schon schwieriger zu beantworten als die ersten sieben. Die Frage 10 hat einen eher praktischen Wert. Die angeführten Begriffe kann man auch auf kleine leere **Visiten- oder Karteikarten** schreiben. Dann stapelt man die Karten auf einen Stoß und nimmt sich ein leeres Blatt Papier und ein Schreibgerät. Die auf den Kärtchen angegebenen Fragen lassen sich auch in ganz anderer Weise, die jeder für sich entdecken muss, verwerten. So etwa können die Fragen dazu dienen, unser **Interesse für den Wissensstoff** zu wecken: Worum geht es? Was heißt das ganz konkret? Wie lässt sich das definieren und bestimmen? Welche Rolle kommt der Zeit zu? Welche Rolle spielen im gegebenen Fall die örtlichen Gegebenheiten? Was fängt man damit praktisch an? Welche Mittel und Verfahren sind anzuwenden? Welche Umstände sind wichtig? Welche Ursachen gibt es? Was soll damit erreicht werden? Alle diese Fragen können für den Lernstoff aufschließen, weil man sie nun beantwortet sehen möchte. Hat man bereits genaue Hypothesen über den zu lernenden Stoff oder Inhalt aufgestellt, dann kann man **schwierige Fragen 7 und 8** stellen, wie z.B.: Welche Über- und Unterbegriffe gibt es? Was hat einen verändernden Einfluss (*Moderatorvariable*), was hat einen hemmenden Einfluss (*Suppressorvariable*)? Was schließt einander aus (entweder – oder)? Was ist gemeinsam möglich (sowohl – als auch)? Was ist definitionsgemäß gleich zu setzen (definitionsgleich), und was gilt nur analog? Was ist eindeutig damit verknüpft (und)? Wo gibt es *Wechselwirkungen* oder *Abhängigkeiten*? Es handelt sich hier um schon sehr schwierige und komplizierte Fragestellungen, die nicht in jedem Fall und für jeden Zweck anwendbar sind. Wenn man den Lernstoff bereits einmal oder mehrere Male durchgearbeitet hat, dann besteht eine sehr **wirkungsvolle Einprägungserleichterung** darin, dass man den Stoff anhand der Fragen auf den Kärtchen durchstrukturiert. Das kann so geschehen, dass man unter der Überschrift: „Welche Umstände spielen eine Rolle?" alles anführt, was an Bedingungen erwähnenswert ist. Oder dass man unter der Überschrift: „Welche Beweggründe oder welche Ursachen gibt es hier?" alles auflistet, was in dem gelernten Stoff in diesem Zusammenhang wichtig ist. Welche Wechselwirkungen gibt es zwischen einzelnen Elementen, welche Ordnung des Wissensstoffes kann man herstellen nach Überbegriffen und Unterbegriffen oder nach anderen Kriterien? Man kann die Karten auch als **Prüfungsinstrument** verwenden. Die Fragen, die man sich selber stellt, können eine sehr wertvolle Hilfe zur Feststellung des eigenen Wissensstandes bieten. Die Kärtchen sind ein sehr wirkungsvolles Mittel dazu und ermöglichen eine sehr effektive Kontrolle, denn hier kann man beim Ziehen der Fragen auch noch das Zufallsprinzip arbeiten lassen. Eine interessante und zugleich erweiterte Möglichkeit, mit Kategorien umzugehen, beschreibt das → *MIND-MODELL* von Sedlak.

Franz Sedlak

Klientenzentrierte (Personenzentrierte) Psychotherapie Die Gesprächspsychotherapie wurde vom Psychologen C. R. Rogers entwickelt. Die Bezeichnung drückt das *Interesse für das Medium der Kommunikation und ihre therapeutische Gestaltung* aus. Rogers war Pionier der Protokollierung von Therapiesitzungen. Sein Ansatz wurde auch als *nondirektiv* hervorgehoben – dies in klarer Abhebung von in Interpretation und Handlungsempfehlungen direktiver Beratung und Psychotherapie. Der Ausdruck „Gesprächspsychotherapie" wurde unberechtigt und inflationär oft als Synonym für jedes therapeutische Gespräch angewendet. Später betonten die Namen *„Klientenzentrierte Psychotherapie"* und *„Personenzentrierte Psychotherapie"* den besonderen Respekt vor dem Rat und Therapie suchenden Menschen und seiner Fähigkeit zur Selbstaktualisierung. Der Mensch findet dann zu seinem Selbst und zur Integration von Selbstanteilen, wenn sich ein Mitmensch ihm positiv zuwendet und so seinem Bedürfnis nach positiver Aufmerksamkeit durch eine andere Person entsprochen wird. Rogers legte Wert darauf, statt von Patienten von Klienten zu sprechen, also jemanden, der sich am besten selbst erklären, seine Handlungen interpretieren kann und am ehesten die Richtung der zukünftigen Selbstgestaltung angeben kann. Fast in 10-Jahres-Sprüngen ergaben sich Schwerpunktverlagerungen: 1940 bis 1950 wurde die *Nondirektivität* betont, 1950 bis 1960 stand die Einfühlung und das Verbalisieren von Gefühlen in der *Selbstexploration* im Vordergrund. Gegen

Ende dieser Phase verlagerte sich das Interesse auf die *Präsenz* des Therapeuten als real begegnende Person. Die von Rogers damals formulierten Grundbedingungen therapeutisch förderlicher Haltung, grundsätzliche Wertschätzung, Einfühlung bzw. Erfassen des inneren Bezugsrahmens (Anschauungen, Denkschemata etc.) des Klienten und Echtheit, sind als wichtige Wirkfaktoren der therapeutischen Beziehung allgemein anerkannt. Der Rogers-Ansatz hat eine fruchtbare, pluralistische Entwicklung genommen (Keil & Stumm 2002): Von der klassischen Zentrierung auf die phänomenale Selbsterkundung des Patienten, der umfassenden Präsenz des Therapeuten und den Qualitäten einer Begegnung von Person zu Person, ging die Entwicklung weiter zu *zielorientierten Formen* (phasen- und störungsspezifischen Ausdifferenzierungen), zu *focusing* orientierten (auf das innere Erleben ausgerichteten) Ansätzen und zu Konzepten, wie mit geistig behinderten oder schwer psychotisch beeinträchtigten Menschen Kontakt hergestellt werden kann. Die klientenzentrierte Psychotherapie kann in Einzel- und Gruppensettings bis hin zu Großgruppen- Encounters (Begegnungen) Anwendung finden, sie ist für alle Altersgruppen geeignet und hat vor allem auch den pädagogisch-psychologischen Bereich beeinflusst (*z.B. werden alle Schüler- und Bildungsberater in Österreich in personorientierte Gesprächsführung eingeführt). Zahlreiche Impulse gingen auch in die Erziehung und in den Unterricht (Tausch 1998).*

Keil W, Stumm G (Hrsg.) (2002) Die vielen Gesichter der Personzentrierten Psychotherapie. Wien New York, Springer

Tausch R (1963, 1998) Erziehungs-Psychologie. 11. Aufl. Göttingen, Hogrefe

Franz Sedlak

Kognitive Techniken in der Studienwahlberatung Kognitive Techniken sind Methoden aus der *Kognitiven Verhaltenstherapie* in Form von bestimmter Frage- und Disputationstechniken, die auf die Veränderung hinderlicher Denkmuster abzielen. Im Kognitiven Modell wird davon ausgegangen, dass es unsere Gedanken bzw. Bewertungen von Situationen sind, die unsere Gefühle und Körperempfindungen sowie unser Verhalten bedingen (Stavemann 2003). Hinter vielen emotionalen Problemen stecken somit vorwiegend sogenannte irrationale Überzeugungen, irrational deswegen, weil sie meistens nicht der Realität entsprechen. Solche, für die → *Studienwahlberatung* typischen Gedanken sind z.B. „Dieses Studium ist zu schwer für mich“, „Ich muss mir bei meiner Entscheidung hundertprozentig sicher sein“, „Ein Studienabbruch bedeutet verlorene Zeit“, „Mit diesem Studium werde ich keine Arbeit finden“ oder „Das, wofür ich mich jetzt entscheide, wird mein ganzes restliches Leben bestimmen“. Diese hinderlichen Gedanken können durch folgende Fragestellungen entschärft und durch neue, förderliche Gedanken ersetzt werden (vgl. Beck 1999; Winiarski 2004): Realitätstestung (Welche Beweise sprechen für meine Sichtweise, welche dagegen?), Entkatastrophisieren (Was würde schlimmstenfalls passieren? Wie schlimm wäre das wirklich?), Hedonistisches Kalkül (Hilft mir dieser Gedanke dabei, mich besser zu fühlen?), Distanzierung durch Rollentausch (Was würden Sie einem Freund zur Unterstützung sagen, der sich in einer ähnlichen Situation befindet?), Temporale Relativierung (Wie werden Sie in 10 Jahren darüber denken?) oder Fokussieren auf Ressourcen (Haben Sie schon einmal eine ähnlich schwierige Situation gemeistert?). Kann sich die betroffene Person nicht zwischen zwei oder mehreren konkreten Studienrichtungen entscheiden, empfiehlt es sich, das Entscheidungstraining (Winiarski 2004) durchzuführen, bei dem mehrere Möglichkeiten bezüglich ihrer Vor- und Nachteile, die gewichtet werden, miteinander verglichen werden. Hierbei auftretende hinderliche Gedanken, können wieder durch Hinterfragen modifiziert werden.

Beck J S (1999) Praxis der Kognitiven Therapie. Weinheim, Beltz

Stavemann H H (2003) Therapie emotionaler Turbulenzen. Einführung in die Kognitive Verhaltenstherapie. 3. Aufl. Weinheim, Beltz

Winiarski R (2004) Beratung und Kurztherapie mit Kognitiver Verhaltenstherapie. Weinheim, Beltz

Gerhard Labacher

Kognitive Verhaltenstherapie

Die kognitive Verhaltenstherapie ist eine Weiterentwicklung der klassischen → verhaltenstherapeutischen Ansätze. Der Satz des Philosophen Epiktet *„Nicht die Dinge selbst beunruhigen den Menschen, sondern die Vorstellungen von den Dingen"* (zit. nach Stavemann 2003, 9) fasst die zentrale Annahme des kognitiven Ansatzes zusammen. Unter Kognitionen versteht man nach Hautzinger (2000) sowohl den Vorgang des Denkens, wie auch das Ergebnis des Denkprozesses. Wahrnehmung, Gedächtnis, Sprache, Einstellungen, Werthaltungen, Urteile, Vorstellungen und Problemlösestrategien sind unter dem Begriff der Kognition zu subsummieren. Dieselbe Situation kann aufgrund unterschiedlicher Sichtweisen und Bewertungen zu ganz unterschiedlichen Gefühls- und Verhaltensreaktionen führen. Reinecker (1999) präzisiert die grundlegenden Aspekte der kognitiven Verhaltenstherapie: 1) Kognitive Aktivitäten beeinflussen Verhalten, 2) Kognitive Aktivitäten können erfasst und direkt verändert werden, 3) Verhaltensänderungen können durch kognitive Veränderungen bewirkt werden. *Kognitive Verhaltenstherapie will dysfunktionale Denkmuster identifizieren und verändern.* Klienten lernen, ihre zunächst unlösbar scheinenden Probleme neu und realitätsgerechter zu bewerten, ihre Gedanken zu korrigieren und die Situation zu bewältigen. *Fünf Therapieschritte sind charakteristisch* für die kognitive Verhaltenstherapie: 1) Beobachten der negativen, automatischen (d.h. schnell ablaufenden, reflexhaft auftretenden, subjektiv plausiblen, unfreiwilligen) Gedanken, 2) Erkennen der Bedeutung der verzerrten und automatischen Gedanken und 3) der gegen sie sprechenden Aspekte der Realität, 4) Ersetzen der fehlerhaften Kognitionen durch funktionale Interpretationen, 5) Lernen, dysfunktionale Annahmen selbständig zu erkennen und zu ändern. Die kognitive Verhaltenstherapie ist gekennzeichnet durch einen strukturierten, problemzentrierten und zeitlich begrenzten Therapieablauf. Der Therapeut ist aktiv und direktiv in der Bearbeitung der persönlichen Probleme des Klienten. Die Therapeut–Klient–Beziehung ist am besten als kooperatives Arbeitsbündnis zu beschreiben. Winiarski (2004) weist auf die Bedeutung einer veränderungsorientierten Sprache in der kognitiven Verhaltenstherapie hin. Zu den wichtigsten semantischen Methoden zählt der *„Sokratische Dialog"*, damit ist ein klientenaktivierender Fragestil der Erkenntnisgewinnung gemeint. Der Therapeut versucht, den Patienten durch die Art des Fragens dazu zu bringen, automatische Gedanken und Grundannahmen auszudrücken und so die individuelle Art des Denkens aufzudecken und einer Realitätsprüfung zugänglich zu machen. Ein weiteres wichtiges Dialogmuster wurde unter dem Begriff *„eleganter Disputationsstil"* entwickelt. Dabei wird die Aussage des Klienten übernommen, der schlimmstmögliche Fall als Möglichkeit anerkannt, aber seine Entsetzlichkeit und Aussichtslosigkeit angezweifelt. Reinecker (1999) zählt zu den wichtigsten *kognitiven Therapiemethoden* die *verdeckten Verfahren* nach Cautela, die *rational-emotive Therapie* nach Ellis, die *kognitive Therapie* nach Beck, das *Selbstinstruktionstraining* und das *Stress-Impfungstraining* nach Meichenbaum, das *Problemlösen* nach D´Zurilla & Goldfried, sowie *„Paradoxe Interventionsansätze"*. Die Effektivität der kognitiven Verhaltenstherapie ist durch zahlreiche wissenschaftliche Untersuchungen überprüft worden. Die kognitiven Verfahren gehören zu den effizientesten und wirksamsten Methoden der Psychotherapie und sind in den Psychologischen Studentenberatungsstellen sehr gut einsetzbar.

Hautzinger M (2000) Kognitive Verfahren. In: Batra A, Wassmann R, Buchkremer G (Hrsg.) Verhaltenstherapie. Stuttgart, Thieme

Reinecker H (1999) Lehrbuch der Verhaltenstherapie. Tübingen, Dgvt

Stavemann H (2003) Therapie emotionaler Turbulenzen. Weinheim, Beltz

Winiarski R (2004) Beratung und Kurztherapie mit Kognitiver Verhaltenstherapie. Weinheim, Beltz

Christa Streicher-Pehböck

Kommunikation Unter Kommunikation (lat. communicare: teilen, mitteilen) verstehen wir den Austausch von Information. Zwischenmenschliche Kommunikation umfasst dabei nicht nur die Sprache, sondern auch Mimik, Gestik und andere körperliche Ausdrucksmöglichkeiten. Modelle der Kommunikation helfen dabei, sich in den hochkomplexen Prozessen leichter zu orientieren und schwierige zwischenmenschliche Situationen besser zu verstehen. Das Sender – Empfänger – Modell wurde aus dem technischen Bereich übernommen und vergleicht Kommunikation mit einem Prozess zwischen „Sender" und „Empfänger". Damit macht es deutlich, dass jede Kommunikation aus einzelnen Schritten aufgebaut ist, die alle störungsanfällig sind. Fehler können bei der Verschlüsselung der Nachricht in Symbole (z.B. Sprache) passieren, ebenso bei der Übertragung (z.B. Hörfehler) oder bei der Entschlüsselung der Botschaft (Interpretation der genauen Bedeutung des Gesagten). Jede sprachliche Mitteilung lässt Raum für Interpretation und kann mehrfach gedeutet werden. Nach Schulz von Thun (1981) kann die Bedeutung jeder Nachricht auf 4 Aspekte hin untersucht werden. Nehmen wir ein Beispiel: Studierende überlegen, was sie am Abend unternehmen wollen. Alex sagt: „Im Lokal X spielen sie super Musik!" Was könnte alles in dieser Äußerung mitgemeint sein? – Der Sachaspekt umfasst rein die Fakten, die direkt sprachlich mitgeteilt wurden. In diesem Fall, dass im Lokal X Musik gespielt wird. – Der Selbstoffenbarungsaspekt enthält Gefühle, Meinungen, Haltungen, Selbsteinschätzungen, all das, was der Sender über sich selbst direkt oder indirekt mitteilt. In unserem Beispiel: Alex mag die Musik, die in diesem Lokal gespielt wird. – Mitteilungen werden zu einem bestimmten Zweck gemacht und sollen den Empfänger in irgendeiner Weise beeinflussen. Der Appell kann offen oder verdeckt sein, in unserem Fall könnte er etwa lauten: „Gehen wir doch in dieses Lokal!" – Der Beziehungsaspekt macht eine Aussage, wie der Sender die Beziehung zum Empfänger sieht, indem er ihn auf eine bestimmte Weise behandelt. Alex könnte hier eine derzeit positive Beziehung zu den anderen andeuten. Gerade wenn es zu Schwierigkeiten in der Kommunikation kommt, kann eine Analyse der Situation nach diesem Modell helfen, die unterschiedlichen Standpunkte besser zu verstehen und damit Lösungen für die weitere Interaktion zu finden (s. a. Konfliktbearbeitung). P. Watzlawick (1969) hat u.a. folgende Mechanismen zwischenmenschlicher Kommunikation beschrieben. Es ist unmöglich, nicht zu kommunizieren. Jedes Verhalten in einer Situation zwischen Menschen hat auch Mitteilungscharakter und wird interpretiert, Schweigen ebenso wie Reden. Jede Kommunikation hat einen Inhalts- und einen Beziehungsaspekt. Kontext, Körpersprache und Art der Formulierung geben Hinweise, wie die Beteiligten ihre Beziehung zueinander sehen und wie auf dieser Grundlage der Sachinhalt zu verstehen ist. Im positiven Fall kann der Beziehungsaspekt im Hintergrund bleiben. Dagegen herrscht in konfliktreichen Beziehungen das wechselseitige Ringen um die Beziehungsdefinition vor, so dass dabei der Inhaltsaspekt fast völlig an Bedeutung verlieren kann. Menschen setzen Interpunktionen, sie bestimmen Ausgangspunkte in einem laufenden Geschehen, von dort aus wird das folgende interpretiert. „Wer hat den Streit angefangen?" lässt sich so nicht beantworten – verschiedene Sichtweisen lassen unterschiedliche Punktsetzungen zu (Wo fängt ein Konflikt an?). Menschliche Kommunikation verläuft digital und analog. Dabei wird die Beziehungsebene vorwiegend analog vermittelt (durch Kontext, Nonverbales), der Inhaltsaspekt hauptsächlich digital (sprachlich). Die Arbeit in der Psychologischen Beratungsstelle für Studierende – Psychologische Beratung, Psychotherapie – ist eine bestimmte Form von Kommunikation in einem professionell gestalteten Kontext. Für Studierende, die ihre Kommunikationsprobleme beheben oder die kommunikativen Kompetenzen erweitern wollen, werden immer wieder Kommunikationstrainings u. ä. angeboten (siehe Gruppenangebote der jeweiligen PBS unter www.studentenberatung.at).

Günther U, Sperber W (1993) Handbuch für Kommunikations- und Verhaltenstrainer. Psychologische und organisatorische Durchführung von Trainingsseminaren. München Basel, Ernst Reinhardt

Schulz von Thun F (2005/1981) Miteinander reden: Störungen und Klärungen – Psychologie der zwischenmenschlichen Kommunikation. 42. Aufl. Reinbek, Rowohlt.

Watzlawick P, Beavin J H, Jackson D D (1990/1969) Menschliche Kommunikation: Formen, Störungen, Paradoxien. 8. unveränd. Aufl. Bern Stuttgart Toronto, Huber

Birgitta Schmid

Kompetenzen Der Kompetenzbegriff hat historisch und im Kontext verschiedener wissenschaftlicher Disziplinen (Rechtswissenschaft, Kommunikationswissenschaft, Pädagogik, Psychologie) unterschiedliche Bedeutungen. Im Bereich der pädagogischen Psychologie versteht man heute unter Kompetenzen meist Eigenschaften einer Person, die es ihr ermöglichen, in wechselnden Situationen in jenem Bereich, für die die Person als kompetent erachtet wird, erfolgreich zu handeln. Kompetenz wird erst im selbstorganisierten Handeln sichtbar. Erpenbeck & Rosenstiel (2003) bezeichnen daher Kompetenzen als Dispositionen selbstorganisierten Handelns (Selbstorganisationsdispositionen), im Unterschied zu *Qualifikationen*, die in normierten Prüfungssituationen sichtbar gemacht werden können und als

Wissens- und Fertigkeitsdispositionen bezeichnet werden können. Bei Qualifikationen interessieren in erster Linie die Leistungsresultate, sie sind demnach sachverhaltszentriert. Bei Kompetenzen geht es um den Schritt davor: Es geht um die persönlichen Eigenschaften einer Person, die in der Lage ist, auch überraschende, neue Lösungen hervorzubringen. Kompetenzen sind somit subjektzentriert, nicht direkt prüfbar, sondern nur indirekt, über deren Realisierung in bestimmten realen, nicht genormten Situationen erschließbar. Kompetenzentwicklung kann auch als Teil der Persönlichkeitsentwicklung betrachtet werden. So sieht Roth (1971) die Entwicklung der menschlichen Handlungsfähigkeit im Zusammenhang mit der Persönlichkeitsbildung als Stufenprozess. Demnach bildet die *Sachkompetenz* (das Erlernen des sacheinsichtigen Verhaltens) die Basis und Voraussetzung für die *Sozialkompetenz* (das Erlernen sozialeinsichtigen Verhaltens) und die *Selbstkompetenz* (das Erlernen werteinsichtigen Verhaltens und Handelns). Weinert (2001) leitet seine Definition von Kompetenz von jener der Expertiseforschung ab: Demnach versteht man unter Kompetenzen „bei Individuen verfügbare oder durch sie erlernbare, kognitive Fähigkeiten und Fertigkeiten, um bestimmte Probleme zu lösen, sowie die damit verbundenen motivationalen [Anm.: durch Antrieb], volitionalen [Anm.: durch Wille] und sozialen [Anm.: durch Kommunikation] Bereitschaften und Fähigkeiten, um die Problemlösungen in variablen Situationen erfolgreich und verantwortungsvoll nutzen zu können". Dabei wird die Ausprägung der jeweiligen Kompetenz von Fähigkeit, Wissen, Verstehen, Erfahrung, Können, Handeln und Motivation bestimmt. Entsprechend der unterschiedlichen Natur der verschiedenen Kompetenzen werden diese meist in vier Gruppen bzw. Klassen eingeteilt: (1) persönliche Kompetenzen (z.B. Selbststeuerung, Einstellungen, Leistungs- und Lernbereitschaft), (2) organisatorische Kompetenzen (z.B. Planungs- und Umsetzungsstärke, Zielverfolgung), (3) fachliche Kompetenzen (z.B. Fach- und Methodenwissen, Können) und (4) Sozialkompetenz (z.B. → *soziale Kompetenzen,* Kommunikationsfähigkeit, Kooperationsbereitschaft, Teamfähigkeit). Diese unterschiedlichen Dimensionen des Kompetenzbegriffs berühren verschiedene Fachbereiche der Psychologie: Die Motivations- und Persönlichkeitspsychologie, die Arbeits- und Organisationspsychologie, die kognitive Psychologie und Lernpsychologie sowie die Sozial- und Kommunikationspsychologie. Kompetenz bezieht sich jeweils auf eine bestimmte Person, in ganzheitlicher Weise. Sie wird nur in vielschichtigen, realen Handlungssituationen sichtbar und kann in genormten Situationen, wie z.B. Tests, nicht mühelos erschlossen werden. Da die eigenen Kompetenzen jedoch gerade in der sich schnell verändernden Wissensgesellschaft immer mehr zum Fix- und Ausgangspunkt persönlicher Karrierewege werden (siehe z.B. das Konzept der „*Kompetenzorientierten Beratung*" bei Wittwer, 2000), liegt es in hohem Interesse jedes einzelnen, diese kennen zu lernen. Dementsprechend werden in jüngster Zeit gerade im Bereich der → *Berufsberatung* und der → *Bildungsberatung* Verfahren entwickelt, um die eigenen Kompetenzen entdecken, benennen und somit allgemein für die eigene Lebensplanung bzw. im konkreten Fall bei → *Entscheidungsprozessen* zur Berufs- und Bildungswahl oder Bewerbungen nutzbar machen zu können. Solche Verfahren sind teils hochgradig strukturiert und begleitet (z.B. Kompetenzenbilanz), teils in pädagogisch-didaktischer Form als Unterrichtsmaterialien aufbereitet (z.B. Kompetenzenpass) und teils als reine Selbstreflexionstools angelegt. Die Schulpsychologie-Bildungsberatung und die Psychologische Studentenberatung sehen ihre Beitragsleistung nicht nur in der Problemabhilfe, sondern auch in der Fruchtbarmachung persönlicher Kompetenzen.

Erpenbeck J, von Rosenstiel L (2003) Handbuch Kompetenzmessung. Stuttgart, Schäffer-Poeschel

Roth H (1971) Pädagogische Anthropologie. Band 2: Entwicklung und Erziehung. Hannover, Schroedel

Weinert F (2001) Vergleichende Leistungsmessung in Schulen – eine umstrittene Selbstverständlichkeit. In: Weinert F (Hrsg.) Leistungsmessung in Schulen. Weinheim, Beltz

Wittwer W (2000) Kompetenzorientierte Beratung. In: Beratung aktuell, Nov. 2000. Wien, BMBWK.

G. Krötzl

Kooperative Konfliktbearbeitung in der Schule Es gibt eine Vielzahl von immer wieder neuen, oft verwirrenden Begriffen wie Konfliktmanagement, lösungsorientierte Konfliktbewältigung, Mediation als Konfliktlösungsmodell, … welche mit geringer Abwandlung das Gleiche erreichen wollen – nämlich Verhandeln statt frustierende Kommunikationsverweigerung. **„Dialogfähigkeit als Teil der Beziehungsfähigkeit ist eine wesentliche Voraussetzung für eine neue Form der Konfliktfähigkeit“** (Baldauf 1993) Dieser Leitsatz klingt einfach, ist in der schulischen Praxis aber häufig nur schwer umzusetzen. Streit im Lehrerkollegium, Mobbing in einzelnen Klassen, Verhaltensstörungen, Gewalt, Probleme mit Eltern, … – die Liste möglicher Konflikte ließe sich beliebig verlängern. Gemeinsam ist ihnen allen, dass sie ungelöst früher oder später die Zusammenarbeit stören und bei allen Beteiligten Frust und Unzufriedenheit erzeugen. Die von einem Konflikt betroffenen Personen (SchülerInnen, LehrerInnen, Direktorinnen/Direktoren, Eltern) sehen sich häufig als Gegner. Sie setzen daher in einer solchen Situation Strategien ein, die ihren eigenen Vorteil maximieren und den Gegner schwächen sollen. Diese Art der Konfliktlösung führt jedoch nur selten zum Erfolg und erhöht die negativen Konsequenzen eher noch. Meistens kommt dabei ein mehr oder weniger fauler Kompromiss heraus und nicht selten stehen alle am Ende als Feinde und Verlierer da. Kooperative Konfliktlösung ist ein Seminarmodell, das „Schule als Begegnungsraum“ sieht (Baldauf 1993), das unter Leitung eines in Kommunikationspsychologie, Gruppendynamik und Systemtheorie ausgebildeten Trainers den Konfliktpartnern Wege weist, **selbst kommunikative und kooperative Kompetenzen zu erwerben, um ihre Konflikte selbst zu lösen.** Ein solches Vorgehen ist von der Grundeinstellung her konstruktivistisch: „Die Festlegung von Wahrheiten sind als Aussagen auf Zeit und in der Zeit und bezogen auf den jeweiligen Ort zu begreifen. Visionen, eigenes Erforschen von Unbekanntem und Ungewissem, Konstruktion eigener Wirklichkeit sind möglich und erwünscht“ (Reich 1999, 79). Die Seminarleiter nutzen für ihre Arbeit die Instrumente der Kommunikationspsychologie, Gesprächsführung, Moderationstechnik sowie Gruppendynamik und Systemtheorie. Kenntnisse der Entwicklungs- und Persönlichkeitspsychologie und Psychopathologie sind dann besonders notwendig, wenn zum Beispiel durch tief greifende soziale oder emotionale Störungen eine „normale“ Konfliktbearbeitung nicht möglich ist. Die Grenze zur Psychopathologie muss deshalb rechtzeitig erkannt werden. **Grundsätze kooperativer Konfliktbearbeitung:** 1) Sie ist permanet prozessbegleitend und prozessstrukturierend 2) Die Betroffenen bleiben **eigenverantwortlich** und nutzen die erlernte kommunikative und kooperative **Kompetenz** zur Konfliktlösung. 3) Die Konfliktbearbeitung ist **zukunfts- und lösungsorientiert** und zielt auf Vereinbarungen ab. **Welche Vorteile hat die kooperative Konfliktbearbeitung?** Ungelöste Konflikte gefährden und verhindern einen produktiven und kreativen Arbeitsablauf. Durch die konstruktivistische Grundeinstellung, Kooperation und Konfliktfähigkeit, kann ein offenes und konfliktfähiges Arbeitsklima entstehen. Dieses kommt der Motivation und nicht zuletzt dem eigenen Wohlbefinden und der Gesundheit zu Gute. Das Verfahren trägt zum Erhalt oder Wiederaufbau einer tragfähigen Beziehung bei. Die Beteiligten einer Übereinkunft halten sich eher an die Vereinbarungen, weil sie selbst für das Ergebnis verantwortlich sind und den Prozess, der zur Übereinkunft geführt hat, akzeptieren. Kooperative Konfliktlösung regt Lernprozesse im Bereich Kommunikations- und Konfliktfähigkeit an, die für zukünftige Konfliktlösungen nützlich sind und den **Aufbau einer Kooperationskultur in der Schule fördern** (Baldauf 1993)

Baldauf (1993) Schule als Begegnungsraum. In: Beiträge zur pädagogischen Psychologie. Wien, Eugen Ketterl, 795–807

Baldauf G (2002) Gewalt verhindern – Konflikte lösen – Angebote für die Schulpraxis. In: Tiroler Schule Nr. 2/2002

Bründel H. et al. (1999) Schlichter-Schulung in der Schule. Borgmann (praxisnahe Unterrichtsvorschläge, mit theoretischem Hintergrund und Lehrertraining)

Glasl F (1990) Konfliktmanagement – ein Handbuch für Führungskräfte und Berater. Bern, Haupt

Glasl F (2000) Selbsthilfe in Konflikten, Freies Geistesleben, 2. Aufl. Stuttgart

Reich K (1999) Interaktionistischer Konstruktivismus – ein Versuch, die Pädagogik neu zu erfinden. In: System Schule, Nr. 3/1999, 79

Gebhard Baldauf

Anm.d.Hgs: Die Schulpsychologie-Bildungsberatung hat viele initiative Projekte für die Verbesserung der Kooperation entwickelt, von Maßnahmen der Klassenklima-Verbesserung bis zu Modellen der Konfliktlösung und Wegen der Krisenprävention.

Kontrollzwänge Menschen, die unter Kontrollzwang leiden, sehen sich gezwungen, ständig etwas zu kontrollieren, um eine Katastrophe zu verhindern. Betroffene kontrollieren eine Sache viele Male, da sie jedes Mal wieder daran zweifeln, ob sie richtig kontrolliert haben. Oft sind die Kontrollen ritualisiert, sie erfolgen nach einem bestimmten Ablauf, z.B. 5-mal die Kaffeemaschine ein- und wieder ausschalten, um sicherzugehen, dass sie tatsächlich ausgeschaltet ist. Die betroffene Person traut ihrer Wahrnehmung nicht, sie sucht nach einem Gefühl der Gewissheit. Auslöser von Kontrollzwängen sind bestimmte Situationen, wie z.B. das Haus verlassen, ohne nachzuprüfen, ob alle Fenster und Türen verschlossen sind oder ob der Herd ausgeschaltet ist, bestimmte Gedanken, wie z.B. „Habe ich versehentlich einen Fußgänger angefahren?“ Diese Gedanken oder Situationen lösen große Beunruhigung aus. Die vorerst entlastenden Zwangsrituale sind entweder wiederholtes Kontrollieren, z.B. von Wasserhähnen, Lichtschaltern, Haustoren, Handbremsen etc., wiederholtes Abfahren von zurückgelegten Strecken oder wiederholtes Durchspielen von Handlungsabläufen im Kopf. Es gibt unterschiedliche Ursachen von → *Zwangsstörungen*. Kontrollzwänge dienen oft dazu, Selbstunsicherheit und Angst vor Ablehnung durch Andere zu reduzieren. Manchmal wird auch versucht, Unsicherheit und Überforderung in neuen Lebenssituationen durch übermäßige Kontrollen zu kompensieren. Wenn Zwänge die Lebensführung stark beeinträchtigen, sollte möglichst früh professionelle Unterstützung aufgesucht werden. Da → *Zwänge* dazu tendieren, auch nach Wegfallen der Auslöseproblematik fortzubestehen, hat sich hier die → *kognitive Verhaltenstherapie* bewährt, die direkt am Ablauf der Zwänge einsetzt. Die Behandlung von Kontrollzwängen ist für Studierende wichtig, da die Zwangsrituale den Studienfortgang und die Lebensqualität massiv beeinträchtigen. In der Psychologischen Studentenberatung wird dabei einerseits störungsspezifisch behandelt, andererseits werden auch die Ursachen der Probleme bearbeitet.

Ambühl H (2004) Wege aus dem Zwang. Düsseldorf Zürich, Patmos Verlag Walter

Eva Egger-Zeidner

Krankheitsbilder und Symptome

Symptome, abgeleitet von griechisch sýmptoma (Hinweis), sind kleinste beschreibbare Untersuchungseinheiten psychopathologischer Phänomene (Resch 1999). Sie dienen dem Verständnis und der Interpretation psychischer Krankheitsbilder. In einer Hierarchie von Krankheitszeichen sind **Leitsymptome** die wichtigeren und spürbareren Krankheitsmanifestationen (Payk 2002). Häufig wiederkehrende Kombinationen von Symptommustern werden als **Syndrom** bezeichnet, so können z.B. eine depressive Verstimmung mit Antriebsarmut, Schlafstörungen und negativen Zukunftserwartungen als depressives Syndrom zusammengefasst werden (Resch 1999). Diese Symptomenkomplexe besitzen höhere diagnostische Valenz als Einzelsymptome. Um klinisches Vorgehen und wissenschaftliche Verständigung zu erleichtern, wurden **Klassifikationssysteme** zur Erfassung von psychischen Störungen und Problemsituationen entwickelt. Durch Klassifikation wird die Vielzahl klinischer Krankheitsbilder auf eine überschaubare Menge typischer Symptomkonstellationen reduziert (Schmidt 2003). Aktuelle multiaxiale kategoriale Klassifikationssysteme für psychische Störungen von Kindern und Jugendliche stellen das ICD-10 von der Weltgesundheitsorganisation (WHO) und das DSM IV von der amerikanischen Gesellschaft für Psychiatrie (APA) dar. Sie sind mehrdimensional (multiaxial), um eine möglichst vollständige Beschreibung des Störungsbildes einer Person mittels unterschiedlichster Beschreibungsdimension zu ermöglichen (Schmid 2003). Die Definition von Krankheit ist abhängig von unseren Konzepten von Gesundheit und Gesundsein und vor dem jeweiligen kulturellen Hintergrund zu sehen. Erleben und Verhalten, das von der statistischen oder Idealnorm abweicht, ist nicht unbedingt mit psychischer Störung gleichzusetzen. Für eine psychische Erkrankung sind Kriterien wie Einschränkungen im subjektiven Wohlbefinden, und/oder der objektiven Leistungsfähigkeit sowie die Fähigkeit, sich in der Gesellschaft zu behaupten, bedeutsam (Payk 2002). Bei Kindern und

Jugendlichen, die sich in unterschiedlichen Entwicklungsphasen befinden, ist es wichtig, psychopathologische Phänomene vor dem Hintergrund der psychischen Struktur, der Biographie und der aktuellen Situation zu verstehen und zu interpretieren (Resch 1999). Die Klinische Psychologie befasst sich sowohl mit der → Diagnostik (→ Psychodiagnostische Verfahren, → Psychodiagnostik) als auch Behandlung psychischer Störungen. Die → Psychotherapie hat ihren Schwerpunkt in der Behandlung. *Beide Ansätze finden sich in der schulpsychologischen Praxis. Für die → Beratung hat das Erkennen von psychischen Krankheitsbildern und deren Symptomen besondere Bedeutung z.B. bei Kindern und Jugendlichen mit → Angststörungen oder → Depressionen.*

Payk T R (2002) Psychopathologie Vom Symptom zur Diagnose. Berlin, Springer

Resch F et al. (1999) Entwicklungspsychopathologie des Kindes- und Jugendalters Ein Lehrbuch. Weinheim, Beltz Psychologie Verlags Union

Schmidt M H (2003) Probleme der diagnostischen Klassifikation im Kindes- und Jugendalter. In: Esser G (Hrsg.) Lehrbuch der Klinischen Psychologie und Psychotherapie des Kindes- und Jugendalters. Stuttgart, Thieme

Claudia Körbler

Kreativität Der Begriff „Kreativität" wird als Fachbegriff in der Psychologie und Pädagogik häufig verwendet. Etymologisch gesehen hat er seinen Ursprung im lateinischen Wort „creare", das soviel wie (er-)schaffen, (er-)zeugen, ins Leben rufen, ernennen, erwählen bedeutet. Der in unserem heutigen Sprachgebrauch verwendete Begriff der Kreativität wurde vom englischen bzw. amerikanischen Wort „creativity" in die deutsche Sprache transferiert und zur Beschreibung von außergewöhnlichen Merkmalen der Persönlichkeit verwendet (Drosdowsky 1989, 385f). Kreativität ist eine mehrdimensional ausgeprägte Begabung des Menschen, die seine individuelle Entwicklung und die seiner Umwelt stark beeinflusst. Er hat dadurch nicht nur die Möglichkeit, an seiner eigenen Bildung mitzuwirken, sondern auch die Fähigkeit, sich mit kulturellen Inhalten und Traditionen auseinanderzusetzen, dazu in Distanz zu treten, Bewährtes zu erhalten, erstarrte Strukturen aufzulösen, zu überschreiten und somit Neues zu schaffen. Die schöpferische Schaffenskraft des Menschen ist für die Mitgestaltung in diesen Prozessen unabdingbar. Man kann daher ohne zu zögern sagen, dass menschliches Leben grundsätzlich kreativ ist und Kreativität benötigt, denn sie erhöhen den subjektiven Wert des Lebens und verbessern die eigene Lebensqualität. Aus diesem Grund haben auch Schule und Studium die wichtige Aufgabe, mit einer ganzheitlichen Kreativitätsförderung eine grundlegende Lebenshilfe zu leisten. Denn gerade diese pädagogischen Institutionen können dem Heranwachsenden in der heutigen Zeit der Identitätsdiffusionen, → *Krisen*, → *Sinnfragen* und Orientierungsverlusten zu einer lebensbejahenden Einstellung verhelfen. (Serve 1996). Um die Förderung von Kreativität als → *Unterrichtsprinzip* zu verankern, hat die Abteilung Bildungsplanung und Schulentwicklung des Bundesministeriums für Unterricht und Kunst im September 1990 den „Grundsatzerlass zur ganzheitlich-kreativen Erziehung in den Schulen" herausgegeben. Schulische Kreativitätsförderung soll demzufolge auf die individuelle Förderung des Menschen in seiner Gesamtheit abzielen, d.h. seine Fähigkeiten und Möglichkeiten sollen herausgefunden, herausgefordert, gefördert und geübt werden – nur so kann gewährleistet werden, dass der Bildungsauftrag der Schule mit dem Bildungsziel der → *Persönlichkeitsförderung* auch erfüllt wird (BMUK 1990). *Die → Schulpsychologie – Bildungsberatung bietet zusätzlich spezielle Interessens- und Begabungsanalysen an, um die besonderen Stärken von Heranwachsenden festzustellen und gegebenenfalls eine → Begabungsförderung in die Wege zu leiten.*

BMUK (Hrsg.) (1991) Grundsatzerlass zur ganzheitlich-kreativen Erziehung in den Schulen. Wien

Drosdowsky G (Hrsg.) (1989) Duden Etymologie. Herkunftswörterbuch der deutschen Sprache. Mannheim, Bibliographisches Institut

Serve H (1996) Förderung der Kreativitätsentfaltung als implizite Bildungsaufgabe der Schule. München, PimS

Kristina Unterweger

Krisen Das Wort „Krise“ bewirkt üblicherweise unangenehme emotionale Reaktionen, wir verbinden es mit drohendem Unheil, mit Zerstörung oder Verfall. Wir sind meist bestrebt Krisen zu vermeiden und versuchen in unserem Leben Harmonie (Einklang, Eintracht) zu erreichen oder beizubehalten. Es kann allerdings sein, dass unser Harmoniebedürfnis uns dazu verführt Missstände zu ignorieren und die scheinbare Ordnung künstlich aufrechtzuerhalten. Die dadurch verdrängten Probleme können lawinenartig kumulieren und die Gefährdung erhöhen. Wir können „Krise“ aber auch als Hinweis auf Unordnung, auf nötige Veränderung und somit als Wendepunkt verstehen. Wenn wir eine krisenhafte Situation als Chance interpretieren, können wir darauf konstruktiv reagieren und damit Schwierigkeiten beseitigen. Die psychologischen Beratungsstellen für Studierende haben immer wieder mit Beziehungskrisen, Sinnkrisen, oder Lernkrisen von Studierenden zu tun. So kann eine Krise in einer engen emotionalen Beziehungen (Liebesbeziehung) zu einer Strukturverbesserung führen, wenn die Partner lernen sich den Konflikten zu stellen (→ *Konfliktbearbeitung*), darüber zu kommunizieren und gemeinsam nach Lösungen zu suchen. Eine Lernkrise kann, wird sie einmal als solche erkannt, zu verändertem (verbessertem) Lernverhalten führen, wozu auch die Angebote (→ *Lerntraining*) der Beratungsstellen in Anspruch genommen werden können.

Kast V (2003) Lebenskrisen werden Lebenschancen. Wendepunkte des Lebens aktiv gestalten. Freiburg, Herder

Rudolf Pichler

Krisen und Krisenintervention

Unter einer **psychosozialen Krise** versteht man in Anlehnung an Sonneck (2000), den Verlust des seelischen Gleichgewichts, den ein Mensch verspürt, wenn er mit Ereignissen konfrontiert wird, die er im Augenblick nicht bewältigen kann. Frühere Erfahrungen im Bewältigen schwieriger Lebenssituationen stehen den Betroffenen in der Krise nicht zur Verfügung bzw. diese Strategien sind ineffizient geworden. Die innere Bedeutung des Krisenanlasses und die Fähigkeit sich damit auseinanderzusetzen sind mitbestimmend, ob eine Krise entsteht und in welcher Intensität sie auf körperlicher, psychischer oder sozialer Ebene zum Ausdruck kommt. In Bezug auf den Krisenanlass wird zwischen **Lebensveränderungskrisen** und **traumatischen Krisen** unterschieden. Lebensveränderungskrisen entstehen aus Umständen, mit denen gerade Studierende oftmals konfrontiert sind. *Die Studienzeit ist ein Lebensabschnitt mit vielen Veränderungen (Ablöse von den Eltern, Verlust der vertrauten Umgebung, existentielle Sorgen), die als positive Herausforderung erlebt werden können, oder bei Entwicklungsblockaden und Überforderungen zu psychischen Krisen führen.* Traumatische Krisen (z.B. plötzlicher Verlust einer nahe stehenden Bezugsperson, Natur- und Unfallkatastrophen, plötzliche Invalidität oder Gewalterfahrungen) entstehen hingegen in einer plötzlich aufkommenden Situation, die die psychische Existenz, soziale Identität und Sicherheit bedroht. Krisen können sich durch **psychische Symptome** (Angst, Panik, erhöhte Labilität, eingeengte Denkmuster, Konzentrationsprobleme), **körperliche Beschwerden** (Schlaflosigkeit, Herzrasen, Zittern, Magen- und Darmbeschwerden, Appetitlosigkeit und Essstörungen) und durch **Auffälligkeiten im Sozialverhalten** (sozialer Rückzug, aggressives Verhalten) zeigen. Zur **Bewältigung von Krisen** benötigt der Mensch sowohl eigene Erfahrungen, Kenntnisse und Fähigkeiten als auch außerhalb seiner Person liegende Hilfsmöglichkeiten. Der Verlauf einer Krise, ihre Intensität hinsichtlich Schwere, Symptomatik und nötiger Behandlung hängen direkt von der Qualität der Selbst- und Fremdhilfe ab. Weiters sollte die Hilfestellung möglichst rasch angeboten werden. Professionelle Hilfe sollte auf jeden Fall dann in Anspruch genommen werden, wenn Menschen akut in ihrer Identität bedroht sind, sei es durch Suizidalität, selbstverletzendes Verhalten, Kurzschlusshandlungen, Amoklauf oder psychotische Dekompensation. Die wichtigsten **Ziele bei einer Krisenintervention** sind ein rascher Beginn der Hilfestellung, die Konzentration auf ein aktuelles, klar abgegrenztes Problem, Einbeziehung der Ressourcen aus dem persönlichen Umfeld, eine begrenzte Dauer und eine aktive Haltung der Helfer, sowie die interprofessionelle Zusammenarbeit. Von besonderer Bedeutung bei einer Krisenintervention ist die Unterstützung der eigenen Fähigkeiten des Betroffenen, sich selbst zu helfen. Eine tiefgreifende Intervention zur Persönlichkeitsveränderung – wie im Rahmen einer Psychotherapie – wäre zu diesem Zeitpunkt nicht sinnvoll. Es würde damit nur zu einer zusätzlichen Belastung kommen.

Sonnek G (2000) Krisenintervention und Suizidverhütung. Wien, Facultas

Gertraud Meusburger

Krisenintervention in der Schule

In der Wissenschaft (Terr 1995) wird das traumatische Ereignis in zwei Kategorien beschrieben. **Trauma** (→ Traumabearbeitung bei Kindern, → Traumatherapie) im Kindesalter Typ 1, darunter versteht man einmalige Ereignisse wie etwa schwere Unfälle oder einmalige Gewalttaten. Sind es hingegen oftmalige bzw. wiederholte Erfahrungen wie etwa familiäre Gewalt (→ Gewalt) oder chronische Misshandlung (→ Missbrauch) spricht man von Trauma Typ 2. Allgemeine Dimensionen, die eine traumatische Belastung auslösen können, wurden von Green (1990) beschrieben. Eine Einführung dieser Merkmale war dahingehend relevant, um einer inflationären Verwendung des Begriffes Trauma zu begegnen. Eine Situation kann zu einem traumatischen Ereignis werden, wenn bspw. das eigene Leben oder die körperliche Integrität bedroht wird, oder wenn direktes Beobachten, Wissen von Gewaltausübungen an geliebten Personen stattgefunden hat (Friedman & Hofman 2004). Eine Vielzahl von **Risiko- bzw. Schutz-**

faktoren bestimmen u. a. Schwere und Dauer der posttraumatischen Belastung. Frühere traumatische Lebenserfahrungen (Pynoss 1995), sowie schwierige sozioökonomische Bedingungen zählen im Kindesalter zu den Risikofaktoren. Hingegen wirken Verständnis und Verlässlichkeit sowie Klarheit über Handlungsmöglichkeiten und -grenzen seitens der Eltern, aber auch des Behandlungsteams protektiv.

Gerade Kinder sind in speziellem Maße überfordert, wenn sie nahe Angehörige verlieren und sie noch nicht auf Bewältigungsstrategien zurückgreifen können, die Erwachsenen oftmals zur Verfügung stehen. Daher können Kinder auf Notfälle mit erhöhter Ängstlichkeit (→ Angst → Angststörungen) bzw. Verhaltensproblemen (→ Verhaltensprobleme) reagieren. Während ältere Kinder bzw. Jugendliche mit Aggression (→ Aggression) oder sozialem Rückzug (soziale Isolation/Kontaktprobleme) versuchen, das Ereignis zu bewältigen, können jüngere Kinder wieder in frühere Verhaltensweisen (z.B. Einnässen) zurückfallen (Juen 2004). Für das Betreuungsteam sind demzufolge bestimmte Grundregeln im Umgang mit traumatisierten Kindern (Offenheit, Fragen stellen erlauben, Zuwendung geben, etc.), aber auch ein Verständnis des kindlichen Todesbegriffs (Irreversibilität, Universalität, Unvorhersehbarkeit, Unabwendbarkeit) unumgänglich. **Psychische Erste Hilfe** für Kinder bedient sich u. a. archaischer Kommunikationsmuster (→ Kommunikation) wie bspw. körperliche Nähe, Hand halten, beruhigend zusprechen, Anteil nehmen etc. und versucht Angebote zur Auseinandersetzung mit dem Krisenerlebnis (→ Krisen) (Malen, Sprechen, Schreiben) zu unterbreiten. Ritualisierte Handlungen ermöglichen dabei einen klaren Handlungsrahmen, der in der ungewissen Krisensituation für begrenzte Sicherheit und Planbarkeit sorgt. **Schulpsychologische Tätigkeit** (→ Schulpsychologie-Bildungsberatung) ist definiert durch die Beratung (→ Beratung), Betreuung, Coaching (→ Coaching), Behandlung von Einzelnen oder von Gruppen im System Schule. Vorhandene Fähigkeiten und erworbene Kenntnisse ermöglichen notfallpsychologische Interventionen (→ Notfallpsychologie), die sowohl dem Bedarf der Betroffenen als auch den schulsystemisch eigenen Abläufen möglichst gerecht werden (Engelbrecht & Storath 2002a).

Juen B, Brauchle G (2004) (Hrsg.) Handbuch der Krisenintervention. Innsbruck, Studia

Lasogga F, Gasch B (2002) Notfallpsychologie. Edewecht, Wien, Stumpf und Kossendey

Friedmann A, Hofman P (2004) (Hrsg.) Psychotrauma. Wien, Springer

Dross M. (2001) Krisenintervention. Göttingen, Hogrefe

Englbrecht A, Storath R (2002a) Krisenmanagement in der Schule. Stuttgart, Raabe

Jürgen Bell

Anm.d.Hgs.: Angeregt durch den Herausgeber wurden in den letzten Jahren Krisenpläne an allen Schulen Österreichs ausgearbeitet, um im Ernstfall eine überlegte Vorgangsweise einhalten zu können.

- L -

Legasthenie **Die „umschriebene Lese-/Rechtschreibstörung" (= Legasthenie; ICD 10, F 81.0; F 81.1) ist nach der Internationalen Klassifikation psychischer Störungen der Weltgesundheitsorganisation (ICD-10, Kap. V[F]) als Lese- und Rechtschreibstörung ausgewiesen, die als umschriebene Entwicklungsstörung schulischer Fertigkeiten verstanden wird. Es wird unterschieden zwischen der kombinierten Lese- und Rechtschreibstörung und der isolierten Rechtschreibstörung.** Die Schwierigkeiten treten bereits in den ersten Stadien des Lese- und Schreibunterrichts beim Erlernen der Buchstaben-Lautbeziehungen auf. Lautsynthese und Lautanalyse gelingen schwer, was durch ein Defizit der → phonematischen Bewusstheit begründet ist. Die Einsicht in die Lautstruktur unserer Sprache und deren Verarbeitung ist mangelhaft ausgeprägt. Dadurch kommt es zu stark verlangsamter Lesegeschwindigkeit bis hin zu eingeschränktem Leseverständnis, aber auch zu Schwierigkeiten im lauttreuen Schreiben, später im orthographisch richtigen Schreiben als persistierendes Kernsymptom. Auch zeigen sich die Auswirkungen der Grundstörungen im Erlernen der Fremdsprachen, wobei vor allem nicht lauttreue Sprachen wie Englisch und Französisch betroffen sein können. Die Lese-/Rechtschreibstörung erklärt sich aus Besonderheiten der biologischen Reifung des zentralen Nervensystems. Neurophysiologische und neuropsychologische Studien haben wichtige Nachweise zu hirnanatomischen, hirnphysiologischen und neuropsychologischen Besonderheiten ergeben. Auch gibt es aus molekulargenetischen Untersuchungen Nachweise für eine genetische, knabenwendige (d.h. Knaben sind mehr betroffen)Vererbung und damit der familiären Häufung. Umwelteinflüsse und insbesondere die Quantität und Qualität des speziellen Unterrichts spielen eine modifizierende Rolle. Die Diagnosestellung ist auf Grundlage der Definitionskriterien nach ICD 10 hinreichend gültig und verlässlich, setzt jedoch eine sogenannte multiaxionale Diagnostik voraus. Auszuschließen wären: andere „klinisch-psychiatrische Erkrankungen" wie z.B. Schulangst, Hyperaktivitäts- oder Aufmerksamkeitsstörung (Achse 1), Minderung des „Intelligenzniveaus" (Achse 11.1), andere „körperlich Symptomatik" wie etwa Sinnesbehinderungen oder zerebrale Lähmungen (Achse IV), „abnorme psychosoziale Umstände" (Achse IV) (eklatanter Fördermangel, psychische Störungen bei den Eltern, ...) „soziale Anpassungsstörung" (Achse VI). Die Diagnose ist also nur durch klinisch-psychologische oder fachmedizinische Untersuchung unter Beachtung lebensgeschichtlicher und schulischer Beurteilung möglich. Der/die Schulpsychologe/in bringt in besonderem Maß die Voraussetzungen für die Diagnosestellung, nicht zuletzt durch die enge Zusammenarbeit mit der Institution Schule, mit. Der Nachweis der biologischen Begründung hatte weit reichende Folgen auf die Behandlung. Hiermit wird auch verständlich, dass trotz Optimierung des Unterrichtes und Förderangebotes die Problematik sich zwar verbessern kann, in den Kernsymptomen jedoch resistent bleibt. Daher ist die therapeutische Intervention zumeist sinnvoll, um die Ausprägung gezielt zu lindern und damit die begabungsmäßig möglichen Bildungsziele erreichbar zu machen. Auf Basis der gut erforschten Lese- und Schreibaufbaustufen werden methodisch-didaktisch ausgeklügelte Übungen angeboten um die defizitären Kapitel nachzuschulen. In der Regel geschieht das durch ausgebildete und zertifizierte LSR-Therapeuten auf Basis der Förderdiagnostik des/der Schulpsychologen/in.

Warnke, A, Hemminger U, Roth E, Schneck, S (2002) Legasthenie, Leitfaden für die Praxis. Göttingen

Landerl K, Wimmer H, Moser E (1997) Salzburger Lese- und Rechtschreibblatt (SLRT). Bern

Tacke G (1998) Lese- und Rechtschreibschwäche. Diagnose, Ursachen, Fördermöglichkeiten. Stuttgart

Hasselhorn M, Marx H, Schneider W (2000) Diagnostik von LRS-Schwierigkeiten. Göttingen

Ganser B, Richter W (2003) Was tun bei Legasthenie in der Sekundarstufe. Donauwörth

Birgit Heinrich

Anm.d.Hgs.: Es kann selbstverständlich nicht ausgeschlossen werden, dass es zu weiteren Ursachenerkenntnissen neben dem derzeit meistdiskutierten Defizit an phonematischen Bewusstsein (Phonem als kleinste bedeutungsunterscheidende Lauteinheit) kommen wird.

Legasthenie bei Schülern der BMHS – Ein sinnesspezifischer Behandlungsansatz Die Diagnose von Legasthenie an Berufsbildenden mittleren und höheren Schulen in Österreich betrifft Jugendliche ab der 9. Schulstufe. Die Begutachtung stützt sich neben einer differenzierten Begabungsdiagnose auf Beobachtung, Exploration und testpsychologischer Messung folgender Kriterien, die aus schulpsychologischer Erfahrung eine legasthene Störung in der → *Adoleszenz* begleiten und bei der Diagnose beachtet werden sollen: *Graphomotorische Auffälligkeiten* im Schriftbild. Ähnliche Wortbilder und Silben können optisch nur schwer unterschieden werden. *Leistungshemmende Einstellungen*, Erwartungshaltungen und *Glaubenssysteme* (Schick 1995) bezüglich der Rechtschreibleistung; mangelnde Bereitschaft und fehlende Strategien bei der Korrektur eigener Texte, höhere Fehlerhäufigkeit im Diktat, verglichen mit frei geschriebenen Texten, deutlicher Anstieg der Fehler bei Rechtschreibleistungen unter *Speed-Bedingungen*, unterschiedliche Fehlerhäufigkeit in den einzelnen Abschnitten eines Textes, Vorkommen einfacher *Regelfehler* der Groß- und Kleinschreibung beziehungsweise das – dass Unterscheidung, Verwendung mehrerer Schreibweisen für das gleiche Wort in ein und demselben Text, deutliche Abnahme der Rechtschreibleistung in Abhängigkeit von der emotionalen Intensität des geschriebenen Textes. **Ein sinnesspezifischer Behandlungsansatz:** Ausgehend von der Diagnose steht am Beginn der psychologischen Behandlung die Klärung und Bearbeitung leistungshemmender Einstellungen und Glaubenssysteme (Dilts 2001). Das ist eine wesentliche Voraussetzung dafür, dass der Schüler das Feedback über eigene Leistungsfortschritte wahrnehmen kann. In einem weiteren

Schritt wird versucht, durch Visualisierung falsch gespeicherte Wortbilder zu löschen. Der Schüler wird dabei ermuntert, dafür ein persönliches Ritual zu entwickeln. Schließlich werden neue Wortbilder durch *visuell-kinästhetische Synästhesien* trainiert. Abschließendes Ziel ist die Vermittlung einer Strategie des Schreibens und einer Technik zum Korrigieren eigener Texte. Als Schreibstrategie hat sich das *Vier-Rollen-Modell* (Faymann 2005) bewährt, das unterschiedliche Wahrnehmungspositionen beim Schreiben internalisieren soll. Es beginnt mit der Rolle des „Träumers", der eine metaphorische Phantasie über den Inhalt bildet, der beschrieben werden soll. Die folgende Position ist die des „Schauspielers", der in einem inneren Dialog die Phantasie in eine sprachliche Form bringt und auf ihre akustische Wohlgeformtheit überprüft. In der anschließenden Rolle des „Sekretärs" wird der innere Dialog als geschriebener Text vor dem geistigen Auge sichtbar gemacht. An letzter Stelle steht die Position des „Kaligraphen", der den Text vom inneren Bild ausschließlich durch visuell-motorische Verknüpfung in schriftliche Wohlgeformtheit bringt. Ziel dieser Methode ist es die beschriebenen Wahrnehmungspositionen in dieser Abfolge zu automatisieren und dem Schüler dadurch eine effektive Strategie des Schreibens von Texten zu vermitteln.

Schick K H (Hrsg.) (1995) NLP & Rechtschreibtherapie. Paderborn, Junfermann

Dilts R (2001) Magie der Sprache. Paderborn, Junfermann

Faymann H (2005) unveröffentlichtes Seminarskript

Herbert Faymann

Anm.d.Hgs.: Der erwähnte innere Dialog bzw. die Versprachlichung bringt somit auch die akustische Sinnesqualität zum Einsatz und ergänzt die visuelle, motorische Vorstellung.

Leistungsbeurteilung bei Lese-Rechtschreibschwäche Da Lesen und Schreiben im schulischen Geschehen zentrale Funktionen einnehmen und Leistungsüberprüfungen besonders in höheren Schulstufen in vielen Fällen schriftlich erfolgen, haben es Schülerinnen und Schüler mit Lese-Rechtschreibschwäche hier besonders schwer: Die von ihnen erbrachte Leistung wird von der Schwäche überlagert. Dies zeigt sich nicht nur in den Sprachenfächern, sondern auch in allen anderen Gegenständen, speziell in den Realien. Es besteht die Gefahr, dass betroffene Schülerinnen und Schüler durch wiederholte Misserfolge gänzlich die Freude am Lernen verlieren, auch in den Unterrichtsfächern, für die sie sich interessieren und in denen sie durchaus leistungsfähig wären. Es ist wichtig, dass Lehrerinnen und Lehrer dieser Zusammenhang bewusst ist und dass sie bei Schülern mit Lese-Rechtschreibschwäche verstärkt auf andere Formen der Leistungserbringung zurückgreifen. Für die Beurteilung von schriftlichen Arbeiten in der Unterrichtssprache gibt es meist spezielle Regelungen für die Leistungsbeurteilung. Eine Möglichkeit ist, Schüler mit durch ein schulpsychologisches Gutachten belegter → *Legasthenie* anders zu beurteilen (Bayrisches Staatsministerium für Unterricht und Kultus 1999). In Österreich wurde ein anderer Weg gegangen: Prinzipiell gibt es keine Sonderregelung für die Leistungsbeurteilung von Schülern mit Lese-Rechtschreibschwäche. Mangelnde Rechtschreibung, wie gravierend sie auch sein mag, kann aber für sich alleine genommen nicht zu einer negativen Leistungsbeurteilung führen: Wenn Inhalt, Ausdruck und Sprachrichtigkeit deutlich positiv sind, kann auch bei Vorliegen sehr vieler Rechtschreibfehler die Leistung nicht insgesamt negativ beurteilt werden (BMBWK 2001).

Bayrisches Staatsministerium für Unterricht und Kultus (1999) Förderung von Schülern mit besonderen Schwierigkeiten beim Erlernen des Lesens und des Rechtschreibens. München: KMBek vom 16. November 1999, Amtsblatt – KWMBl. I, 379

BMBWK (2001) Rundschreiben des Bundesministeriums für Bildung, Wissenschaft und Kultur zur Leistungsbeurteilung bei Lese-Rechtschreibschwäche (LRS) bzw. Legasthenie. Wien: Rundschreiben Nr. 32/2001, BMBWK

G. Krötzl

Leistungsmotivation/Motivationsschwierigkeiten/Anstrengungsvermeidung Unter **Leistungsmotivation** versteht man die **Tendenz, Leistungsanforderungen erfolgreich zu bewältigen um sich als tüchtig zu erleben**. Für diese Anforderung muss es einen Gütemaßstab geben, den man für verbindlich erachtet (Heckhausen 1965). Die theoretischen Konzepte zur Leistungsmotivation sind vielfältig, wobei ein bedeutender Ansatz die *Attributionstheorie* (Weiner et al. 1971) ist. Sie geht davon aus, dass der Mensch Ursachen für in Leistungssituationen erzielten Erfolg bzw. Misserfolg sucht. Je nachdem, ob er grundsätzlich eher eigene Fähigkeit, Anstrengung, Zufall oder Schwierigkeit der Aufgabe als verursachend sieht, entstehen positive oder negative Erwartungshaltungen für zukünftige Leistungen sowie leistungsfördernde oder -hemmende Emotionen. Ob man eine Leistung als Erfolg oder Misserfolg betrachtet, hängt auch vom subjektiven → *Anspruchsniveau* ab. Erwartet man zuviel von sich, wird man häufiger Misserfolg erleben, setzt man sich die Ziele zu gering, kommt es zu keinem Leistungsfortschritt. Sinnvoll ist die Entwicklung eines realistischen Anspruchsniveaus, das an der eigenen Leistungsstärke orientiert ist. Ein in diesem Zusammenhang wichtiger schulischer Parameter ist die *Bezugsnormorientierung* der Lehrkraft. Besonders für Schüler mit Lernschwierigkeiten ist eine individuelle Bezugsnorm (= Bewertung aufgrund des Vergleiches mit früheren Leistungen) motivierender als eine soziale (= Bewertung aufgrund von Leistungsvergleichen zwischen einem Schüler und seinen Klassenkameraden). Ein wesentlicher Faktor für Schul- und Studienerfolg ist die *Lernmotivation*. Viele Studien weisen nach, dass gut motivierte Schüler bessere Schulleistungen erbringen als gleichintelligente, jedoch schwach motivierte. **Motivationsschwierigkeiten** treten in so gut wie jeder Schul- oder Studienlaufbahn auf. Diese sind zeitlich eingeschränkt und ziehen keine wesentlichen Folgeprobleme nach sich. Anders ist es bei *Motivationsstörungen*, die über einen längeren Zeitraum andauern und die Bildungskarriere beeinträchtigen können. Keller (1995) strukturiert die *Ursachen für Motivationsschwierigkeiten bzw. -störungen in die Bereiche Familie, Schule und Schüler, wobei in der Praxis oft mehrere dieser Aspekte gleichzeitig wirksam werden*. Der Ursachenbereich *Familie* umfasst verwöhnende und überbehütende Erziehungshaltungen, zu wenig Lob, Herabsetzung kindlicher Leistungen, mangelnde Anregung des Kindes durch die Eltern sowie Belastungen innerhalb der Familie. Zum Ursachenbereich *Schule* zählen eine gestörte Lehrer-Schülerbeziehung, ein beeinträchtigtes Lernklima in der Klasse sowie Fehler in der Stoffvermittlung. Zum *Schüler* gehörende Ursachen sind etwa mangelndes Interesse für ein oder mehrere Fächer, mangelnde allgemeine Begabung oder fehlende spezifische Eignung für einen Schultyp, Pubertäts- und Sinnkrisen, ein negatives Leistungsselbstkonzept, das Vorhandensein einer spezifischen Lernstörung (z.B. → *Lese-Rechtschreibschwäche*) oder anderen Störung wie Aufmerksamkeitsdefizits-/Hyperaktivitätsstörung (z.B. → ADHS), depressive Erkrankung → *Depression* sowie → *Angststörung*. Eine besondere Form der Motivationsstörung stellt die **Anstrengungsvermeidung** (Rollett 1997) dar. Man versteht darunter die Tendenz, Anforderungen der sozialen Umwelt (Schule, Studium, Beruf, Familie) durch den aktiven Einsatz von Vermeidungsstrategien aus dem Weg zu gehen. So können für einen Schüler Lernanstrengungen in einem oder mehreren Bereichen zu unangemessen starken, negativen Emotionen führen sodass er durch einen apathischen oder einen desorganisierten Arbeitsstil konstruktive Tätigkeiten in diesen Bereichen weitgehend verweigert. *Oft erfordern Störungen der Leistungsmotivation eine psychologische (z.B. schulpsychologische) → Diagnostik und Interventionsplanung.* Ist die Leistungshemmung einer im (hoch-)schulischen Lernprozess befindlichen Person sehr massiv, ist eine psychologisch-psychotherapeutische Intervention indiziert. Doch bereits im Alltag ist es wichtig, *primär-präventive Maßnahmen → Prävention* durchzuführen: Diese können auf Ebene der Familie (z.B. angemessene Förderung der Selbständigkeitsentwicklung sowie der Frustrationstoleranz, Lob und Ermunterung in Leistungssituationen), auf Ebene der Schule (z.B. Förderung eines positiven Schul- und Klassenklimas, abwechslungsreiche und leistungsdifferenzierende Unterrichtsgestaltung, wertschätzende Lehrer-Schülerbeziehung) sowie auf Ebene des Lernenden (z.B. Entwicklung eines Lernplans, Setzen von realistischen Zielen, sich den Lernstart erleichtern durch angenehme Aufgabe → *Motiviert lernen*) gesetzt werden. Praxisorientierte Präventionsvorschläge finden sich in Keller (1995) sowie Smolka (2002).

Heckhausen H (1965) In: Thomae H (Hrsg.) Handbuch der Psychologie. Bd 2. Göttingen, Hogrefe, S 602–702
Keller G (1995) Motivationsstörungen im Schulalter. Donauwörth, Auer
Rollett B (1997) Lernen und Lehren. Eine Einführung in die Pädagogische Psychologie und ihre entwicklungspsychologischen Grundlagen. Wien, WUV
Smolka D (2002) (Hrsg.) Schülermotivation. Konzepte und Anregungen für die Praxis. Neuwied, Luchterhand
Weiner B, Fritze I, Kukla A, Rest S, Rosenbaum R M (1971) Perceiving the causes of success and failure. New York, General Learning Press

Christian Katzbeck

Lernerfolg

Lernerfolg eines Schülers/einer Schülerin **ist der erreichte Leistungsstand verglichen mit dem bisherigen Leistungsniveau, Lerneffektivität ist der Lernerfolg in Relation zum betriebenen Aufwand**. L. kann subjektiv, aber auch im Vergleich zu anderen Personen gesehen werden. Der Aufwand ist abhängig von Lerndauer und subjektiver Zielsetzung (Anspruchsniveau). Ferner sind für den L. unterschiedliche Verursachungsebenen entscheidend: *Intrapersonale* Faktoren (Begabung, Intelligenz, Gesundheit, psychische Befindlichkeit, Entwicklungsstand), Faktoren der *Arbeitshaltung* (Konzentrationsfähigkeit, Interesse, Anstrengungsbereitschaft, Motivation,

Kreativität, Selbstdisziplin), Belastbarkeit (Selbstvertrauen, positive Lernerfahrungen, Frustrationstoleranz, Stressresistenz), Faktoren des familiären *Umfeldes* (Anspruchsniveau der Eltern, Anerkennungsbereitschaft der Eltern, Beziehungsqualität), *schulische* Faktoren (Beziehung zu Lehrern und Mitschülern, Lehrerkompetenz, Schulklima, Passung zur Schule, adäquates Anforderungsniveau, Klassensituation), *soziale* Faktoren (Akzeptanz im Freundeskreis, Einfluss durch Peergroup), Faktoren der *Lernkompetenz* (Lerntechnik). Wenn diese Faktoren in optimaler Weise zusammen wirken, ist ein hoher Lernerfolg gegeben. Dieser wird auch begünstigt durch weitestgehende Angstfreiheit des Lernenden. Insbesondere bei Defiziten im Bereich Arbeitshaltung kann es zu vermindertem L. bis hin zu Lernversagen kommen.

Spitzer M (2002) Lernen. Heidelberg, Spektrum

Vester F (2001) Denken, Lernen, Vergessen. München, dtv

Josef Zollneritsch

Anm.d.Hgs.: Man kann durchaus in einer gröberen Zweiteilung die oben als intrapersonal angeführten Faktoren, die Arbeitshaltung, die Belastbarkeit und die Lernkompetenz als intrapersonal im weiteren Sinn den interpersonalen Faktoren (schulische, soziale, Umfeld bezogene Faktoren) gegenüberstellen. Als subjektive Vergleichsbasis für den Lernerfolg dient die bisherige persönliche Leistung, es ist daher ein Längsschnitt-Vergleich über eine gewisse Zeit hinweg. Hingegen ist der Vergleich mit anderen meist ein Querschnitt. Allerdings kann die Veränderung der Leistungs- Position in der Klasse über eine gewisse Zeit hinweg ebenfalls eine interessante Vergleichsbasis sein.

Lese-Rechtschreib-Schwäche als komplexes Wechselspiel zwischen Anlage und Umwelt In einer Arbeitsgruppe der Schulpsychologie-Bildungsberatung (Leitung F. Sedlak, G. Krötzl) wurde eine anwendungsorientierte Definition der Lese-Rechtschreib-Schwäche gesucht, die zugleich den Befürwortern der klinischen Perspektive (Lese-Rechtschreibschwäche als genetisch vorgegebene Leistungseinschränkung) und der pädagogischen Perspektive (Lese-Rechtschreibschwäche als Herausforderung für die Passung zwischen Schüler und Schule) gerecht werden sollte. Diese Definition lautete: Von Schwierigkeiten beim Schriftspracherwerb spricht man, wenn Lese- und/oder Rechtschreibleistungen vorliegen, die sich unter dem allgemein bzw. individuell erwartbaren Vergleichsstandard befinden (Diskrepanzkriterium). Diese (manchmal auch nur vorübergehend auftretenden) Schwierigkeiten können auf verschiedenen Ursachen beruhen, z.B. auf Passungsproblemen zwischen den individuellen Leistungsvoraussetzungen und den schulischen Lernangeboten. Von Lese- und/oder Rechtschreibschwäche im klinisch-psychologischen Sinn (meist als „LRS“ oder „Legasthenie“ bezeichnet) wird gesprochen, wenn zugrunde liegende Funktionsstörungen der Informationserfassung, Informationsverarbeitung und Informationswiedergabe angenommen werden können. Sie kann dadurch auffallen, dass die Fehlersymptomatik auch bei Optimierung des schulischen Förderangebotes überwiegend weiter bestehen bleibt (Resistenzkriterium) oder in anderer Form weiter existiert (Persistenz). Abzugrenzen ist die Störung (und damit auch das Förder- und Behandlungskonzept) von anderen rezeptiven Störungen (z.B. Seh- und Hörbehinderungen), expressiven Störungen (z.B. Sprachentwicklungsstörungen), motorischen Störungen spezifischen psychischen Störungen, die die Kontaktnahme erschweren, allgemeiner geringer intellektueller Leistungsfähigkeit oder anderen kognitiven Störungen, Lernrückstand, ethnisch/kulturell bedingten Schwierigkeiten beim Zweitspracherwerb u. a. Der Begriff *Schwierigkeiten* wird zur Kennzeichnung von Symptomen im Bereich des Schriftspracherwerbs verwendet, die durch ein entsprechendes schulisches Förderangebot bewältigbar sind. Manchmal können diese Symptome auch durch vorübergehende innere (z.B. Befindlichkeitsstörungen) oder äußere (systemische Irritationen) Umstände hervorgerufen werden. Das *Diskrepanzkriterium* besagt, dass erwartbare Leistungen nicht erbracht werden und daher eine Lernschwierigkeit angenommen werden kann. Die Diskrepanz kann mehr oder minder deutlich (signifikant) ausfallen. Der Vergleich mit den erwartbaren Leistungen bezogen auf die sonstigen Leistungen des Individuums, aber auch auf sonstige Leistungen der Peergroup, ist zeitgemäßer als die Differenz zur Intelligenz, weil die derzeitige Forschung einen allgemeinen Intelligenzquotienten eher problematisiert und die legasthene Symptomatik unabhängig von der Intelligenzhöhe bestehen kann. Im Allgemeinen geht es darum, dass die vorgegebene Zeitabfolge für das Erlernen des Lesens und Schreibens nicht eingehalten werden kann. Je deutlicher diese Verzögerung auftritt, desto deutlicher fällt das Diskrepanzkriterium aus. *Grundlagen der schulischen Behandlung von Leserechtschreibschwäche:* Wenn die Schwierigkeiten trotz der speziellen schulischen Förderung – d.h. trotz ressourcenorientierter, kompensatorischer Passung – aufrecht bleiben, d. h. resistent sind (daher *Resistenzkriterium)* bzw. die Symptome zwar wechseln, aber die grundlegende Schwierigkeit bestehen bleibt (persistiert), dann liegt die Vermutung einer Lese-Rechtschreibschwäche nahe, die sich nicht primär oder ausschließlich auf den schulischen Lernprozess reduzieren lässt, sondern durch endogene Informationsverarbeitungsstörungen erklärbar ist. Eine spezifische Förderung ist also entweder anzusetzen, wenn die bisherige Förderung nicht greift, oder, wenn eine massive Symptomatik besteht. Die Frage, ab wann eine spezifische Förderung notwendig wird, d.h. ab wann die Erwartungen von Maßnahmen als nicht eingetroffen gelten, ist eine Sache der Übereinkunft. *Ende der Definition.*

Derzeit dürfte sich die wissenschaftliche Meinung mehr der klinischen Perspektive zuneigen. Siehe → *Legasthenie*

Grundlagen der schulischen Behandlung der Lese-Rechtschreib-(Rechen-)Schwäche. Eine Handreichung. Wien, BMBWK, 2001

Franz Sedlak

Lifelong-Guidance Im Zusammenhang mit mehreren internationalen Studien über die Systeme der Bildungs- und Berufsberatung wurde der Frage nachgegangen, wie solche Systeme aufgebaut sein müssen, um den Anforderungen der gegenwärtigen Entwicklung in den Bereichen Bildung und Arbeit gerecht werden zu können (OECD 2004; OECD/ EUROPEAN COMMUNITIES 2004). Insbesondere geht es dabei um den Beitrag und den Stellenwert von Bildungs- und Berufsberatung in der Wissensgesellschaft, die von Globalisierung, zunehmender Individualisierung von Bildungs- und Berufskarrieren und der Notwendigkeit des lebenslangen Lernens geprägt ist. Vom

EU-Bildungsministerrat wurde im Jahr eine Resolution verabschiedet, die dazu Leitlinien gibt. Wichtiger Ansatzpunkt bei der Entwicklung von solchen Systemen der lebensbegleitenden Unterstützung bei Bildungs- und Berufswahlfragen ist das Zusammenwirken verschiedener methodischer Ansätze und Herangehensweisen. Dementsprechend wurde in Österreich der Begriff „Information, Beratung und Orientierung für Bildung und Beruf" zur Beschreibung des Inhaltes der mit „Guidance" gemeinten Unterstützungsmaßnahmen kreiert (Härtel 2001). Mit „Lifelong-Guidance" ist daher das Zusammenwirken von Bildungs- und Berufsinformation, → *Berufsorientierung*, → *Berufsberatung*, → *Bildungsberatung* und Vermittlung von Praxiserfahrungen wie z.B. durch Betriebspraktika, sowie die Vermittlung wichtiger → *Schlüsselkompetenzen* für die eigene → Berufs- und Lebensplanung sowie → *Karriereplanung* gemeint. Ziel ist, Bürger jedes Alters in der jeweils für sie gerade geeigneten Weise dabei zu unterstützen, den „roten Faden" in ihrem Bildungs- und Berufsleben zu finden bzw. verfolgen zu können und ihnen damit auch die Teilnahme am gesellschaftlichen Leben im weitesten Sinne zu ermöglichen und eine Ausgewogenheit in der Lebensgestaltung zu erreichen (→ *Worklife Balance*). „Lifelong-Guidance" soll gesamtgesellschaftlich auch dazu beitragen, den Bildungsstand der Bevölkerung zu erhöhen, den sozialen Zusammenhalt sicherzustellen und zur wirtschaftlichen Entwicklung beizutragen. Um die Betonung der Mündigkeit und Selbstverantwortlichkeit des einzelnen Bürgers noch mehr zu unterstreichen wird anstelle des Begriffs „Lifelong-Guidance" bzw. „Career Guidance" in internationalen Diskussionen auch vermehrt der Begriff „Career Development" verwendet. Damit wird auch die Bedeutung von grundlegenden, schon in der Schulzeit vermittelbaren → *Kompetenzen* für gelingende Bildungs- und Berufsentscheidungen betont. Solche Grundkompetenzen sind vor allem Fähigkeit zur Selbstreflexion (insb. hinsichtlich Fähigkeiten, Interessen, Leistungsfähigkeit, Wünschen), Entscheidungsfähigkeit (inklusive Fähigkeit zur Gestaltung von Entscheidungsprozessen und Umgang mit vieldimensionalen, teils auch widersprüchlichen Entscheidungsgrundlagen), Informationsrecherche und -bewertung sowie Fähigkeit, eigene Ziele definieren und verfolgen zu können. Das Gelingen einer treffsicheren Bildungs- und Berufsentscheidung hängt weiters stark von der Qualität des vorangegangenen Entscheidungsprozesses ab. Dem begleitenden Aspekt sollte daher bei allen Unterstützungsmaßnahmen besondere Aufmerksamkeit gewidmet werden. Dies bedeutet nicht, dass diese Maßnahmen unbedingt alle selbst begleitenden Charakter haben müssen, aber bewusst auf bestimmte Phasen des Entscheidungsprozesses ausgerichtet sein sollten. Eine schulpsychologische Beratung kann z.B. besonders hilfreich beim Entdecken der Stärken und Interessen sein, oder auch später im Entscheidungsprozess bei der Unterstützung der persönlichen Bewertung von zur Auswahl stehenden Alternativen.

COUNCIL OF THE EUROPEAN UNION (2004) Resolution of the Council and of the representatives of the Member States meeting within the Council on Strengthening Policies, Systems and Practices in the field of Guidance throughout life in Europe. Brüssel, EU

Härtel P (2001) Länderbericht Österreich. Information, Beratung, Orientierung für Bildung und Beruf. Angebote, Entwicklungen, Strategien. Wien, BMBWK

OECD (2004) Career Guidance and Public Policy. Bridging the Gap. Paris, OECD
OECD/EUROPEAN COMMUNITIES (2004) Career Guidance. A Handbook for Policy Makers. Paris, OECD

G. Krötzl

Life Skills Die Weltgesundheitsorganisation (WHO) definiert Life Skills (Lebenskompetenzen) als „Fähigkeit für adaptives und positives Verhalten d.h. Individuen können effektiv mit den Anforderungen und den Herausforderungen des täglichen Lebens umgehen". Life Skills sind psychosoziale Kompetenzen und interpersonelle Fähigkeiten, die den Menschen helfen, fundierte Entscheidungen zu treffen, Probleme zu lösen, kritisch und kreativ zu denken, effektiv zu kommunizieren, gesunde Partnerschaften aufzubauen, sich in jemanden hineinzufühlen und ihr Leben in einer gesunden und produktiven Weise zu führen." Schulische Gesundheitsbildung und Prävention fördert die Lebenskompetenzen der Schülerinnen und Schuler durch interaktive und partizipatorische Lehr- und Lernmethoden z.B. durch Selbstreflexion in Form von altersangemessenen Spielen und Übungen, durch regelmäßiges konstruktives Feed-back. Die Schulpsychologinnen und Schulpsychologen unterstützen die Schulgemeinschaft bei der Planung und Durchführung primärpräventiver Projekte, Moderation von Elternabenden und durch Informationsmaterialien.

World Health Organisation (Hrsg.) (2001) Skills for Health. Information Series on School Health. Document 9
Bundesministerium für Bildung, Wissenschaft und Kultur (2005) Suchtprävention in der Schule. Wien

Beatrix Haller

Logotherapie-Existenzanalyse

Die Logotherapie-Existenzanalyse ist: **Therapie unter Berücksichtigung der Sinn- und Wertorientierung des Menschen, Analyse der Existenz hinsichtlich Willensfreiheit, Sinnwillen und Verantwortlichkeit**, sie wurde von Viktor E. Frankl begründet – erste Erwähnung 1926 (Raskopp 2005 bringt eine geschichtliche Aufarbeitung). Aus der Spannung zwischen dem Möglichen und dem Sinnvollen, zwischen dem Gegenwärtigen und dem zu Verwirklichenden, dem Notwendigen der Existenzerhaltung und dem Engagement der Existenzgestaltung ergibt sich die Spannweite zwischen Lebenserfüllung und Lebensverfehlung (Sedlak 1993). Letztere zeigt sich in noogenen (dem Geistigen entspringenden) Krisen, Neurosen und körperlichen Erkrankungen. *Der Mensch hat immer Möglichkeiten der Sinnfindung und Wertrealisierung*: Ob er schöpferisch tätig ist, oder sich der Gemeinschaft mit Mensch und Natur im tiefen Erleben hingibt, oder sich von einem unabwendbaren Leid nicht bezwingen lässt (Tausch 1995). Die Methodik der Logotherapie-Existenzanalyse geht von **drei Prinzipien** aus. 1) *Die Fähigkeit der Selbstdistanzierung*: Wir können uns mit uns selbst konfrontieren (ich muss nicht so sein wie ich bin), persönliche Einengungen der Entscheidungsfreiheit überwinden (unberechtigte Ängste als Einengungen können humorvoll, paradox bekämpft werden, aber auch durch konsequentes Durchdenken von „Was habe ich wirklich zu befürchten, wenn dieses oder jenes passiert?" 2) *Die Fähigkeit der Selbsttranszendierung* besagt: „Ich kann über mich hinaus sehen!". Es geht um ein Absehen von einem grübelnden „Um-sich-Kreisen". Wenn dieser Kreis um mich herum größer wird, beziehe ich die Mitwelt und Umwelt in meine Entscheidungen ein. Selbsttranszendierung ist aber nicht gleich zu setzen mit Abbau von Selbstbewusstsein, sowie auch der Kreis einen Mittelpunkt braucht. Nur wer in sich selbst ruht, kann über „den eigenen Tellerrand hinaussehen. 3) *Wertorientierte Lebensgestaltung* ist als Zentralpunkt von Persönlichkeitsentwicklung anzusehen. Die Leidensbewältigung ist eine Hinführung zur menschlichen Existenz in der gesunden Spannung zwischen Akzeptanz und Veränderung. *Die Logotherapie-Existenzanalyse ist fruchtbar in der reifen Sinnbilanz, aber auch für die Sinnkrisen auf dem Weg zum Erwachsenwerden,* **sie muss sich aber weiter entwickeln** *(Sedlak 2005): 1. Kairos und Chronos: Die* Sinnmöglichkeit muss in diesem Augenblick (kairos) ergriffen werden, sonst ist sie verloren. Dieser dramatische Appell der Logotherapie stimmt sicher für die großen Entscheidungen unseres Lebens. Aber Menschlichkeit heißt auch Fehlerhaftigkeit und Lernen durch Versuch und Irrtum. Immer wieder öffnet sich eine neue Sinnmöglichkeit. Sinn ergibt sich durch den „roten Faden", den wir mit unserer persönlichen Chronologie durch alles hindurch ziehen. *2. Sinn-Erfindung und Sinn – Entdeckung:* Das Leben ist für Frankl ein Vexierbild, dem die gegebenen Sinnstrukturen zu entnehmen sind, und kein Rorschach-Tintenklecks, an dem Sinndeutungen vorgenommen werden müssen. Aber: Das Leben hat nicht nur Ereignischarakter, sondern auch Gestaltungscharakter. Daher ist es nicht verfehlt, selbst gewählte Handlungsfelder durch besonderes Engagement zu gestalten. Sinn kann gefunden, aber auch „erfunden" werden und beides ist mit Personwürde, Freiheit und Verantwortung gestaltbar. *3. Gemeinsames Erkunden:* Frankl ruft Menschen zum Sinnbewusstsein auf, aber der Logotherapeut muss sich nicht „Schläfern" gegenüber sehen, die er appellierend wach rütteln muss, er stellt sich nur als erfahrener Expeditionsbegleiter den Sinnsuchern zur Seite. *4. Leere als Fülle:* Frankl spricht vom existentiellen Vakuum, das durch Sinn und Wert aufgefüllt werden muss. Müssen die leeren Regale sofort aufgefüllt werden? Leere an Aktualität ist Fülle an Potentialität. Jede Melodie hat auch Pausen. Logotherapeutisch wäre Ermutigung zum Lauschen, solange die Pause währt. *Insgesamt ist die Logotherapie-Existenzanalyse sehr fruchtbar für die Bildungsarbeit, weil sie dem Erfolg die Erfüllung gegenüber stellt.*

Kurz W, Sedlak F (Hrsg.) (1995) Kompendium der Logotherapie und Existenzanalyse. Tübingen, Verlag Lebenskunst

Hedwig Raskob (2005) Die Logotherapie und Existenzanalyse Viktor Frankls. Systematisch und kritisch. Wien, Springer

Sedlak F (1993) Kernaussagen zur Existenzanalyse, Logotheorie und Logotherapie. Gespräch mit Viktor E. Frankl, Video VHS. Wien, Medienservice des Bundesministeriums für Bildung, Wissenschaft und Kultur, AMEDIA Servicebüro Art.Nr. 80739

Sedlak F (2005) Wissenschaftstheoretische Ausführungen zur Existenzanalyse-Logotherapie von Viktor E. Frankl. Wien: BMBWK. Kostenloser download unter www.schule.at (→ service bmbwk → schulpsychologie → download → zum 100.Geburtstag von Frankl)

Tausch R (1995) Sinnerfahrungen: Bedeutung für unser Leben und Möglichkeiten der Förderung – Empirische Aspekte. In: Kurz W, Sedlak F, Kompendium, a.a.O., 745–778

Franz Sedlak

AUS DER PSYCHOWERKSTATT: David – Gesinnungswandel trotz Sinnkrise – ein Fallbericht

„Hoffnung ist nicht die Überzeugung, dass etwas gut ausgeht, sondern die Gewissheit, dass etwas Sinn hat, egal wie es ausgeht" (Vaclav Havel). Die Existenzanalyse und Logotherapie wurde von Viktor E. Frankl (1905–1997) begründet und wird als „Dritte Wiener Schule" bezeichnet. Die Existenzanalyse bildet die Grundlage für eine anthropologisch-ganzheitliche und im Hinblick auf die Persönlichkeitsentwicklung differenzierte Schau vom Menschen. Dieser wird als ein Sinn suchendes Wesen betrachtet, das selbstverantwortlich sein Leben gestalten will und dessen Menschsein von einer unverlierbaren Würde erfüllt ist. Psychisches Leiden steht in unmittelbarem Zusammenhang mit den existenziell bedeutsamen Lebens- und Sinnfragen des Menschen. Dieses Menschenbild kommt in Form der Logotherapie konkret zur Anwendung. Die Ziele einer psychotherapeutischen Behandlung sind die Wiedererlangung eines sinn- und wertvoll empfundenen Lebens, die Stärkung der Liebes- und Arbeitsfähigkeit sowie ein sinnvoller Umgang mit Leiderfahrungen. Damit wird der Wille des Menschen zum Sinn aktiviert und jene gesunden Anteile der menschlichen Persönlichkeit und seines Umfeldes unterstützt, die zur Heilung und Linderung von Krankheitssymptomen sowie zur Sinnorientierung und Neuorganisation des Erlebens und Verhaltens wesentlich beitragen. Die Anwendungsmöglichkeiten in der Schulpsychologie-Bildungsberatung sind vielfältig. Alle Frage- und Problemstellungen, die auf Sinn und Werte in der psychologischen Arbeit mit Schülern, Eltern, Lehrern sowie der Schule als Ganzes fokussieren, sind für einen sinnzentrierten Ansatz zugänglich. Mehrjährige praktische Erfahrungen bestehen in Hinblick auf Werterziehung, sinnorientierte Supervision mit Lehrern, Entwicklung von Konzepten an Schulen (Schulkultur, Gesprächsführung, Konfliktbewältigung, Aufbau von sozialen Netzwerken), spezifische Beratungstechniken wie den sokratischen Dialog und gruppentherapeutische Settings mit Kindern und Jugendlichen zu den Themen Freundschaft, Klassengemeinschaft sowie Umgang mit Angst, Suizidgedanken und Depression. Insbesondere bei existenziellen Fragestellungen wie der Verlust von Angehörigen oder nahe stehenden Personen, schweren Erkrankungen, lebensbedrohlichen Ereignissen und damit in Zusammenhang stehenden Sinnkrisen vermag die Logotherapie und Existenzanalyse adäquate Hilfestellungen anzubieten. Im Folgenden ein Beispiel für den sinnzentrierten Ansatz: Über ein Jahr begleitet der Verfasser die Eltern und David, der im Alter von 16 Jahren in eine tiefe Krise stürzt. Die Gespräche finden zumeist mit David und seinen Eltern getrennt statt, werden aber immer wieder durch gemeinsame Sitzungen ergänzt. David zeigt Anzeichen einer Depression gepaart mit Suizidgedanken, die auch in Zusammenhang mit dem Suizid eines Freundes stehen. Zudem bleibt seine Suche nach einem Lehrplatz erfolglos. Die Situation in der Familie eskaliert immer wieder am Wochenende, wenn er sich betrinkt, übermäßig raucht und den Geldrahmen deutlich überzieht. Die Eltern sind angesichts der Situation verzweifelt und es bedarf vieler

Gespräche, um die zunehmend schwindende Zuversicht und Hoffnung nicht völlig aus den Augen zu verlieren. Insbesondere die Mutter leidet sehr unter seiner von ihr beschriebenen Rücksichtslosigkeit gegenüber den anderen Familienmitgliedern, vor allem gegenüber seinen drei jüngeren Geschwistern. David findet nach langem Suchen eine Lehrstelle als Dachdecker. Seine körperliche Geschicklichkeit und auch seine Schwindelfreiheit sind dafür ausschlaggebend. Aber auch hier entwickelt sich der Berufseinstieg denkbar schwierig. David erwirbt sich nur wenige Sympathien und muss schließlich den Lehrplatz aufgeben. Diese Situation verschärft wiederum die Beziehungsschwierigkeiten mit seinen Eltern, die sich auch zunehmend gegenseitig zu beschuldigen beginnen. An Hand eines Bildes von einem Boot auf stürmischem Meer versucht der Verfasser sie zu unterstützen, ihre Kräfte nicht gegenseitig zu verbrauchen sondern gemeinsam zu bündeln, ein oftmals vergeblicher Versuch. Schließlich gelingt David der Einstieg in ein Arbeitslosenprojekt, das ihm einen Praktikumsplatz und eine weitere Lehrmöglichkeit beschert. In der Arbeit kann er zwar keine besonderen Anerkennungen erreichen, er wird aber auch nicht gekündigt. Schwieriger gestaltet sich die Situation in der Berufsschule. Trotz vieler guter Ideen und Vorsätze verfehlt er die Lernziele klar und beendet das Schuljahr negativ. Was dem Therapeuten in dieser Zeit auffällt ist, dass die Eltern trotz der ständigen Probleme und negativen Ergebnisse von David geduldiger agieren und sich nicht mehr ständig beschuldigen. Auch David entwickelt trotz geringer Erfolge ein zunehmendes Durchhaltevermögen und will unbedingt die Klasse wiederholen. Obwohl die Situation noch keineswegs geklärt und noch viele Fragen offen sind, sind ein stärkeres Vertrauen und mehr Zuversicht deutlich zu spüren. Misserfolge regen weder die Eltern noch David sonderlich auf und es überwiegt die Bereitschaft, sich den neuen Anforderungen zu stellen, was auch mit einer Zunahme der Verantwortungsbereitschaft in Zusammenhang gebracht werden kann. Als Therapeut und Patient sich entschließen, die Therapie nach gut einem Jahr zu beenden, zeigt sich, dass dieses lange Ringen einen Gesinnungswandel zur Folge hatte, der zwar die Probleme noch nicht entscheidend reduzierte aber den Umgang mit ihnen deutlich verbesserte.

Otmar Wiesmeyr

AUS DER PSYCHOWERKSTATT: Lernstrategien und Lerntrainings

Lernen bedeutet, **Informationen aus der Umwelt in das Gedächtnis – speziell in das Langzeitgedächtnis – aufzunehmen** (Hofmann & Löhle 2004). Für Studierende heißt dies unter anderem, ein Problem analysieren und lösen, Zusammenhänge herstellen, den eigenen Wissensstand prüfen und ergänzen, wiederholen sowie theoretische Kenntnisse in der Praxis anwenden. **An Universitäten und Fachhochschulen** sind Studierende mit einem **umfangreichem Wissensangebot** konfrontiert, aus dem sie **selbständig und aktiv** die für sie relevanten Lerninhalte herausfiltern müssen. Darüber hinaus braucht es eine **realistische Zeit- und Stoffeinteilung** (→ *Zeitmanagement*) um einen Erfolg im Studium zu erreichen. Die aus der Schule bekannten Lernstrategien reichen daher oft für die Anforderungen an der Hochschule nicht aus. Als Konsequenz erleben viele Studierende Überforderung und → *Stress*. ***Warum Lerntrainings?*** „Ich schaffe es nicht, die großen Stoffmengen zu bearbeiten und Wichtiges von Unwichtigem zu trennen." „Ich kann mich nicht überwinden, mich zum Lernen hinzusetzen." „Ich verschiebe Prüfungen, weil ich mit dem Lernen nicht rechtzeitig fertig werde." Bereits diese kleine Aufzählung häufig genannter Probleme zeigt, wie vielfältig Lernschwierigkeiten sein können und dass sie in den unterschiedlichen Phasen des Lernprozesses auftreten können. Vor der Entscheidung ob ein Lerntraining sinnvoll ist, ist eine Auseinandersetzung mit den eigenen bisherigen Lernstrategien und dem → *Zeitmanagement* erforderlich. Erst das **Wissen um den eigenen Lernstil** erlaubt es, frühere Lernerfahrungen zu nutzen, zu modifizieren und für neue Lernsituationen erfolgreich anzuwenden (Haas & Kakoun 1997). **Ziele des Lerntrainings sind, eine eigene Lernstrategie zu entwickeln und eine Erhöhung der Lernaktivität sowie ein konsequentes Lern- und Arbeitsverhalten zu erreichen.** Die Psychologische Beratungsstelle für Studierende bietet sowohl Einzel- als auch Gruppentrainings an, um Studenten beim → *Lernmanagement* zu unterstützen. **Einzeltrainings** sind empfehlenswert, wenn vor allem psychische Probleme (z.B. → *Ängste*, → *Depressionen*) das Lernen behindern. Die inhaltliche Wissensvermittlung erfolgt dann individuell, abhängig von der mentalen Situation des Studierenden. **Gruppentrainings** – geblockt oder semesterbegleitend – schaffen die Möglichkeit des **Erfahrungsaustausches** mit anderen Studenten. Gemeinsam können Lernstrategien erarbeitet werden und Neues kann umfassend diskutiert und geübt werden. Das **fortlaufende Training** bietet die Möglichkeit, verschiedene Lernmethoden und -Techniken kennen zu lernen und so über einen längeren Zeitraum das Arbeitsverhalten zu optimieren. Durch dieses semesterbegleitende Lerntraining ist eine individuelle Unterstützung der Studierenden gut möglich. Das **geblockte Lerntraining** (meist zwei Tage) ist für Studierende gedacht, die neue Lernstrategien kennen lernen bzw. altes Wissen auffrischen möchten und die in der Lage sind, selbständig realistische Zeitpläne für ihr Lernpensum zu erstellen. Diese Art Training vermittelt vor allem die Lerntechniken. Zeit zum Üben und Ausprobieren findet sich hier nur eingeschränkt. **Inhalte der Lerntrainings:** Die Wissensvermittlung in den Trainings orientiert sich an den verschiedenen Phasen des Lernprozesses (Haas & Kakoun 1997): **1) Vorbereitung** Zu Beginn wird ein **langfristiger Zeitplan** erstellt: welche Lehrveranstaltungen und Prüfungen werden in diesem Semester absolviert und wann finden diese statt. Parallel dazu soll ein vorab festgelegter **Wochen- und Tagesplan (kurzfristige Planung)** konzipiert werden. Dieser liefert eine bessere

Übersicht und Rückmeldung über die Zeit- und Stoffeinteilung und hilft, Routine im Arbeitsverhalten sowie eine realistische Lerneinschätzung und Planung zu entwickeln. In den folgenden Trainingseinheiten wird besprochen, ob die Einteilung in Bezug auf Zeit und Lerninhalt angemessen war. Falls erforderlich wird der Zeitplan für die darauf folgende Woche korrigiert und den realen Erfordernissen angepasst. Der Zeitplan ist dadurch ein flexibles Instrument mit Aufforderungscharakter. Durch eine strikte Trennung von Lern- und Freizeit soll es zu einem effizienten Arbeitsverhalten und zu einem Erleben von **„Freizeit ohne Reue"** kommen. Die Vorbereitungsphase umfasst außerdem die Beschaffung aller nötigen **Lernunterlagen** sowie die Organisation eines geeigneten, ständigen **Arbeitsplatzes**. Hierzu bieten sich die Lesesäle von wissenschaftlichen Bibliotheken an, da ungestörtes Arbeiten unter anderen Lernenden die Lernmotivation vorteilhaft beeinflusst. **2) Aneignen und 3) Speichern** Die wichtigsten vermittelten Techniken sind die sogenannte PQ4R-Methode (Thomas & Robinson 1972), Lernkarteien und die kreative Mind-Map-Methode (Buzan & Buzan 2005). Ziel der PQ4R-Methode ist es, Texte besser zu verstehen und zu behalten. Außerdem hilft sie beim Strukturieren von schwierigen wissenschaftlichen Texten und anderen komplexen Wissensinhalten. Die Abkürzung **„PQ4R"** bedeutet: **P**review –Vorprüfung: Im ersten Schritt soll ein Überblick über die Unterlagen gewonnen werden. Alle Kapitel werden überflogen, damit grundlegende Themen erfasst werden. Darüber hinaus können einzelne Abschnitte in sinnvolle Einheiten zusammengefasst werden. **Q**uestions – Fragen: Damit der Stoff prüfungsnah gelernt wird, stellt sich der Leser Fragen zum Inhalt. Oft genügt ein Umformulieren der Abschnittsüberschriften. **R**ead – Lesen: Indem versucht wird, die Fragen zu beantworten, wird der kommende Text aktiver durchgelesen. **R**eflect – Nachdenken: Während des Lesens, versucht man den Text zu verstehen, Beispiele zu finden und den Text in Bezug zu eigenem Vorwissen zu setzen**.** **R**ecite – Wiedergeben: Nachdem ein Abschnitt fertig bearbeitet wurde, versucht man sich an die darin enthaltenen Informationen zu erinnern. Dazu wird versucht, die Fragen zu beantworten, die man zu diesem Abschnitt formuliert hat. **R**eview – Rückblick: Abschließend arbeitet man den ganzen Text gedanklich nochmals durch und ruft sich dabei die wichtigsten Punkte ins Gedächtnis. Als Stütze können wiederum die vorher gestellten Fragen herangezogen werden.

Eine andere Technik, die vorgestellt wird, sind **Lernkarteien**. Durch sie lässt sich das Problem des **„Schein-Wissens" erheblich reduzieren**, da nur die jeweils richtig reproduzierten Karten in das nächste Kästchen wandern. Diese Methode findet vor allem beim Auswendig-Lernen ihre Anwendung, z.B. bei Vokabeln, Formeln, Definitionen. Mit **Mind-Maps** (Buzan & Buzan 2005) kann in Form einer Grafik der Lernstoff geordnet dargestellt werden. Damit kann z.B. ein ungeeignetes Inhaltsverzeichnis neu gestaltet werden. Mind-Maps schaffen auf spielerische Weise **Überblick** und helfen, Inhalte zu gliedern. Ein weiteres wichtiges Thema des Lerntrainings ist die **Pausengestaltung**. Damit ein Stoff dauerhaft und möglichst vollständig ins Gedächtnis übernommen werden kann, sind Pausen (lernfreie Zeit) von enormer

Bedeutung. In den Pausen wird das zuvor Gelernte im Gehirn gefestigt. Voraussetzung dafür ist eine möglichst störungsfreie Zeit, in der nicht weiterhin Information aufgenommen wird, z.B. durch Zeitung lesen oder fernsehen. **4) Reproduzieren** Diese Phase umfasst die **Wiederholung** und Überprüfung des Gelernten (Sedlak 2004). Eine richtige Kontrolle des Lernstoffes ist unumgänglich zur Vermeidung von „Schein-Wissen". Die Kenntnis über gelerntes Wissen beeinflusst auch vorhandene → *Prüfungsängste* positiv. Das Reproduzieren kann in den Lerntrainings in Form von Übungen und → *Rollenspielen* erlebt werden. Bei den Rollenspielen übernehmen die Teilnehmer sowohl die Prüfer- als auch die Studenten-Rolle. Die Rückmeldung über das Verhalten während der Prüfung durch die „Zuschauer" ermöglicht den Studierenden eine gezielte Veränderung ihres Verhaltens in der Prüfungssituation. Den Abschluss eines Lerntrainings bildet der **Nachtermin**. Dieser findet meist einen Monat nach dem eigentlichen Training statt und dient zur Reflexion der eingeübten Lernstrategien. Zudem können kleinere Probleme der Lernmethoden nachbearbeitet werden.

Buzan T, Buzan B (2005) Das Mind-Map-Buch. Die beste Methode zur Steigerung ihres geistigen Potentials. 5., aktual. Aufl. Heidelberg, mvg

Haas M, Kakoun M (1997) Lernen Lernen. Lernschwierigkeiten von Studierenden und Strategien, sie zu beeinflussen. In: Turrini H, Schilling M (Hrsg.) Wi(e)der die studentischen Probleme. Wien, Schriftreihe der Psychologischen Studentenberatung des Bundesministeriums für Wissenschaft und Verkehr, 299–306

Hofmann E, Löhle M (2004) Erfolgreich Lernen. Effiziente Lern- und Arbeitsstrategien für Schule, Studium und Beruf. Göttingen, Hogrefe

Sedlak F (2004) Lernen mit Effekt! Tipps für Oberstufe, Studium und Beruf. Wien, Bundesministerium für Bildung, Wissenschaft und Kultur

Thomas E L, Robinson H A (1972) Improving reading in every class: A source book for teachers. Boston, Allyn & Bacon

Alexandra Keller-Hörnig

AUS DER PSYCHOWERKSTATT: Lernmanagement und Lehrmanagement – Fragen zum Selbst-Check

Zum richtigen Lernen und Lehren gibt es viele Wege, z.B. durch Fragen nach Verbesserungsmöglichkeiten und die Suche nach Antworten. Fragen zum Lernmanagement: 1) Was will ich überhaupt? 2) Wohin will ich kommen? 3) Kann ich das? 4) Nehme ich mir zu viel vor? 5) Gibt es etwas Wichtigeres? 6) Ist das richtig, was ich mache? 7) Wie sammle und speichere ich Informationen, so dass ich alles rasch finden kann? 8) Habe ich meine Hilfsmittel schnell zur Hand?

9) Was tue ich gegen Ablenkungen? 10) Wie viel Zeit muss ich mir nehmen, damit ich meine Probleme/Aufgaben lösen kann? 11) Unter welchen Bedingungen kann ich am besten arbeiten? 12) In welcher Reihenfolge gehe ich vor? 13) Wie merke ich mir etwas am besten? 14) Was hebt meine Lernmotivation? 15) Womit kann ich mein Selbstbewusstsein stärken? 16) Welche Ressourcen, persönliche Stärken kann ich für mich selbst einsetzen? 17) Welche Fähigkeiten kann ich für das Lernen einsetzen? 18) Wie kann ich mir selbst eine Freude machen, wenn ich in einem Stimmungstief bin, oder, wenn ich mich für etwas belohnen will? 19) Wer kann das, was ich jetzt machen muss, besonders gut? 20) Wie würde das, was ich tun muss, im Idealfall ausschauen? 21) Was verstehe ich noch nicht? 22) Wie kann ich das Gelernte anwenden? 23) Wo bietet sich die nächste Gelegenheit dafür? 24) Wo kann ich einen praktischen Nutzen aus dem Gelernten ziehen? 25) Wie kann ich auf eine andere Art und Weise zum Ziel kommen? 26) Was kann mir helfen, wenn ich in einer schwierigen Situation bin? 27) Was kann ich verwenden, wenn die gewohnten Mittel nicht da sind? 28) Wie könnte ich das „spielerisch" ausprobieren? 29) Was kann ich anders machen als bisher oder habe ich noch nie ausprobiert? 30) Was wäre eine völlig neue Vorgangsweise? 31) Was kann ich zumindest teilweise ändern: z. B. Lernzeiten, Schreibhaltung, Arbeitsrhythmus, Kontaktverhalten, ...? 32) Was muss ich trainieren? 33) Muss ich schneller werden? 34) Muss ich genauer werden? 35) Soll ich langsamer und überlegter vorgehen? 36) Muss ich besser formulieren lernen? Anderes:

Auswertung: *Die Negativanalyse* – bei welchen Fragen gibt es Unsicherheiten, erkannte Probleme, Schwierigkeiten? *Die Positivanalyse* – bei welchen Fragen fühle ich mich fähig, sicher, ideenreich? Die Fragen 1–6 beziehen sich auf das *Aufstellen von Lernzielen und Lernkontrollen für die Zielannäherung*. Die Fragen 7–12 beziehen sich auf die *Energieeinteilung (Lernökonomie)* Die Fragen 13–18 befassen sich mit der *Ressourcennützung (Begabungsverwertung)* Die Fragen 19–20 nehmen *die Nachahmung von Vorbildern (Modell-Lernen)* ernst. Die Fragen 21–24 beschäftigen sich mit der *Fähigkeit, Fragen zu stellen (Lernmotor: Neugier) und die Antworten darauf anzuwenden (Lernmotor: Experiment)* die Fragen 25–31 beziehen sich auf die *Fähigkeiten: Ideen finden (Problemlösung) und Improvisieren (Kreativität),* die Fragen 32–35 befassen sich mit *Trainieren (Leistungssteigerung) und Testen (Leistungskontrolle).*

Fragen zum Lehrmanagement 1) Welches Lehrziel ist bis wann zu erreichen? 2) Wo gibt es in der eigenen Stoffvermittlung Unsicherheiten? 3) Ist die Dosierung der Lernschritte angemessen? 4) Was sind meine Kriterien für den Mut zur Lücke? 5) Wie baue ich meinen Wissensfundus aus? 6) Habe ich alle meine Lehrmittel zur Hand? 7) Was tue ich zur Aufrechterhaltung der Mitarbeit im Unterricht? 8) Wie viel Zeit setze ich für einzelne Inhalte an? 9) Unter welchen Bedingungen kann die Klasse xy am besten mitarbeiten? 10) In welcher Reihenfolge gehe ich vor, induktiv, deduktiv? 11) Wie kann das vermittelte Wissen gefestigt werden? 12) Wie kann ich meine eigene Lehrmotivation fördern/aufrechterhalten? 13) Womit kann ich mein Selbstbewusstsein stärken? 14) Welche Fähigkeiten kann ich für das Lehren einsetzen? 15) Welche Stärken kann ich für mich selbst einsetzen? 16) Wer ist mein pädagogisches, methodisches, menschliches Vorbild – als Lehrer/in, Erzieher/in? 17) Was kann ich von ihr/ihm lernen, was kann ich ähnlich machen? 18) Wie würde das, was ich machen muss, im Idealfall ausschauen? 19) Wie kann ich das Verständnis der Schüler/innen überprüfen? 20) Wie kann ich ihnen helfen, das Gelernte anzuwenden? 21) Wo kann ich ihnen bewusst machen, dass sie einen praktischen Nutzen aus dem Gelernten ziehen können? 22) Wie kann ich auf eine andere Art und Weise im Unterricht zum Ziel kommen? 23) Was kann ich verwenden, wenn die gewohnten Mittel nicht da sind? 23) Was kann ich anders machen als bisher? 24) Was kann ich zumindest teilweise ändern: Z. B. Arbeitsrhythmus, Kontaktverhalten? 25) Was muss ich mit den Schüler/innen besonders trainieren? 26) Muss am Tempo gearbeitet werden? 27) Muss an der Genauigkeit gearbeitet werden? 28) Soll langsamer und dafür überlegteres Vorgehen trainiert werden? 29) Muss die Fähigkeit, vorhandenes Wissen „an den Mann zu bringen", trainiert werden?

Auswertung: *Die Negativanalyse* – bei welchen Fragen gibt es Unsicherheiten, erkannte Probleme, Schwierigkeiten? *Die Positivanalyse* – bei welchen Fragen fühlt man sich fähig, sicher, ideenreich? Die Fragen 1–4 beziehen sich auf die *Lenkung zu Lernzielen und die Vermittlung von Lernkontrollen für die Zielannäherung.* Die Fragen 5–10 beziehen sich auf die *Energieeinteilung (Lernökonomie)* Die Fragen 11–15 befassen sich mit der *Ressourcennützung (Begabungsverwertung)* Die Fragen 16–18 nehmen die *Nachahmung (Modell-Lernen)* ernst. Die Fragen 19–21 beschäftigen sich mit der *Fähigkeit, Fragen zu stellen (Lernmotor: Neugier) und die Antworten darauf anzuwenden (Lernmotor: Experiment),* die Fragen 22–24 beziehen sich auf die *Fähigkeiten: Ideen finden (Problemlösung) und Improvisieren (Kreativität),* die Fragen 25–29 befassen sich mit *Trainieren (Leistungssteigerung) und Testen (Leistungskontrolle).*

Die Fragenbereiche lassen sich durch die **LERNFIT**- Merkformel von Sedlak zusammen fassen: **L**ernziel und Lernkontrolle (Lenkung und Steuerung), **E**nergieeinteilung (Lernökonomie), **R**essourcennützung (Begabungsverwertung), **N**achahmung (Modell- Lernen), **F**ragen und Anwenden (Neugier und Experimentierverhalten), **I**deen finden – Improvisieren (Problemlösung und Kreativität), **T**rainieren und Testen (Leistungssteigerung und Leistungskontrolle. Ein derartiger Check kann z.B. ergeben, dass Lehrer X Lernziel und Lernkontrollen gut vermittelt, auch die anderen Bereiche sind nach eigener Einschätzung ausreichend berücksichtigt, nur das Trainieren und Testen kam bisher zu kurz. Lehrer X nimmt sich vor, in kürzeren Intervallen Gelerntes zu wiederholen, einzuüben und zu kontrollieren (bzw. zur Eigenkontrolle anzuregen). Studentin Y nimmt sich vor, ihre Ressourcen besser einzusetzen. Besonders wichtig ist ihr aber, dass sie jemand findet, an dem sie sich orientieren kann (Nachahmung, Modell-Lernen). Schüler Z bittet seinen älteren Bruder um Hilfe bei den Fragen. Es bleiben aber viele Antworten noch aus, z.B. welche (Lern-)Ziele und vor allem Lernkontrollen ihm helfen könnten. Er meldet sich bei einer schulpsychologischen Beratungsstelle an.

Sedlak F (2005) Der LERNFIT-Falter. 7 Schritte zum Lernerfolg. 7. Aufl. Wien, Bundesministerium für Bildung, Wissenschaft und Kultur.
Sedlak F (2005) Psychologische Hinweise zur Tagesbetreuung. Eine Handreichung für alle Schulpartner. Wien, Bundesministerium für Bildung, Wissenschaft und Kultur.

Franz Sedlak

Leseförderung Lesen ist die wahrscheinlich wichtigste Kulturtechnik. Sie ist Voraussetzung für den selbstständigen Bildungserwerb und die Teilnahme am beruflichen und gesellschaftlichen Leben. Besonders im Rahmen der schulischen Bildung kommt dem Lesen eine wichtige Funktion sowohl bei der Wissensvermittlung als auch bei Leistungsüberprüfungen zu. Schüler mit *Leseschwäche* sind daher in vielerlei Hinsicht benachteiligt (siehe → *Leistungsbeurteilung bei Lese-Rechtschreibschwäche*). Dementsprechend ist die Leseförderung ein wichtiges Anliegen. Sie betrifft bereits den Bereich der Vorschulerziehung, hat besonders starke Bedeutung in der Grundschule und ist auch noch im Bereich der Sekundarschule und sogar darüber hinaus wichtig. Leseförderung zielt sowohl auf die Steigerung der *Lesekompetenz* als auch der *Lesemotivation* ab. Die Lesekompetenz wird häufig in fünf Stufen angegeben (BMBWK 2005): (1) oberflächliches Verständnis einfacher Texte und elementare Lesefähigkeiten, (2) Herstellen einfacher Verknüpfungen und grobes Textverständnis, (3) Integration von Textelementen und logische Schlussfolgerungen, (4) detailliertes Verständnis komplexer Texte und externe Kenntnisse, (5) flexible Nutzung unvertrauter und komplexer Texte. Solche Kompetenzstufen werden auch in internationalen Vergleichsstudien, wie z.B. PISA zugrunde gelegt. Leseförderung in dem skizzierten umfassenden Sinn besteht aus vielen unterschiedlichen Maßnahmen. Im schulischen Bereich ist hier vor allem ab der Sekundarstufe nicht nur der Sprachenunterricht bedeutend. Es geht insbesondere auch um das Lesen von Sachtexten und allgemein das Lesen im multimedialen Zeitalter (BMBWK 1999). Kinder mit *Leseschwäche* haben große Mühe, überhaupt die erste Kompetenzstufe zu erreichen. Das Lesenlernen vollzieht sich in mehreren Etappen: Die korrekte Zeichen-Laut-Zuordnung ist Voraussetzung für das Koartikulieren (Zusammenlauten), und dieses wiederum die Basis für die direkte Worterkennung. Neuere Forschungsergebnisse zeigen (Wimmer & Mayringer 2002), dass Leseschwäche bei Kindern auch unabhängig von Rechtschreibschwäche auftreten kann und die Ursache dafür vor allem in einer Beeinträchtigung beim schnellen Benennen visueller Reize liegen dürfte. In schulpsychologischen Beratungsstellen kann durch geeignete Diagnoseverfahren den spezifischen Ursachen von Leseschwächen auf den Grund gegangen und so jeweils ein individuell angepasster Förderplan empfohlen werden.

BMBWK (1999) Grundsatzerlass zum Unterrichtsprinzip Leseerziehung. Rundschreiben Nr. 18/1999. Wien, BMBWK.
BMBWK (2005) Leitfaden zu „Lesen fördern!“ Wissenswertes zum Lesen. Wien, BMBWK, 18f
Wimmer H, Mayringer H (2002) Dysfluent reading in the absence of spelling difficulties: A specific disability in regular orthographies. Washington, Journal of Educational Psychology, Vol. 94, 272–277

G. Krötzl

- M -

Maturant/inn/enberatung Bei der Maturant/inn/enberatung handelt es sich um eine spezielle Form der → Berufsberatung. Während mit Berufsberatung im allgemeinen eine institutionalisierte Entscheidungshilfe für Berufsfindungs- und Berufswahlprozesse v.a. von Jugendlichen gemeint ist (Böhm 1994), betrifft die Maturant/inn/enberatung einen bestimmten Teilbereich dieser Ratsuchenden. In Österreich nehmen u.a. die Österreichische Hochschülerschaft (ÖH) als auch die AHA (Auskunft und Hilfe in Ausbildungsfragen) – Bildungsberatungsstellen der Wirtschaftskammern diese Form der Beratungstätigkeit wahr. *Weiters hat das Bundesministerium für Bildung, Wissenschaft und Kultur in den Universitätsstädten die Psychologischen Beratungsstellen für Studierende eingerichtet, die als Teil ihres Aufgabenbereiches auch Maturant/inn/enberatung anbieten. Die Durchführungsformen variieren zwischen Einzel-, Klein- und Großgruppenbetreuung und inkludieren je nach Bedarf und vorhandenen Ressourcen meist auch den Einsatz psychologischer Testverfahren.* Ein besonderes Merkmal in dieser Beratungsform ist der detaillierte und umfassende Informationsbedarf zu den verschiedenen Studienmöglichkeiten. Es besteht auch in der Zielgruppe der Maturant/inn/en ein hoher Beratungsbedarf zu spezifischen Berufsgruppen und Berufsaussichten. Dies verlangt intensive Kooperationsabwicklungen mit Beratungsangeboten verschiedener Trägerinstitutionen (Kendlbacher 2004).

Böhm W (1994) Wörterbuch der Pädagogik. Stuttgart, Kröner

Kendlbacher C (2004) Evaluierungsstudie Maturantenberatung – was nun…? Diplomarbeit, Paris-Lodron-Universität Salzburg

Christa Kendlbacher

Mediation Mediation, abgeleitet vom Lateinischen *medium* (der Mitte) bzw. *mediare* (vermitteln) ist eine professionelle Methode zur Konfliktlösung. Das Verfahren wurde in den USA entwickelt und entstand aus dem wirtschaftlich-juristischen Problembereich. Kleinere und mittelständische Betriebe und Unternehmen trieben sich im Rahmen von gerichtlichen Verfahren und juristischen Streitfragen häufig in den wirtschaftlichen Ruin. **Mediation ist eine Methode**, bei der eine außenstehende, „allparteiliche“ Person über 5 Arbeitsschritte (Einleitung – Streitpunkte herausarbeiten – Klärung der Interessen – Erarbeitung von Möglichkeiten – Abschluss) und unter Anwendung bestimmter Strategien versucht, die beiden Konfliktparteien dabei zu unterstützen, eine gemeinsame Lösung zu finden. **Voraussetzung** ist dazu die beiderseitige Bereitschaft, sich mit den unterschiedlichen Interessen und Standpunkten auseinanderzusetzen. Beide Parteien müssen darauf verzichten, eine destruktive Lösung mit einem Gewinner und einem Verlierer (win – lose) anzustreben. Dies setzt die persönliche Bereitschaft aller Beteiligten voraus und funktioniert ausschießlich, wenn die Intensität der Konfliktstärke ein konstruktives Arbeiten zulässt. **Verschiedene Anwendungsgebiete** sind dabei exemplarisch gerichtliche Konflikte im Wirtschaftsbereich, an denen auch mehrere Parteien und Interessensvertreter beteiligt sein können, prophylaktisch im Vorfeld von konflikthaften Entscheidungen bei verschiedenen Interessensvertretungen (z.B.: Neubau des Flughafens Berlin), Trennungs- und Scheidungsprozesse im familiären Umfeld. Dort geht es vor allem darum, eine tragfähige gemeinsame Lösung als Eltern zu erarbeiten, um die Scheidungskinder emotional und psychisch zu entlasten. Ziel ist es hierbei, trotz der Trennung auf der Paarebene, eine stabilisierende Elternschaft aufrecht zu erhalten und die betroffenen Kinder nicht für den Konflikt zu instrumentalisieren. Im schulischen Bereich wird versucht, den Kindern die Mediation zu vermitteln als Methode, Streitfragen und Konflikte aktiv zu bewältigen. **Ziel** ist es nicht, nur den vorherrschenden Konflikt durch das Aushandeln von Kompromissen zu lösen, sondern durch den dialogischen Austausch der Interessen den Anderen zu respektieren und letzten Endes auch besser zu verstehen. Dies führt im Idealfall zu einer neuen Streitkultur für alle Beteiligten, die eine befriedigende „win – win" Situation ermöglicht. In den Studentenberatungsstellen werden die Möglichkeiten der Mediationstechniken für die Kooperation im Team genützt. Dies schafft in der kollegialen Auseinandersetzung eine kreative Basis für Beratungsangebote, die sich an die ständig verändernden Perspektiven der Studierenden orientierten und verschiedene Arbeitsschwerpunkte und therapeutische Ausrichtungen verbindet.

Geißler P (2004) „Mediation – Theorie und Praxis" Gießen, Psychosozial-Verlag

Glasl F (1999) Konfliktmanagement. Ein Handbuch für Führungskräfte, Beraterinnen und Berater. Stuttgart, Verlag Freies Geistesleben

Mähler G, Mähler H-G, Duss v Werdt, J (Hg) (1995) Mediation: die andere Scheidung, Stuttgart, Klett-Cotta

Neubauer W F, Gampe H, Knapp R, Wichterich H (1999) Konflikte in der Schule. Aggression, Kooperation, Schulentwicklung. 5., völl. überarb. u. erw. Aufl. München, Luchterhand

Pühl H (2005) „Mediation in Organisationen". Berlin, Leutner-Verlag Wendl – Kempmann Gertrud

Christian Schöpf

Medien-Einfluss Kinder und Jugendliche nutzen das Angebot in den Medien, wie es auch die Erwachsenen tun: bedürfnis- und themenorientiert. Sie wollen sich informieren, entspannen, oder auch der Wirklichkeit entziehen. Welche Themen aus den vielfältigen Medienmöglichkeiten ausgewählt werden, unterliegt zum einen entwicklungspsychologischen Bedingungen – wie dem Alter – zum anderen gemachten Sozialerfahrungen. Themen, wie Stark-sein, Schwäche, Geborgenheit, Verlustangst, Geliebt werden oder hinten anstehen sind für Kinder und Jugendliche wichtig. Sendungen im TV oder Computerspiele (selbst solche mit pädagogischem Anspruch, welche Lernanreize bieten sollen) erfordern, um ihre angestrebten Wirkungen zu erzielen, die nachträgliche Auseinandersetzung über das Geschehene mit Erwachsenen, da die jeweilige Medienrealität keinen unmittelbaren Bezug zur realen Erfahrungswelt und vor allem zum aktuellen Entwicklungsstand des Kindes hat. Richtig genutzt, unter Einbeziehung von Schule und Elternhaus, können

Fernsehen, Videospiele und Computer im multimedialen Verbund die intellektuelle Entwicklung von Kindern fördern, visuelle und sensumotorische Fähigkeiten verbessern sowie auch zum sozialen Entwicklungsverlauf günstig beitragen. Fernsehen, Videospiele und Computertechnologien werden sich weiter ausbreiten. Es gilt mit Hilfe von Experten herauszufinden, wie sie unsere Kinder am besten nutzen können. Oft ist feststellbar, dass ein zu hoher Medienkonsum der Kinder mit einem daraus resultierenden Schlafmangel, gerade im Grundschulbereich, die Hauptursache für auftauchende schulische Probleme ist. Die Beratungsstellen der Schulpsychologie-Bildungsberatung sind dann erste Anlaufstelle und bieten psychologische und psychotherapeutische Angebote in Form von Informationen (z.B. Fernsehzeiten dem Alter entsprechend oder Auswahl der Sendungen ...) wie auch Beratungen (z.B. Erziehungsverhalten der Eltern) aber auch – wenn notwendig – längere Behandlungen an. Meist ist es auch unerlässlich und hilfreich mit verschiedensten Berufsgruppen zusammen zu arbeiten, das allerwichtigste ist jedoch immer die möglichst gute Gesprächsbasis von Schule und Erziehungsberechtigten, unterstützt durch das fachliche Know-how der/des eingebundenen Schulpsycholog(in)en. Grundlage hierfür sind Empathie und der Aufbau einer Vertrauensbasis. Darauf basierend ist es erst möglich, dass eine Veränderung der bestehenden Mediengewohnheiten erreicht werden kann. Mittels Einzelgesprächen, Fragebögen und psychologischen Testverfahren werden Mediengewohnheiten des Kindes und der im gemeinsamen Haushalt lebenden Erwachsenen erhoben, um dann aus den vorliegenden Daten die bestmögliche psychologische Unterstützung zu gewährleisten.

Paus-Haase J, Hölterstunken D, Tietze, W (1990) Alte und neue Medien im Alltag von jungen Kindern. Freiburg, Lambertus

Helene Humer-Meinoni

Anm.d.Hgs.: Bezüglich der problematischen Auswirkungen von Berichterstattungen siehe auch → Traumatisierung durch die Medien

AUS DER PSYCHOWERKSTATT: Mensch im Mittelpunkt

Es gibt viele Wissenschaften vom Menschen – worin unterscheiden sich Psychologie und Psychotherapie von den anderen wissenschaftlichen Bereichen wie Philosophie, Anthropologie Humanbiologie, Humanethologie, Medizin, Ethnologie, Pflegewissenschaften, Pädagogik, Soziologie usw.? Die Lehre vom Menschen (**Anthropologie**) befasst sich unter verschiedenen Aspekten mit dem Menschen: Was ist der Mensch und wie ist seine Stellung zum übrigen Seienden? So fragt die philosophische Anthropologie. Der Kulturanthropologie hingegen geht es um den Vergleich von Kulturen und Kulturgütern. Die forensische Anthropologie hilft bei der Verbrechensaufklärung. Eine andere Zielsetzung verfolgt die **Humanbiologie**: Sie betrachtet den Menschen als Lebewesen und untersucht ihn anatomisch, physiologisch, genetisch usw.

Die **Humanethologie** befasst sich mit den anlagebedingten Verhaltensgrundmustern, wie sie sich in allen Kulturen zeigen. Die **Ethnologie** interessiert sich für die unterschiedlichen Kulturen und Völker und ihre jeweiligen Besonderheiten. Die **Medizin** stellt die Frage nach der leiblichen Gesundheit oder Krankheit, nach den Bedingungen einer gesunden oder krankhaften Entwicklung; als Ganzheitsmedizin bezieht sie auch seelisch verursachtes körperliches Leiden (psychosomatische Erkrankungen) mit ein, als Verhaltensmedizin kümmert sie sich um das gesund- oder krankmachende Verhalten. Die **Pflegewissenschaften** befassen sich mit der Betreuung des gesundenden oder erkrankten oder behinderten oder altersmäßig eingeschränkten Menschen. Während die **Geschichte** eine „Längsschnittbetrachtung" durch die Zeit darstellt und die Entwicklungen von Universum, Welt und insbesondere die fortlaufende Auseinandersetzung des Menschen mit seiner Umwelt und Mitwelt beschreibt und erforscht, steht für die **Soziologie** die Gesellschaft im Mittelpunkt des Interesses in einer eher „querschnittsbetonten" Betrachtung: Wie funktionieren Systeme, Institutionen, Rollen, wie kommen sie zustande, wie und wodurch verändern sie sich? Welche Rituale gibt es, wie verhalten sich Einzelpersonen im sozialen Austausch, Gruppen, Organisationen usw.? Die **Philosophie** reflektiert kritisch die Inhalte des Denkens in den verschiedensten Gegenstandsbereichen. Wie denkt man folgerichtig? (Logik) Wie handelt man richtig? (Ethik). Wie kann man überhaupt etwas erkennen? (Erkenntnistheorie); Was sind die Grundlagen der einzelnen Wissenschaften? (Wissenschaftstheorie). Die philosophische Beratung fragt nach dem Selbstverständnis, dem In-der-Welt-(Da-)Sein, nach Werten und anderen Kriterien des richtigen Lebensvollzugs. Die **Pädagogik** hat ein zentrales Interesse an der Frage, wie das menschliche Lebewesen durch Bildung, Erziehung, Sozialisation zu einem Sozial- und Kulturwesen wird. Es gibt aber auch viele **praktische Bemühungen um den Menschen**: Dazu gehören alle Formen der Beratung, von der Lebens- und Sozialberatung bis zur Seelsorge, vom Coaching bis zur Mediation. Sie alle haben den Menschen im Mittelpunkt, und sind insgesamt mehr im angewandten Bereich verschiedener Praxistheorien anzusiedeln. Von all diesen Wissenschaftsbereichen und praktischen Ansätzen unterscheidet sich die **Psychologie** als Wissenschaft, die auf Prozesse des Erlebens, Bewusstseins und Verhaltens konzentriert ist. Sie fragt nicht primär nach der grundsätzlichen Erkenntnisfähigkeit, sondern nach den Eigenheiten unserer Wahrnehmung, sie fragt nicht primär nach den Inhalten unseres Denkens, sondern wie sie zustande kommen. Sie fragt nicht primär nach den Bildungsinhalten, sondern in welcher Weise sie (am besten) aufgenommen, verarbeitet, gemerkt, angewendet werden und inwieweit die Beziehung zwischen Lehrer und Schüler sich hier förderlich oder hemmend auswirkt. Die Psychologie fragt nicht so sehr nach der gesellschaftlichen Gestaltung und Position von Gruppen in der Gesellschaft, sondern nach der Dynamik in ihnen und den einzelnen Prozessen zwischen den Mitgliedern. Die **Sozialpsychologie** erforscht nicht die Rollen an sich, aber den Zusammenhang zwischen gesellschaftlichen Rollen, sie fragt nach Rollenkonflikten, nach dem Wohlbefinden oder Unbehagen, nach den Selbstwertgefühlen usw. von Rollenträgern. Im Teilgebiet der **klinischen Psychologie** steht die psychische bzw. → *psychosomatische* Krankheit oder Beeinträchtigung des Menschen im Mittelpunkt und die Untersuchung nach verhaltensmäßigen, kognitiven oder emotionalen Wurzeln und Rahmenbedingungen dafür. Die **Gesundheitspsychologie** interessiert sich dagegen dafür, wie man Gesundheit aufrechterhalten, fördern kann und negativen Entwicklungen präventiv begegnen kann. Während die klinische Psychologie und die Gesundheitspsychologie Anwendungsgebiete der Psychologie darstellen, fußt die → ***Psychotherapie*** auf unterschiedlichen Konzepten (psychodynamisch, existentiell, humanistisch, lerntheoretisch, systemisch usw.) und befasst sich hauptsächlich mit der Behebung von psychosozialen und psychosomatischen Leidenszuständen und Verhaltensstörungen. Das jeweilige Bild vom Menschen und seiner Veränderbarkeit (anthropologisches Konzept und Therapietheorie) bestimmt dabei die Zugangsweisen zum Menschen (Methodik). Bei allen angeführten Vergleichen muss man bedenken, dass es keine Steinmauern zwischen den Disziplinen gibt, sondern eher luftige Zäune. Dennoch oder gerade deswegen ist es wichtig, die Schwerpunktsetzungen der einzelnen wissenschaftlichen Disziplinen zu unterscheiden und sich im praktischen Bereich vor Inanspruchnahme einer Beratung oder Behandlung bestimmte Beurteilungs-Fragen zu überlegen und nach der Qualität der Beantwortung dann zu entscheiden. Die nachstehenden Fragen entstanden aus der Zugrundelegung des → *MIND-Modells*. Für kleinere Probleme wird die Frage genügen, ob man den Eindruck hat, dass es sich um eine bewusste, überlegte, wissenschaftlich fundierte und erlernte Interaktion handelt und es nachweisliche Erfolge der Methode gibt. **Für größere Vorhaben sollten die folgenden Fragen zum Einsatz gelangen:**

Hat der Ansatz klare Indikationen, d.h. Lösungen für bestimmte Zielsetzungen oder beansprucht er die Lösung aller Probleme? Gibt es ein theoretisches Konzept und wie wird die Theorie für die Praxis nutzbar gemacht? Welche Ziele und Werte werden mit welcher Begründung als besonders wichtig angesehen? Besteht Offenheit für andere Konzepte, andere Methoden und Andersdenkende? Wird der Mensch in seiner Ganzheit, mit Denken, Fühlen, Handeln, Geist, Körper, Mitmenschlichkeit, Willensfreiheit, Verantwortung ernst genommen? Wird er als selbstständig und aktiv oder nur als auf die Umwelt reagierend beschrieben? Worauf richtet sich die Aufmerksamkeit (Fokus) der Beobachtung? Welche Bewertungsmaßstäbe und welche Deutungsregeln werden an das Beobachtete heran getragen? Gibt es klare und zugleich diskutierbare Konsequenzen auf bestimmte Beobachtungen? Welche Konsequenzen fordert das Konzept insgesamt, die Methode für das persönliche Verhalten, d.h. wie wird (seelische) Gesundheit definiert und wovon abhängig gemacht? Welche Rolle spielen zeitliche Umstände? Ist das Konzept für bestimmte Lebensabschnitte gedacht? Werden Sofort-Lösungen versprochen? Wird Erfolg von langer Inanspruchnahme abhängig gemacht, mit welcher Begründung? Welche Rolle spielen die jeweilige soziale Situation und das Umfeld, wie wird das jeweilige System berücksichtigt? Wie wird das Verhalten beeinflusst? Woran erkennt man jemanden, der diese Beratung/Behandlung in Anspruch genommen hat?

Franz Sedlak

Mentales Training Unter **Mentalem Training im engeren Sinn** verstand man ursprünglich ein sogenanntes ideomotorisches Training zur Einübung von Bewegungsabläufen mit Hilfe des Vorstellungsvermögens. Ideomotorisch heißt: Vorstellungen von Bewegungen lösen solche aus oder bahnen deren Ausführung. Durch die ideomotorische Vorstellung wird der Bewegungsablauf eingeprägt, sodass dieser schneller abgerufen und flüssiger umgesetzt werden kann. Lt. W. B. Carpenter (1852) führen wahrgenommene oder vorgestellte Bewegungen zum minimalen Mitvollzug der Bewegung, wobei die betreffende Person sich dessen nicht bewusst ist. Dies führt auch ohne real durchgeführtem körperlichen Training zu Leistungssteigerungen bzw. zu verbesserten Bewegungsabläufen. Zum Einsatz kommt dies z.B. bei Schifahrern, die vor dem Bewerb innerlich den Slalomkurs durchfahren oder auch bei verletzten Sportlern, um die verletzungsbedingte Leistungsverminderung zu reduzieren. Heutzutage wird **Mentales Training** meist im Hinblick auf die psychologischen Voraussetzungen für einen Erfolg verstanden. Es wird vorzugsweise als eine förderliche mentale Einstimmung auf eine (Wettbewerbs-)Situation verstanden mit dem Ziel, eine mentale Stärke aufzubauen, die (neben den erforderlichen Leistungsvoraussetzungen) zum sog. „Idealen Leistungszustand" und damit zum Erfolg beiträgt. Es bedeutet, „Kontrolle zu erreichen über Gedanken, Vorstellungen und Gefühle zur Erreichung von Spitzenleistungen und Zielen durch systematisches und regelmäßiges Training" (nach Unestahl). Dies wird erreicht durch den Einsatz **mentaler Techniken** wie – Selbstgesprächsregulation in Richtung förderlicher Einstellungen, – Visualisierung einerseits zur positiven Vorbereitung auf die Situation im Sinne einer „Probehandlung" sowie andererseits zur optimalen Einstimmung vor dem Start, – Entspannungsmethoden zum Stressabbau in Wettbewerbssituationen, zur Konzentrationsförderung und somit zur Erhöhung der Belastbarkeit. Die Durchführung eines mentalen Trainings wird im optimalen Fall individuell angepasst, wobei im Vorfeld eine Auseinandersetzung mit dem persönlichen psychologischen Hintergrund bzgl. Wettbewerb notwendig sein kann. In der **psychologischen Betreuung von Studierenden** kann M.T. z.B. bei der Bearbeitung von Prüfungsängsten und Redeängsten eingesetzt werden. Im Hinblick auf die jeweilige Problemstellung kann mit Hilfe dieser Techniken die positive Bewältigung der bislang gefürchteten Situation erlernt und bei Vorliegen ausreichender Leistungsvorbereitung ein positives Resultat erreicht werden.

Carpenter W (1852) On the influence of Suggestion in Modifying and directing Muscular Movement, independently of Volition. Royal Institution of Great Britain. Weekly evening Meeting, friday, March, 12, 147–153

Eberspächer H (2004) Mental Training. München, Copress

Railo W (1986) Besser sein wenn's zählt. Friedberg, Pagina

Unestahl E (1992) Golf Training Mental. München, Albrecht

Andrea Felnémeti

MIND-Modell Das Wort „MIND" steht für „Matrix (Struktur) idiografischer (einmaliger, einzigartiger) und nomothetischer (gesetzmäßig wiederkehrender) Datenbereiche". Das von Sedlak (1992) entwickelte MIND-Modell (siehe Abb. 1a und b, hier sind zwei Beispiele für die vielen Darstellungsmöglich-

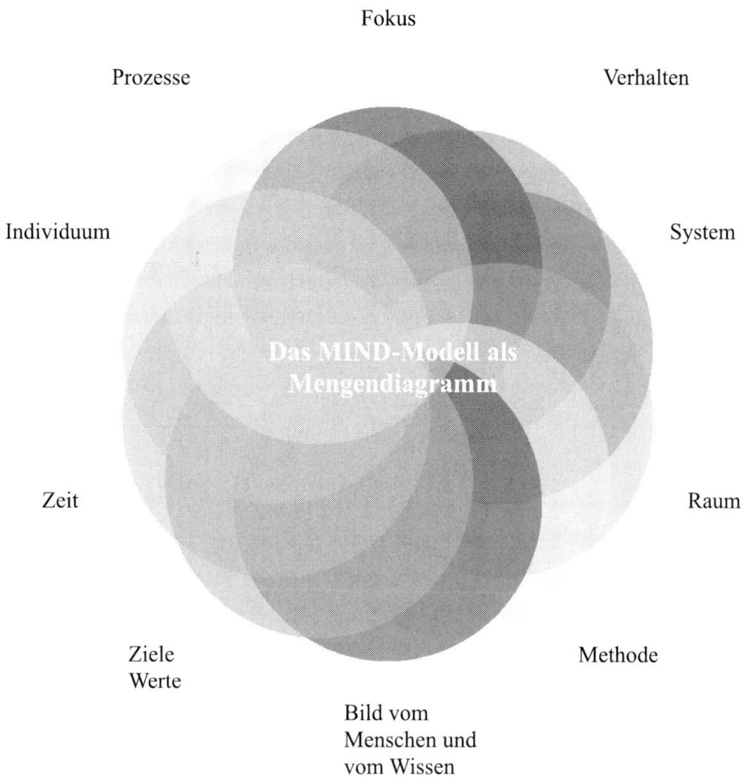

Abb. 1a. Das Mind-Modell (Sedlak) als Mengen-Diagramm. Im Venn-Diagramm zeigen sich die Datenbereiche als Mengen, die einander „organisch" durchdringen. Alle Kombinationen sind möglich, alle Mengen können gesondert oder in ihrer Überlappung und Wechselwirkung, als Durchschnittsmengen oder Vereinigungsmengen in Teilen oder im Gesamten studiert werden.

keiten des MIND-Modells angeführt) ist im Lebensbereich Schule gut einsetzbar. Es erleichtert 1) *die gezielte Analyse, Deskription und Veränderung von Problemfeldern, 2) die Stimulation von Optimierungen, 3) die Überprüfung und Umsetzung von Vorhaben.* Jede der nachfolgend angeführten 10 Variablen kann mit jeder anderen in Wechselwirkung treten, als unabhängige oder abhängige angesetzt werden, unter idiografischem (individuellem) oder nomothetischem (regelhaftem, gesetzmäßigem) Aspekt betrachtet werden. Je nachdem ergeben sich dadurch verschiedene *Modellierungen*: Z.B. Abbildungen von Wirkungsgefügen oder Funktionsschichtungen (z.B. wenn man vom Bereich 1 aufsteigend bis zu 10 einen Aufbau sieht). Die 10 Bereiche sind: 1) *Fokus/Abstraktionsgrad* (wie groß, allgemein oder klein, spezifisch ist das, was wir untersuchen?), 2) *Theorie-Praxis/Zielperspektive* (was wollen wir theoretisch oder praktisch erforschen?) 3) *Wissenschaftstheorie/Anthropologie* (welche Auffassung haben wir von „Wissenschaft", welches „Bild vom Menschen"?), 4) *Methodik* (wie gehen wir vor vom Beobachten zum Beschreiben, Bewerten, Befolgen), 5) *Zeitperspektive* (welche Rolle spielen Zeit und Entwicklung?), 6) *Raumperspektive* (welche Rolle spielen die räum-

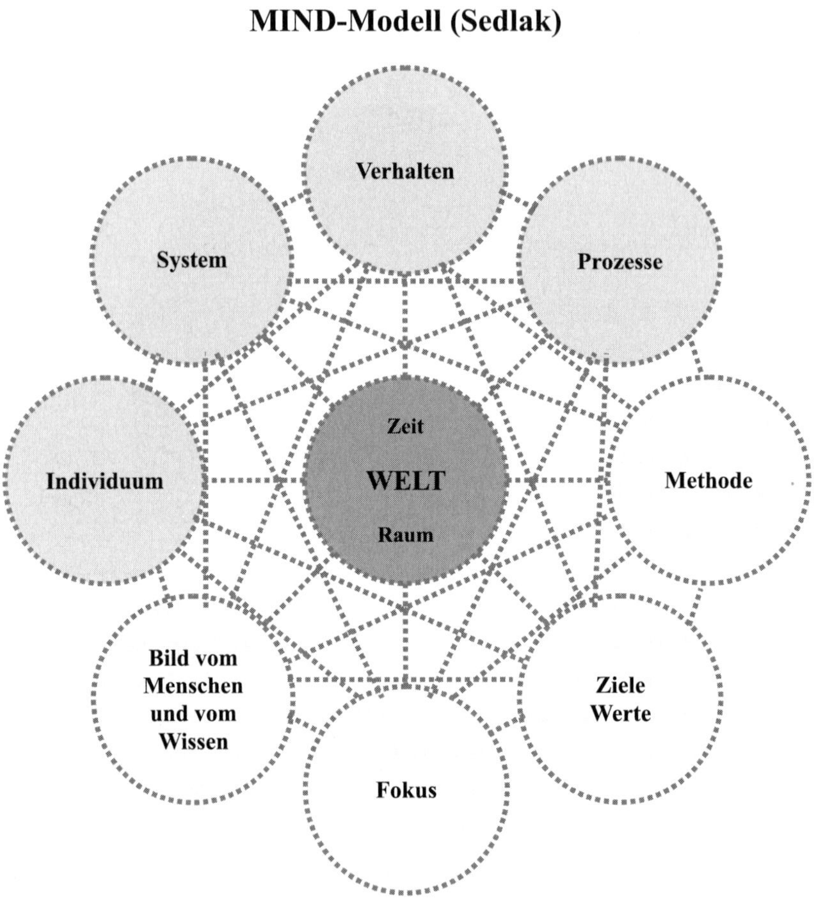

Abb. 1b. Das MIND-Modell als Radialdiagramm. Im Radialdiagramm wird die „kristalline" Struktur des MIND-Modells in ihrer Komplexität erfasst. Im Zentrum stehen die Bereiche Zeit und Raum, d.h. „die Welt". Die vier weißen Kreise markieren das Formalobjekt (die Herangehensweise an die Forschung und spezifische Betrachtung eines Untersuchungsobjektes), die vier grauen Kreise das Materialobjekt (die Untersuchungsobjekte, d.h. Gegenstände, Inhalte, Teile der Realität). Die Strichlierung weist hin auf die Durchlässigkeit der Definitionen (= Abgrenzungen). Jeder Bereich hat Beziehung zu jedem anderen, Teilbeziehungen (zwischen 2, 3 und mehr Bereichen) können heraus gegriffen und gesondert untersucht werden.

lichen, ökologischen Gegenheiten?), 7) *Individuum* (in welcher Weise sind individuelle Bedingungen zu berücksichtigen?), 8) *System* (in welcher Weise sind gesellschaftliche, soziale, systemische Bedingungen zu berücksichtigen?), 9) *Prozess-Ebene* (welche Wechselwirkungen gibt es innerhalb von und zwischen Personen?), 10) *Verhaltensmanifestationen* (welche Verhaltensweisen, Handlungen werden analysiert?) Die Variablen 1 bis 4 bilden *das Formalobjekt* (wie gehe ich an eine Analyse oder Veränderung heran). Die Variablen 7 bis 10 bilden *das Materialobjekt* (was untersuche oder verändere ich?). Die Variablen 5 und 6 sind die raumzeitlichen Bedingungen, *die „Welt"* (wann und wo findet die Analyse bzw. Veränderung statt?). Man kann diese insgesamt 10 Datenbereiche bei der Untersuchung von Einzelfällen heranziehen (d.h. idiografisch = Darstellung von einmaligen, einzigartigen Gegebenheiten, z.B. ein bestimmtes Individuum) oder für Regelfälle (d.h. nomothetisch = gesetzmäßig, z.B. regelmäßig im Frühjahr und Herbst wiederkehrende Depressionen). Wenn man diese 10 Datenbereiche in einer Struktur, Matrix anordnet, kann man Querverbindungen herstellen. Diese **M**atrix **I**diografischer und **N**omothetischer **D**atenbereiche (abgekürzt nach den Anfangsbuchstaben: **MIND** kann vielfach eingesetzt werden, z.B. zur *Rechtschreib-Förderung, Psychohygiene, Gesundheitserziehung, Kasuistik, Supervision, für wissenschaftliches Arbeiten und Kreativitätsförderung (Sedlak 1993), zur kritischen Analyse von Therapiemethoden (z.B. Sedlak 1999), zur Beurteilung von Autismusbehandlungen (Lehner 2002), Analysen der Hochbegabungsförderung (Sedlak 2003), als Struktur für den Ethikunterricht (Sedlak, o.J.).*

Lehner K (2002) Auswirkungen des Heilpädagogischen Voltigierens auf die Wahrnehmung und Motorik von autistisch behinderten Kindern und Jugendlichen. Unveröff. Diss., Wien, S 109f

Sedlak F (1992) Das MIND-Modell. Wien, Bundesministerium für Unterricht und Kunst

Sedlak F (1993) Umfassend verstehen und ganzheitlich handeln. Wien, Bundesministerium für Unterricht und Kunst

Sedlak F (1999) Katathym imaginative Psychotherapie und Gesundheit. In: Hochgerner M, Wildberger E (Hrsg.) Was wirkt in der Psychotherapie. Wien, Facultas

Sedlak F (2003) Überlegungen zur frühkindlichen Begabungsförderung aus der Perspektive eines bewusstseinsorganisierenden Modells. In: Dippelreiter M (Hrsg.) (Hoch)Begabung im Vorschulalter- Erkennen und Fördern? Annäherung an ein Thema. Wien, Bundesministerium für Bildung, Wissenschaft und Kultur

Sedlak F (o.J.) Notizen zu einer wertorientierten Ethik. Didaktische Hinweise zum Ethikunterricht nach dem MIND-Modell. Wien, Bundesministerium für Bildung, Wissenschaft und Kultur.

Franz Sedlak

AUS DER PSYCHOWERKSTATT: Eine Diplomarbeit planen mit dem MIND-Modell

Die Bildungspsychologie leistet oft Klärungs- und Entscheidungshilfe. Bei Problemen mit einer schriftlichen Arbeit können *Hilfen zur Bewusstseinsorganisation* (d.h. in diesem Fall die richtigen Fragen stellen) wesentliche Unterstützung liefern. Eine derartige Strukturierungshilfe leistet das → Mind-Modell. Studentin Lore z.B. wollte eine Diplomarbeit schreiben zum Thema „Pubertät" und wusste nicht, wie sie die Arbeit ausrichten und planen sollte. Daher wurden ihr die 10 Datenbereiche des MIND-Modells erklärt und sie wurde eingeladen, anhand des Modells vorzugehen. Zunächst überlegte sie sich, wie sie vorgehen wollte. Sie stellte sich **1) die Fokus-Frage**: Möchte ich einen *Überblick* zum Thema Pubertät darstellen (weiter Fokus) oder ein ganz *spezifisches Problem* der Pubertät analysieren (enger Fokus)? Sie entschied sich für einen engen Fokus und zwar „die Interessen pubertierender

Mädchen". Sie fragte sich **2) Ist es mein Ziel, mich mit Theorien zur Interessensbildung in der Pubertät oder mit Praxis auseinander zu setzen?** (z.B. welche Freizeiteinrichtungen für pubertierende Mädchen gibt es?). Sie entschied sich für die Praxis. Die Zielfrage schloss aber auch die Frage ein: Will ich etwas beschreiben, was noch nicht beschrieben wurde? Oder einen bestimmten bisher noch nicht untersuchten Zusammenhang? Will ich bestimmte Ansichten überprüfen, widerlegen? Will ich etwas verändern? Diese Fragen konnte Lore zunächst noch nicht beantworten. Als angehende Lehrerin war Lore **3)** für ein **Bild vom Menschen**, das viel Gestaltungsfreiheit offen lässt und nicht sehr die biologische Festlegung durch die Anlage betont. Damit wird auch der Einfluss von außen wichtig (d.h. auch die Angebote zur Freizeitgestaltung). Ihr wissenschaftliches Vorgehen wollte sie eher auf Qualitäten als auf Quantitäten ausrichten, d.h. qualitative Eigenschaften untersuchen. Die nächste Frage, die sie sich stellte, war **4) Wie wähle ich meine Methode**: Was beobachte ich, wie beschreibe ich es, wie beurteile ich das Beobachtete, was für Folgen ziehen ich daraus? Lore stellte einige vorläufige Beobachtungsmerkmale zusammen: Z.B. Ausstattung der Freizeiteinrichtung, Öffnungszeiten, Besucherfrequenz, Aussagen von Besucherinnen über die „Stimmung" in der Einrichtung usw. Sie überlegte sich, die Aussagen möglichst wortgetreu aufzuzeichnen und erst bei der Beurteilung Fachbegriffe heran zu ziehen. Mit diesen ersten vier Überlegungen hatte Lore die Form (genauer: das *Formalobjekt*) ihrer Analyse festgelegt (wobei natürlich noch Präzisierungen erfolgen mussten). Daten existieren natürlich nicht im luftleeren Raum, sondern unter bestimmten zeitlichen und räumlichen Bedingungen. Diese zwei Datenbereiche **5) Zeit und 6) Raum** formulieren „die Welt". Lore beschloss, in ihre Untersuchung Freizeiteinrichtungen aufzunehmen, die beim Untersuchungsbeginn seit mindestens einem Jahr bestanden, weiters nur zwischen 15 und 16 Jahre alte Mädchen (Zeit). Sie präzisierte weiters, dass sie sich auf den städtischen Bereich festlegen wollte (Raum). Nun war noch wichtig, auf welche Datenbereiche sie sich konzentrieren wollte. Anschließend an die bisherigen 6 Datenbereiche (Fokus, Ziel, wissenschaftliche Grundüberlegung, Methodik, Zeit und Raum) waren nun wichtig: **7) das Individuum, 8) das System, 9) die Prozesse, 10) das Verhalten.** Mit anderen Worten: Man kann beim Einzelnen ansetzen oder beim Familien-, Schul-, Bildungssystem etc., beim Verhalten (z.B. welche Verhaltensweisen sind förderlich, welche nicht?) und bei den Prozessen, die im Einzelnen oder zwischen mehreren Personen ablaufen (Kommunikation, Interaktion, Gedanken, Gefühle etc.). Diese vier Datenbereiche bilden das Material (genauer: das *Materialobjekt*) der Untersuchung. Lore entschied sich dafür, Prozesse als bevorzugten Datenbereich zu wählen. **Zusammengefasst ergab sich**: *Lore plante, die Interessen pubertierender 15 bis 16 Jahre alter Mädchen im städtischen Bereich in Freizeiteinrichtungen, die schon mindestens ein Jahr bestanden, zu untersuchen*. Sie würde einerseits qualitative Merkmale der Einrichtung etc. der Freizeiteinrichtung in die Beobachtung einbeziehen, andererseits würde sie qualitative Merkmale von Prozessen zwischen Individuen beobachten. Nun stellte sich nochmals die dritte Frage, die Zielfrage: Wollte sie etwas darstellen, bestätigen, überprüfen, verändern? Lore hatte ihre Kindheit in einer Stadt verbracht, wo es keine Freizeiteinrichtungen für heranwachsende Mädchen gab, keine Möglichkeit, mit anderen Meinungen über Interessen auszutauschen. Lore beschloss, das Kommunikationsverhalten pubertierender Mädchen und zwar besonders in Bezug auf Freizeitinteressen zu erheben. Selbstverständlich würde sie nun nochmals überprüfen müssen, ob es schon Untersuchungen dazu gab; Studien, die das Thema in irgendeiner Weise berühren würden? Danach würde sie ihre Arbeitsplanung noch weiter präzisieren können. Sie war aber nun so weit, dass sie sich mit ihrer Professorin wegen ihrer Diplomarbeit zusammensetzen konnte. Die Professorin war einverstanden, meinte aber, dass die Zielsetzung der Arbeit und die Methode noch präzisiert werden müsse. Lore studierte darauf hin die Literatur und fand, dass es keine einschlägige Studie gab, wohl Arbeiten zum Thema Freizeit, oder zum Reden miteinander, aber nicht in der Kombination, die ihr immer deutlicher wurde: Es ging ihr darum, zu überprüfen, ob es in den Freizeiteinrichtungen auch Impulse für die Kommunikation gab. Pubertierende sind oft sehr einsam, es genügt nicht, ihnen irgendwelche Räumlichkeiten anzubieten. Sie brauchen auch Impulse für den gegenseitigen Austausch. Lore zeichnete die verschiedenen Datenbereiche 1 bis 10 verteilt auf ein Blatt Papier und versuchte, Verbindungen zwischen einzelnen Bereichen mit Linien herzustellen. So verband sie spielerisch z.B. den Datenbereich 8 (System) mit dem Datenbereich 9 (Prozesse). Ihr wurde schlagartig klar: *Ihr Ziel (Datenbereich 3) würde es sein, die Freizeiteinrichtungen (Datenbereich 8 – System) daraufhin zu untersuchen, inwiefern sie die Kommunikation (Datenbereich 9 – Prozesse) anregten und erleichterten und welche Inhalte die Kommunikation, speziell welche Interessen die Gespräche aufzeigten. Als Beobachtungsdaten (Datenbereich 4 – Methode) würde sie die Aussagen der Mädchen einerseits und die Ausstattungsmerkmale der Freizeiteinrichtung andererseits wählen.* Noch immer aber war der Datenbereich 4 (Methode) nicht ganz ausgeschöpft: Wie würde sie mit den erfassten Daten umgehen? Wie wären die Beobachtungen zu bewerten? Es war ihr klar: *Eine derartige Erstuntersuchung würde Grundlagen für weitere Untersuchungen liefern, sie würde Zusammenhänge zwischen Angeboten und Kommunikation herstellen, die in weiteren Studien überprüft werden müssten.* Darüber hinaus aber würde sie Empfehlungen für die Stadtplaner abgeben (und damit zeigen, wie die Ergebnisse in konkrete Folgen übergeleitet werden konnten). Lore wurde klar, dass die 10 Datenbereiche des MIND-Modells eine fruchtbare Hilfe waren, wobei nur am Anfang die Reihenfolge von 1 bis 10 bestand. Je konkreter, feiner ihre Analyse wurde, desto mehr ergab sich – und man sah das auch auf ihrer Zeichnung – eine Menge von Verbindungslinien zwischen den 10 Variablen, weiters kam es zu Kreisprozessen: Je konkreter der Untersuchungsgegenstand war, desto feiner konnte auch die Form der Untersuchung bestimmt werden. Sie war mit dem MIND – Modell in eine dynamische „Interaktion" eingetreten.

Franz Sedlak

Mobbing Mobbing ist im deutschsprachigen Raum vom Begriffshof anders definiert, als im anglikanischen Raum. Mobbing wird umgangssprachlich als besondere Form der psychischen Gewalt verstanden. Der Begriff „Bullying" umschreibt sowohl psychische als körperliche Gewalt, außerdem auch die anderen Formen wie z.B. sexuelle, rassistische Gewalt. Mobbing ist eine besondere Form der Gewalt. Eine Person wird gemobbt, wenn sie wiederholt oder über eine längere Zeit den negativen Handlungen eines oder mehrerer Personen ausgesetzt ist (Olweus, 1996). Mobbing hat viele Gesichter: z.B. Auflauern, Ausgrenzen aus der Gemeinschaft, Zurückhalten wichtiger Informationen, Beschädigen oder Zerstören von persönlichen Gegenständen, Kleidung etc., Auslachen, verletzende Bemerkungen, Unfreundlichkeit, unfaire Anschuldigungen, Verbreiten von Gerüchten, … Das Hauptziel des Mobbings ist destruktiv motiviert! Mobbing unterhöhlt das Selbstwertgefühl, fördert Schuldgefühle, schränkt die Handlungsfähigkeit bis zur Handlungsunfähigkeit ein, führt zu Hilflosigkeit und bewirkt dauerhafte psychische und gesundheitliche Beeinträchtigungen. Es vergiftet das Klima, beeinträchtigt die Arbeitsleistungen, begünstigt Feindseligkeiten und leistet negativen gruppendynamischen Gruppenbildungen Vorschub. Es kommt zu Polarisierungen in Opferrolle und Täterrolle. Die Ursachen für die Täter-Opferbeziehungen sind vielfältig: Lebenssituation, sozialer Status, soziale Indikatoren wie Bekleidung, bestimmte Verhaltensweisen oder Eigenschaften, Gruppendruck, … Was tun? Hinschauen und Handeln! (1) Rückhalt und Unterstützung bei Verbündeten, Freunden suchen. (2) Das Problem ansprechen und mitteilen (Vorgesetzten). (3) Ein Mobbingtagebuch anlegen. (4) Gründe des Mobbings herausfinden und (5) sich selbst positiv motivieren, sich selbst akzeptieren.

Olweus D (1996) Gewalt in der Schule- Was Lehrer und Eltern wissen sollten und tun können. Bern, Huber

Leymann H (1993) Mobbing. Frankfurt, Rowohlt

Harald Aigner

Motiviert lernen **Mit motiviert Lernen** soll jener **Idealzustand des schulischen oder studentischen** → **Lernens** beschrieben werden, bei dem die **Attraktivität des Ziels** für das Lernverhalten eine weitgehend **ungeteilte Aufmerksamkeit des Lernenden** bewirkt. Der Begriff **motiviert lernen** hängt so auch eng zusammen mit → **zielorientiert lernen**. **Motivation** umfasst alles, was Antriebskraft, Richtung, Intensität und Ablauf des Verhaltens beeinflusst, und bezieht sich nach Achtziger/Gollwitzer (2006) auf eine **Zielsetzung** hinsichtlich deren „Wünschbarkeit" und „Realisierbarkeit". Das heißt, bei motiviertem Lernen geht es darum, die Motivations-Faktoren mit dem konkreten Lernverhalten in Schule und Studium in Verbindung zu bringen und dabei überdies einige wichtige Determinanten der → Leistungsmotivation (Erfolg/Misserfolg, Hoffnung/Furcht, extrinsische versus intrinsische Ausrichtung, Schwierigkeitsgrad, Attribution auf Zufall oder eigenes Können, proaktives/reaktives Verhalten) zu berücksichtigen. Einen wichtigen Bestandteil motivierten Lernens stellt die Nutzung relevanter Fähigkeiten (Aktualfähigkeiten → Positive Psychotherapie nach Peseschkian 2002) dar: *Zeit einteilen → Zeitmanagement; Kontakte im Sinne des Motivierens nützen; Vertrauen in die eigene Leistung dadurch entwickeln, dass sinnvolle Kriterien gesetzt und* *deren Erreichung systematisch registriert werden; Hoffnung haben; Geduld entwickeln; Ordnung schaffen und halten; Normen und Regeln einhalten; offen und ehrlich auch zu sich selbst sein (schriftliches Registrieren eigener Lernfortschritte, weder über- noch untertreiben) statt destruktiver Scheinanpassung, die eine zwiespältige Motivation erzeugt; gerecht sein).* Bewährt hat sich eine schriftliche Reflexion dieser Punkte mit einer zusätzlichen Überprüfung folgender Punkte: *Was will ich genau? Will* **ich** *das Vorhaben wirklich? Wie geht es mir dabei? Habe ich alles, damit ich das Ziel verwirklichen kann? Was genau brauche ich zum Start? Habe ich Erfahrungen, wie ich auftretende Schwierigkeiten managen kann? Wie organisiere ich mich selbst und mein Umfeld, damit ich in der festgelegten Zeit „dabeibleiben" kann?*

Achtziger A, Gollwitzer P (2006) Motivation und Volition im Handlungsverlauf. In: Heckhausen J, Heckhausen H (Hrsg.) Motivation und Handeln. Berlin Heidelberg New York, Springer

Peseschkian N (2005) Steter Tropfen höhlt den Stein. Mikrotraumen. Das Drama der kleinen Verletzungen. Frankfurt, S. Fischer

Michael Katzensteiner

Mutismus Mutismus beschreibt das Nicht-Sprechen einer Person trotz erhaltener Sprechfähigkeit. Es wird zwischen totalem und elektivem Mutismus unterschieden. Bei Letzterem äußerst sich das mutistische Verhalten gegenüber bestimmten Situationen bzw. Personen (z.B. in der Schule, gegenüber Fremden, seltener gegenüber Gleichaltrigen). Bei totalem Mutismus erfolgt eine völlige Hemmung der Lautsprache (Steinhausen 2004). Das mutistische Verhalten setzt überwiegend im Vorschulalter ein. Verunsicherungen in der Entwicklung bzw. im Erwerb der Sprache können einen Risikofaktor für Mutismus darstellen. Häufige Begleiterscheinungen von kindlichem Mutismus sind soziale Ängstlichkeit, Störung des Sozialverhaltens mit oppositionellem Verhalten, depressive Symptomatiken und Regulationsstörungen von Schlaf, Essen oder Ausscheidungsfunktionen (Katz-Bernstein, 2005). Die Angaben zur Häufigkeit schwanken zwischen 0,1% und 0,7% klinisch erfasster Kinder. Die Therapie von Mutismus setzt an mehreren Ebenen an: Neben Beratung des Umfeldes in Kindergarten und Schule, sind psychotherapeutische sowie sprachtherapeutische Maßnahmen angezeigt. Mitunter sollte ein stationärer Aufenthalt ins Auge gefasst werden. Besonders beim Übertritt vom Kindergarten in die Schule treten Sorgen bezüglich der weiteren Schullaufbahn des betroffenen Kindes auf. Aus Sicht der Schulpsychologie ist es wichtig darauf hinzuweisen, dass mutistisches Verhalten kein Hindernis darstellt, schulische Fertigkeiten zu erwerben. Es sollte vielmehr vermieden werden, das Kind von altersentsprechenden Aufgaben und Pflichten fernzuhalten, da dadurch seine Selbständigkeit, welche aufgrund des Nicht-Sprechens bereits eingeschränkt ist, weiter herabgesetzt wird. Im schulischen Kontext treten Unsicherheiten auf Seiten der Lehrkräfte auf, daher kommt der Aufklärung der Lehrenden eine besondere Bedeutung zu. Förderliche Hilfestellungen im schulischen Umfeld sind angstreduzierende Maßnahmen (z.B. Einsatz von nonverbalen Aktivitäten in der Klasse, das Kind als Teil der Klasse an allen Aktivitäten teilnehmen lassen), die Verstärkung nonverbaler Kommunikation und sozialer Interaktion (z.B. durch Kleingruppenarbeit, Einsatz von Symbolen, Gesten, Kärtchen) sowie nach Bedarf sprachfördernde Maßnahmen. Als kontraproduktiv erweist sich, das Kind zum Sprechen zu zwingen (Bahr 2002).

Bahr R (2002) Wenn Kinder schweigen. Redehemmungen verstehen und behandeln. Düsseldorf Zürich, Walter Verlag

Katz-Bernstein N (2005) Selektiver Mutismus bei Kindern. Erscheinungsbilder, Diagnostik, Therapie. München, Ernst Reinhardt

Steinhausen H C (2004) Seelische Störungen im Kindes- und Jugendalter. Stuttgart, Klett-Cotta

Sabine Seiberl

- N -

Neuropsychopharmakologie Die Neuropsychopharmakologie befasst sich mit der Frage, wie die **neurochemischen Grundlagen unserer Verhaltens, unserer psychischen Prozesse** beschaffen sind und wie sich Psychopharmaka auf uns auswirken. Die Neurotransmitter, biochemische Stoffe, transportieren Informationen im Gehirn von Zelle zu Zelle. Unregelmäßigkeiten können psychische Störungen wie Angst und Depression auslösen. Neuropsychopharmaka setzen bei den biologischen Strukturen an. Man soll aber nicht immer sofort medikamentöse Therapie, sondern psychotherapeutische und psychoedukative Behandlungsmöglichkeiten einbeziehen! Bei entsprechenden Störungen, wie z.B. beim Mutismus, stehen medikamentöse Einwirkungen in der „hinteren Reihe", es überwiegen die psychotherapeutischen Maßnahmen. Psychoedukation besteht darin, durch Information über die Erkrankung Verständnis beim Betroffenen und den Angehörigen zu erzielen.

Gerlach M, Warnke A, Wewetzer C (Hrsg.) (2004) Neuro-Psychopharmaka im Kindes- und Jugendalter. Grundlagen und Therapie. Wien, Springer

Franz Sedlak

Neurose Der Begriff Neurose bezeichnet eine Reihe von psychisch bedingten Erkrankungen mit verschiedenen Erscheinungsformen und unterschiedlichen Ursachen. In den deskriptiven Klassifikationen psychischer Störungen (ICD-10 und DSM IV) wurde die Bezeichnung Neurose aufgrund ihrer Nähe zur psychoanalytischen Theorie (→ *Psychoanalyse*) und wegen ihrer unzulänglichen Abgrenzbarkeit zum Begriff der Psychose abgeschafft, was wenig an ihrer praktischen Relevanz und ihrer Verbreitung geändert hat. Der Begriff erhält heute seine Bedeutung durch seine Abgrenzung zu den körperlich bedingten psychischen Störungen, zu den Psychosen und zu den Persönlichkeitsstörungen. Die Neurose bzw. neurotische Störung ihrerseits wird u. a. differenziert in phobische Störung, → *Angststörung*, Zwangsstörung und dissoziative Störung. Entsprechend den unterschiedlichen Theorieanlagen der verschiedenen psychotherapeutischen Schulen, werden die Ursachen der Neurosen uneinheitlich beschrieben. Aus lerntheoretischer Sicht ist neurotisches Verhalten – wie jedes andere Verhalten auch – gelernt und unterliegt hinsichtlich Entstehung und Aufrechterhaltung bzw. auch dessen Auflösung den fundamentalen Lerngesetzen (→ *Verhaltenstherapie*). Psychoanalytisch gesehen sind die Symptome einer Neurose Ausdruck eines psychischen Konflikts zwischen einem Wunsch und dessen Abwehr aufgrund eines durch moralische Vorstellungen bedingten Verbots. Die Entstehung eines neurotischen Symptoms beginnt mit einem traumatischen Erlebnis, d.h. einem

Erlebnis völliger Hilflosigkeit angesichts einer Erregungsüberflutung äußeren oder inneren Ursprungs, die das Ich nicht verarbeiten kann. Tritt eine Situation ein, die die Gefahr eines erneuten Traumas signalisiert (Affektsignal (→ *Affekte*), z.B. Schuld-Angst, Scham-Angst, Verletzungs-Angst usw.), mobilisiert das Ich entsprechende Gegenmaßnahmen in Form von so genannten → *Abwehrmechanismen,* um damit der Gefahr einer erneuten Traumatisierung zu entgehen. Dabei werden dem Impuls, der die Erregung auslöst, durch die Abwehrmaßnahmen charakteristische Änderungen aufgenötigt, bis sie den Forderungen des Über-Ichs entsprechen. Dies bedeutet, dass der Impuls nun in einer pathologisch veränderten Form – nämlich in Form des Symptoms – sein Ziel weiter verfolgen kann. Bei Versagen der Abwehr kommt es erneut zum vollen Affektdurchbruch, etwa in Form einer → *Panikattacke.* Die Symptomatik der Neurose wird einerseits durch den Wunsch, andererseits durch die Zusammensetzung der beteiligten Abwehrmechanismen bestimmt, wobei die Abwehrmechanismen in der Regel dasjenige sind, was nach außen als Eigenschaften oder → *Persönlichkeit* eines Menschen sichtbar wird. *Beispiel: Ein Kind wird bei exhibitionistischen Handlungen von den Eltern immer wieder in traumatischer Weise beschämt. In der Folge wird bei einem erneuten Auftreten des exhibitionistischen Impulses (z. B. dem Wunsch, sich besonders aufreizend zu kleiden) die Gefahr eines erneuten Scham-Traumas in Form einer leichten Scham-Angst signalisiert, worauf eine Mobilisierung von Abwehrmechanismen erfolgt, z. B. in Form der Reaktionsbildung (Betonung des Gegenteils): es wird ein besonders zurückhaltendes, übertrieben bescheidenes Auftreten gezeigt. In veränderter Form setzt sich der exhibitionistische Wunsch aber doch durch, etwa in Form des Errötens, was für die Betroffene auf der bewussten Ebene natürlich unangenehm ist, eigentlich aber eine pathologisch veränderte Befriedigungsform darstellt, nämlich in Form des rot leuchtenden Gesichts, das Aufmerksamkeit auf sich zieht.*

Freud S (1926) Hemmung, Symptom und Angst. GW Bd. XIV, Frankfurt a. M., Fischer

Kraus R (1997) Allgemeine Psychoanalytische Krankheitslehre. Stuttgart Berlin Köln, Kohlhammer

Dilling H (2000) Internationale Klassifikation psychischer Störungen: ICD-10, Kapitel V (F). Übers. und hrsg. unter Mitarb. von Schulte-Markwort E. Bern Göttingen Toronto Seattle, Huber

Hans Pettermann

Notfallpsychologie Unter Notfallpsychologie versteht man eine Reihe von Maßnahmen, die so früh wie möglich nach extrem belastenden Erlebnissen eingesetzt werden. Sie haben das Ziel, gesunde Bewältigungsprozesse zu fördern, Hilfe zur Selbsthilfe anzubieten, Langzeitfolgen für die Betroffenen zu verhindern und ihnen so lange seelische und körperliche Leidenswege zu ersparen. Man hat im Laufe der Jahre die Erkenntnis gewonnen, dass nicht nur die somatische Erstversorgung wichtig ist (Bengel 1997). Der Notfall, der sich aus unterschiedlichen Ereignissen wie Großschadenserеignissen (Naturkatastrophen, Busunfälle, Zugunglücke, Flugzeugabstürze usw.) oder aber „persönlichen Katastrophen“ im privaten Bereich (Tod/Selbstmord eines Nahestehenden, tragische Unfälle, Tod von Kindern …) ergeben kann, trifft Körper und Seele gleichermaßen. Deshalb ist es wichtig, nach belastenden Ereignissen auch für eine gute „psychologische Erste Hilfe“ zu sorgen. Die Notfallpsychologie setzt spezifische Methoden und Techniken ein, um Betroffene, die einer extremen Belastung ausgesetzt waren, adäquat zu betreuen. Personen, die notfallpsychologische Hilfe in Anspruch nehmen, sind nicht grundsätzlich „Patienten". Bei allen Menschen, die sich in einer außergewöhnlichen Situation befinden, egal ob Betroffene, Einsatzkräfte oder Zuschauer, kann es zu einer kurzfristigen Belastungsreaktion, aber auch zu einer Störung, die → *Posttraumatische Belastungsstörung* genannt wird, kommen. Es handelt sich um eine normale Reaktion auf ein abnormes Ereignis. Aus diesem Grund stellt eine notfallpsychologische Maßnahme auch keine psychotherapeutische oder psychiatrische Behandlung dar, sondern ist eine Vorsichtsmaßnahme, um möglichen nachfolgenden Störungen vorzubeugen. Auch in den Psychologischen Beratungsstellen für Studierende wird den Betroffenen die Möglichkeit zu einer solchen → *Prävention* geboten. Eine → *Krise* ist immer subjektiv zu verstehen. Unter psychosozialen Krisen versteht man den Verlust des seelischen Gleichgewichts, den ein Mensch verspürt, wenn er mit Ereignissen und Lebensumständen konfrontiert wird, die er im Augenblick nicht bewältigen kann, weil sie von der Art und vom Ausmaß her seine Fähigkeiten zur Bewältigung seiner Lebenssituation überfordern (Sonneck, 2000). Das heißt, was für eine Person ein außergewöhnlich belastendes Ereignis ist und nicht alleine bewältigt werden kann, kann für eine andere Person in einen Rahmen fallen, in dem die eigenen Bewältigungsstrategien wirksam sind. Eine → *Krise* stellt keine eigene Krankheit dar. Notfallpsychologische Maßnahmen richten sich an Opfer, Angehörige, Helfer und andere Betroffene, und werden kurzfristig im Akutfall bei Einzelpersonen und auch bei Gruppen angewandt, sie sind aber keine Langzeitbetreuung bzw. –behandlung. Die Psychologische Studentenberatung bietet ihre Hilfe im Anschluss an die notfallpsychologische Behandlung an, z.B. die Aufarbeitung von Traumen.

Bengel J (Hrsg.) (1997) Psychologie in der Notfallmedizin und im Rettungsdienst. Berlin, Springer

Mitchell J, Everly G (1998) Stressbearbeitung nach belastenden Ereignissen – Zur Prävention psychischer Traumatisierung. Wien, Stumpf & Kossendey

Sonneck G (2000) Krisenintervention und Suizidverhütung. Wien, Facultas (UTB)

Michaela Freidl

- O -

Online Sucht Online Sucht nennt man den exzessiven Gebrauch des Mediums Internet, eine Abhängigkeit die zu den nicht stofflichen Abhängigkeiten zählt. Hauptsächlich tritt sie beim Chatten auf, aber auch endloses Spielen von Online Games gilt als Indiz für diese Sucht. Gekennzeichnet ist sie durch: massive gedankliche Einengung auf die „Welt" des Internets, ein unwiderstehlicher Zwang so oft wie möglich Online zu sein und der Verzicht auf das Internet erscheint dabei völlig undenkbar. Es besteht ein häufiges, unüberwindbares Verlangen, sich ins Netz einzuloggen, bis zu damit verbundenen negativen Folgen für die Gesundheit. Zu Beginn besteht der Versuch eines unmittelbaren Aufbaus von Beziehungen im Netz, wobei diese Beziehungen nach und nach wichtiger werden als jene im realen Leben. Ein Ausstieg ist zu schaffen, ob allein, mit Freunden oder mit professioneller Hilfe durch Schulpsychologen/innen. Neben Gefahren bietet jedoch das Netz auch die ideale Möglichkeit einfach und anonym mit anderen Menschen in Kontakt zu treten. Ein bewusster Umgang mit dem Medium Internet ist daher notwendig, um die Vorteile nutzen zu können.

Farke G (2003) Online Sucht. Stuttgart, Kreuz

Helene Mainoni-Humer

Orthorexia Nervosa Orthorexia Nervosa (griech. „orthos" = richtig und „orexis" = Appetit) bezeichnet eine Art der → *Essstörungen*, die durch eine übertriebene Fixierung auf gesunde Nahrungsmittel gekennzeichnet ist (Bradman 2001). Betroffene stehen unter dem Zwang, sich gesund ernähren zu müssen und wenden oft viele Stunden am Tag dafür auf, Kalorien- und Nährwerttabellen zu studieren. Der zwanghafte Umgang mit Ernährung spielt auch bei diversen → *Essstörungen*, wie der → *Anorexia Nervosa (Magersucht)* oder der → *Bulimie (Ess-Brech-Sucht)* eine Rolle. Im Gegensatz zur → *Anorexia* und → *Bulimie*, wo die Menge der aufgenommenen Nahrung im Vordergrund steht, spielt bei der Orthorexie die Qualität der Nahrung eine Rolle. Die Therapie ähnelt der der → *Magersucht*. Problematisch ist dabei, dass Betroffene in ihrem Essverhalten keinen Krankheitswert sehen. Sie leben in ihrer Welt mit ihrer Sicht von Körper und Ernährung. Orthorektiker fühlen sich aufgrund der eisernen Selbstdisziplin, die ihre extreme Ernährungsform erfordert, anderen „normal-essenden" Menschen oft überlegen. In der Therapie der Orthorexia Nervosa haben sich neben Ernährungsmaßnahmen vor allem psychotherapeutische Maßnahmen bewährt. Die Psychologische Beratungsstelle für Studierende trägt dazu bei → Essstörungen bei jungen Erwachsenen zu identifizieren und zu bearbeiten.

Bradman S, Knight D (2001) Health food junkies: orthorexia Nervosa: Overcoming the obsession with healthful eating. Broadway

Sabine Kopeinigg

- P -

Panikattacken Bei Panikattacken handelt es sich um „eine abgegrenzte Periode intensiver Angst in Abwesenheit echter Gefahr, begleitet von mindestens 4 von insgesamt 13 körperlichen oder kognitiven Symptomen". So definiert das DSM-IV-TR (2003) (Diagnostisches und Statistisches Manual Psychischer Störungen, Text Revision) Panikattacken auf rein empirischer Grundlage, wobei „das Störungsbild in klinisch bedeutsamer Weise Leiden oder Beeinträchtigung verursacht". Im DSM werden folgende 13 Symptome aufgelistet: Palpitationen, Herzklopfen oder beschleunigter Herzschlag, Schwitzen, Zittern oder Beben, Gefühl der Kurzatmigkeit oder Atemnot, Erstickungsgefühle, Schmerzen oder Beklemmungsgefühle in der Brust, Übelkeit oder Magen-Darm-Beschwerden, Schwindel, Unsicherheit, Benommenheit oder der Ohnmacht nahe sein, Derealisation (Gefühl der Unwirklichkeit) oder Depersonalisierung (sich losgelöst fühlen), Angst, die Kontrolle zu verlieren oder verrückt zu werden, Angst zu sterben Parästhesien (Taubheit oder Kribbelgefühle), Hitzewallungen oder Kälteschauer- Typisch für Angstattacken ist ihr plötzliches Auftreten, wobei die Symptome sich in nur wenigen Minuten bis zur Todesangst steigern können und durchschnittlich etwa 30 Minuten dauern. Die Attacken können in Intervallen von Wochen oder Monaten, aber auch mehrmals täglich auftreten. Panikattacken sind oft im Zusammenhang mit → *Angststörungen* zu beobachten. Typisch ist für sie aber, dass Patienten meist keine exakten Auslöser wahrnehmen und die Angst vor Kontrollverlust verbunden mit der Angst vor den befürchteten dramatischen Folgen der wahrgenommenen körperlichen Symptome im Zentrum steht. Die → *Verhaltenstherapie* hat sich in der Behandlung von Panikstörungen als besonders wirksam gezeigt. Ein individuell angepasstes Therapiekonzept besteht nach einer eingehenden *Anamnese* aus → *Entspannungstechnik* und → *kognitiven Methoden*. Der Fokus der Therapie liegt dabei meist auf der Korrektur der Fehlinterpretation der mit den Angstanfällen verbundenen körperlichen und kognitiven Symptome. Ein Manual zur Behandlung des Paniksyndroms in 15 verhaltenstherapeutischen Sitzungen beschreiben Margraf und Schneider (1989) in ihrem Buch „Panik". Es dient auch in der Psychologischen Beratungsstelle für Studierende bei der verhaltenstherapeutischen Behandlung von Panikattacken bei Studierenden als praxisorientierter Hintergrund. Neben Psychotherapie gibt es auch eine Reihe von → *Psychopharmaka*, die bei Panikerkrankungen eingesetzt werden können. Ein erfahrener Psychiater muss sie dem jeweiligen Störungsbild des Patienten individuell anpassen, wie Schmitz und Schmitz (2005) betonen.

DSM-IV-TR (2003). Göttingen, Hogrefe

Margraf J, Schneider S (1989) Panik. Angstanfälle und ihre Behandlung. Berlin Heidelberg, Springer

Schmitz M, Schmitz M (2005) Seelenfraß. Wien, Ueberreuter

Eva Massoth

AUS DER PSYCHOWERKSTATT: Panikattacken – ein Fallbericht

Karin B. (26) studiert Chemie und hat seit ca. 8 Monaten ihre fast fertig gestellte Diplomarbeit nicht mehr fortsetzen können. Sie hat sich immer mehr zurückgezogen, verbringt die Tage mit Fernsehen, Schlafen und Weinen. Beim nötigen Einkauf, den sie immer wieder hinauszögert, überfällt sie Schwindel, Herzrasen, Übelkeit und Angst – eine Panikattacke. Sie kann kein öffentliches Verkehrsmittel besteigen, ihr Auto ist monatelang unbenützt. Ihre Sozialkontakte sind verkümmert, bis auf ihren Freund mit dem sie zusammenlebt, beschränken sie sich auf Telefonate mit der in einem anderen Bundesland lebenden Mutter und wenigen Freundinnen. Zu unserer ersten Sitzung kommt sie mit dem Taxi, sie ist mutlos und deprimiert. Sie habe sich wegen ihrer Schwierigkeiten internistisch untersuchen lassen, sei organisch gesund und hätte bis auf einen labilen Kreislauf, der ihr seit Jahren bekannt wäre, nie Probleme gehabt. Sie hätte keine Erklärung für ihre Anfälle. Die Beziehung zu ihrem Freund sei gut, nur wäre er in letzter Zeit durch eine neue berufliche Tätigkeit häufig, auch über Wochenenden, unterwegs, und sie litte unter diesen Trennungen. Sie könne sich nicht genau erinnern, wann die Attacken begonnen hätten, sie wären entstanden und immer stärker geworden. Erst in der zweiten Sitzung erzählt sie, dass sie zwei Wochen vor dem von ihr bemerkten Beginn der Anfälle, an einem heißen Sommertag nach einer längeren, schmerzhaften Zahnbehandlung, die Straßenbahn wegen eines Schwindelanfalles verlassen hätte müssen. Sie kann die Interpretation, dass das ein Auslöseerlebnis gewesen wäre, das sie sensibilisiert hätte und zu verstärkter Selbstbeobachtung gebracht hätte, verstehen. Nun kann sie sich auch daran erinnern, dass sie damals bereits Angst gehabt hätte, dies würde wieder geschehen. In der Therapie wird bald ein zweites, unbewusstes Motiv sichtbar. Sie wäre sich der Liebe und Treue ihres Freundes zwar sicher, hätte aber Angst ihn wegen einer möglichen Persönlichkeitsveränderung durch den neuen Beruf zu verlieren, ihn nicht mehr lieben zu können. Seine Tätigkeit brächte ihn mit Menschen aus Kreisen in Kontakt mit welchen sie und er früher nichts zu tun gehabt hätten. Der Therapeut legt ihr eine psychodynamische Interpretation nahe, wonach sie die Anfälle hätte, um Schwäche und Hilflosigkeit zu demonstrieren, was ihren Freund dazu bringen sollte, sich verstärkt um sie kümmern zu müssen und wieder in seinen alten Beruf zurückzukehren. Letzteres hätte sie sich zwar gewünscht, ihm gegenüber jedoch nie geäußert, da sie ihm seine berufliche Zukunft nicht verbauen wollte. Diese Erklärungen über das Entstehen ihrer Panikattacken halfen ihr, sich selbst zu verstehen und anzunehmen. In der Folge wurde besprochen, wie und welche Aktivitäten sie wieder aufnehmen könnte. Es ging schrittweise. Zuerst traf sie sich wieder mit Freundinnen, dann gelang es ihr, die Straßenbahn für immer länger werdende Fahrten zu benützen und hin und wieder ihren Freund bei seinen Reisen zu begleiten. So lernte sie die Leute aus seinem beruflichen Umfeld kennen und erlebte, dass diese ihr nicht so fremd waren, wie sie es angenommen hatte. Sie konnte sich in langsamer Annäherung wieder ihrer Diplomarbeit widmen. Sie nahm ihr Auto wieder in Betrieb, fuhr in Begleitung einer Freundin kleine Strecken in der Stadt und unternahm dann Ausfluge in die nähere Umgebung. Schließlich, gewissermaßen als „Meisterstück", fuhr sie zu ihren Eltern auf Besuch. Die Intervalle zwischen Therapiestunden wurden sukzessive länger, sie machte kontinuierlich Fortschritte und erlebte keine Panikattacken mehr, auch die Angst davor wurde immer geringer. Nach acht Monaten wurde mit der elften Sitzung die gemeinsame Arbeit beendet. Nach weiteren sechs Monaten erhielt der Therapeut ihre Sponsionsanzeige, im Begleitbrief stand, dass es ihr gut gehe, und sie sich für die Hilfe bedanke.

Rudolf Pichler

Peer Mediation Die Idee, Jugendliche als Vermittler in → Konflikten einzusetzen, gibt es als eine Form der personal-kommunikativen → Prävention in den USA schon seit langem. Man geht davon aus, dass Jugendliche mehr Einfluss und Glaubwürdigkeit unter ihresgleichen besitzen. Zu Beginn der 90er Jahre haben auch in Deutschland und Österreich entsprechende Schulprojekte eine große Verbreitung gefunden. Peer Mediation ist eine gewaltfreie Methode der → Konfliktlösung. Synonym werden auch die Bezeichnungen „Konfliktlotsen" (Hagedorn 1994) oder „Streitschlichter" (Jefferys-Duden 1999) verwendet. Peer Mediation bedeutet zunächst Vermittlung unter Gleichaltrigen, die den Streitparteien im Hinblick auf Alter, Interessenslagen und kulturelle Zugehörigkeit vergleichbar sind. Der/die Peer Mediator/in ist daher eine zwischen Schüler/innen oder Schüler/innengruppen vermittelnde allparteiliche Person, die von allen Streitparteien akzeptiert und zur → Mediation beauftragt wurde. Das Ziel einer → Mediation ist immer, die an dem → Konflikt Beteiligten zu unterstützen, Lösungen zu entwickeln, die keinen Verlierer zurücklassen. Alle sollen durch die Übereinkunft „gewinnen" (Besemer 1995) Dies wird durch die klar strukturierte lösungsorientierte → Gesprächsmethode der → Mediation erreicht, die nach festgelegten Phasen oder Schritten verläuft. Die Vermittler/innen hören sich die Sichtweisen und Standpunkte aller Beteiligten an, lassen sie auch ihre Gefühle und Bedürfnisse ausdrücken und unterstützen die Konfliktparteien bei der Klärung der eigentlichen Interessen und Ziele. Durch diese Vorgangsweise entsteht bei den Beteiligten sowohl eine Stärkung ihres → Selbstwertes („empowerment") wie auch mehr Verständnis für die eigentlichen Probleme, Gefühle und Interessen der Gegenseite. Durch den geschützten Rahmen des Gespräches kann wieder eine Gesprächbasis der Streitparteien erreicht werden, die es ermöglicht, dass beide gemeinsam an der Lösung ihres → Konflikts arbeiten. Das Ergebnis der → Mediation ist eine Vereinbarung, die alle Konfliktparteien unterzeichnen. Die Peer Mediator/innen erwerben in ihrer Ausbildung die notwendigen Schlüsselqualifikationen, die es ihnen ermöglichen, den Prozess der Vermittlung eigenverantwortlich durchzuführen. Für die Schulpsychologie ergibt sich im Feld Peer → Mediation die Möglichkeit von → Beratung bei der Projektimplementierung, bei der Aus- und Fortbildung von Schüler/innen sowie von Lehrer/innen, die die ausgewählten Peers unterrichten und → coachen. Insgesamt kann die Peer Mediation als wichtiger und vor allem effektiver Baustein zur → Gewaltprävention an Schulen gesehen werden.

Hagedorn O (1994) Konfliktlotsen. Stuttgart, Klett

Jefferys-Duden K (1999) Das Streitschlichter-Programm. Weinheim Basel, Belz

Besemer C (1995) Vermittlung in Konflikten. Baden, Werkstatt für Gewaltfreie Aktion

Gottfried Banner

Persönlichkeit Unter Persönlichkeit (lat. personalitas) versteht man allgemein den Menschen, „der in seinem Handeln als Person nicht nur seine personale → *Identität* verwirklicht, sondern darüber hinaus eigenständige, von den Rollenmustern der Gesellschaft (weitgehend) unabhängige Strukturen des Verhaltens entwickelt (Grill 1994, 387)." „Während der Begriff Individuum das auf sich selber zentrierte Ich bezeichnet, das durch seine moralische und intellektuelle Egozentrik die Wechselbeziehungen, ohne die ein höher entwickeltes Gemeinschaftsleben nicht denkbar wäre, behindert, versteht man unter Persönlichkeit das Individuum, das sich in Freiheit einer bestimmten Disziplin unterwirft oder an ihrem Aufbau mitwirkt und sich damit freiwillig einem Gefüge wechselseitig verbindlicher Normen beugt, d.h. die Achtung vor dem Mitmenschen über die eigene Freiheit stellt (Piaget 1980, S 25)." Eine reife und autonome Persönlichkeit bedarf daher immer eines gut ausgeprägten geistigen und moralischen Bewusstseins. Nur so kann der Einzelne selbständig, verantwortungsbewusst und kritisch den Anforderungen seiner kulturellen Lebensumwelt gegenübertreten und mit anderen Persönlichkeiten Beziehungen aufbauen, welche auf Gegenseitigkeit und Wertschätzung beruhen. Der Einzelne muss sein Gegenüber achten und respektieren, damit alle Beteiligten ihre Persönlichkeit frei entfalten können. Da die Reifung bzw. Entfaltung der Person als Lernprozess gesehen werden muss, müssen auch in der Erziehung entsprechende Rahmenbedingungen gegeben sein, welche sowohl Individuation (Selbstfindung) als auch Sozialisation (Hineinwachsen in die Gesellschaft) fördern (Schröder 1992). Somit hat auch die Schule die Aufgabe, den Heranwachsenden durch spezielle Unterrichtsmethoden (z.B. Projektunterricht) Lernfelder zu eröffnen, damit solche Prozesse stattfinden können. Schulische → *Persönlichkeitsförderung* trägt daher wesentlich dazu bei, dass der Einzelne zu einem mündigen Mitglied unserer Gesellschaft werden kann. *Die → Schulpsychologie – Bildungsberatung führt im Zuge der klinisch-psychologischen → Diagnostik auch Verfahren zur Persönlichkeitsdiagnostik durch. Bei diesen standardisierten Untersuchungsmethoden handelt es sich in erster Linie um so genannte Selbst- und Fremdbeurteilungsskalen. Auf diesem Weg können verschiedene Aspekte der Persönlichkeit (z.B. Ausprägung bestimmter Persönlichkeitsmerkmale, Persönlichkeitsstörungen, psychopathologische Symptome u.s.w.) erfasst und weitere Interventionen auf die speziellen Bedürfnisse des Klienten abgestimmt werden.*

Grill G (Red.) (1994) Meyers neues Lexikon Bd. 7. Mannheim Leipzig Wien Zürich, Meyers Lexikon
Schröder H (1992) Grundwortschatz Erziehungswissenschaft. Ein Wörterbuch der Fachbegriffe von „Abbilddidaktik" bis „Zielorientierung". München, Ehrenwirth
Piaget J (1980) Die Ausbildung soll die volle Entfaltung der menschlichen Persönlichkeit und die Stärkung der Achtung der Menschenrechte und Grundfreiheiten zum Ziele haben. In: Kron F (Hrsg.) (1980) Persönlichkeitsbildung und soziales Lernen. Bad Heilbrunn/Obb., Klinkhardt

Kristina Unterweger

Persönlichkeitsförderung/Soft Skills Aus dem Englischen ins Deutsche übersetzt, bedeuten „soft skills" „weiche Fähigkeiten" und beschreiben sowohl die sozialen als auch emotionalen → *Kompetenzen* von Menschen. Zu diesen zählen unter anderem → *Kreativität*, Flexibilität, Spontaneität, Sensibilität, → *Einfühlungsvermögen*, Rücksichtnahme, Verantwortungsbewusstsein, Pflichtbewusstsein, Disziplin, Teamfähigkeit, Kommunikationsbereitschaft, Kritikfähigkeit, Toleranz, Kompromissbereitschaft und Humor. Da Bildung laut Henz als „die wachsende Teilhabe an der Kultur mit dem Ziel einer wertgeleiteten, harmonischen → *Persönlichkeit* (Henz 1991, 126)" definiert wird, hat sie nicht nur die Förderung von schulischen Fertigkeiten zum Ziel, sondern auch die Förderung von Soft Skills. Dies kann nur durch eine fortlaufend selbstkritische Analyse von statten gehen, wo Stärken erkannt und Schwächen bearbeitet werden. Bildung und Erziehung können daher als Ausbildung persönlicher und sozialer → „*Identität*" verstanden werden (Schweitzer 1985). Als gesellschaftliche Institution und „Bildungsanstalt" kann Schule durch das Auslösen von Lernprozessen dem Heranwachsenden die Möglichkeit geben, sich und seine Beziehungen zur Welt in einer sogenannten „reflexiven Distanz" zu erfahren. Alle Prozesse menschlicher Tätigkeit (auch die des Lernens oder des sozialen Lernens) werden auf ihre „Zwecksetzungen, Bedingungen, Ziele, Formen, Mittel und Medien hin reflektiert und in Bezug auf die individuelle Situation oder Lebensgeschichte hin ausgelegt und angewendet." Durch diese aktive und individuelle Bewusstseinstätigkeit, durch dieses Distanzieren und Reflexivmachen von fachlichen und sozialen Lernprozessen, „erfährt der Lernende sich selbst als er-selbst" und wird so auch „für andere als dieser erkannt und ansprechbar." Somit eröffnet die Bildung, welche sich als Persönlichkeitsbildung versteht, „dem Individuum erst jene Identität seines Ichs, die es ihm ermöglicht als ganzer Mensch, d.h. verantwortungsbewusst oder moralisch zu handeln (Kron 1980, 16f)." *Die Schulpsychologen können durch spezielle Angebote (Ursachen suchen, Strategien entwickeln, Rahmenbedingungen schaffen und Ressourcen aktivieren) bei der Entwicklung von Soft Skills entsprechende Unterstützung leisten. Da die Heranwachsenden unterschiedliche Begabungen und Talente, aber auch die eine oder andere Schwäche haben, muss jeder hinsichtlich seiner besonderen Bedürfnisse beraten werden. Wichtig ist, dass dabei die Stärken erkannt und gefördert werden, damit der Einzelne diverse Unsicherheiten besser wettmachen kann (→ Begabungsförderung).*

Henz H (1991) Bildungstheorie. Frankfurt a. Main, Lang
Kron F (1980) Der Zusammenhang von sozialem Lernen und Persönlichkeitsbildung. In: Kron F (Hrsg.) (1980) Persönlichkeitsbildung und soziales Lernen. Bad Heilbrunn/Obb., Klinkhardt

Schweitzer F (1985) Identität und Erziehung. Was kann der Identitätsbegriff für die Pädagogik leisten? Weinheim Basel, Beltz

Kristina Unterweger

Persönlichkeitsstile **Es gibt momentane Reaktionen** (z.B. sich ärgern), **Persönlichkeitseigenschaften** (z.B. manchmal erregbarer sein als andere), **überbetonte, dauernde Persönlichkeitseigenschaften, d.h. Persönlichkeitsstile,** (z.B. ein hitziges Temperament) **und extrem ausgeprägte Eigenschaften bei Persönlichkeitsstörungen** (z.B. antisoziale Persönlichkeitsstörung). Persönlichkeitsstörungen kommen in ca 5%–10% der Bevölkerung vor und bedeuten, dass man massiv mit seinem Verhaltensmuster bei anderen aneckt und (daher) selbst darunter leidet – meist ohne Krankheitseinsicht. *Menschen mit Persönlichkeitsstilen* sind nicht zwanghaft, aber gewissenhaft; nicht abhängig, aber anhänglich, nicht selbst-unsicher, aber vorsichtig usw. Wie bei den Persönlichkeitsstörungen kann man unterscheiden: 1) *Menschen mit befangener Beziehung zu anderen.* Sie halten Distanz zu anderen, bekunden deutlich ihren Ärger, zeigen Argwohn statt positive Beziehungen zu anderen mit angemessener Nähe und Distanz, guter Einordnung, Vertrauen; 2) *Menschen mit erhöhter Vorsicht, Sorge, Anhänglichkeit, Selbstvorwürfen* statt mit angemessener Kritikfähigkeit, Reflexionsbereitschaft, Urteilsfähigkeit 3) *Menschen mit starker Selbstbetonung, Eigenwilligkeit und Dramatik* statt mit realistisch positiven Beziehungen zu sich selbst, Willensstärke, Dynamik, Selbstbehauptung. Eine andere Einteilung gruppiert die Abweichungen um 1) *Zentral-Gefühl Angst, 2) Gefühlslabilität und 3) exzentrisches Verhalten* (Diekstra 1994, 46 ff). Man kann den eigenen Stil analysieren: welche Eigenschaft ist zu stark ausgeprägt (Exzess) oder zu gering (Defizit)? Eine positive Veränderung findet statt, wenn man die „Exzesse" reduziert und die „Defizite" auffüllt. Z.B. zu viel Misstrauen abbauen und mehr Geselligkeit zulassen. *Stil – Beispiele aus der Alltagsbeobachtung* (Sedlak 2001): Die Misstrauischen – Die Vertrauensseligen/Die Träumer – Die Sachlichen/Die Selbstüberzeugten – Die Selbstunsicheren/Die Gereizten – Die Sanften/Die Ängstlichen – Die Risikofreudigen/Die Ehrgeizigen – Die Gleichgültigen/Die Gefühlvollen – Die Trockenen, Kühlen/Die Geselligen – Die Ungeselligen/Die Gründlichen – Die Ungenauen/Die Workaholics – Die Faulen. Lelord und André (1998) führen Störungs-Beispiele aus Film und Literatur an, wobei man aber auch von Stilen ausgehen könnte: z.B. werden die von Clint Eastwood und Charles Bronson verkörperten Typen als schizoid bezeichnet (weniger drastisch wäre: ein einsamer, zurückhaltender Stil). Spock, der Vulkanier aus der „Raumschiff Enterprise-Serie", erscheint Lelord und André als zwanghaft (man könnte aber auch abschwächend von einem genauen, gewissenhaften Stil sprechen). Clark Kent, der Normalmensch, zu dem Superman wird, wenn er nicht im Einsatz steht, kann eine selbstunsichere Persönlichkeitsstörung zugeschrieben werden (man kann aber auch von einem vorsichtigen, schüchternen Persönlichkeitsstil reden). Während Persönlichkeitsstörungen bei Betroffenen und Mitbetroffenen leidvoll erlebt werden, ist der Persönlichkeitsstil eines Mitmenschen etwas, mit dem man sich „arrangieren" kann (z.B. „ein liebenswerter Kauz") Viele Tipps dazu geben Oldham und Morris (1992). In → Gruppen stören die interindividuellen Unterschiede anfangs, dann lernt man die Eigenheiten der anderen mit einem Lächeln zu ertragen in Schulklassen, Studienteams etc. *Gruppenarbeit der Psychologen mit Eltern, Lehrern, Schülern, Studenten, Tutoren, ... dient dem Vergleich mit den anderen und dem Erkennen der eigenen Besonderheiten. Hier lernen Teilnehmer ihre unterschiedlichen Persönlichkeitseigenschaften, oder sogar Persönlichkeitsstile kennen. Ein ängstlicher Schüler, Lehrer, Student wird einen temperamentvollen Schüler, Lehrer, Student als „verhaltensauffällig" erleben, ein temperamentvoller Schüler, Lehrer, Student einen ängstlichen Schüler, Lehrer, Student als „gehemmt". Sie können alle lernen zu harmonieren – wie die verschiedenen Instrumente in einem Konzert.*

Diekstra R (1994) Schritte zum Selbst. Stuttgart, Georg Thieme

Lelord F, André C (1998) Der ganz normale Wahnsinn. Vom Umgang mit schwierigen Menschen. Leipzig. Gustav Kiepenheuer

Odlham J M, Morris L B (1992) Ihr Persönlichkeitsportrait. Warum Sie genauso denken, lieben und sich verhalten, wie Sie es tun. Hamburg, Ernst Kabel

Sedlak F (2001) Wege zum Ich, zum Du, zum Wir. Erziehung als Förderung der Beziehung zu sich selbst und zu anderen. Wien, Bundesministerium für Bildung, Wissenschaft und Kultur

Franz Sedlak

Phobien – Psychodynamik von Phobien Bei einer **Phobie** handelt es sich um eine psychische Störung, bei der Angst ausschließlich oder überwiegend durch eindeutig definierte, im Allgemeinen ungefährliche Situationen oder Objekte (Personen, Tiere, Gegenstände) hervorgerufen wird. Die Situationen oder Objekte werden aufgrund ihrer subjektiv erlebten Bedrohung gemieden. Die Angst wird nicht durch die Erkenntnis gemildert, dass andere Personen die betreffende Situation als ungefährlich betrachten. Phobische Ängste reichen vom leichten Unbehagen bis hin zu panischer Angst. Häufig sind diese Ängste mit körperlichen Symptomen (Herzklopfen, Schwindel, Schweißausbrüche, Schwächegefühle) begleitet, was wiederum eine Folgebefürchtung, nämlich die Angst vor Kontrollverlust oder die Angst vor dem Sterben begünstigt. Letztere Ängste werden deshalb auch als Sekundärängste bezeichnet. Diagnostisch unterscheidet man zwischen Agoraphobie (Angst beim Verlassen des Hauses, vor offenen Plätzen und Meschenmengen), Soziale Phobien (Furcht vor prüfender Betrachtung und Bewertung durch andere Menschen) und spezifische Phobien wie Tierphobien, Klaustrophobie (Angst vor engen Räumen und Plätzen), Akrophobie (Höhenangst) und Examensangst. Die meisten phobischen Störungen, mit Ausnahme der sozialen Phobien, sind bei Frauen häufiger als bei Männern. *Studierende, die sich an die Psychologische Studentenberatung wenden, sind am häufigsten von sozialen Phobien (Ängste sich bei Lehrveranstaltungen mündlich zu äußern, Furcht vor öffentlichen Reden) und Prüfungs- und Examensängsten betroffen.* In **Bezug auf die Psychodynamik von Phobien** gibt es verschiedene verhaltenstherapeutische und psychoanalytische Erklärungsmodelle. Ausgehend von **psychoanalytischen Theorien** sieht Mentzos (1989) in der Phobie das Resultat eines Abwehrvorgangs, in dem Angst machende Bewusstseinsinhalte verdrängt werden. Die ursprünglichen Vorstellungen und Gefühle werden auf äußere belanglose Situationen verschoben. Er betrachtet den phobischen Modus als *pseudoprogressive Lösung*, bei der die Angst vor einer inneren Situation verdrängt wird. Dadurch werden aber unreifere Formen der Angst, nämlich panische und diffuse Ängste, gefördert. Diese undifferenzierten, diffusen Angstinhalte werden dadurch vermieden, dass sie künstlich einen Inhalt bekommen und in Furcht – nämlich in die Phobie verwandelt werden (vgl. Mentzos 1989). Von Heigl-Evers et al. (1993) wird in Bezug auf die Konfliktdynamik bei Phobien das konflikthafte Erleben und die Kindheitskatastrophe des Liebesverlusts hervorgehoben. Für den phobischen Menschen ist es wichtig, der Liebe eines bestimmten Objektes sicher zu sein, um sich, durch unbewusste Motivationen bestimmt und gesteuert, geschützt zu fühlen. Mit dem Verlust der Liebe des Objektes, geht auch die Orientierungs- und Steuerungshilfe verloren und eigener Willkürdurchbruch, stünde bevor. Diese Form der Abhängigkeit bedingt eine starke Bindung an das primär geliebte Objekt. König (1982) bezeichnet im Hinblick auf die Agoraphobie das steuernde Objekt als Begleiter, der die Funktion eine *„ICH-Prothese"* hat. Der Begleiter ersetzt bestimmte ICH-Funktionen, die beim Patienten fehlen oder zu schwach ausgebildet sind. Für das psychodynamische Verständnis gut geeignet ist das *Drei-Stufen Konzept* von Braasch (1982), dass auf einer Auswertung und Analyse von 200 Therapiefällen beruht. Demnach stellt die phobische Symptomatik die letzte Stufe einer Entwicklung dar, die mit der Strukturbildung beginnt. Die Persönlichkeitsstruktur (1) ist von einem zwanghaft-perfektionistischen Stil geprägt. Übersteigertes Bedürfnis nach Leistung bei ausgeprägter perfektionistischer Gesamteinstellung, Ordentlichkeit, Wohlverhalten und starke Abhängigkeit von den durch die primären Beziehungspersonen gesetzten Normen bei entsprechender Gewissensbildung sind die wichtigsten Strukturelemente. Diese Struktur gewährleistet oft ein erfolgreiches leistungsorientiertes Leben, erweist sich dennoch als brüchig und vulnerabel, wenn das Lebensgefüge zu wanken droht. Die zweite Stufe, die Dekompensation (2) kann durch Veränderungen im persönlichen Umfeld und durch intrapsychische Konflikte ausgelöst werden. Allgemeine vitale und spezielle Triebbedürfnisse, die von der Struktur nur verdeckt sind, können in Versuchungssituationen zum Durchbruch drängen, was Schuldgefühle und angstbesetzte Erwartungen auslöst. Diese Schuld- und Angstgefühle sind die Vorbedingung für das gegen sie errichtete phobische Abwehrsystem. Die phobische Vermeidungshaltung (3) als letzte Stufe dient der Abwehr zukünftiger Ängste, somit einer Scheinsicherheit um den Preis noch größerer Unfreiheit (vgl. Braasch 1982, 67).

Braasch F (1982) Der phobische Rückzug. Bedeutung, Psychodynamik und Therapie Phobischer Neurosen. In: Praxis in Psychotherapie und Psychosomatik, 27, 65–71

Heigl-Evers A, Heigl F S, Ott J (1993) Abriß der Psychoanalyse und der analytischen Psychotherapie. In: Heigl-Evers A, Heigl F S, Ott J (Hrsg.) Lehrbuch für Psychotherapie. Stuttgart, Fischer

König K (1982) Interaktioneller Anteil der Übertragung und phobische Persönlichkeitsstrutur. In: Praxis in Psychotherapie und Psychosomatik, 27, 25–32

Mentzos S (1989) Angstneurose. Psychodynamische und psychotherapeutische Aspekte. Frankfurt a. M., Fischer

Gertraud Meusburger

Positive Psychotherapie Die **Positive Psychotherapie stellt eine Kurzzeitpsychotherapieform** dar, die den tiefenpsychologisch fundierten Verfahren zugeordnet wird, jedoch vor allem auch als Modell der in der wissenschaftlichen

Psychotherapie unbedingt notwendigen Therapieintegration dienen kann. **„Positiv“ ist vom lateinischen „positum“ hergeleitet** und meint das „Tatsächliche“, „Gegebene“. Der Begründer der Methode Nossrat Peseschkian (s. Peseschkian 1977) hat sich zum Ziel gesetzt, nicht im Elfenbeinturm einer Fachsprache zu bleiben und Kompatibilität mit der Anwendung der wichtigsten Psychotherapiemethoden zu bewahren. Die Positive Psychotherapie basiert auf **drei Grundprinzipien:** positiver Ansatz, inhaltlicher Ansatz und Zielorientierung. 1) **Der positive Ansatz:** Die philosophische Setzung eines **positiven Menschenbildes** bestimmt sowohl die Haltung des Therapeuten in der Beziehung zum Klienten als auch die Theoriebildung. 2) **Der inhaltliche Ansatz**: So genannte „Grund- und Aktualfähigkeiten“ bilden die Grundlage einer Entwicklungs- und Persönlichkeitslehre, welche als ganzheitliches Gesundheitsmodell gesehen werden kann (s. Jork & Peseschkian 2003). Dieses Balancemodell, idealtypisch in der Form einer Raute dargestellt, erfasst vier Kernbereiche des Lebens als Reaktionsbereitschaften und Verhaltensmuster, welche zugleich auch die vier Formen der Konfliktverarbeitung darstellen: Körper/Sinne (Gesundheitsverhalten, Krankheiten), Beruf/Leistung, Kontakt/Beziehung, Phantasie/Zukunft (Sinndimension). Häufig sind es keineswegs die großen Ereignisse, die zu Störungen führen, sondern die immer wiederkehrenden kleinen seelischen Verletzungen (Mikrotraumen), welche schließlich ein Charakterbild formen, das für einzelne Konflikte besonders anfällig ist („Steter Tropfen höhlt den Stein“). Der Patient wird angeleitet, seinen Konfliktinhalten auf die Spur zu kommen. Ziel ist dabei nicht, keine Konflikte zu haben, sondern damit adäquat umzugehen und bisher aufgetretene Einseitigkeiten als Schlüssel zur Veränderung zu sehen. 3) **Zielorientierung:** Die konsequente Zielorientierung schlägt sich in einem sowohl für Therapie als auch Selbsthilfe gültigen **fünfstufigen Vorgehen in Erstgespräch, Therapie und Selbsthilfe** nieder: Beobachtung/Distanzierung, Inventarisierung, „situative“ Ermutigung, Konfliktbearbeitung, Zielerweiterung. **Charakteristik der Methode:** Sinnsprüche, Mythologien und orientalische Geschichten werden gezielt in die therapeutische Situation einbezogen. Der **transkulturelle Ansatz** ermöglicht eine heilsame Sicht auf die jeweils eigene Lebenssituation von „anderen“ Traditionen her. Vom ersten Kontakt an wird konsequent und systematisch versucht, sowohl die Störungen als auch die Fähigkeiten zu berücksichtigen. Durch die Abfrage sowohl belastender Lebensereignisse wie auch der erwähnten Mikrotraumen wird der Patient in seinem bisherigen Nichtkönnen ernst genommen, und mit Hilfe der positiven Deutung wird zugleich die Möglichkeit der Veränderung eröffnet. **Indikation**: Es gibt kaum Kontraindikationen. Die Methode bzw. Teile daraus eignen sich im Zusammenhang mit psychologischen Interventionen bei Schülern und Studierenden besonders für eine Verbesserung der „work/life balance“ sowie der Stressbewältigung, für die Behandlung von Problemen im Zusammenhang mit Ablöse und Identitätsbildung und nicht zuletzt für die Therapie psychosomatischer Erkrankungen (s. Peseschkian 1991; Katzensteiner 1999). **Effektivität**: Im Gefolge einer ersten größeren Effektivitätsstudie (Peseschkian 1997) gibt es mittlerweile zahlreiche empirische Studien auch aus Ländern außerhalb Europas zu Verlauf und Wirksamkeit der Methode. In Deutschland ist die Positive Psychotherapie als kassenfähiges Verfahren anerkannt.

Organisation: International Center of Positive Psychotherapy (ICPP), European Federation of the Centers for Positive Psychotherapy (EFCPP). Das ICP erhielt die Anerkennung als European-Wide Accrediting Organisation der European Association of Psychotherapy (EAP) 1998 und ist auch Mitglied des World Council of Psychotherapy (WCP).

Jork K, Peseschkian N (Hrsg.) (2003) Salutogenese und Positive Psychotherapie. Bern, Hans Huber

Katzensteiner M (1999) Positive Psychotherapie als integratives Modell für psychologische Kurzzeittherapie in der Psychologischen Studentenberatung. In: Schilling M (1999) Studienzeit und ihre Probleme. Wien, bm:wv

Peseschkian N (1977) Positive Psychotherapie. Theorie und Praxis einer neuen Methode. Frankfurt a. M., S. Fischer

Peseschkian N (1991) Psychosomatik und Positive Psychotherapie. Berlin Heidelberg New York, Springer

Peseschkian N (1997) Erster Wirksamkeitsnachweis der Positiven Psychotherapie im Rahmen der Qualitätssicherung. In: Psychologie in Österreich 5/97, 202–208

Michael Katzensteiner

Prävention **Prävention, abgeleitet von praevenire (zuvorkommen), meint alle Maßnahmen, die mit dem Ziel eingesetzt werden, negativen Entwicklungen vorzubeugen bzw. das Auftreten von Störungen zu verhindern oder zu reduzieren.** Bei Gefährdung psychischer Gesundheit sind psychologische bzw. psychotherapeutische Maßnahmen anzuwenden („*Verhaltensprävention*“) bzw. (soziale, ökonomische und andere) Faktoren zu berücksichtigen, die sich auf die psychische Befindlichkeit auswirken („*Verhältnisprävention*“). Die als **„primäre“ Prävention** bezeichneten Aktionen sollen als lang oder kurzfristige Prophylaxe Risikofaktoren (wie z.B. Einsamkeit) ausschalten. Die so genannte **„sekundäre“ Prävention** meint die Intervention. Das ist 1) die Unterbrechung psychisch negativer Einwirkungen, 2) der Abbau von bereits eingetretenen Störungen, sowie 3) der Aufbau von individuellen Problem lösenden Verhaltensweisen, aber auch von förderlichen systemischen Bedingungen (Sedlak 2000, 11). Die psychologische Intervention erfolgt meist in Form einer präzisen diagnostischen Erfassung und psychologischen/psychotherapeutischen Behandlung des „Problems“, seiner Ursachen und aufrechterhaltenden Bedingungen. Hier ist ein fließender Übergang zur **„tertiären“ Prävention**, der Rehabilitation, gegeben, das ist 1) die Schadensbegrenzung nach erfolgten negativen Einwirkungen, 2) die Sicherung und Stabilisierung von erreichten positiven Veränderungen bzw. 3) die Herstellung der vollen oder möglichst optimalen Funktionsfähigkeiten. Damit zeigt sich erneut ein fließender Übergang, diesmal zur „primären“ Prävention, sodass es richtiger ist, die „primäre“, „sekundäre“ und „tertiäre“ Prävention nicht als aufeinander folgende fixierte Handlungsstufen zu betrachten, sondern als Handlungsperspektiven und jederzeit miteinander in Wechselbeziehung stehende Prozesse. Wichtig ist auch, dass die Prävention der *jeweiligen Problemsituation* angemessen ist: So kann in einem sehr weiten Verständnis alles, was der seelischen, körperlichen und geistigen Gesundheit dient, als Prävention verstanden werden. In einem bewusst engen Blickwinkel dagegen ist die Prävention auf die Einzelperson, ihre Störanfälligkeit und Bewältigungsmöglichkeiten konzentriert. Man kann die Prävention nur als Begleitmaßnahme betrachten, die die psychologische, psychotherapeutische → Beratung, Behandlung, Begleitung unterstützt. Oder man sieht die Prophylaxe (= primäre Prävention), Intervention und Rehabilitation als die übergeordneten Ziele von Beratung, Behandlung und Begleitung an. *In der Psychologischen Studentenberatung ist präventives Denken mehrfach verankert. Ein Beispiel für Prophylaxe stellen die Beratungen dar, die die Studienwahl unterstützen; oder Angebote zum Aufbau oder Ausbau von persönlichen Kompetenzen wie etwa Clearing-Gespräche, Analysen der Stärken und Schwächen, Gruppentrainings mit Inhalten wie Entspannung, Abfassen wissenschaftlicher Arbeiten etc. Weiters sollen die eigenen Ressourcen realistisch eingeschätzt werden können. Wichtig sind Strategien zur Studienbewältigung und die Entwicklung eines positiven Selbstwertgefühls u. v. a. m.* Die Intervention erfolgt durch psychologische und psychotherapeutische Behandlung → *Beratung* z.B. bei akuten Ängsten, Selbstzweifeln, Krisen, Konflikten. Wenn diese bereits zu negativen Folgen geführt haben, ist auch die Rehabilitation aktuell. In der Schulpsychologie-Bildungsberatung gibt es analoge Zielsetzungen und Vorgangsweisen. *Als Beispiel für Prophylaxe kann die Fülle von schulpsychologischen Publikationen herangezogen werden, die Tipps zum Lernen, Hilfen bei persönlichen Problemen, Orientierungshinweise bei Bildungsentscheidungen geben.* Den Übergang von Prophylaxe zur Intervention stellt z.B. ein vom Autor erstellter *„Gesprächsleitfaden" für ein Gespräch zwischen Lehrern, Eltern und Schülern dar, der zur Früherkennung von Leistungs- oder Verhaltensproblemen und rechtzeitigen Intervention dient.* Prophylaxe findet aber auch statt bei der → *Krisenintervention (entsprechende Pläne wurden vom Autor für alle Schulen in Österreich angeregt).* Rehabilitation streben vor allem die → notfallpsychologischen Maßnahmen nach einer → Traumatisierung an. Aufspüren von Risikofaktoren und Krankheitsverhinderung (primäre Prävention) bzw. → Aufbau von Schutzfaktoren und Gesundheitsförderung – sind „zwei Seiten einer Münze".

Benesch H (1995) Enzyklopädisches Wörterbuch Klinische Psychologie und Psychotherapie Weinheim, Beltz Psychologische Verlagsunion

Hurrelmann K, Klotz T, Haisch J (Hrsg.) (2004) Lehrbuch Prävention und Gesundheitsförderung. Bern, Huber

Sedlak F (2000) Schulpsychologie-Bildungsberatung Kennzeichnung und Leitbild einer bildungsunterstützenden psychosozialen Einrichtung. In: Sedlak F (Hrsg.) Schulpsychologie-Bildungsberatung – Von den Anfängen bis ins dritte Jahrtausend. Wien, Bundesministerium für Unterricht und Kunst

Sedlak F (2002) Grundlagen. In: Sedlak F, Sellnar S, Reumann C (2000) Beziehungstrauma und Begegnungsraum. Wien, Bundesministerium für Bildung, Wissenschaft und Kultur

Franz Sedlak

Prophezeiung, sich selbst erfüllende Der Begriff der self-fulfilling prophecy (SFP) geht auf den amerikanischen Soziologen Robert K. Merton und seinen 1948 erschienenen Artikel „The Self-fulfilling Prophecy" (Antioch Review 8, 193–210) zurück. Er beschreibt den Effekt, den ein unbegründetes Gerücht über einen bevorstehenden Bankrott einer Bank hat. Die Kunden versuchen auf Grund dieses Gerüchtes ihr Geld von der Bank herauszunehmen, worauf diese tatsächlich zahlungsunfähig wird. Die Theorie der SFP besagt, dass Kognitionen in Form von z.B. Erwartungen, Überzeugungen oder Einstellungen einer Person in Hinblick auf eine zukünftige Erfahrung, einen Handlungsablauf oder ein Ereignis verhaltenswirksam sind. Das Verhalten bzw. das Handeln wird bewusst oder unbewusst von der Annahme beeinflusst und trägt dadurch zur Realisierung dieser bei. „Erwartungen haben Konsequenzen, weil sie existieren, ohne Rücksicht darauf, ob sie richtig sind oder nicht" (Jones 1977, zit. in Ludwig 1991, 50). Dabei ist es auch bedeutungslos, ob diese negativ oder positiv gerichtet sind. Zwischen einer Erwartung und deren Erfüllung steht ein Wirkmechanismus, der zur Erfüllung beiträgt. Dieser Wirkmechanismus ist ein Verhalten, das z.T. subliminal die Erwartungsrichtung transportiert. Eine eingetroffene Erwartung fungiert als Bestätigung und kann damit zu einer Rückkoppelungsschleife führen zw. Erwartung und Realisierung. Neben den Erwartungen gibt es weitere Wirkfaktoren, die ohne eine bestimmte Erwartung jedoch gegebenenfalls zu einem anderen Ergebnis geführt hätten. Interpersonale Erwartungen beziehen sich auf Aktionen bzw. Reaktionen anderer Personen. Intrapersonale Erwartungen beziehen sich auf die eigene Person. In der **Psychologie** erwies sich die SFP v.a. in Form des „Versuchsleitereffektes" als Störvariable. Dies bedeutet, dass ein Versuchsleiter unbewusst das Ergebnis eines Versuches in Richtung seiner Hypothese beeinflusst. Der Placeboeffekt als eine Form der SFP ist sowohl in der Medizin als auch in der Psychotherapie relevant. Für die **Pädagogik** berichteten Rosenthal & Jacobson (1971) über die SFP bzw. den „Pygmalion-Effekt". Lehrern wurden erfundene Informationen z.B. zum Intelligenzquotient von Schülern mitgeteilt, was zu Erwartungen hinsichtlich derer schulischen Leistungen führte. Diese bestätigten sich in der Folge, obwohl die Angaben in keinem Zusammenhang mit der tatsächlichen intellektuellen Leistungsfähigkeit der Schüler standen. Im **universitären bzw. schulischen Bereich** ist die SFP einerseits auf Seite der Lehrenden zu beachten, sie hat andererseits jedoch in hohem Ausmaß Einfluss bei Studierenden insofern, als v.a. negative Einstellungen bzw. Erwartungen z.B. an eine Prüfung, an einen Prüfer oder ein Fachgebiet ein Versagen hervorbringen kann. In der Beratung ist für derartige Problembereiche eine Veränderung der Kognitionen anzustreben, ergänzt durch Visualisierungen als eine gedankliche, bildhafte Vorwegnahme eines potentiell positiv möglichen Ereignisses.

Ludwig P H (1991) Sich selbst erfüllende Prophezeiungen im Alltagsleben. Stuttgart, Verlag für Angewandte Psychologie

Rosenthal R, Jacobson L (1971) Pygmalion im Unterricht. Weinheim, Beltz

Andrea Felnémeti

BERICHT AUS DER PSYCHOWERKSTATT: Prüfungsangst – Fallberichte

Die Symptomatik der Prüfungsangst kann sehr unterschiedlich sein; neben vegetativen Symptomen wie Schwitzen und Zittern werden die für Prüfungen folgenreichen kognitiven Beeinträchtigungen wie Konzentrationsunfähigkeit, Gedankenblock oder Verlust des Überblicks von Studenten oft genannt. → *Angst* ist nicht immer bewusst. Sie kann sich in einem Gefühl des Unbehagens oder der Sorge ausdrücken. Menschen, die unter Angst leiden, fühlen sich z.B. bedrückt, verunsichert oder allgemein bedroht, ohne dafür einen Grund angeben zu können. Angst ist eine Reaktion auf Gefahr, eine normale und wichtige Reaktion in real gefährlichen Situationen, ein Warnsignal, das uns hilft angemessen zu reagieren. In der Therapie von → *Angststörungen* befassen wir uns mit dem großen Bereich von real unbegründeten Ängsten, denen irrationale Gedanken bzw. regressive Gefahreneinschätzungen zu Grunde liegen. Wodurch ist irrationale Angst bedingt? Grundsätzlich lässt sich sagen, dass wir Situationen nicht erleben, wie sie an sich sind, sondern immer vermittelt durch Gedanken. Nicht Situationen an sich lösen Angst aus, sondern die Gedanken, die wir uns darüber machen. Die Angst auslösenden Gedanken sind in der Mehrzahl nicht bewusst. Untersucht man den großen Bereich der unbewussten Angstauslöser, zeigen sich psychische Konstellationen von Wunsch und Abwehr (→ *Abwehrmechanismen*), die typischen phasenspezifischen, frühkindlichen Konfliktkonstellationen zugeordnet werden können. Einer Prüfungssituation, die mehr als das üblicherweise zu erwartende Ausmaß an Angst auslöst, liegen regressive Gefahreneinschätzungen zu Grunde, was Studenten als *„ich fühle mich dem Prüfer gegenüber irgendwie wie ein Kind"* beschreiben. Prüfungssituationen sind besonders geeignet infantile Konfliktkonstellationen zu aktualisieren, was zur Folge hat, dass sich der Prüfling nicht nur im Hier und Jetzt der realen Prüfungssituation befindet, sondern unbewusst auch in einer spezifischen Situation der Vergangenheit (→ *Neurose* → *Psychoanalyse*). Einige phasentypische unbewusste Konstellationen in Prüfungssituationen seien hier erwähnt: *Eine Studentin ist abhängig von aufmunternden, wohlwollend-bestätigenden („nährenden") Worten des Prüfers, damit genug Vertrauen und Sicherheit entsteht, um mit der Prüfungssituation bzw. dem Prüfer in Kontakt zu treten. Bei Ausbleiben dieser „Zuwendung" entstehen Gefühle des Alleingelassenseins, des Selbstverlusts und depressiver Ängste. Ganz anders stellen sich Prüfungsängste dar, wenn es um Konflikte in Zusammenhang mit dem Wunsch des aktiven Beherrschens von Situationen und Objekten, um Autonomie und Selbstbestimmung geht. Prüfungssituationen, denen zwangsläufig ein Machtthema (der Prüfer sitzt immer auf dem längeren Ast) inhärent ist, sind besonders gut geeignet, latente Konflikte des so genannten analen Entwicklungsabschnittes zu aktualisieren. Dies kann einerseits dazu führen, dass der Prüfling die Situation bestimmen will und die Autorität des Prüfers nicht gelten lässt oder umgekehrt, dass sich der Prüfling dem als sadistisch erlebten/phantasierten Prüfer unterwirft In einer weitern phasenspezifischen Konstellation geht es um zur Schaustellung eigener Kräfte, um Herzeigen, bewundert werden, um Verführen, Rivalität, Kampf und Durchsetzungsvermögen. Werden diese Wünsche aufgrund innerer Verbote abgewehrt, zeigen sich Kampflosigkeit (etwa in Form von Aufgeben in der Prüfung, wegrennen), Mangel an Durchsetzungsvermögen, Betonen von Friedfertigkeit etwa in Form der Zurückhaltung und des sich nicht Zeigens in seiner (phallischen) Potenz.* **Therapie der Prüfungsangst:** In der → *Psychologischen Studentenberatung* Wien wurde ein Verfahren zur Behandlung von Prüfungsangst entwickelt, die **kognitiv-expressive Prüfungsangstgruppe** (KEPAG), das es ermöglicht, in relativ kurzer Zeit die Prüfungsangst zu reduzieren. Der Grundgedanke bei diesem Verfahren ist, dass irrationale → *Kognitionen* der Prüfungsangst zugrunde liegen. Eine Auflösung bzw. Verminderung der Angst kann erreicht werden, indem die irrationalen Kognitionen erkannt, durch

Überprüfung an der Realität korrigiert und in dieser korrigierten – nunmehr realistischen – Form geistig eingeübt werden. Dadurch sollen die automatisierten irrationalen Gedanken durch rationale ersetzt werden. Dieser therapeutische Ansatz entspricht im Prinzip den kognitiven Therapieformen (→ *Kognitive Verhaltenstherapie*). Diese berücksichtigen jedoch nicht den für die Affekte so wichtigen Bereich der unbewussten Phantasien. Man geht deshalb über das kognitive Modell hinaus, und versucht, die in der Prüfungssituation Angst auslösenden unbewussten konflikthaften Szenen und die in ihnen enthaltenen unbewussten Phantasien herauszufinden. **In der KEPAG geht man nach folgendem Konzept vor:** Im ersten Schritt werden durch einfache Ausrichtung der Aufmerksamkeit die irrationalen Kognitionen in der Prüfungssituation ermittelt. Durch ein Bildverfahren versuchen wir, die unbewusste Dynamik in der Prüfungssituation zu erkennen. Durch Vergleich der Daten aus den Schritten 1) und 2) soll die Verbindung von unbewusster Dynamik, irrationalen Kognitionen und der Angst deutlich werden. Die irrationalen Kognitionen werden so umformuliert, dass das in der Bildbearbeitung Erkannte in ihnen enthalten ist. Umformulierung der irrationalen in rationale und realistische und hilfreiche Kognitionen. Einübung der neuen Gedanken. *Fallbeispiel: Frau K., Chemiestudentin im 4. Semester, seht unter enormen Druck, als sie 2 Wochen vor einer großen Prüfung in die Beratungsstelle zum Vorgespräch für die Prüfungsangstgruppe kommt Sie berichtet von massiven Angstzuständen und dass sie nachts nicht mehr schlafen kann. Bei den Prüfungen bleibt, trotz sehr guter Vorbereitung, der Erfolg aus. Sie weiß das Gelernte, aber sie kann es nicht sagen. Seit der Scheidung der Eltern – die Klientin war damals vier – lebt sie gemeinsam mit ihrer depressiven Mutter, in einer engen, andere Menschen (auch den Vater) ausschließenden Beziehung. Jeder „Fortbewegungsversuch" aus diesem umklammernden, exklusiven Beziehungsgeflecht wird von der Mutter stets mit einer Suiziddrohung beantwortet. Andere Menschen dürfen weder innerlich noch äußerlich Berührungspunkte mit der Mutter aufweisen, so muss sowohl ihre innere als auch ihre äußere Welt gespalten bleiben. Eine Verschärfung dieses Konflikts zwischen ihrer Aufopferungsfunktion für die Mutter und ihrem Autonomiebestreben tritt ein, als ihr Wunsch nach ihrem Vater deutlich wird. Der Gedanke, den Vater wieder zu sehen, beschäftigt sie, nach ihren eigenen Worten, Tag und Nacht und lässt sie (vor lauter Schuldgefühlen der Mutter gegenüber) nicht mehr lernen. Eine Teilnahme an der Prüfungsangstgruppe wird vereinbart. In der Bildbearbeitung wird Frau K. deutlich, dass der von ihr gezeichnete Prüfer und die mit ihm verbundenen Phantasien für die Mutter stehen. Das bedeutet, dass sie unbewusst dem Prüfer (Mutter) signalisieren muss, dass sie nicht eigenständig denken wird, dass sie nicht an Trennung und Unabhängigkeit denkt, sondern weiterhin, wie von der Mutter gewünscht, ergeben, unselbständig und auf eigene Gedanken verzichtend, zur Verfügung steht. Vor allem der Wunsch, sich aus dieser aggressiven Umklammerung zu befreien, den sie spürt, aber nicht wissen darf, wird abgewehrt, was zur Folge hat, dass sie nicht mehr denken und nicht mehr sprechen kann. Sie fühlt sich wie eine „leere Hülle", wie ein „Zombie". In der Bildbearbeitung der Prüfungsangstgruppe wird der Klientin bewusst, dass ihre Schwierigkeiten in der Prüfungssituation mit einer Übertragung ihrer Beziehung zur Mutter auf den Prüfer zu tun haben. Das Bewusstsein, Prüfer ist nicht Mutter, das heißt, das bewusste Auseinanderhalten von für sie ursprünglich deckungsgleichen Situationen, ist für Frau K hilf-*

reich. Auch die Umformulierung der irrationalen Kognitionen in rationale und realistische, unterstützt das Auseinanderhalten von Übertragungsneigung und Realität der Prüfungssituation. Die von der Klientin neu formulierten Gedanken beziehen sich vor allem auf die Erlaubnis, sich in der Prüfung „Raum zum Denken nehmen zu dürfen". Mittlerweile ist es Frau K. gelungen, mehrere Prüfungen erfolgreich zu bestehen.

Bohleber W, Leuzinger-Bohleber M (1982) Prüfungsprobleme und ihre psychotherapeutische Behandlung. In: Krejci E, Bohleber W (Hrsg.) Spätadoleszente Konflikte. Göttingen, Vandenheck & Ruprecht

Pettermann H, Weghaupt A (1997) Wenn ich bei dieser Prüfung durchfalle ist alles aus. In: Turrini H, Schilling M (Hrsg.) Wi(e)der die studentischen Probleme. Schriftenreihe der Psychologischen Studentenberatung des Bundesministeriums für Wissenschaft und Verkehr

Pettermann H (2000) Eine Idee und ihre Folgen. Geschichte der kognitiv-expressiven Prüfungsangstgruppe. Bundesministerium für Wissenschaft und Kultur

Wolf D, Merkle R (1993) So überwinden Sie Prüfungsängste: psychologische Strategien zur optimalen Vorbereitung und Bewältigung von Prüfungen. 3. Aufl. Mannheim, PAL

Maria Göritzer-Schwaighofer, Hans Pettermann

Psychoanalyse Nach der Worten ihres Begründers, *Sigmund Freud* (1856–1938) ist die Psychoanalyse „der Name 1) eines Verfahrens zur Untersuchung seelischer Vorgänge, welche sonst kaum zugänglich sind; 2) eine Behandlungsmethode neurotischer Störungen, die sich auf diese Untersuchung gründet; 3) einer Reihe von psychologischen, auf solchem Wege gewonnenen Einsichten, die allmählich zu einer neuen wissenschaftlichen Disziplin zusammenwachsen" (Freud, 1923). Die historischen Wurzeln der Psychoanalyse sind 1) der Nachweis des französischen Neurologen *Jean-Martin Charcots* (1825–1893), dass den hysterischen Lähmungen unbewusste Vorstellungen zu Grunde liegen und 2) die Behandlung der an schwerer Hysterie erkrankten Berta Pappenheim durch den Wiener Arzt *Josef Breuer* (1842–1925). Die für Freud wegweisende Erfahrung Breuers ist, dass bei Berta Pappenheim ein Symptom immer dann verschwindet, wenn sie im Zustand der Hypnose das Erlebnis, das ursprünglich das Symptom verursacht hatte, erinnern und dem mit diesem Erlebnis verbundenen Affekt (→ *Affekte*) – im Sinne eines Abreagierens – Worte geben kann. Um an die, dem Symptom zugrunde liegenden, Vorstellungen zu kommen, ersetzt Freud die Methode der Hypnose bald durch die Technik der freien Assoziation und nennt sein neues Verfahren Psychoanalyse. Lässt man die Patienten zu ihren Symptomen assoziieren, dann führen die Phantasien regelmäßig zu sexuellen Verführungserlebnissen, so dass Freud zunächst annimmt, dass in diesen die Ursache der Neurose zu sehen sei. Die Überwindung dieses Irrtums gelingt Freud, als er die außerordentliche Bedeutung der Phantasietätigkeit im Seelenleben erkennt, aus deren Erforschung sich schließlich die Erkenntnis der infantilen → *Sexualität* ergibt. Dies bedeutet eine Abkehr von dem damals vorherrschenden Glauben, dass die

Sexualität erst mit der Pubertät als genitale Sexualität beginnt. Aus seiner analytischen Arbeit mit Patienten erkennt Freud, dass sich die Sexualität des Menschen bis zu ihrer endgültigen, genitalen Ausgestaltung in einer charakteristischen Entwicklung vollzieht. Ein zu viel oder zu wenig an Befriedigung auf diesem Entwicklungsweg, führt zu dem Wunsch, eine bestimmte infantile Befriedigungsform immer wieder erleben zu wollen. Gleichzeitig sind diese Wünsche für das bewusste Ich mit seinen ethischen Ansprüchen unannehmbar und werden aus diesem Grunde verdrängt (→ *Abwehrmechanismen*). Daraus entsteht ein Symptom, das aus psychoanalytischer Sicht immer die Folge eines Konflikts zwischen einem Wunsch und einem Verbot ist und einen Kompromiss aus beiden darstellt (→ *Neurose*). Ziel der psychoanalytischen Behandlung ist, diesen Konflikt bewusst zu machen und den infantilen Wunsch – im Sinne einer Nachreifung – in die Erwachsenen-Persönlichkeit zu integrieren. Eine behandlungstechnisch wichtige Entdeckung ist das Phänomen der Übertragung. In den analytischen Behandlungen tauchen regelmäßig Gefühlseinstellungen zärtlicher, sinnlicher oder aggressiver Natur gegenüber dem Analytiker auf, die nicht der realen Behandlungssituation entspringen. Freud stellt fest, dass die in diesem Sinne dem Analytiker entgegengebrachten Gefühle ursprünglich wichtigen Personen der Vergangenheit des Patienten gelten, es sich also um Übertragungen handelt. Nach Entdeckung dieses Phänomens wird es bald zum mächtigsten therapeutischen Instrument der Analyse. Die systematische Handhabung der Übertragung im Rahmen einer psychoanalytischen Behandlung ist jenes Moment, das die Psychoanalyse von anderen Therapieformen am wesentlichsten unterscheidet. Sind für Freud die Begriffe Trieb und Konflikt für die Auffassung des menschlichen Seelenlebens grundlegend, gibt es seitdem bedeutende Vertiefungen und Erweiterungen seiner Theorie. Die psychoanalytische Ich-Psychologie trägt dem Umstand Rechnung, dass sich nach der systematischen Erforschung der Triebrepräsentanzen im Es, die Aufmerksamkeit auf das Ich und seine Funktionen verschiebt. Die Objektbeziehungstheorie wiederum verlagert das Interesse von der Triebseite auf das, worauf sich die Triebe richten, nämlich auf die Objektrepräsentanzen. Für Verständnis und Behandelbarkeit schwerer Störungen wurden neben der Ich-Psychologie und der Objektbeziehungstheorie die Weiterentwicklungen des psychoanalytischen Konzepts des Narzissmus essentiell. Die Psychoanalyse als Behandlungsmethode stellt eine tief greifende Interventionsform dar, die aufgrund ihrer Intensität, ihrer Dauer und den damit verbundenen Kosten vor einem ökonomischen Hintergrund nicht immer möglich, aber auch nicht immer indiziert ist. Studenten, die in die Psychologische Beratungsstelle für Studierende kommen, erwarten in der Regel eine Linderung ihrer Probleme in relativ kurzer Zeit. Für solche Zielsetzungen, kommen, ohne die psychoanalytische Orientierung aufgeben zu müssen, bestimmte Kurztherapieformen (→ *Psychodynamische Kurztherapie* → *Fokaltherapie*) in Frage.

Freud S (1923) „Psychoanalyse" und „Libidotheorie". GW Bd. XIV. Frankfurt a. M., Fischer

Kernberg O F (1994) Innere Welt und äußere Realität: Anwendungen der Objektbeziehungstheorie. Stuttgart, Verl. Internat. Psychoanalyse

Hans Pettermann

Psychoanalytische Pädagogik

Psychoanalytische Pädagogik ist die Anwendung psychoanalytischer Erkenntnisse, Theorien und Methoden in pädagogischen Settings.

Die „Psychoanalytische Pädagogik" entstand im Wien der Zwischenkriegszeit, als Psychoanalytiker der ersten Generation versuchten, die Erkenntnisse der noch jungen und in Entwicklung begriffenen Psychoanalyse in verschiedenen Praxisfeldern anzuwenden. Die mit der Machtübernahme der Nationalsozialisten einsetzende Emigration der meist jüdischen Psychoanalytiker stellte das Ende dieser von Euphorie und Forschergeist getragenen „Psychoanalytischen Bewegung" dar. Im deutschsprachigen Raum gab es erst Ende der 70-er Jahre die ersten Versuche, das „Verschwinden" der Psychoanalytischen Pädagogik historisch und inhaltlich aufzuarbeiten und an die Pionierleistungen der Psychoanalytischen Pädagogen der ersten Generation anzuschließen. Während die Psychoanalyse zunächst nur als Hilfswissenschaft für die Pädagogik gesehen wurde, wird heute statt der bloßen Anwendung von Wissen und Theorie die systematische Reflexion des Übertragungs-Gegenübertragungs-Geschehens als methodisches Kernstück gesehen. Für PädagogInnen, die sich in ihrem professionellen Handeln auf die Psychoanalyse beziehen wollen, steht an erster Stelle **das „szenische Verstehen"**, also das Sich-Einlassen, Wahrnehmen und Reflektieren der eigenen Emotionalität in konkreten, meist als problematisch erlebten beruflichen Situationen. Die Gefühle des Lehrers werden so – wenn es gelingt, sie zu lesen und zu verstehen – zum Schlüssel zu den Konflikten eines Schülers oder – gruppenpsychologisch erweitert – zu den Konflikten der Klasse. Dass es in der Folge nicht wie in der psychoanalytischen Therapiesituation um „Deutung" dieser Konflikte geht, sondern darum, auf der Basis des Verstandenen einen adäquaten handelnden Umgang mit den konkreten Schülern zu entwickeln, stellt die spezielle Herausforderung der Psychoanalytischen Pädagogik dar. Ziel ist der Ausstieg aus einer für beide Teile kräfteraubenden Konfliktdynamik durch einen **„fördernden Dialog"** (Aloys Leber), sodass Lernen, Aufpassen, Mittun wieder möglich werden. Das seit 1989 jährlich erscheinende „Jahrbuch für Psychoanalytische Pädagogik" ist ein lebendiges Forum für den Dialog zwischen Erziehungswissenschaft, pädagogischer Praxis und Psychoanalyse und bietet seit nunmehr 16 Jahren Falldarstellungen, historische Forschung, Theorieentwicklung und wissenschaftstheoretische Standortbestimmung auf hohem Niveau und zu breitgefächerten Themen. In den letzten Jahren hat sich neben Frankfurt auch Wien zu einem neuen Zentrum der Psychoanalytischen Pädagogik entwickelt. Die „Arbeitsgemeinschaft Psychoanalytische Pädagogik" ist im Bereich der Forschung und der psychoanalytischen Fortbildung von Lehrern tätig. Für die **Beratung von Lehrern** bieten die Konzepte der Psychoanalytischen Pädagogik konkrete Hilfen. Beispielsweise wird der Ansatz, dass die starken Gefühle wie Hilflosigkeit, Zorn, Ohnmachtsgefühle etc. nicht Ausdruck von pädagogischem Versagen sind, sondern im Sinne der Gegenübertragung vielmehr auch einen Eindruck von der Gefühlslage des Schülers vermitteln könnten, oft mit großer Erleichterung angenommen. Ein weiteres klassisches Anwendungsgebiet der aktuellen Psychoanalytischen Pädagogik ist die **„psychoanalytisch-pädagogische Erziehungsberatung"**, deren aktuelle Konzepte (insbesondere die des Wiener Psychoanalytikers Helmuth Figdor) auch für Elterngespräche im schulpsychologischen Beratungsrahmen angewendet werden können.

Jahrbuch für Psychoanalytische Pädagogik (1997–2005). Gießen, psychosozial, Bände 1–15
Fröhlich V (Hrsg.) (2003) Was macht die Schule mit den Kindern? – Was machen die Kinder mit der Schule? Psychoanalytisch-pädagogische Blicke auf die Institution Schule. Gießen, psychosozial
Datler W, Figdor H (Hrsg.) (1999) Die Wiederentdeckung der Freude am Kind. Psychoanalytisch-pädagogische Erziehungsberatung heute. Gießen, psychosozial
Leber A (1983) Reproduktion der frühen Erfahrung. Fachbuchhandlung für Psychologie. Frankfurt a. M.
Muck M et. al. (Hrsg.) (2001) Grundlagen der Psychoanalytischen Pädagogik. Gießen, psychosozial

Dorothea Steinlechner-Oberläuter

Anm.d.Hgs.: Zu diesem Thema siehe auch den Bericht AUS DER PSYCHOWERKSTATT: Wo profitiert die Bildungsarbeit von der Psychotherapie?

Psychodiagnostische Verfahren

Die Verwendung **psychodiagnostischer Verfahren** ist grundsätzlich in einen umfassenden **psychologisch-diagnostischen Prozess** integriert (→ *Psychologische Diagnostik*). Psychodiagnostische Verfahren entsprechen streng wissenschaftlich fundierten **Testgütekriterien**, ihre Anwendung erfolgt nach vorgegebenen **Qualitätsstandards** (Westhoff et al. 2004). Inhaltlich werden psychodiagnostische Verfahren in **1) Leistungstests**, **2) psychometrische Persönlichkeitstests** und **3) Persönlichkeits-Entfaltungsverfahren** unterteilt (Brähler et al. 2002). Ad **1) Leistungsdiagnostik** umfasst a) Entwicklungstests, b) Intelligenztests, c) Allgemeine Leistungstests, d) Schultests sowie e) Spezielle Funktionsprüfungs- und Eignungstests. Mit Hilfe von **Entwicklungstests** soll der psychomotorische und kognitive Entwicklungsstand von Kindern und Jugendlichen erfasst werden (z.B. Sprachfertigkeiten, Motorik, Wahrnehmung). Unter **Intelligenztests** subsumieren Psychologen jene Verfahren, die Leistungsdimensionen wie verbale und numerische Intelligenzfunktionen, figural-räumliches Vorstellungsvermögen sowie Merkfähigkeit messen. **Allgemeine Leistungstests**, oft als Konzentrationstests bezeichnet, sind jene Verfahren, die der Erfassung von Aufmerksamkeit, Konzentrationsfähigkeit, Reaktionsvermögen und allgemeiner Aktiviertheit dienen. Der inhaltliche Bezug zu Schule und Ausbildung zeichnet **Schultests** aus, die in Schulfähigkeitstests (→ *Schulreife* bzw. Umschulung) und Schulleistungstests unterteilt werden. Hierzu zählen auch Instrumente zur *Diagnose von Legasthenie* (→ *Lese-Rechtschreibschwäche*), → *Rechenschwäche* und anderer Lernschwächen. **Spezielle Funktionsprüfungs- und Eignungstests** wurden für die Berufseignungsdiagnostik entwickelt. Diese Verfahren, z.B. Assessment Center, simulieren konkrete berufliche Leistungsanforderungen (Wagener 2003). Ad **2) Psychometrische Persönlichkeitstests** erfassen quantitativ bestimmte Verhaltensmerkmale. Sie werden in a) Persönlichkeits-Struktur-Tests, b) Einstellungs- und Interessenstests sowie c) Klinische Tests untergliedert. **Persönlichkeits-Struktur-Tests** quantifizieren verschiedene Persönlichkeitsmerkmale (z.B. Extraversion). **Einstellungs- und Interessenstests** messen Einstellungen, Meinungen und Interessen zu bestimmtem Sachverhalten oder Bezugsobjekten (z.B. Ausbildung, Beruf). **Klinische Tests** dienen vorwiegend der differentialdiagnostischen Erfassung klinischer Persönlichkeitsmerkmale (z.B. Depression), mit dem Ziel adäquate Interventionen zu planen. Ad **3) Persönlichkeits-Entfaltungsverfahren**, oft als projektive Tests bezeichnet, umfassen a) Formdeuteverfahren, b) Verbal-thematische Verfahren sowie c) Zeichnerische und Gestaltungsverfahren. Probanden deuten bei **Formdeuteverfahren**, deren Prototyp der Rorschach-Test ist, mehrdeutige Gebilde. Diese Deutungen werden vom Psychodiagnostiker nach vorgegebenen Richtlinien klassifiziert und interpretiert. **Verbal-thematische Verfahren** konfrontieren Klienten mit mehrdeutigem Material (z.B. Geschichten, Bilder, Wörter), wobei die Aussagen und Reaktionen der Testperson vom Psychologen beobachtet werden. Im Zuge von **Zeichnerischen und Gestaltungsverfahren** wird der Proband zum Zeichnen beziehungsweise Produzieren vorgegebener oder freier Themen aufgefordert (Brähler et al. 2002). Grundsätzlich werden in der psychodiagnostischen → *Schüler- und Bildungsberatung* sowohl Leistungs- als auch Persönlichkeitsverfahren eingesetzt. Psychologen entscheiden abhängig von Anliegen und Fragestellung, welche psychodiagnostischen Verfahren zur Anwendung kommen, um hieraus weitere Interventionsmaßnahmen abzuleiten.

Brähler E, Holling H, Leutner D, Petermann F (Hrsg.) (2002) Brickenkamp Handbuch psychologischer und pädagogischer Tests. Göttingen, Hogrefe

Wagener D (2003) Leistungstest. In: Kubinger K, Jäger S (Hrsg.) Schlüsselbegriffe der Psychologischen Diagnostik. Weinheim, Beltz

Westhoff K, Hellfritsch L J, Hornke L F, Kubinger K D, Lang F, Moosbrugger H, Püschel A, Reimann G (Hrsg.) (2004) Grundwissen für die berufsbezogene Eignungsbeurteilung nach DIN 33430. Lengerich, Pabst

Elisabeth Mayrhofer

Psychodiagnostik in der Studienwahlberatung Im „I-R-P"-Modell (Schilling & Turrini 1989) werden die Faktoren, die zu einer Studien- und Berufswahl führen, auf drei Ebenen angesiedelt, nämlich auf der Ebene der Information (I) – Informationssuche und -verarbeitung –, der Realbegegnung (R) – Schnupperstudium, Schnupperpraktikum – und der persönlichen Auseinandersetzung (P) mit den Neigungen, Motiven, Eignung, Wünschen und Zielen. Im Rahmen einer → *Studienwahlberatung* kann die → *Psychologische Diagnostik* als Unterstützung in der Beschäftigung mit der P-Ebene dienen. Angesichts der Vielfalt an Studienrichtungen ist eine breit angelegte Untersuchung sinnvoll, bei der verschiedene → *psychodiagnostische Verfahren* zum Einsatz kommen, die vorwiegend die Bereiche Leistung, Interessen und Persönlichkeit abdecken. Ziel einer solchen Psychodiagnostik ist keineswegs die Vorgabe eines bestimmten Berufes, sondern vielmehr die Anregung zur Auseinandersetzung mit der eigenen Person.

Schilling M, Turrini H (1989) Studienwahl als persönlicher Entscheidungsprozeß auf dem Hintergrund zunehmender Beschäftigungsprobleme. In: Schilling M, Turrini H (Hrsg.) Studien- und Berufswahl Band I. Der schwierige Weg in die Zukunft. Wie Beratung und Information helfen können. Klagenfurt, Kärtner Druck- und Verlagsgesellschaft, 31–68

Gerhard Labacher

Psychohygiene Der Begriff ist griechischen Ursprungs und bedeutet nach der Definition von H. Meng (1939) die **Praxis und Lehre des seelischen Gesundheitsschutzes.** Bereits 1838 findet man bei E. Frh. v. Feuchtersleben in seiner „Diätetik der Seele" den Ausdruck „psychische Hygiene". Bemühungen um seelische (und geistige) Gesundheit waren schon im Altertum zu finden, so etwa bei Sokrates als Schüler von Hippokrates, der in seiner Dialektik Ansätze zur „Seelsorge" erkennen lässt. In allen großen Religionen werden Lebensregeln angeboten, die der intra- und interpsychischen Harmonisierung und Stabilisierung der Menschen dienen sollen. Die Hauptaufgaben der Psychohygiene wurden von A. Meyer u. a. 1907 in einem grundlegenden Programm umschrieben: In erster Linie geht es um die Erhaltung der seelischen und geistigen Gesundheit und um die Verhütung von Geistes- und Gemütskrankheiten sowie die Optimierung der diesbezüglichen therapeutischen und pflegerischen Maßnahmen. Entsprechende erzieherische und sozialpolitische Maßnahmen und Aufklärung über die Entstehung und Wirkung solcher Erkrankungen werden als Möglichkeiten zu deren Prävention, zur Vermeidung von Süchten und Verbrechen definiert. Als Pionier der Psychohygiene im deutschsprachigen Raum gilt Heinrich Meng, der in Anlehnung an Freud die für die Fragen der Psychohygiene relevanten psychoanalytischen Kenntnisse dann auch gemeinsam mit Paul Federn 1926 als „Das psychoanalytische Volksbuch" zur psychologisch-psychotherapeutischen Aufklärung der Bevölkerung herausgab. Für Menschen in helfenden Berufen ist die Beachtung der eigenen Psychohygiene von besonderer Relevanz – sie sind bekanntlich besonders gefährdet, „auszubrennen" (→ Burnout) und spezifische „berufliche Deformationen" (Fengler 2002) zu entwickeln, die im Laufe der Berufstätigkeit und durch die Berufstätigkeit bedingt auftreten: Schädigungen, Verformungen, Fehlentwicklungen, Abnutzungen, Erstarrungen, Verkennungen im Erleben, Verhalten und Denken. Klienten/Patienten hinterlassen positive und negative Spuren in ihren Helfern. Fengler versteht **Psychohygiene** als **„Gegenimpuls zur beruflichen Deformation ... als Sammlung präventiver und kurativer Maßnahmen gegen äußere und innere Belastungen und Schädigungen im Leben von Helferinnen und Helfern"** (2002, 197). Psychohygiene und primäre → Prävention beginnt bei der täglichen Lebensgestaltung unter Beachtung eines gesundheitserhaltenden Lebensstils (im Sinn der Salutogenese von Antonovsky 1997 bzw. des salutogenetischen Ansatzes der Positiven Psychotherapie von Peseschkian) – Helfer gehen mit sich oft selbstbelastend und -gefährdend um und lassen eine adäquate Achtsamkeit für ihr eigenes Leben vermissen. Der Ausbildung von Coping-Strategien (iS entsprechender individueller Reaktionsformen auf belastende Situationen) ist für Helfer von eminenter Bedeutung, um in ihrer Rolle funktional und professionell zu sein bzw. zu bleiben. Eine besondere Ressource ist die regelmäßige → Supervision der beruflichen Tätigkeit, die als spezifische Psychohygienemaßnahme für diese Berufsfelder Standard und tätigkeitsintegriert sein müsste. *In der → Psychologischen Studentenberatung sind sowohl interne (kollegiale Supervision, Intervision) als auch externe, geleitete Supervison seit jeher solcher Standard – genau so wie regelmäßige wöchentliche Teamsitzungen; die Supervison dient natürlich auch der Qualitätssicherung und -verbesserung der Arbeit. Des weiteren stellt die umfangreiche Eigentherapie und Selbsterfahrung, die alle Studentenberater im Rahmen ihrer Psychotherapieausbildung absolvieren, eine solide Basis für deren seelischen Gesundheitsschutz dar, die durch kontinuierliche Fort- und Weiterbildung zusätzlich ergänzt wird.*

Antonovsky A (1997) Salutogenese – zur Entmystifizierung der Gesundheit. Tübingen, Deutsche Gesellschaft für Verhaltenstherapie

Fengler J (2002) Helfen macht müde. 6. Aufl. Stuttgart, Klett-Cotta

Jork K, Peseschkian N (Hrsg.) (2003) Salutogenese und Positive Psychotherapie. Bern, Huber

Meng H (1939) Seelischer Gesundheitsschutz: Eine Einführung in Diagnostik, Forschung und Nutzanwendung der Psychohygiene. Basel, Schwabe

Reinhard Larcher

Psychodynamische Psychotherapien **Es gibt Psychotherapien, die ihre theoretischen Grundlagen der Psychoanalyse verdanken, aber in Methodik und Setting neue Wege gehen**. Diese sog. psychodynamischen Psychotherapien gibt es in verschiedenen, ähnlich bezeichneten Varianten: Z.B. die *tiefenpsychologisch fundierte Psychotherapie* (Konzentration auf gegenwärtige Konflikte), die *Dynamische Psychotherapie* (Interventionen sind gestattet), die *Interaktionelle Psychotherapie* (Übernahme von Hilfs-Ich-Funktionen). Eine andere Gruppe, die psychodynamisch orientierten Verfahren, nützt als theoretische Grundlage zusätzlich zur Psychoanalyse auch andere tiefenpsychologische Konzepte: z.B. die *Katathym Imaginative Psychotherapie* (Unbewusstes wird mit Imaginationen bearbeitbar), die *Gestalttherapie* (Blick auf Teil und Ganzes, Bewusstseinsfokus und Kontakt), das *Psychodrama* (Relevantes wird inszeniert). *Die psychodynamischen Psychotherapien sind durch ihre breite Theorie- und Methodenbasis und ihre Ökonomie für den Bildungsbereich relevant.*

Reimer C, Rüger U (2003) Psychodynamische Psychotherapien. Lehrbuch der tiefenpsychologisch orientierten Psychotherapien. Berlin Heidelberg, Springer

Franz Sedlak

Psychodynamische Kurz- und Fokaltherapie **Kurzzeittherapie ist ein angewandtes Behandlungsverfahren, basierend auf den theoretischen Grundannahmen der** → *Psychoanalyse*. Das psychodynamische Verfahren berücksichtigt die Konzepte des Unbewussten, des Widerstands, der Freudschen Triebtheorie ebenso wie die Konzepte zur Übertragung und Gegenübertragung als Grundlage der Therapeut-Patient Beziehung. Die Kurztherapie dient vor allem der Behandlung von Patienten im klinischen Bereich und der Beratung von Klienten in psychosozialen Institutionen. Geschichtlich ist dieses Verfahren fast genau so alt wie die Psychoanalyse selbst. In seinen Aufzeichnungen beschreibt Sigmund Freud seine Erfahrungen mit kurzen Behandlungen, wie zum Beispiel dem „Fall Katharina", dem Komponisten Gustav Mahler und dem Dirigenten Bruno Walter. Rückblickend betrachtet entstanden in der weiteren Folge eine ganze Reihe von zum Teil unterschiedlichen psychoanalytischen Kurzzeittherapieverfahren. Je nach den theoretischen Grundannahmen der Triebtheorie, der ICH Psychologie, der Objektbeziehungstheorie und einigen eklektischen Ansätzen ist es möglich, die zahlreichen Vertreter neuerer Ansätze systematisch zu unterscheiden. Stellvertretend seien die Psychoanalytiker S. Ferenczi, O. Rank, W. Reich, F. Alexander, T. French, M. Balint, R. Klüwer, H. Davanloo, P. Sifneos, L. Luborsky, H. Strupp und J.Binder, J. Mann und neuerdings vor allem J. Küchenhoff genannt. Charakteristisch für alle psychoanalytischen Kurzzeitverfahren ist die Grundlage einer klar vorgegebenen **zeitlichen Begrenzung** in einem Ausmaß zwischen 12 und 50 Stunden. Zeitbegrenzung wird dabei nicht als notwendiges Übel verstanden, sondern als eine Möglichkeit, den Therapieprozess aktiv zu beeinflussen und zu strukturieren. Ein weiterer Grundsatz besteht in der Formulierung eines bestimmten „Brennpunkts“ – dem so genannten **Fokus** – der eine Verbindung zwischen dem geschilderten Leiden und den unbewussten Konflikten darstellt. Dieser Fokus bildet den Ausgangspunkt für die psychoanalytische Arbeit und bleibt der rote Faden, an dem sich der gesamte Therapieprozess orientiert. In der Psychologischen Studentenberatung ist die Kurzzeittherapie eine ausgezeichnete Möglichkeit, auf die aktuellen Probleme vieler Studierender einzugehen. Sehr häufig stecken hinter dem inneren Entscheidungsprozess zur → Studienwahl, der Belastung durch die → Prüfungsangst, Konzentrations- und Lernschwierigkeiten und dem Abschluss einer Diplomarbeit unbewusste Konflikte, bei denen es psychodamisch häufig um Autoritätsprobleme, Ablösungskonflikte und Trennungsängste geht. Die Spätadoleszenz wird als Spannungsfeld im Konflikt zwischen den Bedürfnissen des „noch Versorgt werdens“ und den Bestrebungen des „Loslösens“ gesehen und ist der Ausgangspunkt für die psychische Entwicklung der Selbstständigkeit bzw. Identität. Daraus resultiert eine Lebendigkeit, die vom ungarischen Psychoanalytiker Michael Balint im Bild vom Flussstrom metaphorisch beschrieben wurde. In der Fokaltherapie geht es darum, dass ein querliegender und blockierender Baumstamm wieder gelöst wird und so die anderen verkeilten Baumstämme wieder freigesetzt werden. Dieses treffende Bild spiegelt sich sehr oft in der Arbeit mit Studierenden wieder, die das psychoanalytische Beziehungsangebot, eine vertrauensvolle und begrenzte Erfahrung, für eine bestimmte Zeit nutzen um selbst in „Bewegung“ zu bleiben. Das anhaltende Verständnis der eigenen Probleme und die Stärkung eigener Ressourcen, ganz im Sinne der persönlichen Weiterentwicklung, bleiben das zentrale Moment in der psychoanalytischen Kurzzeittherapie.

Balint, M Ornstein, P H, Balint E (1976) Fokaltherapie. Frankfurt a. M., Suhrkamp
Freud S (1914) Studien über Hysterie. Gesammelte Werke XIV. 125–206. Fischer
Klüwer R (2005) Erweiterte Studien zur Fokaltherapie. Gießen, Psychsozial Verlag
Küchenhoff J (2005) Psychodynamische Kurz- und Fokaltherapie. Stuttgart, Schattauer Verlag
Luborsky L (1995) Einführung in die analytische Therapie. Göttingen, Vandenhoeck & Ruprecht
Malan D H (1963) Psychoanalytische Kurztherapie. Reinbeck, Verlag rororo Studium
Strupp H, Binder J, Krause J (1991) Kurzpsychotherapie. Stuttgart, Klett Cotta

Christian Schöpf

AUS DER PSYCHOWERKSTATT: Psychodynamische Kurzpsychotherapie

Seelisches Befinden im Allgemeinen und psychische Probleme im Besonderen sind unter anderem das Produkt der **Dynamik unbewusster (Trieb-)Kräfte**, die miteinander in **Konflikt** geraten. Diese Auffassung entstammt der Freudschen → Psychoanalyse und hat sich auf ein weites Spektrum psychotherapeutischer Verfahren ausgeweitet (vgl. → Psychodynamische Psychotherapie). Ab der Mitte des vorigen Jahrhunderts gab es eine Reihe von Initiativen, Psychotherapieverfahren zu entwickeln, die auf psychoanalytischen bzw. psychodynamischen Konzepten basieren und in ihren **Zielen zwar beschränkt**, in ihrer **Anwendung jedoch breiter** sind als die Standardbehandlung. Pionier war hier Michael Balint, der 1955 die „Werkstatt für → Fokaltherapie" gründete, eine Gruppe von Psychoanalytikern, die bis 1961 bestand und sich der Erforschung der Kurztherapie widmete (vgl. Malan 1965). Seither wurde eine Reihe von Konzepten in diese Richtung entwickelt.

Der **Fokus** und die **Zeitbegrenzung** sind die herausragendsten arbeitstechnischen Merkmale psychodynamischer Kurztherapie. Ihre Handhabung unterscheidet sich in den verschiedenen Konzepten allerdings oft erheblich (vgl. Oberlehner 1999). Bezüglich der Dauer fächern sich die Vorgehensweisen von der strikten Einhaltung einer Anzahl von zwölf Terminen und deren genauen Festlegung zu Beginn, wie es Mann (1978) vorschlägt, bis zu einer ungefähren Absteckung eines zeitlichen Horizontes, welcher sich wiederum von einigen Wochen bis zu einem Jahr und mehr erstrecken kann, auf. Für den Behandlungserfolg ist es sehr wichtig, die negativen Gefühle, die aus der Befristung und der damit anstehenden Trennung entstehen, frühzeitig zu bearbeiten. Ein breites Spektrum gibt es auch bezüglich der Verwendung des Fokus: bei Mann (1978) wird er am Ende der Erstgespräche als sehr erlebnisnahe formulierte Deutung gegeben mit dem Vorschlag, daran genaue weitere zehn Termine zu arbeiten; Klüwer (1995, 29), der den Fokus relativ abstrakt als Orientierungsfunktion für den Therapeuten formuliert, erscheint es unzweckmäßig, ihn dem Patienten zu Beginn der Behandlung mitzuteilen; König (1993) meint wiederum, am Anfang hat man nur ein Thema, auf Grund dessen der Therapeut einen vorläufigen Fokus für sich formuliert, den günstiger weise der Patient am Schluss der Behandlung selbst formuliert. Ein wichtiger Grund für die Entwicklung der Psychodynamischen Kurztherapie war die ökonomische und zeitliche Aufwendigkeit der Psychoanalyse und anderer langfristige Psychotherapiemethoden. Die große Zahl von Patienten, die ambulante Psychotherapie in Kliniken oder Beratungsstellen beanspruchen, verlangte andere Formen der Behandlung. Die Anwendung von Kurztherapie an Institutionen wie der Psychologischen Studentenberatung erfolgt sicherlich auch, aber bei weitem nicht nur, aus der Not knapper Ressourcen. In Zeiten des Übergangs ist Kurztherapie besonders wirksam und oft auch die Methode der Wahl. Für das Lebensalter der Spätadoleszenz, in dem sich Studenten in der Regel befinden, trifft dies in hohem Ausmaß zu. Stichwortartig aufgezählt hat dieser lebensgeschichtliche Übergang vor allem folgende Merkmale: erste längere Trennung von der Familie, Bewältigung der Separation von den „inneren Eltern", viel Bedarf und Bereitschaft zu Reflexion und Sich-in-Frage-stellen, Entwicklung einer sexuellen Identität und einer Arbeitsidentität etc. Kommt dieser Entwicklungsprozess ins Stocken, so kann er mit einer Kurztherapie oft wieder wirksam in Gang gebracht werden. Die Perspektive einer Langzeitbehandlung kann hier durchaus das falsche Signal sein, bedrohlich und unnötig pathologisierend wirken. Neben der ins Stocken geratenen oder abgebrochenen Adoleszenzentwicklung gibt es auch den Typus der prolongierten Adoleszenzentwicklung, die dann eben verlängert und sehr konflikthaft verläuft. Dann geht es nicht so sehr darum, einen passenden Konfliktfokus zu finden. Vielmehr liegt der Fokus auf unterstützend strukturierenden Interventionen, um das „Ich" in seiner integrativen Funktion (die darin besteht, Ansprüche der Realität, eigener Triebwünsche und normativer Vorgaben in Einklang zu bringen) zu stützen. Bei wenig abgegrenzten, chronischen neurotischen Störungen und bei Persönlichkeitsstörungen ist allerdings auch bei Adoleszenten eine Langzeittherapie erforderlich. Nach Klüwer (1995, 48) hat Balint zur Veranschaulichung der Arbeit mittels Fokus gerne folgendes Bild benutzt: flussabwärts treibende Holzstämme werden durch einen sich querlegenden Stamm blockiert. Sobald es gelingt, den einen Stamm wieder in Bewegung zu bringen, löst sich das Hindernis für alle angestauten Stämme, und das Holz kann weiter flussabwärts treiben. Ein Beispiel für einen Konfliktfokus bei → Prüfungsangst: *Eine 24jährige Frau, die erfolgreich Wirtschaft studiert, entwickelt bei der vorletzten Prüfung plötzlich starke Prüfungsangst und fällt beim ersten Antritt dann auch prompt durch. Zwei Jahre vorher ist der einzige, eineinhalb Jahre jüngere Bruder bei einem Verkehrsunfall ums Leben gekommen. Er hatte das Leben genossen, war schlecht in der Schule, war der „Revoluzzer". Bewusst spürt sie keinen Neid auf seine „Hemmungslosigkeit", sie möchte auf keinen Fall so sein. Sie selber schwankt zwischen Rebellion gegen die Frauenrolle in der Familie und dem Wunsch, ein braves, gut funktionierendes Mädchen zu sein. Wenn sie so war, sich an die Grenzen gehalten hat, hat es immer gepasst, vor allem hat sie damit alle ihre Prüfungen erfolgreich bestanden. Bei dem aktuellen Prüfer ist sie sich da nicht so sicher. Er ist ihr geradezu körperlich widerlich. Impulse der Abscheu und der Entwertung werden, sehr zu ihrem Missfallen, deutlich. Der Fokus lautet also: „Sehr zu meinem Missfallen habe ich starke Wünsche, ein „böses Mädchen" zu sein (die durch die unbewusste Identifikation mit dem toten Bruder und die Person des Prüfers aktualisiert worden sind). Ich habe große Angst vor den Konsequenzen, wenn ich kein braves Mädchen bin, das sich an ihre Grenzen hält." Interessant ist hier auch noch der Ausgang der Geschichte: Nach Ablegen der Prüfung fragte sie der Prüfer, wie sie sich selber einschätze. Sie wusste, dass sie gut genug war, um nicht durchfallen zu können und sagte: „Es ist mir ganz egal, was Sie mir geben, Hauptsache ich muss nicht mehr zu Ihnen herkommen." Der Prüfer sagte zuerst „Genügend", es gab ein Raunen bei den zuschauenden Studenten, er dann weiter: „War ja nur ein Spaß. Sehr gut. Ich bin doch eh ein charmanter Kerl." Sie hat damit erfolgreich gegen ihn rebelliert, war sehr stolz darauf und bekam viel Bewunderung von den anderen Studenten.*

Klüwer R (1995) Studien zur Fokaltherapie. Frankfurt a. M., Suhrkamp

König K (1993) Einzeltherapie außerhalb des klassischen Settings. Göttingen, Vandenhoeck & Ruprecht

Malan D H (1965) Psychoanalytische Kurztherapie. Stuttgart, Klett

Mann J (1978) Psychotherapie in 12 Stunden. Zeitbegrenzung als therapeutisches Instrument. Olten, Walter

Oberlehner F (1999) Reines Gold oder Kupferlegierung? Kurztherapie als Teil und als Gegen--Teil von Psychoanalyse. In: Texte 19, Heft 2. Wien, Passagen, 29–49

Franz Oberlehner

Psychologische Diagnostik aus der Sicht der Psychologischen Studentenberatung Diagnostik, vom Griechischen „diagnôstikós" („zum Unterscheiden geschickt") abgeleitet, ist ein Teilbereich der Psychologie. Kubinger und Jäger (2003, IV) definieren psychologisches Diagnostizieren als Prozess, in dem mit Hilfe verschiedener Verfahren (→ *Psychodiagnostische Verfahren*) „zielgerichtete Informationen über psychologische (psychische) Eigenschaften des in Betracht stehenden Menschen" erfasst werden. Zweck: Die Gewinnung von Daten zur Beantwortung von Fragen zum vorhandenen Begabungspotential, zu persönlichen Problemen, zu Berufsinteressen u. v. a. m. Ausgehend von der spezifischen **Fragestellung,** beispielsweise zum Thema → *Studienwahl* (→ *Psychodiagnostik in der Studienwahlberatung*), wählen Psychologen adäquate **psychodiagnostische Verfahren** aus dem **Leistungs- oder Persönlichkeitsbereich**. Nach erfolgter Individual- beziehungsweise Gruppen-Testdurchführung, wahlweise computerunterstützt oder in Papier-Bleistift-Form, werden die Verfahren ausgewertet und interpretiert. Diagnostiker leiten hieraus **Interventionsvorschläge** ab (Fisseni 2004). Psychologisches Diagnostizieren umfasst ebenso, dass der Psychologe die **Testresultate** ausführlich an den Klienten rückmeldet. Gegebenenfalls ist weiterführende → *Beratung* sinnvoll. Schließlich wird bei Bedarf auch ein → *psychologisches Gutachten* erstellt.

Fisseni H J (2004) Lehrbuch der psychologischen Diagnostik: Mit Hinweisen zur Intervention. Göttingen, Hogrefe

Kubinger K, Jäger S (Hrsg.) (2003) Schlüsselbegriffe der Psychologischen Diagnostik. Weinheim, Beltz

Elisabeth Mayrhofer

Psychologische Diagnostik aus der Sicht der Schulpsychologie-Bildungsberatung Mit psychologischem Diagnostizieren ist das systematische Sammeln und Aufbereiten von Informationen gemeint, um Entscheidungen und daraus resultierende Handlungen zu begründen, zu kontrollieren und zu optimieren. Damit werden psychologisch relevante Charakteristika (z.B. Intelligenz, Persönlichkeitseigenschaften, Interessen) von Merkmalsträgern (Einzelpersonen, Personengruppen, Institutionen) gewonnen und erhobene Daten zu einem Urteil („Diagnose", Prognose" integriert (Jäger & Petermann 1995, 11). Als bedeutendes Teilgebiet der wissenschaftlichen Psychologie liefert die psychologische Diagnostik ein umfangreiches Handwerkszeug für die praktische Arbeit. In der → Schulpsychologie-Bildungsberatung wird sie regelmäßig für die Suche nach Lösungsmöglichkeiten von Problemen im engeren und weiteren Schulbereich sowie für die Vorbereitung und Unterstützung wichtiger Entscheidungen genutzt. Anlass für eine psychologisch-diagnostische Untersuchung ist stets eine Frage- bzw. Problemstellung, die von einem/einer AuftraggeberIn an den/die PsychologIn herangetragen wird. Die AuftraggeberInnen der → *Schulpsychologie-Bildungsberatung* sind in der Regel die Erziehungsberechtigten, die SchülerInnen und/oder die LehrerInnen bzw. SchulleiterInnen. Typische Fragestellungen betreffen die kognitive Begabung, spezifische Leistungen (z.B. Konzentrationsfähigkeit, Belastbarkeit, Ausdauer), die → *Persönlichkeit*, die Emotionen (z.B. → *Angst*, → *Depression*) und das → *Verhaltensprobleme* eines/r SchülersIn (einer Klasse). Ebenso interessieren Fragen, die in Zusammenhang mit der Schullaufbahn (z.B. → *Schulreife*, Sonderpädagogischer Förderbedarf,

Schulwahl an den Schnittstellen) stehen. Zur Untersuchung der interessierenden psychischen Merkmale werden im Verlauf des diagnostischen Prozesses (vgl. Kubinger 2006) wissenschaftlich fundierte Methoden, sogenannte psychologisch-diagnostische Verfahren eingesetzt. Diese sollten bestimmten Gütekriterien (Objektivität, Reliabilität, Validität etc.) genügen, um Beurteilungsfehler so gering wie möglich zu halten und folglich Fehleinschätzungen bzw. Fehlentscheidungen zu vermeiden. Häufig verwendete Verfahren sind Anamnese und Exploration, Verhaltensbeobachtung sowie Tests und Fragebogen. Mit Hilfe der Anamnese werden Daten und Angaben zur bisherigen Lebensgeschichte erhoben. In der Regel umfasst die Anamnese den Entwicklungsgang, besondere Lebensereignisse (Verlusterlebnisse, → Traumata, Krankheiten etc.) und den familiären und psychosozialen Hintergrund der untersuchten Person. Die mit dem Sachverhalt (Problem, Entscheidung) in Zusammenhang stehenden relevanten Informationen werden im Rahmen eines Explorationsgesprächs gesammelt. Eine Verhaltensbeobachtung kann gezielt und systematisch in einer bestimmten Situation stattfinden (z.B. während des Unterrichts) oder begleitend im Rahmen der Untersuchung. In jedem Fall bietet sie Einblicke in das untersuchte Verhalten unter spezifischen äußeren Bedingungen und ermöglicht die Berücksichtigung der Vielfältigkeit der Verhaltesaspekte. Die wohl bekanntesten Diagnoseinstrumentarien sind Testverfahren. Fasst man den Begriff Test weit, so lassen sich Intelligenztests, Entwicklungstests, Leistungstests (Konzentration, Wahrnehmung, Merkfähigkeit, Schulleistungen etc.), Persönlichkeitsfragebogen und projektive Verfahren darunter subsumieren. Die Interpretation und die schlussfolgernde Integration der für die Beantwortung der Fragestellung notwendigen Ergebnisse führen zur diagnostischen Urteilsbildung. Keine Diagnose erfolgt ohne entsprechende problemlösende oder entscheidungsunterstützende Empfehlung („Maßnahmenvorschlag“, „Intervention“). Damit können beispielsweise eine Beratung, eine Entscheidungshilfe, ein Training (z.B. → Leseförderung, Konzentrationstraining) oder eine Therapie (z.B. Ergo-, → Psychotherapie) gemeint sein. Am Ende des diagnostischen Prozesses steht die Erstellung eines → psychologischen Gutachtens, welches stets transparent und nachvollziehbar sein soll (Westhoff & Kluck 1998). Der Wert der psychologischen Diagnostik für den Einzelnen ergibt sich aus den Möglichkeiten der förderungsorientierten Diagnostik. Diese zielt auf Hilfestellung ab. Im Gegensatz zur Selektionsdiagnostik dient sie der Planung geeigneter Fördermaßnahmen zur Entfaltung bisher unentdeckter Potenziale (vgl. Kornmann 2003). Das Bestreben, die Interessen der untersuchten Person in den Mittelpunkt zu stellen, ist auch zentrales Anliegen der diagnostischen Arbeit der → Schulpsychologie-Bildungsberatung.

Jäger R S, Petermann F (Hrsg.) (1995) Psychologische Diagnostik. Weinheim, Beltz Psychologische Verlagsunion

Kornmann R (2003) Förderungsorientierte Diagnostik. In: Kubinger K D, Jäger F S (Hrsg.) Schlüsselbegriffe der Psychologischen Diagnostik. Weinheim, Beltz Psychologische Verlagsunion, 150–156

Kubinger K D (2006) Psychologische Diagnostik. Theorie und Praxis psychologischen Diagnostizierens. Göttingen, Hogrefe

Westhoff K, Kluck M-L (1998) Psychologische Gutachten schreiben und beurteilen. Berlin, Springer

Sabine Wiesflecker

Psychologische Studentenberatung im deutschen Sprachraum **Die psychologische Beratung, Behandlung und Psychotherapie Studierender und Studieninteressierter im deutschen Sprachraum** folgt länderweise unterschiedlichen Traditionen. Einer zentral organisierten → **Psychologischen Studentenberatung in Österreich** mit für mehrere Universitäten und Fachhochschulen einer Region verantwortlichen regionalen Stellen stehen in **Deutschland** und teilweise in der **Schweiz** Organisationsformen mit enger Verknüpfung mit den jeweiligen tertiären Bildungseinrichtungen gegenüber. **In Deutschland** gibt es im wesentlichen **zwei Trägergruppen,** welche diese Leistungen als Teil eines umfassenderen Angebots Studierenden kostenlos und niedrigschwellig vermitteln: zum einen mehr als zwei Drittel der im Dachverband **„Deutsches Studentenwerk (DSW)“** freiwillig zusammengeschlossenen und an den jeweiligen tertiären Bildungseinrichtungen angesiedelten Studentenwerke und zum anderen zahlreiche **Stellen der „Zentralen Studienberatung“** (nur im früheren Westdeutschland) im Verwaltungsbereich der Universitäten und Fachhochschulen. Das psychologische Angebot der Studentenwerke ist als Teil des Aufgabenkreises „Beratung und Soziale Dienste“ ausschließlich an Studierende gerichtet, während die psychologischen Leistungen der Zentralen Studienberatung auch Studieninteressierten (hinsichtlich Entscheidungsfindung bei der Studienwahl) sowie an der Schwelle zum Berufseinstieg stehenden Absolventen (zur Klärung des Übergangs) zugute kommen können. Auch **in der Schweiz** bestehen unterschiedliche Modelle nebeneinander. **Universitäten, Eidgenössische Technische Hochschulen** und teilweise **Fachhochschulen** bieten für ihre Studierenden psychologische Beratungen und Kurzzeittherapien über Stellen in ihrem Verwaltungsbereich oder über eine **gemeinsame Einrichtung mehrer Hochschulen an**. Die Psychologinnen und Psychologen der **kantonalen Stellen für „akademische Berufs- und Studienberatung“** sind außer für Fragen der Studienwahl und Laufbahn partiell obendrein für psychologische Beratung und Behandlung bei persönlichen Schwierigkeiten zuständig. Die Föderation der Schweizer Psychologinnen und Psychologen (FSP) vergibt nach entsprechender postgradualer Weiterbildung den Fachtitel „Fachpsychologin/Fachpsychologe in Berufs-, Studien- und Laufbahnberatung FSP“. In **Liechtenstein** sind die Psychologen der Abteilung „Berufs- und Studienberatung“ des **„Amtes für Berufsbildung und –beratung“** mit Fragen von Studienwahl und Laufbahn befasst, vermitteln jedoch auch Studierende im Falle persönlicher Schwierigkeiten zu **niedergelassenen psychologischen Psychotherapeuten**. Auch die Universität ist mit der entsprechenden Sektion des Berufsverbandes der Psychologinnen und Psychologen Liechtensteins durch zahlreiche links verbunden.

Rott G (2002) Neue Zeiten – Neue Wege. Hochschulberatung in Deutschland und der Europäischen Union. Berlin, Raabe

Schweiz: Links der Bildungseinrichtungen und http://www.berufsberatung.ch/

Liechtenstein: Links der Bildungseinrichtungen und http://www.llv.li/

Michael Katzensteiner

Psychologische Studentenberatung in Österreich **Die psychologische Studentenberatung ist eine**

psychosoziale Einrichtung des Bundesministeriums für Bildung, Wissenschaft und Kultur zur Unterstützung von Studierenden und Studieninteressenten durch psychologische und psychotherapeutische Mittel. An den Universitätsstandorten Graz, Innsbruck, Klagenfurt, Linz, Salzburg und Wien gibt es Beratungsstellen mit insgesamt rund 40 Psychologischen Studentenberatern, die dienstlich und fachlich dem Bundesministerium für Bildung, Wissenschaft und Kultur unterstellt sind. Im Vordergrund der Bemühungen steht die Verbesserung der Kompetenzen zur Bewältigung des Studiums, der Studienwahl und der studentischen Lebenssituation durch Hilfe zur Selbsthilfe. Die Psychologische Studentenberatung strukturiert ihre Aufgaben in **acht Aufgabenbereiche**: 1) *Psychologische Beratungs-, Untersuchungs- und Expertentätigkeit* für die persönliche Entwicklungs- und Entfaltungsförderung und für die Verringerung von „Fehlinvestitionen" im persönlichen bzw. institutionellen Bereich z.B. bei Fragen der Studienwahl, bei Lernproblemen, persönlichen Schwierigkeiten und Krisen, bei individuellen (Bildungs-)Bedürfnissen und Fragen des Umgangs mit besonderen Fähigkeiten und Begabungen. 2) *Psychologische Begleitung und Behandlung sowie Psychotherapie* als Hilfe bei der Bewältigung von Problemen durch kurz-, mittel- und langfristige psychologische Begleitung und Behandlung sowie Psychotherapie von Studierenden im Einzelsetting oder in Gruppen. 3) *Förderung der Kooperation mit Organisationen* im studentischen Kontext und bei Bedarf im psychosozialen Bereich, insbesondere Kommunikationsförderung und Informationsoptimierung sowohl durch die Zusammenarbeit mit Interaktionsträgern insbesondere im tertiären Bildungsbereich, als auch durch Kooperation mit anderen Einrichtungen wie z. B. Arbeitsmarktservice, Österreichische Hochschülerschaft etc. 4) *Grundlagen- und anwendungsorientierte Forschungstätigkeit und Handlungsreflexion* zur Erlangung wissenschaftlich gesicherter Aussagen über Wirkungsweisen und Zusammenhänge von Variablen in den Feldern Bildung im Tertiärbereich, Studium als Lebensphase sowie bzgl. spezifischer psychologischer/psychotherapeutischer Methoden für die Arbeit mit Studierenden z.B. im Rahmen von Evaluationsstudien, Projekt(mit)arbeiten, Innovationen und Untersuchungen, aber auch bei der Weiterentwicklung psychologischer Methoden und Instrumente. 5) *Unterstützung von Aus-, Weiter- und Fortbildungstätigkeiten* von Kooperationspartnern zur Kompetenzsteigerung von im Bildungsgeschehen tätigen Personen, insofern es sich um psychologische bzw. feldrelevante Wissensinhalte handelt. Z.B. Mitwirkung an Konzepten der Multiplikatorenausbildung (z.B. Schüler- und Bildungsberatung, Studienberater der ÖH) sowie begleitende, stützende Aktivitäten wie z.B. Supervision oder Coaching. 6) *Qualitätssicherung* der Psychologischen Studentenberatung, d.h. alle notwendigen fachlichen Kompetenzen herstellen, aufrechterhalten, erweitern und verbessern, aber auch alle psychohygienischen Maßnahmen setzen, um die für die Beratung, Begleitung und Behandlung sowie Psychotherapie notwendige innere psychische Stabilität zu gewährleisten durch Fort- und Weiterbildungsmaßnahmen, Supervision und Organisationsentwicklung. 7) *Ressourcenbedingte Effektivitätsoptimierung* der Administration und Informationsvernetzung und 8) *Informationsleistung für die Öffentlichkeit* einerseits durch Darstellung der Tätigkeiten und der Arbeitsweisen der Psychologischen Studentenberatung sowie Veröffentlichungen wissenschaftlich gesicherter psychologischer Erkenntnisse z.B. in Form von Broschüren oder in elektronischen Medien, in denen auch psychologische Fragestellungen behandelt werden können. Hierher gehört auch die Veröffentlichung von Ergebnissen psychologischer/psychotherapeutischer Tätigkeiten in schriftlicher, elektronischer Form oder in Form von Referaten, Podiumsdiskussionen bzw. sonstiger adäquater Medienarbeit. Die psychologische Beratung, Behandlung bzw. Psychotherapie sind vertraulich und können kostenlos in Anspruch genommen werden von Studierenden insbesondere von Universitäten, Universitäten der Künste, Fachhochschulen, Studieninteressenten. *Die Bedeutung psychologischer Beratung ist klar ersichtlich: Durch die Behandlung von persönlichen Konflikten, Leistungshemmungen, seelischen Leidenszuständen kann die psychische Not gelindert werden, durch Studienwahlberatung können Laufbahnprobleme, Leerläufe und Rückschläge verhindert werden, sodass ein beträchtlicher volkswirtschaftlicher Nutzen erzielt wird.*

Franz Sedlak

Psychologische Studentenberatung in Europa/international **Psychologische Beratungseinrichtungen für Studierende** gehören zumindest in den meisten Ländern Europas sowie im angelsächsischen Raum zum Standard. Über das Angebot psychologischer Hilfestellungen im tertiären Bereich weltweit lassen sich aufgrund fehlender systematischer Daten keine verlässlichen Auskünfte geben. Jedenfalls gehört es auch zu den Zielen der UNESCO, derartige Serviceleistungen im Bildungsbereich auszuweiten. Überwiegend sind diese Einrichtungen an den einzelnen Universitäten angesiedelt, teilweise aber auch auf regionaler und überregionaler Ebene organisiert (wie die „Psychologische Studentenberatung" in Österreich). Inhaltlich geht es um: *psychologische Behandlung und Psychotherapie bei Problemen und Krisen Studierender sowie um die Förderung von Persönlichkeitsentwicklung und Lernkompetenz*, in einigen Ländern auch um die *Psychologische Hilfestellung bei der Orientierung und Entscheidung in Hinsicht auf Studienwahl, Studienwechsel und Studienabschluss.*

Watts A, Van Esbroeck (1998) New Skills for New Futures. Higher Education Guidance and Counselling Services in the European Union. Brussels, VUBPress

Michael Katzensteiner

Psychopharmaka Psychopharmaka sind Medikamente, die auf die Psyche des Menschen einwirken. Sie werden zur Behandlung von psychiatrischen und neurologischen Krankheiten und psychischen Störungen eingesetzt. Selbst wenn keine Grundkrankheit vorliegt, kann die Einnahme von Psychopharmaka angezeigt sein (z.B. bei akuten Belastungsreaktionen). Einige Psychopharmaka werden auch zur Behandlung von Symptomen organischer Krankheiten herangezogen bzw. finden ihre Anwendung als Narkosemittel. Psychopharmaka kann man nach ihrer Wirkungsweise in verschiedene Gruppen einteilen: Antidepressiva werden z.B. bei depressiven Störungen, → *Angststörungen*, → *Zwangsstörungen* eingesetzt. Antipsychotika werden unter anderem bei schizophrenen Störungen oder kognitiven Störungen verwendet. Anxiolytika sind angstlösende Substanzen und werden z.B. bei Angsterkrankungen angewandt. Hypnotika sind schlaferzeugende Medikamente und sollten erst nach Ausschöpfen anderer Therapiemöglichkeiten gegeben werden. Antidementia werden hauptsächlich zur Behandlung von Demenz verordnet (Benkert & Hippius 2005). Manche Krankheiten würden ohne die Behandlung mit Psychopharmaka zu jahrelangen Krankenhausaufenthalten oder schweren Beeinträchtigungen in der Lebensbewältigung führen. In den Psychologischen Beratungsstellen für Studierende ist es deshalb von großer Bedeutung eng mit Fachärzten für Psychiatrie zusammen zu arbeiten. Psychopharmaka vom Arzt verschrieben zu bekommen, bedeutet aber nicht, sie ein Leben lang einnehmen zu müssen. Allerdings sollte ohne Rücksprache mit einem Arzt nie die Dosis verändert oder das Medikament abgesetzt werden. Bei psychischen Störungen sind neben der medikamentösen Behandlung eine begleitende psychologische Behandlung oder → *Psychotherapie-Methoden* sehr wichtig.

Benkert O, Hippius H (2005) Kompendium der Psychiatrischen Pharmakotherapie. 5.Aufl. Heidelberg, Springer Medizin

Michaela Freidl

Psychosomatik **Psychosomatik bezeichnet die (Lehre von der) Wechselwirkung zwischen Seele (Psyche) und Körper (Soma).** Körperliche, seelische, gedankliche Prozesse können über jede Eingangspforte den ganzen Körper, die Seele, unseren Geist positiv oder negativ beeinflussen (Sedlak 2001). Unsere Sprache verrät die Zusammenhänge: Aus der Haut fahren, etwas zu Herzen nehmen, etwas zum Kotzen finden u.v.a.m. Verschiedene **Theorien erklären die Wechselwirkung** (Speidel 1996). Z.B.: 1) Das *Konzept der Organneurose* besagt, die unterdrückten Flucht-oder Angriffsreaktion bewirken eine Alarmreaktion des Körpers, dieser unterscheidet nicht zwischen echter und symbolischer Lebensgefahr und kommt aus dem Gleichgewicht. 2) *Das Konzept des mechanischen Denkens, der Alexithymie* („Leseschwäche des Gemüts") bezieht sich darauf: Gefühle können nicht gut wahrgenommen, differenziert bzw. ausgedrückt werden können. Dadurch kommt es zu einer Sprache des Körpers, genauer, des Gewebes. 3) *Die Annahme der Resomatisierung* beinhaltet, dass Konflikte in Belastungsphasen wieder körperlich ausgedrückt werden, anstatt zu reiferen Möglichkeiten zu greifen. 4) *Das Stressmodell* führt an, dass lang anhaltender negativer Stress zum Zusammenbruch (Dekompensation) führt. 5) *Die Annahme des locus minoris resistentiae* (Ort des geringsten Widerstandes) im Körper meint: Problemstellen zeigen das Gesamtproblem an. Wichtig ist der zugrunde gelegte **Gesundheitsbegriff**: 1) Die Regulationsmodelle peilen insbesondere die Bewegung zum *Gleichgewicht* an, 2) die Sinnorientierungsmodelle die Bewegung aus dem Gleichgewicht hin zur *Herausforderung*. 3) Den Kongruenzmodellen geht es um die *Übereinstimmung* der Person mit sich selbst. Wo das Gleichgewicht gestört, die sinnvolle Herausforderung fehlt, Fremdheit sich selbst gegenüber empfunden wird, kann es zur Erkrankung kommen. Die Psychosomatik wirft die Frage auf, **wie Körper und Geist (Seele) zusammen wirken können** (Sedlak 2003). Dazu gibt es 1) *monistische Lösungen* (alles ist entweder nur Geist: Materie ist nur das Instrument für die Melodie. Alles ist Materie, der Geist nur Widerhall („Epiphänomen") wie der Rauch beim Feuer. 2) *dualistische Ansätze* (Geist und Körper wirken aufeinander ein, oder sind parallel geschaltete autonome Systeme). Ein 3) *reduktionistischer Ansatz* sagt: Das Soziale ist nicht anderes als das Psychische, das Psychische geht auf das Biologische zurück, bald werden alle psychischen Phänomene neurobiologisch formuliert werden können. Die Biologie ihrerseits erklärt sich aus der Chemie und die Chemie ist nichts anderes als Physik- der Mensch als physikalische Maschine. Ein 4) *Mehrebenenansatz* sagt: Die Physik ist die Grundlage für die Chemie, aber auf der Ebene der Chemie gibt es etwas Neues (z.B. das Wasserstoffatom ist nicht nass, das Sauerstoffatom ist nicht nass – beide zusammen sehr wohl). Die Ebene der Biologie fußt auf der Chemie, aber hier gibt es wieder Neues (z.B. Bewegung, Wachstum, Reife).Die Psychologie (Bewusstsein, Lernen, Empathie) lässt sich nicht allein auf die Biologie zurückführen, und beim Sozialen gibt es gegenüber dem Psychischen wieder Neues (z.B. Technik, Kultur, Sprache). Dieses Auftauchen von Neuem nennt man Emergenz. 5) Dem *teleologischen Ansatz* nach verwirklicht sich ein vorgegebener Bauplan. Akzeptiert man die Höherentwicklung, dann ist es klar, dass ein rein naturwissenschaftlicher Ansatz, der das Psychische, Personale ausklammert, weder den gesunden noch den kranken Menschen vollkommen erfassen kann. *Psychosomatisches Verständnis ist im Bildungsbereich besonders wichtig, z.B. beim Schulkopfschmerz, beim morgendlichen Erbrechen, bei allergischen Haut-Reaktionen etc. Die Bildungspsychologie muss hier bei den Ursachen (Stress, übertriebener Ehrgeiz, Angst, ...) ansetzen.*

Sedlak F (2001) Die Inbesitznahme eines eigenen Stück Landes – Der Körper als Fremdkörper oder als Erfahrungswelt. Vortrag Baden, Psychosomatiksymposium

Sedlak F (2003) Gibt es die Psychosomatik? Gibt es die Psychosomatik des Magen-Darm-Traktes? Vortrag Baden bei Wien, Psychosomatik Symposium

Speidel H (1996) Konzepte und Störungsbilder in der psychosomatisch-psychotherapeutischen Medizin. In: Meyer A, Freyberger H, von Kerekjarto M, Liedtken R, Speidel H (Hrsg.) (1996) Jores Praktische Psychosomatik. Bern Göttingen, Hans Huber

Franz Sedlak

Psychotherapie-Methoden In Österreich hat der Psychotherapie-Beirat vier Methoden-Orientierungen unterschieden: 1) Die *tiefenpsychologisch-psychodynamische* Orientierung (z.B. Psychoanalyse, Individualpsychologie) 2) die *humanistisch-existenzielle* (z.B. Klientenzentrierte Psychotherapie, Logotherapie und Existenzanalyse), 3) die *systemische* (die systemische Familientherapie) und 4) die *verhaltenstherapeutische* (Verhaltenstherapie). Sedlak (1998) vergleicht die Psychotherapie-Methoden und ihren Ansatz mit einem Baum: Die tiefenpsychologischen Methoden pointieren die Wurzeln (die Startbedingungen), die humanistischen, verhaltenstherapeutischen den Stamm (die persönliche Entfaltung) und die existenziellen die Krone des Baumes (das Streben nach dem Licht der Erkenntnis von Sinn). Dass kein Baum allein steht, sondern in Wechselwirkung mit seiner Umwelt, betonen die systemischen Methoden. Die Entscheidung des Patienten für eine bestimmte Methode ist eine persönliche Entscheidung: *Auf welchem Weg komme ich am ehesten an das Ziel meiner Therapie?*

Sedlak F (1998) In: Sedlak F, Gerber G (Hrsg.) Dimensionen integrativer Psychotherapie. Wien, Facultas

F Sedlak

AUS DER PSYCHOWERKSTATT: Wo profitiert die Bildungsarbeit von der Psychotherapie?

Entwicklung heißt aus Fehlern lernen. Eltern können sich irren in ihren Erziehungsmethoden, die Lehrer ebenso. Verkettungen ungünstiger Umstände und auch unsere eigene mangelnde Einsicht oder Bereitschaft sind Stolpersteine. Sie gehören zur Entwicklung dazu; wir müssen Mut zum Experimentieren entwickeln mit und trotz unserer Fehlerhaftigkeit. Ebenso stellen Entwicklungskrisen keine Krankheit dar, sondern notwendige Passagen zu einem höheren Entwicklungsniveau. Manche Erziehungs-„Fehler“ oder ungünstigen Lebensumstände können aber die Persönlichkeitsentwicklung nachhaltig blockieren, sogar deformieren. Diese Leidenszustände kann nicht die Pädagogik, sondern nur die psychotherapeutische Behandlung mindern oder beheben. Psychotherapie und Pädagogik können einander aber auf vielfache Weise gegenseitig befruchten. **Die Psychotherapie kann der Pädagogik viele Hinweise für eine gesunde Entwicklung vermitteln.** Das soll am Beispiel einiger psychotherapeutischer Verfahren und deren Grundsätzen demonstriert werden. Z.B. **1)** Die → **klientenzentrierte, personorientierte Psychotherapie** geht davon aus, dass jeder Mensch sich in einer positiven Atmosphäre positiv entwickeln kann, mit sich selber mehr in Einklang kommt und Defizite oder Beziehungsprobleme aus eigener Kraft und in seinem eigenen „Wachstums- und Reifungstempo“ beheben lernen kann. *Jeder Lehrer, jede Lehrerin ist in diesem Sinn ein evolutionsfördernder Begleiter der Selbstaktualisierung seiner Schüler, Studenten* und geht mit diesen einen relativ langen und wichtigen Entwicklungsweg gemeinsam. Die immer größere *Differenzierung im Bildungs- und Berufswesen verlangt als Ausgleich auch eine immer größere Integrationsfähigkeit.* Deshalb kommt den Grundvariablen Wertschätzung (Respekt, Toleranz, Geltenlassen eines anderen Standpunktes usw.), Echtheit (Transparenz, situationsgerechte Offenheit usw.) und insbesondere gegenseitigem Verständnis (Einfühlung) eine tragende Bedeutung zu. Diese Grundhaltungen sind eine pädagogische Aufgabe ersten Ranges in einer Unterrichtsgestaltung als Beziehungsgestaltung und sollten in keiner pädagogischen Ausbildung unerwähnt bleiben. **2.** Die → **Verhaltenstherapie** geht von der großen Lern- und Selbststeuerungsfähigkeit des Menschen aus. Das gilt auch für die Pädagogik. Lernen bedeutet die Erweiterung der Verhaltensmöglichkeiten durch Wissenserwerb, Einsicht, Übung, Erfahrung. Viele Prinzipien der Verhaltenstherapie, z.B. Aufbau konstruktiver Verhaltensweisen durch positive Verstärkung, Löschung von destruktiven Verhaltensmustern, Veränderung von hemmenden Gedanken und Bewertungen haben Eingang in die Pädagogik gefunden. **3.** Die → **Individualpsychologische Psychotherapie** geht davon aus, dass sich der Mensch durch ungünstige frühe Lebenseinflüsse eine verzerrte Meinung von sich, seiner Umwelt und seinen Aufgaben bildet. Dann kann er von einer konstruktiven Lebensgestaltung abweichen und in einen Lebensstil abrutschen, der ihm und anderen auf lange Sicht gesehen schadet; z.B. wenn ein starkes Minderwertigkeitsgefühl durch besondere Tricks und Arrangements wettgemacht wird (Flucht in die Krankheit, in Überlegenheitsansprüche usw.) Zur Bildung gehört Lernen Lernen, das aber ist der Aufbau konstruktiver Problemlösungsstrategien und von positiven Alternativen zu trickreichen bzw. unverantwortlichen Arrangements. Erziehung zum Unmut, Übermut oder zur Mutlosigkeit findet dort statt, wo überfordert, unterfordert oder einseitig gefordert wird. Erziehen zur Verantwortung und Partnerschaftlichkeit, zur Kooperation, zum Mut lassen sich in vielerlei Form bewerkstelligen: z.B. als Installierung gegenseitiger Hilfemöglichkeiten in der Lernvorbereitung. Die Individualpsychologie hat sich sehr für Lehrer engagiert und das Prinzip des Gemeinschaftsgefühls und der Ermutigung in die Schulen getragen. **4.** Die → **Katathym imaginative Psychotherapie** ermöglicht einen Einstieg in die Symbolwelt des Patienten: Je reifer die Symbolisierung des Patienten ist, desto größer ist seine Verarbeitungsfähigkeit gegenüber neuen Eindrücken, Erlebnissen und Erfahrungen. Der Mensch macht viele Erfahrungen zu einem Zeitpunkt, wo er zwar alles spürt, aber noch sehr wenig versteht und noch weniger ausformulieren bzw. ausdrücken und mitteilen kann. Je mehr aber im Unterricht neben der Sachvermittlung auch Ängste, Wünsche der Schüler angesprochen und gemeinsam diskutiert werden können bzw. Gefühle ernst genommen werden, desto aufnahmefähiger werden die Schüler, Studenten auch für den rationalen Anteil des Schullebens sein können. **5.** Die → **Logotherapie-Existenzanalyse** sagt: Der Mensch ist ein geistbegabtes Wesen und somit nicht bloß auf Erfolg oder Triebbefriedigung hin orientiert, sondern nach einem sinnerfüllten Leben strebend. Schule ist Ort der Wertrealisierung. Sinn muss im Hier und Jetzt gesucht und realisiert werden, auch wenn es Fernziele gibt. Daher muss sich die Schule bemühen, den Lehrstoff auf eine Art und Weise zu vermitteln, dass er sinnvoll erlebt und gestaltet werden kann. Psychotherapie und Pädagogik haben verschiedene Zugänge zum Menschen und verschiedene Aufträge. **Aber die fördernden Interventionen, von denen sich Psychotherapeuten leiten lassen, sind in angepasster Form auf die pädagogischen Zielsetzungen der Persönlichkeitsentwicklung transferierbar:** *Sensibilität, Kompetenz und Engagement in Erziehung und Unterricht; die Förderung von Echtheit, Wertschätzung und gegenseitigem Verstehen; die Förderung positiver Erfahrungen durch richtiges Lernarrangement, Feedback; die Förderung des Dialoges, der echt menschlichen Beziehung; das Berücksichtigen von Originalität, Kreativität, aber auch von Ängsten, Phantasien, irrationalen Gefühlen aufgrund der persönlichen Lebensgeschichte; das Engagement aller in der Schulgemeinschaft dafür, dass Schule Sinnmöglichkeit anbietet bzw. die Sinnsuche des jungen Menschen unterstützt.* Förderung der Persönlichkeitsentwicklung ist eine Chance für Erziehung und Unterricht. Psychotherapie profitiert von der Bildung: Je mehr der Mensch von der Welt weiß, desto vielseitiger kann die Beziehung zur Welt gestaltet werden. Bildung ist Förderung der Persönlichkeitsentwicklung, ist Begleitung bei der Individuation, Sozialisation und bei der Auseinandersetzung mit der Kultur. Die Pädagogik kann sich aber umgekehrt in ihrer präventiven Aufgabe von der Erkenntnissen der Psychotherapie befruchten lassen. Die angeführten Psychotherapien sind nur Beispiele, sie ließen sich beträchtlich erweitern. **Worin liegt aber nun die**

besondere Chance der Pädagogik? Eine Pädagogik, die die psychotherapeutischen Erkenntnisse über gesunde und pathologische Entwicklungsfaktoren integriert hat und gesunde Entwicklung ermöglicht, Blockaden vermeidet, Störungen im Ansatz behebt, hilft beim Aufbau, sodass später wenig „repariert“ oder „umgebaut“ werden muss. **In welcher Form kommen Pädagogik und Psychotherapie praktisch miteinander in Berührung?** Die Schulpsychologie hat z.B. tausenden Beratungslehrern die Grundhaltungen nondirektiver, klientenzentrierter Gesprächsführung und Beratung nahe gebracht. Wie die Beschreibungen der → *Schweizer Schulpsychologie*, der → *Schulpsychologie in Deutschland* und → *Schulpsychologie in Österreich* zeigen, ist das Grundverständnis von Problemlösungen im Bildungsbereich besonders stark durch die Erkenntnisse der Systemtheorie und der systemischen Psychotherapie beeinflusst worden. *Die Psychologische Studentenberatung führt z.B. auch Schulung und Coachings für Tutoren durch und nützt dabei Erkenntnisse und Vorgangsweisen auf gruppendynamischer Basis. In Fortbildungen für Universitätslehrer werden diese auch mit unbewussten Determinanten des Prüfungsverhaltens Studierender vertraut gemacht (z.B. tief sitzende Ängste können den Prüfungserfolg verhindern). Beide Einrichtungen der Bildungspsychologie sensibilisieren Lehrende für die Berücksichtigung der (mehr oder minder verwundeten) Persönlichkeit. Broschüren der zentralen Leitung der Schulpsychologie und Psychologischen Studentenberatung im Bildungsministerium tragen psychologisches und psychotherapeutisches Gedankengut in die Klassenzimmer. Die angeführten Literaturbeispiele sind mit einem kursiven Hinweis auf die Therapieform versehen.*

Sedlak F (1986) Grundlagen psychologischer und pädagogischer Maßnahmen beim Lösen von Schulschwierigkeiten. In: Sedlak F, Zeman M: Schulschwierigkeiten erkennen und lösen. Wien, Bundesministerium für Unterricht, Kunst und Sport, 43–113 *(Es wird auf verschiedene Psychotherapieformen im Zusammenhang mit Pädagogik eingegangen)*

Sedlak F (1993) Viktor Frankl, „Kernaussagen zur Existenzanalyse, Logotheorie und Logotherapie. Video VHS. Medienservice des BM für Unterricht und Kunst. 80739

Sedlak F (o.J.) Wir alle sind etwas Besonderes und unsere Gemeinschaft auch. Wien, BMUK *(Individualpsychologische Gedanken zum Gemeinschaftsgefühl, zum Minderwertigkeitsgefühl)*

Sedlak F (Hrsg.) (1999) Auf die Haltung kommt es an! BMUK, 16–22 (*Kognitive Verhaltenstherapie)*

Sedlak F (2001) Das Leben ist wertvoll! Wien, BMUK (*Sinnfindung)*

Sedlak F (2003) Das Zauberquadrat für richtiges Lernen. Wien, BMBWK *(Verhaltenstherapeutisches Selbstmanagement)*

Franz Sedlak

- R -

Reaktanz Die Reaktanztheorie geht davon aus, dass der Mensch motiviert ist, seine Freiheiten zu erhalten. Unter Freiheit ist insbesondere die Ergebnisfreiheit und die Entscheidungsfreiheit zu verstehen. Wenn bisher verfügbare bzw. als verfügbar angenommene Verhaltens- und Ergebnisalternativen blockiert oder auch nur bedroht werden, entsteht nach Brehm (1981) Reaktanz. **Reaktanz ist ein Erregungs- und Motivationszustand, der darauf abzielt, die bedrohte, eingeengte oder blockierte Freiheit wiederherzustellen**. Brehm spricht nicht von Freiheit im Allgemeinen, sondern von konkreten Freiheiten in bestimmten Situationen und Lebensbereichen. Mehr Reaktanz besteht, wenn die Freiheitseinschränkung (z.B. Wahlfreiheit der Schulform) den eigenen Verantwortungsbereich und auch die eigenen Vorstellungen über die Zukunft betreffen d.h. je wichtiger die bedrohte Entscheidungsfreiheit, desto größer die Reaktanz. Reaktanz bedeutet in diesem Zusammenhang auch die Aufwertung der eliminierten Alternative. Aus schulpsychologischer Erfahrung ist die Interessensabwägung zwischen den mit dem Erziehungsrecht ausgestatteten Erziehungsberechtigten, dem Wohl des Kindes und dem Bildungs- und Erziehungsauftrag der Schule nicht friktionsfrei. Die Kenntnis des psychologischen Konzeptes der Reaktanz hilft bei der Überzeugungsarbeit für die Akzeptanz einer rechtlichen Maßnahme bei den Betroffenen. Ein praktisches Beispiel soll unter Zugrundelegung der Rechtsnorm den Anteil der schulpsychologischen Tätigkeit am Interessensausgleich im Verwaltungsverfahren (Feststellung des sonderpädagogischen Förderbedarfs) verdeutlichen. Die Schullaufbahn des Kindes wird von den Erziehungsberechtigten als besonders wichtig eingeschätzt. Eine Beschulungsmaßnahme außerhalb der „Normalschule" wird als Bedrohung erlebt z.B. stellt schon der Besuch der Vorschulstufe ein solches Ereignis dar. Die Erziehungsberechtigten vermeinen mit ihrer Zustimmung zukünftige Lebenschancen des Kindes einzuschränken und fühlen sich dafür besonders verantwortlich. Schulpsychologische Beratung bedeutet, den „Erregungszustand" d.h. die Reaktanzphänomene der Betroffenen zu akzeptieren und Verständnis für deren Sichtweise zu zeigen, aber auch sachlich fundiert zu informieren, um Einsicht in notwendige schulische Maßnahmen zu erreichen. Unter Anwendung der Erkenntnisse der (Schul)Psychologie werden Fragestellungen nach dem Entwicklungsstand, dem Leistungsvermögen, der Leistungsbereitschaft, der Leistungsprognose und der zu erwartenden Persönlichkeitsentfaltung d.h. den Entwicklungsmöglichkeiten im sozialen, kognitiven, emotionalen Bereich gerichtet auf die bestehende bzw. zukünftige Schullaufbahn (den Möglichkeiten des Bildungssystems) beantwortet. Schulpsychologische Beratung heißt ein hohes Maß an Transparenz für die Parteien (Erziehungsberechtigte) in den Auswirkungen der psychologischen Erkenntnisse und Schlussfolgerungen zu vermitteln. Schulpsychologische Beratung bedeutet zudem die schulpsychologischen Schlussfolgerungen für die Betroffenen einsichtig zu machen d.h. deren Akzeptanz zu optimieren. Die Eltern oder sonstige Erziehungsberechtigte sollen das Gefühl haben, dass die Schulbehörde bemüht ist, für das Kind den bestmöglichen Bildungsweg und gleichzeitig die beste soziale Integration zu ermöglichen. Die schulpsychologische Beratung und Begutachtung – die Zustimmung der Erziehungsberechtigten ist erforderlich – hilft, Reaktanzphänomenen vorzubeugen und leistet einen wesentlichen Beitrag zum psychischen Wohlbefinden aller Beteiligten. Die Akzeptanz notwendiger sonderpädagogischer Fördermaßnahmen wird dadurch erhöht. Spezifische Fördermaßnahmen können und werden somit als Chance gesehen und nicht als Einschränkung durch die Rechtsnorm im Bildungsgang des Kindes erlebt.

Herkner W (1991) Sozialpsychologie. Bern, Huber

Irle M (1975) Lehrbuch der Sozialpsychologie. Göttingen, Hogrefe

Kette G (1987) Rechtspsychologie. Wien, Springer

Harald Aigner

Anm.d.Hgs.: Eine interessante Gedankenverbindung lässt sich von der Reaktanz als Abwehrhaltung gegenüber Einschränkungen zur Resilienz als Widerstandsfähigkeit und Toleranz gegenüber Belastungen herstellen.

Rechenschwäche Seit einigen Jahren beschäftigt sich die Forschung intensiv mit dem Thema „Rechenschwäche". Mit großem Konsens ist allgemein unter „Rechenschwäche" oder auch „Dyskalkulie" eine spezifische Schwäche beim Erwerb des Rechnens gemeint. Die Häufigkeitsangaben schwanken etwa zwischen 3 und 7 Prozent, da diese stark von den Definitionskriterien abhängig sind. Traditionelle Definitionen (z.B. ICD 10) legen unter anderem fest, dass die Rechenleistung, gemessen mit einem standardisierten Rechentest, mindestens 2 Standardabweichungen unter den erwarteten Leistungen aufgrund der intellektuellen Begabung und Beschulung liegt. Trotzdem dürfen keinesfalls als Entscheidungskriterium für das Vorliegen einer Diagnose „Dyskalkulie" nur Testwerte aus Begabungstest und Rechentest in Diskrepanz zueinander stehen, sondern muss sich ein Gesamtbild aus Entstehungsgeschichte, Entwicklungsstand im Rechnen, Unterrichtssituation, häuslicher Unterstützung und psychischer Befindlichkeit des Kindes ergeben. Das Vorliegen einer Schwäche in Rechnen schließt zusätzliche Schwierigkeiten beispielsweise in Lesen und/oder Rechtschreiben nicht aus. Rechnen ist keine in sich geschlossene Einheit, sondern besteht aus mehreren Komponenten (Dowker 2004). Diese Komponenten sind die Fähigkeit zum Abruf arithmetischer Fakten, die Fertigkeit zum Ausführen von arithmetischen Prozeduren (Wissen wie), das Schätzen, das Verstehen und Anwenden von arithmetischen Prinzipien (Ableitungen), das Verstehen von mathematischen Konzepten (Wissen warum) und das damit in engem Zusammenhang stehende praktische Umsetzen von Textaufgaben. Neueste Forschungsergebnisse weisen darauf hin, dass Rechenschwäche bzw. Dyskalkulie die Folge von spezifischen Störungen der basalen numerischen Verarbeitung ist und nicht die Folge aus Defiziten anderer kognitiver Funktionen (Landerl et al. 2004). Es wird von einem „Number Module" im Parietallappen ausgegangen, welches eine zentrale Rolle bei der Verarbeitung von numerischen Repräsentationen spielt (Butterworth 1999). Die Förderung der Rechenschwäche kann jederzeit erfolgreich durchgeführt werden, nur ist es selbstverständlich besser, so früh wie möglich mit gezielter Förderung zu beginnen. Diese umschriebene schulische Lernschwierigkeit kann sich negativ auch auf die Leistungen in anderen Gegenständen auswirken. Frühe Fördermaßnahmen können die Entwicklung von negativen Einstellungen zu Mathematik, negativen Selbstkonzepten und Rechenangst vermeiden. Beim Planen einer effektiven Förderung ist die Gesamtsituation des Kindes im Auge zu behalten und durch gezielte Diagnostik der individuelle Lernstand auf den unterschiedlichen Komponenten des Rechnens zu erheben. Hilfestellung für eine genaue Abklärung kann durch facheinschlägige psychologische Beratungsstellen wie z. B. die Schulpsychologie-Bildungsberatung in Anspruch genommen werden. Interventionen bezüglich Förderung können von gezielter Förderung im Klassenverband, Förderunterricht in so genannten Fördergruppen bis zu Einzelförderung gestaffelt sein. Jedenfalls muss aufgrund gesicherter Daten davon ausgegangen werden, dass qualitativ hochwertige Förderung nützt. Aussagen wie: „Ein bestimmter Prozentsatz von Kindern ist einfach schlecht in Mathematik, dagegen kann nichts getan werden." dürfen so heute nicht mehr stehen bleiben. Effektive Förderung zeichnet sich unter anderem dadurch aus, dass am individuellen Entwicklungsstand der numerisch-rechnerischen Fertigkeiten angesetzt wird. Rechenschwache Kinder benötigen zumeist besondere Begleitung in Mathematik, so lange sie die Schule besuchen. Phasen intensiver Förderung durch „Einzelförderung" können von Phasen abgelöst werden, in denen weniger dichte zusätzliche Hilfe angeboten werden muss. Die elterliche Unterstützung und maximales Verständnis und Entgegenkommen der Schule sind eine Notwendigkeit. Spezifische Defizite im numerisch-rechnerischen Bereich lassen sich schon mit dem Schuleintritt feststellen, sodass idealerweise schon im Schuleingangsbereich präventiv gearbeitet werden kann. Je früher begonnen wird das Problem abzufedern, umso weniger weit öffnet sich die Schere, die zwischen normal entwickelten Rechnern und rechenschwachen Kindern entsteht.

Butterworth B (1999) The Mathematical Brain. London, Macmillan.

Dowker A (2004) What Works for Children with Mathematical Difficulties? Research Report RR554 Department for Education and Skills. University of Oxford

Landerl K, Bevan A, Butterworth B (2004) Developmental Dyscalculia and Basic Numerical Capacities: A study of 8–9 Year Old Students. Cognition 93, 99–125

Anm.d.Hgs: Eine Arbeitsgruppe der Schulpsychologie-Bildungsberatung in Österreich hat eine umfassende Broschüre zum Thema erarbeitet, die neben Diagnosehinweisen, Checklisten und Fallberichten auch Hinweise auf ein mögliches Curriculum für Betreuer bei Rechenschwäche gibt. „Rechenschwäche – eine Handreichung für Pädagoginnen und Pädagogen" ist unter www.schulpsychologie.at abrufbar.

Brigitta Amann

Rechtliche Grundlagen der Schulpsychologie-Bildungsberatung (Schulpsychologischer Dienst) in Österreich Schulpsychologie ist psychologische Beratungs-, Untersuchungs- und Sachverständigentätigkeit. Die Schulpsychologie bietet psychologische Betreuung und Behandlung, gegebenenfalls psychotherapeutische Hilfestellungen für alle Partner des Schulgeschehens an. Die Schulpsychologie fördert Kooperationen im Bereich Schule, unternimmt Forschungsarbeiten und sorgt für Qualitätssicherung im eigenen Bereich. Ein breites Angebot an psychologischem Wissen dient der (Schul-)Öffentlichkeit bei der Bewältigung der Herausforderungen. Die umfassenden schulpsychologischen Aufgabenbereiche werden seit der Geschäftseinteilung 1969 des Bundesministeriums für Unterricht mit „Schulpsychologie-Bildungsberatung" bezeichnet. Die Schulpsychologie-Bildungsberatung schließt den wichtigen Bereich der Schullaufbahn- bzw. Bildungsberatung mit ein. Gemeinsam mit den Schüler- und Bildungsberater/innen, die überwiegend von Schulpsycholog/inn/en ausgebildet werden, wird breitenwirksam Information und Beratung für Schülerinnen und Schüler und deren Eltern sichergestellt. Die Organisationsstruktur der Schulpsychologie-Bildungsberatung in Österreich ist durch das Bundes-Schulaufsichtsgesetz 1962 zentral festgelegt. Die Abteilung Schulpsychologie-Bildungsberatung im Bundesministerium für Bildung, Wissenschaft und Kultur, mit vier Referaten, gibt den fachlichen Rahmen vor, sorgt für die bundeseinheitliche Umsetzung der Aufgabenstellungen und stellt den fachlichen Qualitätsstandard und die Organisationsentwicklung sicher. Das Rundschreiben des Bundesministeriums für Unterricht und Kunst (1994) konkretisiert die Aufgaben und Struktur der Schulpsychologie-Bildungsberatung in Österreich. Die verpflichtende Grundausbildung für den höheren schulpsychologischen Dienst (der Schulpsychologie-Bildungsbratung) ist in der Verordnung des Bundesministers für Bildung, Wissenschaft und Kultur (2000) geregelt. Sie umfasst die Schulung am Arbeitsplatz, das Selbststudium und einen Ausbildungslehrgang. Mit dieser Verordnung sind grundsätzlich die **Aufgabenbereiche der Schulpsychologie-Bildungsberatung festgelegt**: (1) Psychologische Beratungs-, Untersuchungs- und Sachverständigentätigkeit (2) Psychologische Betreuung Einzelner bzw. von Gruppen (3) Förderung der Kooperation im Bereich Schule und mit anderen Einrichtungen, deren Hilfestellungen für die Schule relevant sein können (4) Psychologische Forschung im Bereich Schule (5) Informationstätigkeit für die Öffentlichkeit. **Der schulpsychologische Dienst in Bundesgesetzen**: (1) Das Bundes- Schulaufsichtsgesetz 1962 normiert die Einrichtung des schulpsychologischen Dienstes in den Ämtern der Landesschulbehörden zur pädagogisch-psychologischen Beratung in den Schulen. (2) Im Schulunterrichtsgesetz 1986 kommt der a) Information der Erziehungsberechtigten und der Lehrberechtigten ein besonderer Stellenwert bei auffälligem Verhalten eines Schülers (auch als Frühwarnsystem und Frühinformationssystem bezeichnet) zu. Die Schulpsychologie-Bildungsberatung berät und trägt zur Verbesserung der Lern- und Verhaltenssituation bei. b) Schüler/innen können auf Grund außergewöhnlicher Leistungen und Begabungen in die übernächste Schulstufe der betreffenden Schulart aufgenommen werden (Überspringen von Schulstufen). Eine schulpsychologische und (oder) schulärztliche Untersuchung dient als Entscheidungshilfe. Erforderlichenfalls wird mit Zustimmung der Eltern oder sonstigen Erziehungsberechtigten oder auf deren Verlangen zur a) Feststellung der Schulreife und b) bei der Frage eines vorzeitigen Besuches der Volksschule gemäß (3) Schulpflichtgesetz 1985 ein schulpsychologisches Gutachten erstellt. Weiters ist unter Wahrung des Elternrechtes ein schulpsychologisches Gutachten einzuholen, wenn c) das Kind infolge physischer oder psychischer Behinderung dem Unterricht nicht zu folgen vermag. Außerdem ist der schulpsychologische Dienst gemäß (4) Suchtmittelgesetz 1997- Gesundheitsbezogene Maßnahmen bei Suchtgiftmissbrauch- erforderlichenfalls bei der Abklärung der Notwendigkeit einer gesundheitsbezogenen Maßnahme beizuziehen.

http://www.ris.bka.gv.at/

Harald Aigner

Rechtliche Grundlagen der Psychologischen Studentenberatung in Österreich Die Psychologische Studentenberatung ist eine psychosoziale Einrichtung zur Unterstützung von Studierenden und Studieninteressent/inn/en durch psychologische und psychotherapeutische Methoden. Im Vordergrund der Bemühungen steht die Verbesserung der Kompetenzen zur Bewältigung des Studiums, der Studienwahl und der studentischen Lebenssituation durch Hilfe zur Selbsthilfe. Rechtsgrundlage zur Errichtung Psychologischer Beratungsstellen für Studierende an Universitäten, Kunsthochschulen, Theologischen Lehranstalten und Fachhochschul- Studiengängen ist das Studienförderungsgesetz 1992. Der Bundesminister für Bildung, Wissenschaft und Kultur kann durch Verordnung im Einvernehmen mit dem Bundesminister für soziale Sicherheit und Generationen die Zuständigkeit dieser Stellen auch auf Studierende an medizinisch-technischen Akademien und Hebammenakademien ausdehnen. **Aufgaben und Ziele der Psychologischen Beratungsstellen für Studierende** sind insbesondere: (1) Studieninteressenten und Studierende zu unterstützen, damit sie bei der Studienwahl, bei einem Studienwechsel oder bei einem beabsichtigten Studienabbruch möglichst fundierte Entscheidungen treffen können (2) Studierende zu unterstützen, die Anforderungen des Studiums im Leistungsbereich, im persönlichen und sozialen Bereich zu Bewältigen sowie in diesem Zusammenhang auftretende persönliche, arbeitsmäßige und psychische Probleme zu lösen (3) die Förderung der Leistungsfähigkeit und Persönlichkeitsentwicklung von Studierenden mit psychologischen Mitteln und (4) die Vorbeugung von Studienproblemen.

Die Aufgaben werden insbesondere durch folgende Maßnahmen umgesetzt:

(1) psychologische Beratung, Diagnostik und Trainings (2) psychologische Behandlung und Psychotherapie (3) informative Beratung und präventive Maßnahmen (4) Kooperation mit Bildungs- und Betreuungseinrichtungen (5) wissenschaftliche Untersuchungen, Projekte und Veröffentlichungen in den angeführten Bereichen. Die verpflichtende dienstliche Ausbildung, geregelt in der Verordnung über die Ausbildung und Prüfung für den Dienst in der Psychologischen Studentenberatung 1999, umfasst die Schulung am Arbeitsplatz, die praktische Verwendung am Arbeitsplatz und einen Ausbildungslehrgang.

http://www.ris.bka.gv.at/

Harald Aigner

Redeangst Reden vor fremden Gruppen ist fast immer mit Anspannung verbunden. Wenn diese Anspannung nicht als normale Reaktion auf die Situation erlebt wird, die auch genutzt werden kann, um eine Leistung zu erbringen, sondern als unerträgliche Anspannung und als Befürchtung, der Situation nicht gewachsen zu sein, sich zu blamieren, dann sind dies die Hauptmerkmale der Redeangst. Redeangst bezieht sich im Studium vorwiegend auf die Angst vor Referaten. Die Angst tritt immer dann auf, wenn man sich vor der Gruppe exponiert, daher können auch einfache, spontane Diskussionsbeiträge angstbesetzt sein. Die Angst ist umso stärker, je größer und fremder eine Gruppe ist. Meistens ist sie bei spontanen Wortmeldungen geringer, eine Wartezeit intensiviert die Angst. Angst entsteht nicht nur in der Redesituation selbst, es reicht oft schon, sich die Redesituation vorzustellen. Betroffene Studierende wählen ihre Lehrveranstaltungen manchmal so aus, dass sie das Reden vor der Gruppe vermeiden können. Durch dieses Vermeiden wird die Angst immer schlimmer. Redeangst entsteht meistens während der Pubertät. In dieser Lebensphase wird man sich der eigenen Wirkung bewusster und gleichzeitig treten massive körperliche und psychosoziale Veränderungen auf, die verunsichern und zeitweise die Leistung beeinträchtigen. Eigene negative Erfahrungen in der Schule, Leistungsdruck und familiäre Probleme können zur Entwicklung von Redeangst führen, die umso schwerer abzubauen ist, je länger sie besteht. Deshalb ist die psychologische Beratung und Behandlung von Redeangst ein wichtiger Schwerpunkt in der Schulpsychologie und Psychologischen Studentenberatung. In der psychologischen Behandlung geht es nicht darum, zuerst die Angst abzubauen und dann zu reden, sondern trotz und mit Angst zu reden und sie mit der Übung und zunehmenden Erfahrung allmählich abzubauen. → *Kommunikation.*

Steinbuch U (1998) Raus mit der Sprache: ohne Redeangst durchs Studium. Frankfurt a. M., Campus

Pabst-Weinschenk M (1995) Reden im Studium: ein Trainingsprogramm. Frankfurt a. M., Cornelsen Scriptor

Eva Egger-Zeidner

Ressourcenorientierte Psychotherapie Ressourcenorientierte Psychotherapie ist eigentlich eine Tautologie, da es ja als das gemeinsame Ziel aller Psychotherapien gesehen werden kann, **Hilfesuchende darin zu unterstützen, ihre Möglichkeiten der Realitätsbewältigung zu erweitern** (und sei es die Realität der eigenen Geschichte wie in der klassischen → Psychoanalyse). Die psychotherapeutische Praxis war aber traditionell mit der Behebung von Störungen beschäftigt (für diese gibt es ausgefeilte Klassifikationssysteme) und nicht mit dem Aufbau von Ressourcen. **Ressource** ist zunächst jedoch ein **ökonomischer Begriff**. Etwas spitz formuliert könnte man behaupten, der Ressourcenbegriff habe unter dem Diktat der ökonomischen Betrachtungsweise der Realität an Bedeutung gewonnen und hätte so – wie viele Schlagworte, die dem Zeitgeist entsprechen – auch Eingang in die Psychotherapie gefunden. Dies macht ihn zwar vertraut, bei näherer Betrachtung jedoch verschwimmt der Begriff so weit, dass weder aus der psychologischen Wissenschaft noch aus dem Alltagsverständnis eine klare Definition hergeleitet werden kann. Nach Willutzki (2003, 94) macht der Begriff Ressource „nur im Lichte einer subjektiven Zweckbestimmung Sinn."

Ressourcen werden dabei als Funktion aus dem Ziel, dem Beurteiler und dessen Wertesystem gefasst (Schaller & Schemmel 2003, 587). Vor einer psychologisch verkürzten Perspektive des Begriffs warnt Keupp (2003, 555ff) und erweitert ihn um die gesellschaftliche Dimension in der Form, wie sie etwa im Gesundheitsbegriff der Ottawa Charta der WHO ihren Niederschlag findet. **Bezüglich der Auseinandersetzung mit Ressourcen in der therapeutischen Arbeit** lassen sich nach Schaller & Schemmel (2003, 576ff) im wesentlichen **zwei Grundströmungen beobachten**: in der **ersten werden unter dem Titel Ressourcenorientierung** meist jene therapeutischen Grundannahmen zusammengefasst, in welchen unterstellt wird, **dass jede Person letztlich bereits über genügend Ressourcen verfügt, um ihre Probleme zu lösen**. Aufgabe in der Therapie sei es, den Blick statt auf Probleme auf Lösungen und Ziele zu lenken und die Position der Hilfesuchenden als Experten für Veränderungsprozesse zu stärken. In diese Richtung können vor allem die systemisch lösungsfokussierten Therapien, die → *Logotherapie*, die Hypnotherapie und in gewisser Hinsicht auch die → *Individualpsychologische Psychotherapie* nach Adler, die Jungsche Analyse sowie die → *Klientenzentrierte Psychotherapie* nach Rogers eingeordnet werden. **In der zweiten Strömung** geht es zunächst darum, die spezifisch hilfreichen **Ressourcen durch sorgfältige Diagnose zu erheben**, und dann den **Blick** der zu Therapierenden **systematisch auf die hilfreichen Möglichkeiten und Fähigkeiten** zu lenken sowie **korrektive Erfahrungen zu fördern**. In dieser Weise verfahren etwa die → *Verhaltenstherapie*, die → *Positive Psychotherapie* sowie in bestimmter Hinsicht auch die → *Autogene Psychotherapie* und die → *Katathym-Imaginative Psychotherapie*. Nach umfangreichen Metaanalysen der Wirksamkeit verschiedener Therapierichtungen streicht Grawe (2004) die **Ressourcenaktivierung als einen der entscheidenden Faktoren für den Therapieerfolg** überhaupt heraus. Der Blick auf die Ressourcen als aktivierbare Möglichkeit kann aber begleitend zu jeder Therapie als **Selbsthilfemethode** eine entscheidende Rolle spielen. Bezug nehmend auf die unter dem Stichwort → Positive Psychotherapie dargestellten vier Bereiche des Lebens (Körper/Sinne, Leistung, Kontakt, Zukunft/Sinn) können diese in folgender Weise in Form von schriftlicher Selbstreflexion zur Aufschlüsselung von Ressourcen verwendet werden: *Schritt 1) Genaue Beschreibung jedes Bereichs in Hinsicht auf Vergangenheit, Gegenwart und Zukunft (= Ziele). Schritt 2) Auf dieser Basis Beantwortung folgender Fragen: welche Erfahrungen können als Ressource für meine Ziele verwendet werden? Welche Ressourcen kann ich aus der Tradition der Familie, meiner Bezugsgruppe, Kultur verwenden? Welche Ressourcen fehlen mir? Welche Ressourcen kann ich auf der Basis der mir zugänglichen Erfahrungen wann, wo und unter welchen Bedingungen einsetzen? Schritt 3) Schrittweise Umsetzung entlang der Ziele planen (ein Ziel nach dem anderen).*

Grawe K (2002) Psychologische Therapie. Göttingen, Hogrefe & Huber Keupp H (2003) Ressourcen als gesellschaftlich ungleich verteiltes Handlungspotential. In: Schemmel H, Schemmel H, Schaller J (Hrsg.) (2003) Ressourcen. Ein Hand- und Lesebuch zur therapeutischen Arbeit. Tübingen, dgvt

Schemmel H, Schaller J (Hrsg.) (2003) Ressourcen – zu Stand der Dinge in Forschung und Praxis. In: Schemmel H, Schaller J (Hrsg.) (2003) Ressourcen. Ein Hand- und Lesebuch zur therapeutischen Arbeit. Tübingen, dgvt

Willutzki U (2003) Ressourcen: Einige Bemerkungen zur Begriffsklärung. In: Schemmel

H, Schaller J (Hrsg.) (2003) Ressourcen. Ein Hand- und Lesebuch zur therapeutischen Arbeit. Tübingen, dgvt

Michael Katzensteiner

Rollenspiel Im Rollenspiel werden reale Problemsituationen mit dem Ziel simuliert, die Teilnehmer in dem Versuch zu unterstützen, eine Situation aus verschiedenen Perspektiven zu analysieren, eigene Befindlichkeiten, Gefühle, Ziele und Wertvorstellungen zu konkretisieren und neue Verhaltensweisen auszuprobieren bzw. unerwünschte Verhaltensmuster zu ändern (Schaller 2001). Es muss unterschieden werden zwischen Rollenspielen, die sich mit der Übung von Fähigkeiten und Fertigkeiten befassen und denen, die Änderungen im Verständnis von Gefühlen und Einstellungen anstreben (Ments 1998, 44).

Rollenspiele finden in verschiedenen → *Psychotherapien*, wie Psychodrama, → *Gestalttherapie*, → *Systemische Therapie* und → *Verhaltenstherapie* Anwendung. Dieser Artikel beschränkt sich auf die Beschreibung von Rollenspielen als verhaltenstherapeutische Standardmethode- Die Teilnehmer erproben in einer **„Als-ob-Haltung“** verschiedene alternative Verhaltensstrategien für Problemsituationen, um die beste Bewältigungsmöglichkeit herauszufinden und diese in der Realität anzuwenden. Im Vergleich zur Realsituation bietet die Therapiesituation oder Gruppe einen geschützten Rahmen, ist weniger angstbesetzt und ermöglicht Chancen zum Ausprobieren. Die **Methode** des Rollenspiels in einer Gruppe erfolgt in mehreren Schritten. Der Therapeut erfindet selbst Situationen oder lässt solche von den Teilnehmern sammeln. Aus den geschilderten Problemen wird eine spielbare Situation herausgearbeitet. Die Gruppe überlegt gemeinsam, ob das Gesamtproblem oder nur Teile/Aspekte davon in einer *Spielsituation* dargestellt werden sollen. Es gibt Haupt-, Mitspieler und zusehende Beobachter. Nach der Festlegung der verschiedenen *Spielrollen* und *Handlungsmöglichkeiten*, wird die Übung durchgeführt und mit *Video* aufgezeichnet. Der Hauptspieler konzentriert sich im Spiel auf Verhaltenweisen, die bei der Planung besprochen wurden, wie Blickkontakt, Lautstärke, Sprechinhalte und Gestik. Der Therapeut oder andere Gruppenmitglieder können die Lösungen des gewünschten Verhaltens auch als Modell „vorspielen“, die der Klient nachahmen soll (Modellernen). In der anschließenden *Feedbackrunde* werden die Videoaufzeichnungen im Sinne des erwünschten Lösungsverhaltens ausgewertet. Die Mitspieler beschreiben, wie sie sich gefühlt haben. Die Gesamtgruppe gibt differenzierte Rückmeldungen und macht Verbesserungsvorschläge. Der Hauptspieler verarbeitet und diskutiert das Feedback mit der Gruppe und beschreibt auf welche Veränderungen er sich besonders konzentrieren möchte. Das Spiel wird wiederholt, es kommt zu einem erneuten Feedback. Dabei werden Fortschritte verstärkt und wenn nötig weitere Verhaltensweisen neuerlich erprobt. Der *Transfer* oder die Übertragung in den Alltag soll möglichst bald nach dem Rollenspiel erfolgen (Margraf 2003). Durch den **Rollentausch** oder **Rollenwechsel** (gegenseitige Rollenübernahme) können die Auswirkungen des eigenen oder neuen Verhaltens auf andere besser wahrgenommen oder der andere besser verstanden werden (Hautzinger & Linden 2005). Das Rollenspiel hat neben der **therapeutischen** auch eine **diagnos-**

tische Funktion. Im Einzelsetting wird es als Verfahren zur Gewinnung von schwer zugänglichen Informationen bei der Exploration oder Erstellung der Problemanalyse eingesetzt. Rollenspiele sind konkreter als die Schilderung eines Erlebnisses und verlangen eine stärkere Eigenbeteiligung. Situationen und Verhaltensweisen werden dadurch direkt beobachtbar, das aktuelle Erleben und Empfinden direkt beschreibbar (Margraf 2003). Das Rollenspiel ist besonders geeignet für Aufbau und Förderung von kompetenten Verhaltensweisen in sozialen Situationen. In der Psychologischen Beratungsstelle für Studierende findet es praktische Anwendung im → *Selbstsicherheits* oder → *Soziale Kompetenz*. Zu verschiedenen Themenbereichen wie Kontaktaufnahme, Nein-Sagen, Forderungen stellen oder Kritik äußern werden Problemsituationen gesammelt und mittels Rollenspielsequenzen erwünschte Verhaltensweisen in Gruppentrainings eingeübt. Häufig vorkommende Schwierigkeiten sind unter anderem sich in Diskussionsrunden einzubringen, neue Kontakte zu knüpfen, mit Kritik umzugehen, Prüfungstermine zu verschieben, Bewerbungsgespräche zu führen.

Hautzinger M, Linden M (2005) Verhaltenstherapiemanual. Heidelberg, Springer

Margraf J (2003) Lehrbuch der Verhaltenstherapie. Band 1. Berlin, Springer

Ments M van (1998) Rollenspiel: effektiv: ein Leitfaden für Lehrer, Erzieher, Ausbildner und Gruppenleiter. München, EGS-Texte: Erziehung-Gesellschaft-Schule

Schaller R (2001) Das große Rollenspiel-Buch: Grundtechniken, Anwendungsformen, Praxisbeispiele. Weinheim, Beltz

Petra Sandner

- S -

Schlüsselqualifikationen **Schlüsselqualifikationen sind jene überfachlichen Qualifikationen, die als „Schlüssel" zur Erschließung von rasch sich änderndem Fachwissen bzw. zum handelnden Umsetzen des Fachwissens im Berufsfeld dienen können.** Manche Wissenschaftler wie der Hochschuldidaktiker Johannes Wildt ziehen es vor, von *Schlüsselkompetenz* zu sprechen, weil damit eine *„objektivistische"* Sichtweise *„subjektiviert"* wird, „... indem aus der Qualifikation eine individuelle Disposition ... wird, die als ‚Performanz' in den verschiedenen Handlungssituationen in Erscheinung tritt." (Wildt 2002, 20). Wenn Bildung also einen Schlüssel zur Hand geben soll, der möglichst viele Räume öffnet, so soll sie neben *Fachkompetenz* auch *Methoden-, Selbst- und Handlungskompetenz* vermitteln. Den beiden zuletzt genannten Kompetenzen werden unter Schlagworten wie → *Soft-Skills* (weiche Fähigkeiten) oder Emotionale Intelligenz große Bedeutung in Karriereverläufen zugeschrieben. Als wichtige Bezugswissenschaften (hoch-)schuldidaktischer Überlegungen dienen dabei z.B. *Arbeitsmarkt- und Berufsforschung* (Stichwort employability), *Bildungstheorie* (z.B. Unterscheidung zwischen materialer und formaler Bildung) und *Kognitionspsychologie* (Stichwort → Lernstrategien). Daraus können sich z.B. folgende *Schlüsselfragen* an den Einzelnen ergeben: Wie organisiert man Wissen? Wie bildet man Reflexionsvermögen? Wie hält man die Bereitschaft zur Kritik wach? Die meisten Angebote der Psychologischen Studentenberatung wie z.B. Lern-, Referats-, Kommunikations- und Soft-Skills-Training vermitteln auch Schlüsselkompetenzen.

Wildt J (2002) Schlüsselkompetenz – Leitmotiv der Studienreform? In: Universität Köln (Hrsg.) Schlüsselkompetenzen und Hochschule – Konsequenzen für Studium und Beratung. Köln, Hundt Druck, 16–25

Franz Oberlehner

Schreibblockaden Schreibblockaden sind besonders ausgeprägte → *Schreibhemmungen.* Betroffene erleben eine absolute Unmöglichkeit, ein Schreibprojekt zu beginnen oder weiterzuführen. Der Schreibprozess hat 4 Phasen, zuerst das Sammeln von Ideen, dann die Gliederung, das eigentliche Schreiben, und zuletzt die Schreibrevision. In jeder Phase können Störungen, die im Extremfall zu Blockaden führen, auftreten. Das Bewältigen von Schreibblockaden erfordert daher zuerst eine Problemanalyse, um die Ursachen und Bedingungen der Schwierigkeiten zu erfassen. Schreibblockaden können Folgen von Denkblockaden sein. Es fällt einem entweder gar nichts mehr ein oder es ist nicht möglich, in die Überfülle der Ideen Struktur zu bringen, Sinnvolles auszuwählen. Ebenfalls häufig sind emotionale Blockaden. Dies können belastende Gefühle sein, die das Thema betreffen, ein Problem, dass manchmal bei Diplomarbeiten auftritt, deren Thema aus persönlichen Gründen interessant ist. Es können auch Ängste blockieren, die direkt mit dem Schreiben zu tun haben, Angst vor dem Erfolg oder Angst vor Kritik. Schreibblockaden können sehr belastende und hartnäckige Symptome sein, ihre Lösung ist oft direkt mit dem Erkennen der Ursachen und Zusammenhänge verknüpft. Deshalb kann hier professionelle Unterstützung in der Psychologischen Studentenberatung helfen, die Blockaden aufzulösen.

Von Werder L, Schulte- Steinicke B, Schulte B (2001) Weg mit Schreibstörung und Lesestress. Hohengehren, Schneider

Eva Egger-Zeidner

Schulfähigkeit Die Schulfähigkeit eines Kindes bezieht sich auf bestimmte Verhaltensmerkmale, Fähigkeiten und Fertigkeiten, die für einen erfolgreichen Schulbesuch notwendig sind. Neben 1) kognitiven Aspekten, die mit Schulreifetests erfasst werden (Oerter & Montada 1998), sind vor allem 2) eine entwickelte Arbeitshaltung, 3) sozio-emotionale → *Kompetenzen*, 4) motorische Fähigkeiten sowie die körperliche Entwicklung und Gesundheit eines Kindes von großer Bedeutung. Ad 1) z.B. die Verfügbarkeit eines auditiven und visuellen Gedächtnisses sowie die Fähigkeit, Beziehungen und Gesetzmäßigkeiten zu erkennen (Krenz 2006). Ad 2) Eine gute Arbeitshaltung ist durch möglichst selbständiges Arbeiten, Anstrengungsbereitschaft, Ausdauer sowie die Fähigkeit sich über einen längeren Zeitraum auf eine Aufgabe zu konzentrieren gekennzeichnet. Ad 3) Das Sozial-und Gruppenverhalten ist ein weiterer Indikator für die Schulfähigkeit eines Kindes: Ist es dem Kind möglich, sich von einer familiären Bezugsperson zu trennen? Gelingt es ihm, anderen Menschen zuzuhören und abzuwarten bis es an der Reihe ist? Besitzt es ein konstruktives Konfliktverhalten? Fühlt es sich in einer Gruppe angesprochen? Ferner ist die emotionale Stabilität eines Kindes von Bedeutsamkeit, da sie einen Einfluss auf den Umgang mit schwierigen Aufgaben oder Misserfolgen hat: Zeigt das Kind Zuversicht bei neuen unbekannten Situationen? Hat es Vertrauen in die eigene Lernfähigkeit? Ad 4) Wesentliche Bereiche sind die visumotorische Koordination sowie die Finger-und Handgeschicklichkeit (Graphomotorik). Die Schulfähigkeit eines Kindes wird von verschiedenen Komponenten beeinflusst, die in enger Wechselwirkung miteinander stehen. Neben den frühkindlichen und vorschulischen Lernerfahrungen (Art und Ausmaß an sozialen Beziehungen, Vielfalt an Lernanregungen) und dem sozioökonomischen Status der Familie (Lebensumstände) sind ebenso die Anforderungen und Bedingungen der Schule (Art der Beziehung zur Lehrkraft, Anforderungen der Lehrperson, Gestaltung des Unterrichts, jeweilige Klassenzusammensetzung) sowie gesellschaftliche Faktoren von immenser Wichtigkeit (Nickel & Schmidt-Denter 1995). Anliegen der → *Schulpsychologie-Bildungsberatung* ist es, diese vielfältigen Aspekte zu berücksichtigen und im individuellen Gesamtkontext hinsichtlich Schulfähigkeit zu beraten. Denn kommt es in dieser Übergangsphase zu negativen Erfahrungen mit der Schule, kann sich dies auf die weitere Lernentwicklung des Kindes geltend machen. Überforderungen,

Entmutigungen und Misserfolgserlebnisse wirken sich nicht selten hinderlich auf die → *Leistungsmotivation*, Erfolgserwartung, das Selbstbewusstsein und folglich auf die Schulleistungen des Kindes aus.

Krenz A (2006) Ist mein Kind schulfähig? München, Kösel

Nickel H, Schmidt-Denter U (Hrsg.) (1995) Vom Kleinkind zum Schulkind: Eine entwicklungspsychologische Einführung für Erzieher, Lehrer und Eltern. München, E. Reinhardt

Oerter R, Montada L (Hrsg.) (1998) Entwicklungspsychologie. Weinheim, Psychologie Verlags Union

Gabriele Deschka

Schulpsychologie in Appenzell Innerrhoden: Ein Beispiel für internationalen Erfahrungsaustausch Wie in anderen Kantonen ist der Schulpsychologische Dienst im Halbkanton Appenzell Innerrhoden (AI) nebst dem Schulamt, der Studien- und Berufsberatung sowie dem Pädagogisch-Therapeutischen Dienst in einem eigenen Departement, hier also im „Erziehungsdepartement", integriert. Das Aufgabengebiet ist klassisch vielfältig. Das Aufgabengebiet des SPD AI ist bestimmt durch die Kleinheit und die Vielfältigkeit des Schulsystems, gehört der Halbkanton mit seinen circa 13000 Einwohnern doch zu den letzten Bastionen einer segregativen Schulform mit Regelklassen und Kleinklassen (vergleichbar mit den österreichischen Sonderschulklassen) in der Schweiz. Ab der siebten Schulstufe wird in einer Real- und Sekundarschule, aber auch einem interkantonal geschätzten Gymnasium unterrichtet. In der Enklave Oberegg wird dagegen ein integratives Schulsystem mit einer Heilpädagogin geführt, was eine andere Position und andere Fragestellungen für den Schulpsychologischen Dienst bedingt: Hier sind Fragen wie jene nach dem Bestehen von Lernstörungen oder einer Aufmerksamkeitsschwäche bereits heilpädagogisch bearbeitet, die Diagnostik oder Behandlung kann spezifischer definiert erfolgen. Die Kleinheit und Verflochtenheit zeigt sich auch im Erziehungsdepartement, das mit dem jeweiligen „Landesschulrat" der österreichischen Bundesländer vergleichbar ist: Die inspektoralen, logopädischen, schulpsychologischen, pädagogischen und verwaltenden Kompetenzen sind unter einem Dach vereint, die Repräsentanten treffen einander informell und bilden mitunter ein Team. Dann wieder zeigt sich die logische Trennung der Ämter durch die unterschiedlichen Amtsinteressen und -pflichten. In Appenzell Innerrhoden ist der Schulpsychologische Dienst derzeit eine Ein-Personen-Angelegenheit. Umso dringlicher ergibt sich die Notwendigkeit des fachlichen Austauschs, der in regelmäßigen Abständen und bei Bedarf mit dem Schulpsychologischen Dienst des Nachbarkantons Ausserrhoden realisiert wird. Bei diesen Treffen werden zum einen Fragen und Antworten diskutiert, die beide Dienste im alltäglichen Umgang mit den schulischen Herausforderungen gefunden haben. Zum anderen werden die Unterschiede in den Rahmenbedingungen (z. B. segregatives vs. integratives Schulsystem), die die kantonale Geschichte, der Föderalismus, hervor gebracht haben, festgestellt, wertgeschätzt, beneidet und hinterfragt. Die gemeinsamen Treffen mit der Kollegenschaft der Vorarlberger Schulpsychologen bringen einen wertvollen Austausch beruflicher Erfahrungen. Die bundeseinheitliche Struktur, die die schulischen Abläufe in Österreich mit bestimmt – hat die Vorteile eines bundesweit geeinten Dienstes, garantiert aber durch die Struktur der Landesreferentenebene, dass auch regionale Bedürfnisse zum Zug kommen. Nicht zuletzt in Folge dieser Treffen wurde auch eine Intervisionsgruppe gegründet, die sich durch ihren internationalen Erfahrungsschatz auszeichnete und ‚das Beste beider Welten' zusammen brachte. Ein großer Nutzen dieser Meetings lag in einem Vergleich der unterschiedlich etablierten schulpsychologischen Hilfs- und Unterstützungssysteme mit ihren Möglichkeiten und Einschränkungen. Manchmal zeigte die Intervision einfach nur die Grenzen des jeweiligen Schulsystems auf, die im anderen Land oder Kanton gar nicht erst vorkamen. Mitunter eröffnete sich den Teilnehmern aber auch ein neuer Horizont und die Möglichkeit anderer Betrachtung und veränderten Handelns (im Sinne von ‚Profits in International School Assessment' = PISA). Oder auf Deutsch: Vernetzung lohnt sich.

Schulpsychologie in Deutschland

Eine Erhebung aus 2005 ergab rund 1000 Schulpsychologen-Posten in Deutschland für ein zu betreuendes Potential von rund 13 Millionen Schülern. (Dieses Verhältnis von 1:13000 entspricht in etwa dem österreichischen Durchschnitt). Es gibt rund zweimal so viele Schulpsychologinnen als Schulpsychologen (auch das entspricht dem österreichischen Wert. In der Studentenberatung liegt das Verhältnis sogar bei 1:3). Die folgenden Ausführungen beruhen weitest gehend auf Dunkel (2006). Das hohe Beratungspotential und die dem einzelnen Schulpsychologen überlassene Freiheit bei der Schwerpunktsetzung seiner Aktivitäten können einen Effizienzdruck bewirken. Andererseits ist diese Wahlfreiheit auch ein Faktor der Arbeitszufriedenheit. Die Schulpsychologen verfügen über ein abgeschlossenes Psychologiestudium (die Anstellungserfordernisse variieren etwas in den einzelnen Bundesländern) und zusätzliche Kenntnisse (z.B. Berufsberatung oder auch eine Lehramtsausbildung für den Primär- und Sekundärbereich). Dieses Wissen setzen sie bei der Unterstützung der Lehrer ein, aber auch für die Entwicklung von zufrieden stellenden schulischen Arbeitsbedingungen. Somit ist die Schulpsychologie an der Förderung des Einzelnen, aber auch des gesamten Systems interessiert. In der Individualberatung wird das Prinzip der Hilfe zur Selbsthilfe hoch gehalten. Weitere grundsätzliche Prinzipien bestehen in der Freiwilligkeit der Inanspruchnahme schulpsychologischer Leistungen und in der Unentgeltlichkeit. Die Schulpsychologie bezieht ihre Vertrauensstellung auch aus dem „neutralen Status", den sie gegenüber Schule, Schülern und Eltern einnimmt. Alle 16 Bundesländer haben regionale Standesvertretungen, zentral gibt es eine Sektion Schulpsychologie beim Berufsverband Deutscher Psychologinnen und Psychologen e.V. Die Deutsche Gesellschaft für Psychologie vertritt die universitäre Psychologie und hier in einer Untersparte auch die Pädagogische Psychologie. Beide Standesvertretungen haben auch einen berufsethischen Codex entwickelt. Deutschland hat rund 100 Universitäten mit einer psychologischen Fakultät. Das Studium sieht ein mehrwöchiges Praktikum vor, das die meisten an der Schulpsychologie interessierten Studenten in diesem Feld absolvieren. Auch hier gibt es Einzelbestimmungen, z.B. muss in Bayern zur Schulpsychologie auch ein Unterrichtsfach studiert werden. Ein Curriculum der Schulpsychologie strebt die fachliche Ausbildung im Bereich der Schule als Gesellschaftsorganisation, der Gruppenprozesse zwischen den Schulpartnern und der individuellen Person an. Der Schulpsychologe versteht sich in der Einzelberatung nicht als Experte, der alle Beteiligten dazu aufruft, ihren Beitrag zum Wohl des Kindes zu liefern. Dem lebendigen System Schule gegenüber fühlt sich der Schulpsychologe ebenfalls verpflichtet und setzt sich für Entwicklung des Systems, für die Förderung eines guten Klimas etc. ein. Das Massaker von Erfurt (ein ehemaliger Schüler erschoss 2002 15 Schüler und Lehrer) hatte verstärkte Bemühungen um ein Krisenmanagement zur Folge. Überhaupt sind Präventionsprogramme in der letzten Zeit forciert worden, bei denen es um konstruktive Konfliktlösungen geht. Die Begabungsförderung hat nach Jahren der Stagnation durch das „Trauma der höheren Rasse" nun einen Aufschwung. Im Zuge der internationalen Vergleiche zeigt sich auch eine Tendenz zum verstärkten Einsatz der Schulpsychologie im Bereich der schulischen Qualitätssicherung. Da rund 80% der Schulpsychologen in Deutschland 50 Jahre und älter sind, wird es in Kürze zu einem großen Generationenwechsel kommen.

Dunkel L (2006) Leiter der Schulpsychologischen Beratungsstelle für Stadt-Münster, persönliche Mitteilung.
Infos auch unter www.schulpsychologie.de

Franz Sedlak

Schulpsychologie im Fürstentum Liechtenstein 1971 wurde im Schulgesetz die Grundlage für den Schulpsychologischen Dienst geschaffen, der als beratendes Organ für Eltern, Lehrer und Schulbehörden bestimmt wurde. Die Aufgaben des Schulpsychologischen Dienstes werden von der Regierung mit Verordnung geregelt. Diese gibt Aufschluss über Ziele und Methodik, über die Aufgaben und die Schweigepflicht sowie über die Zustimmung der Eltern für Therapien. Der Schulpsychologische Dienst gehört zum Schulamt und ist dort dem Bereich Kindergarten und Pflichtschule eingegliedert. Gegen 5000 Schüler besuchen in Liechtenstein Kindergärten, Primarschulen und Sekundarschulen. Sie werden von ca. 600 Haupt- und Teilzeitlehrkräften unterrichtet. Die pädagogische Arbeit in den Kindergärten und den Schulen wird durch zwei Schulpsychologen unterstützt. Sie beraten Eltern, Kinder, Kindergärtnerinnen, Lehrpersonen und Schulbehörden in pädagogisch-psychologischen Fragestellungen, insbesondere bei Lern-, Leistungs- und Erziehungsproblemen sowie bei Schullaufbahnentscheidungen, in Konfliktfällen und Krisensituationen. Sie nehmen in den vom Gesetz vorgesehenen Fällen Stellung zu behördlichen Schullaufbahnentscheidungen. Sie stellen Diagnosen (z.B. bei Schulfähigkeitsabklärungen, bei Lernstörungen), empfehlen und begleiten Massnahmen und führen gegebenenfalls Therapien durch. Sie arbeiten mit wissenschaftlich anerkannten Methoden und bemühen sich in schulischen Interessenskonflikten um Neutralität und Unabhängigkeit. Bedingt durch gesellschaftliche Entwicklungen und Neuerungen im Schulwesen ändern sich auch die Aufgaben der Schulpsychologen. So findet man neuerdings z. B. Prozessbegleitungen für Gruppen oder Einzelne und Supervisions- und Coachingangebote im Beratungsbereich. Wichtig ist den Schulpsychologen der länderübergreifende Austausch. Regelmässige Treffen finden mit den Vorarlberger Schulpsychologen und mit Berufskollegen aus der Schweiz statt. Beim Erfahrungsaustausch mit dem Schulpsychologischen Dienst aus Vorarlberg werden aktuelle Themen wie „Innovation in der Schulpsychologie", „Einsatz von neuen Testverfahren", „Diagnostik und Beratung" behandelt bzw. Fallbeispiele gemeinsam erörtert. In Liechtenstein wurde die Schulsozialarbeit im Jahr 2004 als Pilotprojekt eingeführt. Sie übernimmt von der Schule neu definierte Aufgaben, arbeitet aber auch im bereits bestehenden Betätigungsfeld des Schulpsychologischen Dienstes. Diese Tatsache erfordert Klärungsarbeit hinsichtlich der Vernetzung, Zusammenarbeit und Abgrenzung, damit die Berufsidentitäten von Psychologen und Sozialpädagogen nicht verschwimmen. Auch in Liechtenstein ist die Nachfrage nach schulpsychologischer Unterstützung sehr gross. Daher müssen Prioritäten gesetzt werden, sodass meist für länger notwendige Betreuungen oder Therapien nicht genügend Zeit bleibt. Oft muss auf eine Prozessbegleitung zugunsten einer Ergebnisdiagnostik verzichtet werden.

Infos bei: Schulpsychologischer Dienst, Landstrasse 190, 9495 Triesen, Liechtenstein

Edith Rederer, Beate Manz

Schulpsychologie-Bildungsberatung in Österreich **Die Schulpsychologie-Bildungsberatung steht als in das Schulsystem integrierte psychologische Einrichtung Schülern, Lehrern und Eltern unentgeltlich und auf Wunsch auch anonym zur Verfügung. Sie fördert durch psychologische (gegebenenfalls auch psychotherapeutische) Information, Beratung, Begleitung und Behandlung die individuelle, soziale und organisatorische Entwicklung im Lebensbereich Schule.** In den Bundesländern untersteht sie dienstlich den Landesschulräten, die zentrale Fachaufsicht liegt im Bundesministerium für Bildung, Wissenschaft und Kultur. Rund 140 Schulpsychologinnen und Schulpsychologen sind in ca. 70 Beratungsstellen tätig. Diese Beratungsstellen befinden sich an von Schulen unabhängigen Orten, womit die Anonymität bzw. Vertraulichkeit optimal gewährleistet ist. Die Schulpsychologie hat verschiedene Aufgaben definiert: 1) *Psychologische Beratungs-, Untersuchungs- und Sachverständigentätigkeit*, z.B. bei Fragen der Schulbahnwahl, Schulreife, bei Lernproblemen, Verhaltensproblemen, persönlichen Schwierigkeiten und Krisen, bei individuellen (Bildungs-)Bedürfnissen und besonderen Fähigkeiten und Begabungen. Das Ziel ist die persönliche Entwicklungs- und Entfaltungsförderung. Außerdem soll die Beratung helfen, die richtigen Bildungsentscheidungen zu treffen. 2) *Psychologische Betreuung und Behandlung* durch psychologische bzw. bei Bedarf und Möglichkeit auch psychotherapeutische Hilfestellungen. Die kurz-, mittel- und langfristige Betreuung betrifft Einzelne bzw. Gruppen und ist für alle Partner des Schulgeschehens da: Schüler, Eltern, Lehrer. 3) *Förderung der Kooperation*, sowohl innerhalb der Schule (z.B. das Gespräch mit Schulleitung oder Schulaufsicht, Eltern oder Lehrern oder mit der Klassengemeinschaft zur Problemlösung in einem bestimmten Fall), als auch mit anderen Einrichtungen (z.B. Jugendämtern, Arbeitsämtern, Heilpädagogischen Einrichtungen etc.). Das Ziel ist Kommunikationsförderung, Konfliktbearbeitung und Lösung, Informationsoptimierung, die Verknüpfung personeller Ressourcen 4) *Forschungstätigkeit*, bzw. Teilhabe an der Wissenschaftsgemeinschaft, z.B. bei Projekten, bei der Schulentwicklung, bei der Suche nach wissenschaftlich gesicherten Aussagen über Wirkungsweisen und Zusammenhänge von Einflussfaktoren im Feld „Schule". 5) *Unterstützung von Aus-, Weiter- und Fortbildungstätigkeiten* für Multiplikatoren (Beratungslehrer, → Schüler- und Bildungsberater, Schüler mit besonderen Aufgaben z.B. Peermediatoren u.v.a.m.). Ziel ist die Kompetenzsteigerung aller im schulischen Bildungsgeschehen tätigen Personen. 6) *Informationsleistung für die Öffentlichkeit* durch die Weitergabe wissenschaftlich gesicherter psychologischer Erkenntnisse in Form von Broschüren, die z.B. das Miteinander erleichtern, von Behelfen für den Unterricht oder durch Veröffentlichung von Ergebnissen schulpsychologischer Tätigkeiten oder in Form von Referaten, Podiumsdiskussionen und Medienarbeit. Das Ziel ist, praktisches psychologisches Knowhow zu vermitteln. Der *Qualitätssicherung* der Schulpsychologie-Bildungsberatung dienen Fort- und Weiterbildungsmaßnahmen, Supervision und Organisationsentwicklung. Effektivitätssteigerung wird besonders durch Informationsvernetzung angestrebt. Die unentgeltliche Hilfe der Schulpsychologie-Bildungsberatung kommt als psychologisches Stützsystem vielen Kindern und Jugendlichen aus Familien mit psychosozialen Problemen, Behinderungen unterschiedlichster Art zugute. Darüber hinaus werden jährlich *rund 400.000 Schüler und Schülerinnen, Eltern, Lehrer und Lehrerinnen* mit Bildungsinformationen versorgt. Von der Schulpsychologie-Bildungsberatung Österreichs sind in den letzten Jahren fast *hundert Innovationen* ausgegangen, z.B. eine Verbesserung des Umgangs mit Gewalt und Konflikten, Helfernetze, Methoden zur Entschärfung von Bildungsschnittstellen, Modelle der Begabungsförderung oder die Früherkennung von Teilleistungsstörungen sowie Begleitmaßnahmen bei der Schulleiterauswahl oder Hinweise und Methoden für Eltern zur Suizidprophylaxe und zum Umgang mit Verhaltensauffälligkeiten. *Untersuchungen haben gezeigt, dass die schulpsychologische Arbeit zur Verhinderung von Fehlentscheidungen und den daraus resultierenden Lern- u. Persönlichkeitsstörungen, Bildungsumplanungen etc. beiträgt. Das bedeutet – volkswirtschaftlich gesehen – bedeutsame Kostenersparnisse für den Staat. Der darüber zu stellende, aber nicht so leicht quantifizierbare persönliche Nutzen leuchtet ohnehin unmittelbar ein.*

Sedlak F (2000) (Hrsg.) Schulpsychologie-Bildungsberatung – Von den Anfängen bis ins dritte Jahrtausend. Wien, Bundesministerium für Unterricht und kulturelle Angelegenheiten

Franz Sedlak

Schulpsychologischer Dienst in der Schweiz Es gibt eine 1969 gegründete Schweizer Vereinigung für Kinder- und Jugendpsychologie (SKJP). Diese vereinigt rund 540 Mitglieder aus der ganzen Schweiz und setzt sich für eine ganzheitliche Betrachtungs- und Vorgehensweise in allen Bereichen ohne Methodenpräferenz oder Spezialistentum ein. Ihr Einsatz gilt Kindern, Jugendlichen und deren Umfeld, wenn Schwierigkeiten anstehen oder schon eingetreten sind. Die Mitglieder arbeiten überwiegend im öffentlichen Bereich, z.B. als Schulpsychologen. Im Schulpsychologischen Dienst sind Kinder- und Jugendpsychologen/Innen mit einer universitären Ausbildung in Psychologie und eine Postgraduatausbildung in Kinder- und Jugendpsychologie und Psychotherapie beschäftigt. Im Sinne des systemischen Ansatzes geht es dabei um psychologische Interventionen in der Institution Schule, der Familie und auf individueller Ebene (Gutzwiller, persönl. Mitteilung). Das Selbstverständnis der Schulpsychologie aus öko-systemischer Sicht beschreibt Käser (1993) und schildert Vorläufer wie das Lausanner Modell von Evéquoz – das Kind als Geisel und Spielball zwischen Schule und Elternhaus muss befreit werden – und das Churer Modell von Hess – Beratung ist Hilfe zur Selbsthilfe und Impuls für neue Selbstorganisationen (Käser 1993, 286–296). Jeder der 26 Kantone in der Schweiz hat ein anderes System und ist anders organisiert, weshalb es keine einheitliche Formel gibt. Zwei Beispiele: Die Vereinigten Schulpsychologinnen und Schulpsychologen im Kanton Zürich (VSKZ) bilden mit über 150 Mitgliedern im Kantonalverband der Zürcher Psychologinnen und Psychologen (ZüPP) eine Sektion mit spezifischen schulpsychologischen Interessen. Der Kanton Basel-Stadt ist zentral organisiert. Er zählt 25 Mitarbeiter, einige im Teilzeitpensum, 5 Sekretariatsmitarbeiterinnen (Gutzwiller, persönl. Mitteilung). In anderen Kantonen heißt die Institution z.B. Erziehungsberatung oder Kinder- und Jugendpsychologischer Dienst, Pädagogisch-Psychologischer Dienst. Die Aufgabenstellungen sind kantonal fest gelegt, Die Kernaufgaben (persönliche Mitteilung Peter Müller) umfassen systemische Abklärungen, Beratungen und Begleitungen bei Fragen wie Schulfähigkeit, der Lern- und Leistungsfähigkeit (inklusive Begabungsniveau), der Zuweisung zu speziellen Schulmassnahmen (Kleinklasse, Sonderschule), der Zuweisung zu speziellen Fördermassnahmen (z.B. Heilpädagogische Förderung) oder bei Fragen zu Veränderungen innerhalb der Schule (z.B. Versetzungen in eine andere Klasse etc.). Das Angebot (persönliche Mitteilung von Peter Müller) richtet sich an Schülerinnen und Schüler, an deren Eltern und Lehrpersonen, sowie an die Behörden oder andere Fachstellen. Die Schulpsychologischen Dienste stehen organisatorisch in der Regel ausserhalb der lokalen Schule. Träger der Dienste sind entweder die Gemeinden, kommunale Zweckverbände oder der Kanton (bzw. Private mit kantonalem Leistungsauftrag). Die Regelungen in den einzelnen Kantonen sind unterschiedlich. Die Entwicklung geht dahin, dass die Kantone die Trägerschaft selber übernehmen. Weiters gibt es auch Studienberatungen, in Basel z.B. ein Informations- und Beratungszentrum, die Studienberatung, welches Maturandinnen, Maturanden und Studierende bei der Wahl oder Planung eines Studiums unterstützt und berät. Berufsethische Richtlinien werden im SKJP definiert, aber auch auf spezifischer Ebene, der Schulpsychologische Beratungsdienst des Kantons Schwyz z.B. hat ein umfassendes Leitbild erstellt, das nicht nur die Aufgaben und Methoden beschreibt, sondern im Sinne berufsethischer Richtlinien auch die Prinzipien der Werthaltung und Arbeitsmotivation. Allgemein gilt, dass die Inanspruchnahme psychologischer Leistungen im öffentlichen Bereich unentgeltlich erfolgt und unter Wahrung der Verschwiegenheit.

Gutzwiller P, Leiter des Schulpsychologischen Dienstes Basel-Stadt, Fachpsychologe für Kinder- und Jugendpsychologie und Psychotherapie, persönl. Mitteilung

Käser R (1993) Neue Perspektiven in der Schulpsychologie. Handbuch der Schulpsychologie auf ökosystemischer Grundlage. Bern Stuttgart Wien, Paul Haupt

Müller P, Leiter Schulpsychologischer Dienst Kanton Zug, persönl. Mitteilung

Schweizer Vereinigung für Kinder – und Jugendpsychologie, SKJP, Internet homepage. Weitere Infos unter www.schulpsychologie.ch

Franz Sedlak

Schulpsychologische Grundversorgung Die Schulpsychologie-Bildungsberatung ist eine Institution, die SchülerInnen, Eltern und LehrerInnen psychologische Hilfe und Beratung anbietet. Besonders im ländlichen Raum ergibt sich daraus die Forderung möglichst nahe an den Klienten zu arbeiten. Beratungsstellen in den einzelnen Bezirken und die Arbeit an den Schulen bedeuten, dass SchulpsychologInnen für alle Klienten rasch und ohne lange Fahrtwege erreichbar sind. Die oft jahrelange Arbeit der MitarbeiterInnen der Abteilung in einem Schulbezirk ermöglicht den Aufbau eines Vertrauensverhältnisses zu den Klienten und oft unschätzbares Wissen über die lokalen Besonderheiten einzelner Schulen und Gemeinden. Dadurch wird die schulpsychologische Expertise schon frühzeitig bei problematischen Entwicklungen eingeholt und Handlungsempfehlungen können auf die jeweilige Schul- und Lebenssituation der SchülerInnen genau abgestimmt werden. Die Vorteile der kleinen Beratungsstellen in jedem Schulbezirk tragen jedoch gleichzeitig die Gefahr der Vereinsamung der Psychologen und Psychologinnen in sich. Gerade im psychosozialen Arbeitsfeld müssen gezielt Maßnahmen gegen Überforderungen durch Einzelkämpfertum und Burn-Out gesetzt werden, denn dadurch kommt es nicht nur zu einer Gefährdung der psychischen Gesundheit der MitarbeiterInnen, sondern auch die Qualität der Arbeit leidet darunter. Durch regelmäßige Intervisionen können derartige Entwicklungen rechtzeitig aufgedeckt und Maßnahmen dagegen ergriffen werden. Um die fachlichen Kompetenzen aller SchulpsychologInnen des Bundeslandes für die Weiterentwicklung der Abteilung zu nutzen und gleichzeitig sicherzustellen, dass neue Entwicklungen und Forschungsergebnisse der Psychologie rasch und flächendeckend in die Arbeit der Beratungsstellen eingehen, wurde das Konzept der partizipativen Führung eingeführt. In monatlichen Dienstbesprechungen, an denen alle MitarbeiterInnen teilnehmen und die von wechselnden Schulpsychologenteams vorbereitet und moderiert werden, werden neue Entwicklungen im Bereich der Schule bekannt gegeben und diskutiert. Ergibt sich im Rahmen dieser Diskussion, dass die schulpsychologische Arbeit dadurch besonders betroffen wird und bisherige Konzepte nicht oder nicht mehr ausreichen, wird die Bearbeitung des Themas in eine zu etablierende Arbeitsgruppe ausgelagert. Dieses Team von SchulpsychologInnen erhält dann den Auftrag, die Wissensgrundlagen zu prüfen, die neuesten wissenschaftlichen Erkenntnisse zu sichten und daraus Arbeitskonzepte für die Abteilung zu erarbeiten. Die Ergebnisse werden anschließend wieder in das Plenum der Schulpsychologie des Bundeslandes zurückgebracht, diskutiert und schließlich als verbindlich für die schulpsychologische Arbeit übernommen. Diese Art der Arbeitsorganisation erwies sich in den letzten Jahren als äußerst erfolgreich in der Verbesserung der Arbeitsfreude und des Teamzusammenhalts, da jeder Mitarbeiter und jede Mitarbeiterin die Möglichkeit erhält, Führungsverantwortungen zu übernehmen, sei es im Rahmen der Leitung von Dienstbesprechungen oder bei der Leitung von Arbeitsgruppen. Außerdem kann damit auf die Interessensschwerpunkte jedes einzelnen, bei gleichzeitiger Nutzung dieser Kompetenzen für die gesamte Abteilung, besser eingegangen werden. Jährliche mehrtägige Fortbildungsveranstaltungen (Klausuren) zu aktuellen Inhalten (z.B. Fördermaßnahmen für hyperaktive Kinder, Lehrersupervision, Leiten von Teams, …)

runden das Entwicklungskonzept der Abteilung ab.

Andrea Richter

Anm.d.Hgs.: In jährlich mehreren Arbeitsbesprechungen werden von der Schulpsychologie-Bildungsberatung und von der Psychologischen Studentenberatung immer wieder Wege diskutiert und beschritten, die Nahversorgung und Schwellenniedrigkeit der Inanspruchnahme der psychologischen Angebote zu sichern, die Breitenwirkung und die Tiefenwirkung (Intensität) der psychologischen Tätigkeit auszublancieren und die Persönlichkeitsförderung der Mitarbeiter und Mitarbeiterinnen sowohl qualitätssichernd wie psychohygienisch im Auge zu behalten.

Schulstress Mit dem Begriff **Schulstress** wird meist die subjektive Überlastung/Belastung von Schülerinnen und Schülern verbunden. Dieser negative Stress-Zustand, auch Distress genannt, tritt ein, wenn Leistungsanforderungen (durch Schule, Elternhaus oder intrinsische Faktoren) oder Schulbeziehungen (Lehrer-Schüler, Schüler-Schüler) zum kontinuierlichen Stress werden. Als extrinsische Stressoren kommen überfordernde Eltern oder Angst erzeugende Lehrpersonen in Betracht. Ferner können auch Mobbing und ein defizitäres Lern- und Arbeitsverhalten (Lernen lernen) als Verursacher wirken. Auswirkungen von S. können sich auf unterschiedlichen Ebenen zeigen. Hauptsächlich wird S. sichtbar durch verringerte Schulleistungen, durch psychische sowie psychosomatische Symptome bis hin zu chronischen körperlichen Erkrankungen. S. kann temporär oder (latent) chronifiziert auftreten, die Entwicklungsverläufe sind nicht selten schleichend und führen mitunter zu Schul- und Lernunlust, Schulversagen sowie Schulverweigerung. S. lässt sich andererseits nicht völlig vermeiden. Schularbeiten und Prüfungen werden von der Mehrzahl der Schüler als stressend erlebt. Entscheidend für das Erleben und den Umgang mit Stress ist die psychische Verfassung eines Schülers. Die Fähigkeit mit Belastungssituationen umzugehen und eine gestärkte Persönlichkeit sind für die Bewältigung von S. hilfreich. Bedingung dafür ist aber ein adäquates schulisches Anforderungsniveau.

Reisch R (2003) Schulstress gekonnt meistern. Wien, öbv&hpt

Keller G (2003) Schulpsychologie von A bis Z. Heidelberg, Asanger

Josef Zollneritsch

Anm.d.Hgs.: Außer Schülern können auch Lehrer oder Eltern Schulstres erleben. Während sich der negative Stress (Distress) leistungshemmend und gesundheitsbelastend auswirkt, ist der positive Stress (Eustress) als erhöhtes Aktivierungsniveau (höherer Bewusstseinsgrad) leistungsförderlich. Die intrinsischen (von innen her kommenden bzw. im betreffenden Beobachtungsgegenstand selbst liegenden) Faktoren sind besonders in der Motivationstheorie bedeutsam geworden: Ziel der Schule ist die Förderung der intrinsischen Motivation, d.h. der selbstständigen Freude am Wissens- und Fähigkeitserwerb. Damit verbunden ist auch eine Stressreduktion: Denn, was man selbst anstrebt, wird weniger als Belastung empfunden.

Schulverweigerung Schulverweigerung kann in jeder Schulstufe auftreten. Sie beginnt mit gelegentlichem Schwänzen und geht bis zum wiederholten Versäumen ganzer Schultage. Die Ursachen sind vielfältig. Die familiäre Situation kann eine der Hauptursachen sein. Eine symbiotische Mutter-Kind-Beziehung erschwert die tägliche Trennung. Tragische Ereignisse können ebenso zur Verweigerung führen wie mangelnde organisatorische Unterstützung durch die Eltern. Lernprobleme in einigen Fächern wegen Überforderung (intellektuell, psychisch, physisch) sowie Angst vor Kränkungen durch Lehrer oder Mitschüler bzw. traumatische Erlebnisse am Schulweg können weitere Ursachen darstellen. Ebenso ist Leistungsflucht denkbar, weil sich der Schüler zum Beispiel einer Prüfung nicht stellen will oder kann. Geringe Frustrationstoleranz, Rebellion, Orientierungslosigkeit, Depressivität können ebenfalls Auslöser sein. Schulverweigerung führt zu Lerndefiziten und folglich meist zu schlechten Noten. Umso wichtiger ist ein frühzeitiges Erkennen der Situation sowie die Zusammenarbeit von Elternhaus und Schule. Die Schulpsychologie hilft bei der Analyse der Ursachen und beim Auffinden von Wegen zu individuellen Problemlösungen und damit verbundenen zielführenden pädagogischen Maßnahmen.

Molnar A, Lindqusit B (2002) Verhaltensprobleme in der Schule. Lösungsstrategien für die Praxis. Dortmund, Borgmann

Schlottke P F, Schneider S, Silbereisen R K, Lauth G W (Hrsg.) (2005) Störungen im Kindes- und Jugendalter – Verhaltensauffälligkeiten. Göttingen, Hogrefe

Agnes Lang

Schüler- und Bildungsberatung

Die Schüler- und Bildungsberatung ist die Beratungstätigkeit eines in den Lehrkörper integrierten Lehrers. Die Beratungstätigkeit erfolgt in einem bestimmten Stundenausmaß, die übrige Zeit unterrichtet der Schülerberater. Die Aufgabe besteht 1) in der **individuellen Auffangfunktion** bei persönlichen, leistungsbezogenen bzw. zwischenmenschlichen Problemen von Schülern (daher „Schülerberatung") und 2) in der **Information und Begleitung aller Schüler** bei Orientierungsfragen zum Bildungsweg (daher „Bildungsberatung"). *Über 2000 von der Schulpsychologie ausgebildete Schüler- bzw. Bildungsberater leisten derzeit ab der 9. Schulstufe an der jeweiligen Schule diese „Erstversorgung"* und verweisen gegebenenfalls an die Schulpsychologie weiter. Neu ist die Ausbildung in Akademielehrgängen. Die angeführten Komponenten grenzen das Berufsprofil ab von ähnlich bezeichneten Beratungs- und Informationstätigkeiten.

Sedlak F (2000) (Hrsg.) Schulpsychologie-Bildungsberatung – Von den Anfängen bis ins dritte Jahrtausend. Wien, Bundesministerium für Unterricht und kulturelle Angelegenheiten

Franz Sedlak

Selbstverletzendes Verhalten

Selbstverletzungen können die unterschiedlichsten Formen annehmen: Hautritzen mit scharfen Gegenständen, Schneiden, sich Verbrennungen zufügen, sich selbst schlagen, Wundheilung verhindern. Schönheitsoperationen können zu selbst gefährdenden Eingriffen in den Körper werden, auch Tätowierung und Piercing sind nicht ungefährliche Hautverletzungen. Magersucht kann zu lebensbedrohlichen Stoffwechselentgleisungen führen. Die *extremste Form der Selbstverletzung* stellt der → Suizid dar. Zwar könnte man annehmen, dass selbstverletzendes Verhalten einen Ventileffekt hat und Aggression abbaut – und damit auch die Energie für die Selbsttötung reduziert. Aber zugleich bahnt das selbstverletzende Verhalten den schädigenden Umgang mit sich selbst und es kann zu Handlungen mit irreversiblen Schäden bis hin zum Tod kommen. Manchmal werden *Selbstmanipulationen* durchgeführt, um durch künstlich herbei geführte „Krankheit" ärztliche Zuwendung zu erhalten. Überwiegend sind Menschen betroffen, die die Aggression weniger nach außen ableiten können. Männliche und weibliche Betroffene verhalten sich wie 1:2 bis 1:9! Selbstverletzendes Verhalten tritt meist zwischen der Pubertät und dem frühen Erwachsenenalter auf. Ein *Erklärungsansatz* liegt in der Biografie: Je schwerer die kindlichen psychischen Erschütterungen und Belastungen waren, je mehr es zu Angst und aufgestauter Spannung und Wut kam, desto früher und heftiger setzt das selbstverletzende Verhalten ein. In schweren Fällen stellt selbstverletzendes Verhalten eine *Wiederholung traumatischer Erlebnisse* dar. (Sexueller Missbrauch, Gewalt und Vernachlässigung werden zu Hauptursachen gerechnet). Auf 100 bis 200 Menschen kommt ein Fall mit selbstschädigendem Verhalten. (Die Angaben schwanken wegen der breiten Symptomatik). Der Nachahmungsreiz ist hoch. Selbstverletzendes Verhalten „erfüllt" für Betroffene mehrere Zwecke: Sie spüren sich selbst, lenken sich ab, gewinnen Aufmerksamkeit und Kontrolle über sich und andere, bauen Spannung ab. Manche stehen wie unter einem Zwang, bzw. zeigen ein suchtähnliches Verhalten. Wichtig für Betroffene und Mitbetroffene ist die Sicherheit gebende, beständige Begleitung, sowie die psychologische Hilfe zum Abbau von Spannungen und Angst (Stressbewältigung), zum Erlangen eines kompetenten Umgangs mit den eigenen Gefühlen (Affektregulierung), zur Fähigkeit sich zu spüren und zu schützen (Selbstwahrnehmung). *„Artifizielle" Selbstbeschädigungen* erfolgen aus dem Wunsch, als Patient versorgt zu werden. Wenn so motivierte Schädigungen an den eigenen Kindern vorgenommen werden, spricht man vom „Münchhausen-Syndrom" (Resch & Brunner 2004).

Resch F, Brunner R (2004) Posttraumatische Belastungsstörung, Anpassungsstörung und Selbstbeschädigungserkrankungen. In: Eggers C, Fegert J M, Resch F (Hrsg.) Psychiatrie und Psychotherapie des Kindes und Jugendalters. Berlin Heidelberg, Springer, 529–540

Franz Sedlak

AUS DER PSYCHOWERKSTATT: Selbstsicherheit

Selbstsicherheit kann dem Wort nach als Sicherheit zu sich selbst definiert werden, als ein Sicherheitsgefühl sich selbst gegenüber, als Sicherheit im Umgang mit sich selbst, und vor sich selbst, als Ausbleiben von allzu negativen Überraschungen durch einen selbst. S. ist die Fähigkeit, in definierten mikrosozialen Konflikten ohne Angst mit einem adäquaten Verhalten zu reagieren (Dorsch 1994). Sicherheit an sich bezeichnet einen Zustand, der weitgehend frei von Risiken der Beeinträchtigung ist oder als gefahrenfrei angesehen wird. Allgemein wird Sicherheit nur als relativer Zustand der Gefahrenfreiheit angesehen, der von Ort, Zeit und Bedingungen abhängt. Äußere Sicherheit führt nicht automatisch zu Selbst-Sicherheit und umgekehrt, weil die Sicherheit der eigenen Fähigkeiten noch in der Innenwelt verankert bzw. nach Außen verwirklicht werden muss. Große und kleine gefühlte Bedrohungen verstärken das Grundbedürfnis nach S., sie ist daher bedeutsam für die Entwicklung jedes Einzelnen und für die Qualität seiner sozialen Beziehungen. In gängigen psychologischen Standard- und Nachschlagewerken gibt es kaum Definitionen des Begriffs „Selbstsicherheit". Im Psychologischen Wörterbuch von Dorsch (1994) wird S. mit „Selbstbehauptung" und „sozialer Kompetenz" in Verbindung gebracht. S. steht oft als Synonym für Selbstvertrauen, Selbstbehauptung, Durchsetzungsvermögen, Selbstbewusstsein, → *Selbstwertgefühl*, Selbstkongruenz und Unbefangenheit. Das liegt auch daran, dass der Begriff S. ein Sammelbegriff geworden ist. Aber S. erschöpft sich nicht in Selbstbehauptung im Konkurrenz- und Rivalitätskampf, als Beherrschung der äußeren Natur, oder als soziale Durchsetzungskompetenz. So wenig begriffliche Eindeutigkeit besteht, so viele Angebote von Selbstsicherheitstrainings gibt es. S. ist sicherlich ein wesentliches, oft unausgesprochenes Ergebnis von psychologischen Behandlungen oder Psychotherapien. Ein Beispiel aus der Arbeit mit Studierenden in der Psychologischen Studentenberatung: Der große Wunsch der Studierenden nach einem Selbstsicherheitsgefühl bei Prüfungen. Beim Wunsch nach ‚vollständiger Kontrollierbarkeit' der Prüfungssituation können SchülerInnen und Studierende dem Trugschluss aufsitzen, perfekte Vorbereitung werde die Angst vor Versagen automatisch mindern. Eine scheinbar perfekte Vorbereitung steigert oft bloß die unerschöpfliche Bedrohlichkeit einer Prüfung durch verstärkte Beschäftigung mit angstauslösenden Möglichkeiten, wobei Angst und Fertigkeiten in reziprokem Verhältnis zueinander stehen. Angst kann zu einem Vermeidungsverhalten führen, verhindert die Weiterentwicklung von Fertigkeiten und führt zu Spannungen, die wiederum die Angst vergrößern. Angst vor der Angst wird auf dieses Weise zirkulär errichtet. Je planmäßiger man vorgeht, desto überraschender und blockierender kann das Unerwartete, z.B. Blackouts, dann treffen. Konkret wäre es besser, die wahre Quelle der (behindernden) Angst zu erkennen, z.B. den Unterschied zwischen „ich muss (pflichtgemäß)" und „ich will" zu erfahren und zu bearbeiten, oder den Zusammenhang zwischen → Selbstwertgefühl bzw. S. und Leistung erkennbar zu machen. **Wie kann man generell S. erreichen, also Sicherheit zu und vor sich selbst?** Indem man behutsam, doch konsequent, eine gute und sichere (einigermaßen verlässliche) Beziehung zu den wesentlichen Instanzen in der psychischen Innenwelt als Basis aufbaut: Zum Gewissen, zum Un- und Vorbewussten, zu den Idealen, zu den Selbst- und Objektrepräsentanzen (Kohut 1999), zu den Trieben, zur Gefühlswelt; insgesamt zu seinem Körper, Geist, Verhalten und seiner Psyche. Damit wird das Selbst als vermittelndes Ich zur Realität gestärkt und kann dann eine Grundlage für ein selbstsicheres Auftreten, Verhalten und Erleben ermöglichen. Aus einer guten Beziehung zu sich selbst entsteht Vertrauen zu sich selbst, das wiederum eine gute Unterstützung der S. ist. S. garantiert kein Freisein von Angst und Ausbleiben von Problemen, sondern einen selbstsicheren Umgang mit der Angst bzw. den Herausforderungen. S., die einigermaßen stabil werden (bleiben) soll, kann sich nicht allein von der Umgebung abhängig machen und in Durchsetzungsvermögen oder Sicherheit vor anderen und über andere erschöpfen, sondern lebt auch von der eigenen Handlungsfähigkeit. Dies gilt im Wesentlichen für Erwachsene. Für Kleinkinder, Kinder und Jugendliche muss S. noch gestützt werden durch Eltern in Form von Hilfe zur Selbsthilfe. Tipp: Ohne Schmerzen und Anstrengung bekommt man keine S., wie man ohne Muskelkater keine Muskeln bekommt und ohne Bewegung keine Kondition.

Dorsch F (1994) Psychologisches Wörterbuch/Dorsch. Bern, Huber
Kohut H (1999) Die Heilung des Selbst. Frankfurt, Suhrkamp

Ernst Frank

Selbstwert, Wertschätzung und Hierarchie In der täglichen schulpsychologischen Arbeit vermitteln Schulpsychologinnen und Schulpsychologen die **Grundhaltungen der humanistischen Psychologie.** Rogerssche Grundhaltungen – Ehrlichkeit, Akzeptieren, Einfühlen – (Roger 1998, 47–48) Eigenverantwortung, Entwicklungs- und Ressourcenorientierung und eine systemische Sichtweise sind zentrale Säulen des Menschenbildes in der Schulpsychologie.

Diese Sichtweise wird „im Kleinen" vermittelt, in den täglichen Beratungen von Eltern und Lehrerinnen und Lehrern und in der Beratung und Betreuung von Schülern und Schülerinnen. Auch in die Lehrerfortbildung wird der **Paradigmenwechsel von einer besserwisserischen Psychologie und Pädagogik zu Konstruktionen von Wirklichkeiten im Dialog** (Anderson 1997, 30–31) eingebracht. Viel schwieriger ist es „im Großen". Das Schulsystem ist ein hierarchisches System, das sich schrittweise der gelebten Schulpartnerschaft annähert, aber noch eine große Strecke vor sich hat. Das erfahren Schulpsychologen und Schulpsychologinnen beim Coaching von Lehrerinnen und Lehrern, wenn diese für ihr Engagement zu wenig Rückmeldung von oben beklagen, oder bei Interventionen bezüglich Burnout. Satir (1990, 42) definiert **Selbstwert** dynamisch. Er ist keine fixe Größe, sondern kann schwanken. Er hängt von der eigenen Entwicklung ab und von den derzeitigen Rückmeldungen in den Systemen, in denen wir leben. Selbstwert bedeutet sich selbst und seine Stärken zu schätzen und zu den Schwächen zu stehen. Ein hoher Selbstwert macht ein positives Gefühl und zeigt sich in einem offenen, toleranten und ermutigenden Verhalten. Ein niedriger Selbstwert macht verzweifelt und resigniert und zeigt sich in einem misstrauischen, andere abwertenden Verhalten. **Wertschätzung** (Akzeptieren) heißt nach Rogers (1998, 47) warmherziges Anerkennen des Individuums als Person. Das bedeutet Respekt und Zuneigung, eine Bereitschaft, sie ihre Gefühle auf ihre Art haben zu lassen. **Hierarchie** als nach

Meinung der Autorin patriarchales System hat viel mit Macht und Konkurrenz zu tun. Nach Conell (2000, 100, 107) wird das patriarchale System durch Komplizenschaft und Abwertung aufrechterhalten, emotionale Bindungen und Gefühle werden ausgegrenzt. Allein diese Definitionen zeigen den Widerspruch auf. Aus der Sicht der Autorin scheint es, dass nur ein hoher Selbstwert in der Hierarchie Schutz gibt und dass Wertschätzung in der patriarchalen Hierarchie schwer realisierbar ist. Ben Furman (2004, 17–18) nennt als entscheidende Faktoren für positive Erfahrungen und kooperatives Verhalten **Wertschätzung, Humor, Erfolg und Anteilnahme.** Dieser Ansatz widerspricht der oft vorgefundenen tatsächlichen „Beziehungskultur", im Schulbereich ist neben Positivem auch alles zu finden, was laut Furman das Wohlbefinden – und damit auch den Selbstwert – trübt: **Fokussierung auf Probleme, Kränkungen, Rückschläge und Kritik.** Einige Beispiele nach den Erfahrungen der Autorin: Die Aufmerksamkeit richtet sich stärker auf die Mängel und auf punktuelle Ereignisse, sodass erfreuliche Entwicklungen oft nicht wahrgenommen werden. In den Konferenzzimmern werden eher Probleme mit Kindern berichtet als Erfolge. Bescheidenheit, das eigene Licht unter den Scheffel stellen, lenkt von Erfolgen ab. Gut gelaunte Menschen, die gerne mit Kindern arbeiten, sind für viele auffällig und verdächtig und machen sich unbeliebt. Die Kommunikation mit den Vorgesetzten ist oft kränkend, weil in Gesprächen nur für Arbeitsaufträge Zeit ist, aber nicht um Wertschätzung, Humor, Würdigung des Erfolgs und Anteilnahme zu vermitteln. Ohne Paradigmenwechsel von der Problem- zur Ressourcensicht werden sich weiterhin viele im Schulsystem als Opfer fühlen – als Opfer der gesellschaftlichen Veränderungen, ihrer Vorgesetzten und der Bildungsstruktur. Probleme müssen als Herausforderung zur Nutzung der Ressourcen verstanden werden. Der Paradigmenwechsel kann nicht von oben – „im Großen" – verordnet werden, sondern sich nur „im Kleinen", in ressourcenorientierten Interventionen in der täglichen Beratungstätigkeit und in einer authentischen Weitergabe einer entwicklungsorientierten Sichtweise entwickeln.

Anderson H (1999) Das therapeutische Gespräch. Klett-Cotta

Conell R (2000) Der gemachte Mann. leske+budrich

Furmann B, Tapani A (2004) Twin Star – Lösungen von einem anderen Stern. Carl Auer

Rogers C (1998) Entwicklung der Persönlichkeit. Klett-Cotta

Satir V (1990) Kommunikation Selbstwert Kongruenz. Junfermann

Elfi Jud

AUS DER PSYCHOWERKSTATT: Selbstwertgefühl

Unter Selbstwertgefühl versteht man in Psychologie und Psychotherapie die emotionale (positive oder negative) Bewertung von sich selbst. Wertempfinden und Wertschätzung (→ Werte) können sich dabei auf den Charakter und die Fähigkeiten des Individuums, die Erinnerungen an die Vergangenheit und das

Ich-Empfinden oder auf das Selbstempfinden beziehen. S. resultiert aus dem Vergleich der angenommenen subjektiven Fähigkeiten mit den Anforderungen, von denen sich die Persönlichkeit herausgefordert sieht und die zu erfüllen sind (siehe weiters Kernberg 1983; Rexilius & Grubitzsch 1984; Gruen 1987, 2002; Schütz 2000; Branden 2005; Rogers 2005; Wikipedia 2006). Wörtlich genommen kann man auch sagen, **S. ist der gefühlte Wert, den man sich *selbst* gibt, bzw. wie man sich *selbst* bewertet.** Er kann positiv oder negativ oder beides sein, er kann zu groß oder zu klein sein, er kann persönlich angenehm oder unangenehm erlebt werden. So wie differentialdiagnostisch → *Selbstsicherheit* als Sicherheit-zu-sich-*selbst*, wie ‚Selbstvertrauen' als Vertrauen-zu-sich-*selbst*, oder wie ‚Selbstbewusstsein' als Bewusstsein-von-sich-*selbst* definiert werden kann. Der Bezugspunkt des Wertes, von dem man es ableiten kann, ist gesellschaftlich und individuell geprägt und daher gibt es auch sehr verschiedene Schwerpunktsetzungen, wie die Erlangung von S., bzw. wie sie sich zeigt, beschrieben wird: z.B. durch soziale Kompetenz, Durchsetzungsvermögen oder Überlegensein. Dies ist sicherlich ein zu eng gefasster Wert, denn der Mensch ist mehr als das Maß seiner (vergleichbaren) Leistung. Kaum etwas ist so begehrt oder wird so vermisst wie das S. Es scheint ein ganz wesentlicher Teil der Persönlichkeitsentwicklung zu sein, aber offenbar schwer zu erreichen, wenn man das übergroße Angebot an Selbstwertseminaren und -trainings als Indikator für die bleibende Suche nach dem S. nimmt. Fachwerke der Psychologie und Psychotherapie beschreiben selten den subjektiv hohen Stellenwert des S. Der Wunsch nach S. ist für Studierende und Studienwerber (→ *Studienwahl*) oft ein Grund, die Psychologische Studentenberatung für eine psychologische Beratung oder Psychotherapie (→ *Prävention*) aufzusuchen. Gerade Studierende, wie auch SchülerInnen, sind in ihrem Selbstwert stark vom Leistungsvergleich mit anderen KollegInnen geprägt und abhängig. Nirgendwo sonst kann so offen, intensiv, permanent und einfach die Leistung mithilfe von numerischen Benotungen vergleichbar gemacht werden, außer vielleicht noch beim Leistungssport. Damit kann es leicht zur Verwechslung von S. mit dem **Wert im Vergleich mit anderen oder durch andere** kommen („ich bin besser/schlechter als andere; ich werde von anderen lieber gemocht als jemand anderer"). Streng genommen ist dies kein S., sondern ein Wert, den man von anderen oder im Vergleich mit anderen bekommt, der also eher als „**Fremdwert**" zu bezeichnen wäre. Diese Unterscheidung ist sehr wichtig, um ein eindeutiges S. aufbauen zu können. Sonst besteht die Gefahr, dass der Fremdwert das S. verdrängt, ersetzt oder ihm gleichgesetzt wird. Die Folge kann sein, dass positive Leistungen und Gelingen trotzdem keine Zufriedenheit bringen und der Leistende sich weder freuen noch sich von seinem Erfolg nachhaltig ‚ernähren' kann. Denn der Fremdwert wird einem gegeben, kann aber auch wieder genommen werden („ich liebe dich/ich liebe dich nicht mehr; im Gymnasium war ich einer der besten/an der Universität bin ich es nicht mehr"). Daraus entsteht durch **Verlustangst** ein Abhängigkeitsverhältnis und man unternimmt im Extremfall aus Angst alles, um nicht die Wertzuschreibung der anderen (fälschlicherweise als S. angenommen) zu verlieren. Der Fremdwert, also der Wert, den man von anderen oder durch sich Messen mit anderen bekommt, ist geprägt durch den Vergleich mit anderen anhand z.B. einer sozialen Rangskala. Das S., also der Wert, den man sich selbst gibt, entsteht ebenfalls durch Vergleich, aber durch den Vergleich mit einem *selbst*, zwischen ‚wie war ich früher, wie bin ich heute und wie kann ich werden'. Ist die Entwicklung positiv und hat man z. B. beim Lernen Fortschritte gemacht, hat man Fähigkeiten durch Anstrengung dazugewonnen? Wie stolz ist man auf seine Persönlichkeitsentwicklung, welche Hürden musste man überwinden, von denen die anderen, die nur das Ergebnis sehen und bewerten, nichts wissen? Aber auch: was habe ich aus einer Leichtigkeit des Lernens und Bewältigens der Herausforderung gemacht – Freude, Interesse, oder Überheblichkeit, Fehleinschätzungen? Das S. ist ein Gefühl, das einem nicht so schnell genommen werden kann und als Sicherheitsnetz bei verletzenden Fremdbeurteilungen vor dem totalen Absturz und vor persönlicher Entwertung schützen kann. Man hat z.B. eine sehr wichtige Prüfung nicht bestanden – das schmerzt immer – aber man weiß, dass man sich sehr bemüht hat, aus Fehlern lernen und verbessert an eine nochmalige Vorbereitung herangehen kann. Oder man hat sich aus bestimmten Gründen nicht richtig vorbereitet, daher ist die negative Note mit der ungenügenden Leistung übereinstimmend und nicht persönlich kränkend (außer es ist ein Ungerechtigkeitsgefühl im Spiel). Jede Selbsteinschätzung eigener Leistung, Fähigkeit und Kenntnis ist an der Realität zu überprüfen, um aus diesen Erfahrungen einen realistischen Selbstwert zu gewinnen. Die **Überprüfung an der Realität** ist insofern wichtig, damit das S. nicht in Selbstüberschätzung und Überheblichkeit mündet. Dazu ist zu bemerken, dass S. für Kleinkinder, Kinder und Jugendliche zunächst als Fremdwert insbesondere durch Eltern im Sinne eines Urvertrauens (Erikson 2005) vermittelt wird, das als Grundlage für das S. und weiters für eine stabile Ich-Identität dient, eine Grundlage, die sich jeder Heranwachsende schließlich selbst erarbeiten muss, sonst könnte nicht von *Selbst*-Wertgefühl gesprochen werden.

Branden N (2005) Die 6 Säulen des Selbstwertgefühls. München Zürich, Piper Tb.
Erikson E H (2005) Kindheit und Gesellschaft. Stuttgart, Klett-Cotta
Gruen A (1987) Der Wahnsinn der Normalität. München, Kösel
Gruen A (2002) Der Verrat am Selbst. Die Angst vor Autonomie bei Mann und Frau. München, Dtv
Kernberg O F (1983) Borderline-Störungen und pathologischer Narzissmus. Frankfurt a. M., Suhrkamp
Rexilius G, Grubitzsch S (Hrsg.) (1984) Psychologische Grundbegriffe. Reinbek, Rowohlt Tb.
Rogers C R (2005) Die klientenzentrierte Gesprächspsychotherapie. Frankfurt, Fischer (Tb.)
Schütz A (2000) Psychologie des Selbstwertgefühls. Von Selbstakzeptanz bis Arroganz. Stuttgart, W. Kohlhammer
Wikipedia (2006) Selbstwert. In: Wikipedia. Die freie Enzyklopädie. URL: http://de.wikipedia.org/wiki/Selbstwert. Stand 6. Mai 2006

Ernst Frank

Sexualität Das Wort Sexualität leitet sich von lat. Sexus für „Geschlecht" ab. Seine Bedeutung umfasst Erleben und Verhalten, das mit Geschlechtlichkeit zu tun hat. Der Begriff Sexualität wird erst im 19. Jahrhundert mit Beginn der Moderne geprägt (vgl. Sigusch 2001). Vormoderne Gesellschaften verwenden Begriffe wie Eros, Venus, Minne, Liebe, Wonne etc., der Überbegriff Sexualität ist ihnen fremd. Mit dem impliziten Verweis auf die Fortpflanzungsfunktion des Körpers ist dieser Begriff in der Biologie verankert, *im Gegensatz zu den Tieren handelt es sich beim Menschen jedoch um kein reines Instinktverhalten.* Sexualität ist wesentlich durch Sozialisation und Gesellschaft geformt. Dabei handelt es sich um einen sehr „heißen Begriff" (Foucault 1977), an dem sich immer wieder viel gesellschaftlicher Konfliktstoff entzündet und der seit seiner Entstehung **ständigem Wandel** unterliegt. Diesen kann man wie folgt skizzieren: War Sexualität einst in Moral und praktizierter Form *eng an Fortpflanzung* gebunden, so sind diese Bereiche mittlerweile sowohl biologisch (allgemein zugängliche Möglichkeit von Verhütung bzw. künstlicher Befruchtung) als auch in den gesellschaftlichen Wertvorstellungen *weitgehend entkoppelt.* Damit einhergehend erlebte Sexualität, die „sui generis" fortpflanzungsungebunden ist (wie z.B. Masturbation und Homosexualität), eine Befreiung von früherer Strafandrohung. Waren Wertvorstellungen ehedem von äußeren Institutionen vorgegeben und auf bestimmte Handlungen gerichtet (ist z.B. Verhütung oder Oralverkehr erlaubt oder nicht), so sind sie jetzt der Selbstbestimmung der Akteure unterworfen. *Eine „Verzichtmoral" wurde somit von einer „Verhandlungsmoral"* (Schmidt 2004) *abgelöst.* Stand Sexualität einst für Trieb, für ungezähmte, irrationale innere Natur, so wird sie zunehmend zur Ressource uminterpretiert, die genutzt wird, um dem grauen Alltag einen Kick zu geben oder gesunde Rekreation zu ermöglichen. Aus einer hierarchischen Geschlechterordnung zu Beginn der Moderne wurde eine *Angleichung zwischen Mann und Frau* auch hinsichtlich sexuellen Verhaltens und sexueller Rollenerwartung. In begrifflicher Hinsicht wurde hier die Unterscheidung in „sex" und „gender", also in biologisches Geschlecht und geschlechtliche Rolle, wichtig. Galt der vor allem auf industrielle Produktion ausgerichteten Wirtschaft Sexualität als Störfaktor der Disziplin, so ist sie in der Konsumgesellschaft (man denke vor allem an die Werbung) umfassend ökonomisch in Dienst genommen (vgl. Oberlehner 2005). Darüber hinaus wurde mit Auftreten der → *Psychoanalyse* das Denken über Sexualität stark von deren Sichtweise beeinflusst. Sie besteht darin, *dass unser Seelenleben von geheimen, vom Geschlechtstrieb beherrschten Motiven und der kulturellen Reaktion darauf bestimmt ist.* Speziell die in den „Drei Abhandlungen zur Sexualtheorie" (Freud 1905) formulierte Auffassung, *dass bereits Kinder von Anfang an über Sexualität verfügen* und diese sich in einer Abfolge von Phasen entwickelt, war für den damals dominanten und auch heute noch verbreiteten Glauben, Kinder seien praktisch asexuelle Wesen, eine große Herausforderung. Auch wenn viele die Thesen der Psychoanalyse im einzelnen nicht teilen mögen, ist es unter Sexualwissenschaftlern unumstritten, dass es eine kindliche Sexualität gibt und dies von den Eltern akzeptiert werden sollte. Es ist wichtig, Kindern deren sexuelle Äußerungen zuzugestehen, Erzieher oder Eltern dürfen aber natürlich nicht im Sinne erwachsener Sexualität darauf reagieren, wenn sie nicht schweren Schaden zufügen wollen. Durch die gesellschaftliche

Vorreiterrolle des universitären Lebens kann man die skizzierten Veränderungen in der → *studentischen Sexualität* besonders gut verfolgen. Insgesamt ist die Sexualität des Menschen sehr störungsanfällig, → *sexuelle Probleme* sind (auch bei Schülern und Studierenden) sehr häufig. Aber da sie mit besonders viel Scham verbunden sind, fällt es Hilfesuchenden (z.B. in der psychologischen Studentenberatung) schwer, darauf zu sprechen zu kommen.

Foucault M (1977) Der Wille zum Wissen. Sexualität und Wahrheit 1. Frankfurt a. M., Suhrkamp.

Freud S (1905) Drei Abhandlungen zur Sexualtheorie. Gesammelte Werke Band V. London, Imago 1942, 27–145

Oberlehner F (2005) Sexualität und Bindung im Spätkapitalismus. Von der Normalneurose zur Normalperversion. In: Texte 25, Heft 3, Wien, Passagen, 110–128

Schmidt G (2004) Das neue Der Die Das. Über die Modernisierung des Sexuellen. Gießen, Psychosozial-Verlag.

Sigusch V (Hrsg.) (2001) Sexuelle Störungen und ihre Behandlung. Stuttgart, Thieme

Franz Oberlehner

Sexuelle Probleme Sexuelle Schwierigkeiten sind weit verbreitet und lösen oft einen Leidensdruck aus, der weit über das Vermissen von Lust und Befriedigung hinaus geht: Angst vor Ungeliebtsein und Einsamkeit, Verunsicherung des → Selbstwertgefühls, Demütigung der Männlichkeit oder Weiblichkeit. Kockott & Fahrner (2000) definieren **funktionelle Sexualstörungen** als *Beeinträchtigungen im sexuellen Verhalten, Erleben und/oder in den physiologischen Reaktionsweisen, die eine für beide Partner befriedigende sexuelle Interaktion behindern* oder unmöglich machen, obwohl die organischen Voraussetzungen dazu vorhanden sind und *keine Fixierung auf unübliche Sexualziele oder -objekte vorliegt*. Um eine funktionelle Sexualstörung diagnostizieren zu können, wird gefordert, dass diese ständig vorhanden ist oder wiederholt auftritt, eine erhebliche Belastung darstellt oder zwischenmenschliche Probleme verursacht. Arentewicz & Schmidt (1993) teilen die Störungsbilder nach der Phase der sexuellen Erregung ein, in der sie auftreten. Der **Verlauf einer sexuellen Interaktion** lässt sich in 5 Abschnitte gliedern: *sexuelle Annäherung*, darunter versteht man die Initiierung sexueller Aktivität und Reaktionen auf die Initiative, *sexuelle Stimulation*, definiert als Zärtlichkeit, körperlicher Kontakt, genitale Stimulation im Vorspiel, *Einführung des Penis und Koitus, Orgasmus* und die Zeit unmittelbar *nach dem Orgasmus*. In der Phase der sexuellen Annäherung sind *Lustlosigkeit und aversive Reaktionen* gegenüber Sexualität die wichtigsten Probleme. Führt eine adäquate sexuelle Stimulation nicht zu sexueller Erregung, so spricht man beim Mann von *Erektionsstörungen*, die Erektion des Penis ist im Hinblick auf Dauer und Stärke nicht ausreichend für Geschlechtsverkehr, und bei der Frau von *Erregungsstörungen*, die Erregung ist nicht ausreichend, um Petting oder Koitus lustvoll zu erleben. Bei der Einführung des Penis kann es bei der Frau zu *Vaginismus* kommen, einer Verengung des Scheideneinganges durch unwillkürliche Spasmen, die das Einführen des Penis schmerzhaft oder unmöglich machen, beide Geschlechter können unter *Dyspareunie*, d.h. Schmerzen, wie Brennen, Stechen im Genitalbereich, beim Geschlechtsverkehr leiden. Zu den Störungen der Orgasmusphase zählen beim Mann *die vorzeitige oder die ausbleibende Ejakulation und die Ejakulation ohne Befriedigung*, bei der Frau *Orgasmusschwierigkeiten* sowie *Orgasmus ohne*

Befriedigung. Nach dem Orgasmus können bei beiden Geschlechtern *nachorgastische Verstimmungen wie Gereiztheit, → Depressionen, Schlafstörungen und Missempfindungen im Genitalbereich* auftreten. Die Entstehungsbedingungen sind individuell, es gibt in der Regel keinen Zusammenhang zwischen spezifischen Problemen und einer bestimmten sexuellen Funktionsstörung. Für die therapeutische Arbeit ist es nach Gromus (2002) sinnvoll, prädisponierende Faktoren, auslösende und aufrechterhaltende Bedingungen zu unterscheiden. Eine wesentliche Rolle bei Sexualstörungen spielen → Ängste. Nach einer genauen → Diagnostik und Problemanalyse sowie der Klärung der Änderungsmotivation wird die Entscheidung getroffen, ob eine → Beratung ausreicht oder eine längere → Psychotherapie notwendig ist. Besteht eine Partnerschaft, so ist wichtig, den Partner/die Partnerin einzubeziehen. Das Bedürfnis der Betroffenen nach Beratung und therapeutischer Hilfe ist sehr groß, auch in der psychologischen Studentenberatung wird man immer wieder mit sexuellen Problemen sowohl bei heterosexuellen als auch homosexuellen/lesbischen Klienten/Klientinnen konfrontiert und bietet → Beratung und → Psychotherapie an.

Arentewicz G, Schmidt G (Hrsg.) (1993) Sexuell gestörte Beziehungen. Stuttgart, Enke

Gromus B (2002) Sexualstörungen der Frau. Göttingen, Hogrefe

Kockott G, Fahrner E-M (2000) Sexualstörungen des Mannes. Göttingen, Hogrefe

Christa Streicher-Pehböck

Sexueller Missbrauch **Sexueller Missbrauch liegt immer dann vor, „wenn ein Erwachsener sich einem Kind in der Absicht nähert, sich sexuell zu erregen oder zu befriedigen“** (Steinhage 1992). Man unterscheidet bei sexueller Ausbeutung zwischen 1) eindeutigen Formen, wie genital-oraler Verkehr oder dem Eindringen in den After oder die Scheide des Kindes mit Finger(n), Penis oder Fremdkörpern, 2) anderen ausbeutenden Formen, wie Masturbation in Anwesenheit des Kindes, Veranlassung des Kindes, die Genitalien des Erwachsenen zu berühren oder zu manipulieren oder das Zeigen von pornographischen Abbildungen und 3) Verhaltensweisen, die häufig erst im nachhinein als Beginn einer sexuellen Ausbeutung erkannt werden, z.B. Küssen des Kindes auf intime Weise, der Erwachsene zeigt dem Kind seine Genitalien, beobachtet es beim Ausziehen, Baden, auf der Toilette. Auf Grund der hohen Dunkelziffer ist es nicht möglich, das tatsächliche Ausmaß des sexuellen Missbrauchs anzugeben. Die Häufigkeit wird von Experten aus der Anzeigenstatistik hochgerechnet und für **Deutschland mit 150.000 bis 300.000**, für **Österreich 10.000 bis 25.000 missbrauchten Kinder pro Jahr** geschätzt. Im Jahr 2004 gab es nach Angaben des BMI und BMJ, sowie Statistik Austria 728 Anzeigen und192 Verurteilungen nach §206 und §207 StGB. Nach einer von Kinzl & Biebl (1993) an der Universität Innsbruck durchgeführten Prävalenzstudie berichten *35,9% der Studentinnen und 18,5% der Studenten über sexuelle Missbrauchserfahrungen*. Diese Untersuchung belegt die Alltagserfahrung in der psychologischen Studentenberatung. Die Langzeitfolgen der sexuellen Ausbeutung sind von der Schwere und Dauer der Missbrauchshandlungen, von der psychischen und sozialen Entwicklung des Kindes zum Zeitpunkt des Übergriffs und der Qualität der sozialen Beziehungen zur Mutter, zu Gleichaltrigen, usw. abhängig. Zumeist sind bei den Betroffenen **Stimmungsschwankungen und Minderwertigkeitsgefühle** auffällig. Diese Symptome sind *Ausdruck eines gestörten → Selbstwertgefühls und oft verbunden mit erhöhten Scham- und Schuldgefühlen.* Häufig leiden sexuell Missbrauchte an ***→ posttraumatischen Belastungsstörungen***. Diese sind gekennzeichnet durch *Störungen der Affektregulation, Bewusstseinsveränderungen, gestörte Selbstwahrnehmung, verzerrte Wahrnehmung des Täters, Beziehungsprobleme und einer Veränderung der persönlichen Werte.* Generell fällt in der Arbeit mit sexuell Ausgebeuteten deren fehlende Fähigkeit auf, die Qualität von persönlichen Beziehungen – nicht nur zum anderen Geschlecht – richtig einzuschätzen. Durch den massiven Vertrauensbruch, den Betroffene erlebt haben, fehlt ihnen die Wahrnehmung, wem sie vertrauen können und sie werden daher immer wieder enttäuscht. Amann & Wipplinger (1998) weisen darauf hin, dass sich der *Aufbau einer tragfähigen therapeutischen Beziehung* von sexuell Missbrauchten häufig schwierig gestaltet. *Die Psychologische Studentenberatung und die Schulpsychologie-Bildungsberatung sind nicht selten mit dieser Thematik konfrontiert- oft hinter der Fassade von Leistungs- oder Kontaktstörungen.* Die therapeutische Beziehung ist Modell für eine wertschätzende und tragfähige Vertrauensbeziehung, in der die Klientinnen lernen könne, dass es möglich ist mit anderen Menschen in einer klaren und verlässlichen Weise verbunden zu sein. In der Therapie soll nach einer sorgfältigen Erfassung der individuellen Schwierigkeiten mit der Klientin ein *plausibles Erklärungsmodell* für die vielfältigen Probleme erarbeitet werden. Durch den Prozess des Einordnens und Verstehens erleben die Klientinnen oft große Erleichterung. Die Klientinnen können dann Ziele für die Therapie formulieren und gemeinsam mit der Therapeutin Strategien für das Vorgehen festlegen, wie Ziele erreicht werden können. Die *Transparenz des Vorgehens* ist bei sexuell missbrauchten Klienten und Klientinnen von grundlegender Bedeutung. *Für eine konstruktive Verarbeitung muss sich die Klientin, der Klient damit auseinandersetzen, was der erlebte sexuelle Missbrauch für sie, ihn bedeutet und wie sie, er ihn bewertet hat. Erst dadurch ist eine effektive kognitiv-emotionale Verarbeitung des Erlebten möglich. Weitere zentrale Aspekte der Therapie sind die Selbstwahrnehmung und die Effektivität der bisherigen Bewältigungsstrategien.*

Amann G, Wipplinger R (Hrsg.) (1998) Sexueller Missbrauch – Überblick zu Forschung, Beratung und Therapie. Tübingen, dgvt

Kinzl J, Biebl W (1993) Sexueller Missbrauch in der Kindheit und Jugend. Sexualmedizin 16, 80–84

Steinhage R (1992) Sexueller Missbrauch an Mädchen – ein Handbuch für Beratung und Therapie. Reinbek, Rowohlt

Christa Streicher-Pehböck

Sexualität, studentische Der Ausdruck „studentische Sexualität" erklärt sich insofern von selbst, als er auf die spezifische Bedeutung und Ausformung von → *Sexualität* im Leben Studierender hinweist. Sie ist durch repräsentative Befragungen der Abteilung für Sexualforschung der Universität Hamburg in den Jahren 1966, 1981 und 1996 an (west-)deutschen Studenten (vgl. Giese & Schmidt 1968; Clement 1986; Schmidt 2000) empirisch gut untersucht. Man kann annehmen, dass die Ergebnisse in Österreich ähnlich wären. *Wesentliche Änderungen* haben sich zwischen 1966 und 1981 vollzogen. Die Studentengeneration von 1996 unterscheidet sich wenig von jener 15 Jahre davor. Vermutlich waren 1966 die Veränderungen der „sexuellen Revolution" voll im Gange und bis Mitte der 70er Jahre im Großen und Ganzen abgeschlossen. Beeindruckend ist, in welchem Ausmaß und welcher Geschwindigkeit sich die *Geschlechter angeglichen haben.* Hatten Männer 1966 noch mehr Sexualpartnerinnen als Frauen, ist dieser Unterschied später nicht mehr zu finden. Im Hinblick auf das Alter beim ersten Geschlechtsverkehr, das sich generell um einige Jahre vorverlegte, dreht sich das Verhältnis zwischen den Geschlechtern sogar um: hatten 1966 10% der 18-jährigen Frauen bzw. 20% der Männer gleichen Alters Koituserfahrung, so sind dies bei den weiblichen Studierenden der Folgegenerationen 60%, bei den männlichen 45%. Der Geschlechtsverkehr ist mittlerweile viel *weniger an die Institution* der Ehe, aber nach wie vor, bei Männern sogar mehr als 1966, an eine *feste Beziehung* gebunden: über 90% aller heterosexuellen Geschlechtsakte finden dort statt. Männer sind somit sogar „romantischer" geworden. Die Partnermobilität bei den koitusaktiven Männern ist in den letzten drei Jahrzehnten unverändert, bei den Frauen hingegen ist sie stärker geworden und erreicht nun das Niveau der Männer. Studenten legen 1996 wieder mehr Wert auf Treue als 1981, allerdings sind die Beziehungen, in denen sie treu zu sein versuchen, zahlreicher und kürzer geworden (die Sexualwissenschaftler sprechen von „serieller Monogamie"). Als **große Trends** kann man daher mit Schmidt (2000, 31) „Selbstbestimmung der Frau, Romantisierung der Männer, De-Institutionalisierung und Intimisierung von Beziehungen" identifizieren. Wenn man davon ausgeht, dass Befragte unter „Geschlechtsverkehr" über die Jahrzehnte das gleiche verstehen, ist darüber hinaus ein bemerkenswerter *Rückgang in der Häufigkeit heterosexueller Aktivität* festzustellen. Dem steht eine deutliche *Zunahme der Bedeutung der Masturbation* gegenüber: Sie ist zur eigenständigen Sexualform geworden, d.h. sie kann sich auch bei Studierenden in festen Beziehungen gut behaupten, ist keineswegs nur Ersatz für die fehlende Möglichkeit interpersoneller sexueller Betätigung. Auch diesbezüglich hat sich der Unterschied zwischen den Geschlechtern verringert, ist aber noch deutlich vorhanden. 1966 gaben 37% der Studentinnen an, in den letzten 12 Monaten masturbiert zu haben, 1981 waren dies 65% und 1996 schon 74%. Die entsprechenden Werte der männlichen Befragten liegen bei 77% versus 80% versus 94%. Nicht zuletzt haben sich auch die typischen Moralauffassungen geändert. 1966 waren Studierende noch sehr durch den Konflikt geprägt, im Alter größter sexueller Appetenz ledig und damit in einem Status, in dem die institutionalisierten Normen keine Sexualbetätigung vorsehen, zu sein (Giese & Schmidt 1968, 21). Wenn Klienten der Psychologischen Studentenberatung heute über fehlende sexuelle Erfahrung (→ *sexuelle Probleme*) berichten, dann beklagen sie sich dabei nicht über moralische Einschränkungen, sondern erleben es als eigenes Versagen. Es wird zum Selbstwertproblem, wenn jemand in diesem Alter noch nicht koituserfahren ist (vgl. Oberlehner 1997). Gute Sexualaufklärung sollte daher nicht nur Informationen, sondern auch die Fähigkeit vermitteln, neu entstandene Leistungsnormen ebenso wie alte moralische Verbote hinterfragen zu können.

Clement U (1986) Sexualität im sozialen Wandel. Eine empirische Vergleichsstudie an Studenten 1966 und 1981. Stuttgart, Enke.

Giese H, Schmidt G (1968) Studentensexualität. Verhalten und Einstellung. Eine Umfrage an 12 westdeutschen Universitäten. Reinbeck, Rowohlt.

Oberlehner F (1997) Studentensexualitäten. In: H Turrini, M Schilling (Hrsg.) Wieder die

studentischen Probleme. Wien, Bundesministerium für Wissenschaft und Verkehr.
Schmidt G (Hrsg.) (2000) Kinder der sexuellen Revolution. Kontinuität und Wandel studentischer Sexualität 1966–1996. Gießen, Psychosozial-Verlag

Franz Oberlehner

AUS DER PSYCHOWERKSTATT: „Soziales Lernen" als Coachingprozess

Die sozialen Schwierigkeiten in einer 2. Klasse einer AHS – Unterstufe führten zu einer intensiven Zusammenarbeit von Klassenvorstand und Schulpsychologe. Diese Kooperation entwickelte sich zunehmend in Richtung eines „Lerncoachings", wobei das soziale Lernen den Schwerpunkt bildete. Wertvolle Ergebnisse waren die deutlich zunehmende Kommunikation über die bestehenden Schwierigkeiten, die Entwicklung von Handlungsalternativen unter Berücksichtigung vorhandener Freiräume sowie die konkrete Umsetzung von Lösungsstrategien und Aktivierung brach liegender Ressourcen. Mehrere Gespräche mit dem Klassenvorstand dienten dazu, die derzeitige Klassensituation zu beschreiben, den IST – Zustand zu erheben und Ziele für die gemeinsame Kooperation zu formulieren. Dabei wurde zusätzlich zur Problembeschreibung besonderer Wert auf vorhandene Fähigkeiten und Ressourcen der Schüler gelegt. Nach dem Bericht des Klassenvorstandes wurden die Unruhe der Schüler vor und während des Unterrichts, das Androhen und Ausüben von Gewalt, Mobbing sowie ständige verbale Attacken gegen Mitschüler, Missachten von Vereinbarungen und Regeln sowie Desinteresse am Unterrichtsgeschehen von vielen Lehrern als besonders störend empfunden. Die allgemein gute Lernfähigkeit der Klasse, zufrieden stellende Notendurchschnitte nach Klassenarbeiten und Interesse für gemeinsame Aktivitäten stellten wertvolle Potentiale dar, die jedoch das belastete Lehrer-Schüler-Verhältnis kaum zu verbessern vermochten. Die gemeinsame Zusammenarbeit sollte zur weiteren Klärung der Situation, zur Intensivierung der Kommunikation zwischen Schülern und Klassenvorstand, zur Entwicklung von Handlungsalternativen und in weiterer Folge zur Verbesserung des Klassenklimas beitragen. Dazu wurden folgende konkrete **Ziele vereinbart** und mit einem Planungs- und Zeitrahmen versehen: Genauere Erhebung der Klassensituation innerhalb der nächsten drei Wochen mittels eines Fragebogens für Schüler. Sozialer Vormittag an der Schule eine Woche nach der Befragung: Auswertung, Darstellung und Diskussion der Ergebnisse des Fragebogens, Information über förderliches und schädigendes Verhalten in Hinblick auf die Klassengemeinschaft, Gruppenarbeit: Mein Beitrag zur Klassengemeinschaft, Zusammenfassung der Ergebnisse, zukünftige Schwerpunkte und Vereinbarungen. Elternabend eine Woche nach dem sozialen Vormittag: Information über bisherige Aktivitäten, Zusammenarbeit von Eltern und Lehrern, Ergebnisse und Vereinbarungen Entwicklungstreffen an der Schule acht Wochen nach dem ersten Treffen zu den Themen: Was hat sich weiter bzw. nicht entwickelt, Information über Initiativen, zukünftige Handlungsalternativen. **Methode:** Neuere Ansätze zum Lerncoaching sowie spezifische Schwerpunkte aus der sinnzentrierten Psychotherapie bildeten die theoretische Basis für die Umsetzung in die Praxis. Beim Fachspezifisch-Pädagogischen Coaching (Staub 2001) unterstützt ein Coach eine Lehrperson oder eine Gruppe von Lehrpersonen „on the job". Dabei beteiligt sich der Coach aktiv am Unterrichtsgeschehen und übernimmt Mitverantwortung. Dieser Aspekt stellt auch einen Schwerpunkt in der sinnzentrierten Psychotherapie dar, wenn Viktor E. Frankl darauf verweist: „Mehr denn je ist Erziehung – Erziehung zur Verantwortung. ... dann müssen wir unterscheiden lernen, was wesentlich ist und was nicht, was Sinn hat und was nicht, was sich verantworten lässt und was nicht." (Frankl 1979, 157) Lerncoaching beinhaltet auch das „soziale Lernen", das angesichts von zunehmenden Störungen in Klassen und Schulen an Bedeutung gewinnt und von vielen Lehrern eingefordert wird. In diesem Sinne versteht sich Lerncoaching als professionelle Tätigkeit zur Weiterentwicklung der bestehenden Lern- und Schulkultur. „Das heißt: Lernende sollen Freude entwickeln am konstruktiven Umgang mit Schwierigkeiten." (Müller 2006, 14). **Durchführung:** In einem Fragebogen mit einer fünfstufigen Bewertungsscala nahmen die Schüler zu folgenden Themen Stellung: Befindlichkeit, Unterrichtsbeteiligung, Zufriedenheit, Aufmerksamkeit und Konzentration, Störungen durch Lärm, Sitzordnung, Beziehungen zu Mitschülern und zum Klassenvorstand, Gewalt und Angst, Mobbing, Klassengemeinschaft, das Verhältnis zwischen Buben und Mädchen. Zudem sollten sie sich zu den Themenbereichen: Was mir in unserer Klasse gefällt bzw. missfällt? sowie daraus resultierende Verbesserungsvorschläge schriftlich äußern. Die Auswertung des Fragebogens wurde vom Klassenvorstand durchgeführt, mittels gut verständlicher Graphiken zu Beginn des sozialen Vormittags präsentiert sowie anschließend gemeinsam kommentiert und interpretiert. Einen weiteren Schwerpunkt bildete das Thema „Wir sind eine Klassengemeinschaft – Sind wir eine?", das vom Lerncoach vorbereitet wurde. Mittels Geschichten, sokratischer Fragen zur Reflexion des eigenen Verhaltens sowie von Gruppen und der ganzen Klasse, Informationen zur Gesetzeslage bei Gewalt und Mobbing wurden Impulse und Anregungen zur Problem- und Konfliktlösung eingebracht. In den darauf folgenden Gruppenarbeiten, die von Lehrern und dem Lerncoach geleitet wurden, standen die beiden Fragen im Mittelpunkt: Was kann ich zur Klassengemeinschaft beitragen? Was wollen wir gemeinsam tun? Die Ergebnisse wurden anschließend auf Plakaten zusammengefasst und ihre konkrete Umsetzung besprochen. Beim abschließenden Blitzlicht gab jeder Teilnehmer ein kurzes Statement in Hinblick auf den Verlauf des sozialen Vormittags ab. Beim Elternabend wurden die Eltern kurz über Ziele und Verlauf der bisherigen Aktivitäten informiert. Im Anschluss daran wurden die Fragen: Was wir an unseren Kindern schätzen? Was uns schwer fällt? Was werden wir tun? in Kleingruppen bearbeitet und im Plenum zusammengefasst. Das Entwicklungstreffen nach acht Wochen wurde mit einem Kurzbericht aller Teilnehmer zu den Fragen: Was hat sich verändert? Was ist gleich geblieben? Was hat sich verschlechtert? gestartet. In den folgenden Gruppenarbeiten wurden die Themenbereiche Was sich bewährt hat und beibehalten werden sollte? Was wir noch erreichen wollen? Was uns besonders herausfordert? bearbeitet. **Zusammenfassung der Ergebnisse:** Wichtigstes Ergebnis war die deutliche Zunahme der kommunikativen Prozesse, angehört zu werden und auch anderen zuzuhören sowie ausreichend Zeit für die Entwicklung von Handlungsalternativen zu haben. Die Ausweitung und eigenständige Erarbeitung von Handlungsspielräumen verbesserte den sozialen Umgang untereinander erheblich. Das Einbeziehen der Eltern wirkte sich positiv auf das Übernehmen der jeweiligen Verantwortung aus. Die ressourcenorientierte Vorgangsweise stärkte das Selbstwertgefühl der Teilnehmer und wirkte als Impulsgeber für die Entwicklung innovativer Ideen. Die Zusammenarbeit zwischen Klassenvorstand und Lerncoach stellte eine wertvolle Ergänzung der jeweiligen Kompetenzen dar. Trotz zeitweiliger Abstimmungsprobleme ermöglichte die gemeinsame Zusammenarbeit eher Erholungsphasen und gegenseitige Unterstützung. **Reflexion und Ausblick:** Die das Projekt und den Coachingprozess begleitenden Reflexionsphasen verdeutlichten sowohl Möglichkeiten als auch Grenzen. Die begrenzten Fortschritte beim Transfer der erarbeiteten Ergebnisse in den schulischen Alltag, die Schwierigkeiten einer differenzierten Betrachtungsweise bei auftretenden Schwierigkeiten, die intensive Planung und lange Vorbereitungszeit, das Eintreten von Gewöhnungseffekten und Rückfällen; das Wissen um die Realität lang andauernder Lernprozesse, die Ausdauer und Geduld notwendig machen stellen eine fortwährende Herausforderung dar. Die Intensivierung und Verbesserung der Kommunikation im Sinne eines besseren Verständnisses für andere und eines Erahnen des Anders-Seins, die Bereitschaft zur Kooperation und Experimentierfreude, das Bemühen um Klarheit der Ziele, die Aktivierung der Ressourcen bei der Entwicklung und Gestaltung der Handlungsalternativen, Ansätze zur Verbesserung der Klassen- und Schulkultur, Abstimmen und Klären von Verantwortungsbereichen, die konkrete Umsetzung von Lösungsstrategien im alltäglichen Umgang miteinander waren ermutigende Zwischenergebnisse auf dem langen Weg zu einem konstruktiveren Miteinander, das Schule als eine lernende und verantwortungsbewusste Gemeinschaft zu begreifen versucht.

Frankl V E (1979) Der Mensch vor der Frage nach dem Sinn. München, Piper

Müller A (2006) Lerncoaching – Ein zukunftsfähiges und wirkungsvolles Modell schulischen Lernens. In: Grundschule 3/2006, 6–14. Westermann, Braunschweig

Staub F C (2001) Fachspezifisch-pädagogisches Coaching: Förderung von Unterrichtsexpertise durch Unterrichtsentwicklung. In: Beiträge zur Lehrerbildung 19(2), 175–198

Othmar Wiesmeyrr

Soziale Kompetenz Soziale Kompetenz, abgeleitet von den Begriffen „sozial“ (die Gemeinschaft betreffend) und → „*Kompetenz*“ (Zuständigkeit, Befähigung) ist eine → *Schlüsselqualifikation*, die von der Arbeitswelt in besonderem Maße gefordert wird. Soziale Kompetenz kann als *Balanceakt zwischen Selbstverwirklichung und erreichter Anpassung an die Anforderungen*, → *Werte und Normen der Gesellschaft* angesehen werden. Hinsch & Pfingsten (2002, 5) definieren soziale Kompetenz ganz allgemein als „die Verfügbarkeit und Anwendung von kognitiven, emotionalen und motorische Verhaltensweisen, die in bestimmten sozialen Situationen zu einem langfristig günstigen Verhältnis von positiven und negativen Konsequenzen für den Handelnden führen“. Crisand (2002) entwirft ein integratives Persönlichkeitsmodell, in dem sich Fachkompetenz, darunter versteht man berufliche Fähigkeiten und Fertigkeiten, Methodenkompetenz, definiert als methodische Vorgehensweisen, Strategien und Taktiken, und soziale Kompetenz als Teilkomponenten zur Handlungskompetenz einer → *Persönlichkeit* zusammensetzen. Die soziale Kompetenz lässt sich aufschlüsseln in Komponenten der Persönlichkeit und solche des Handelns. Zu den *verhaltensbezogenen sozialen Fertigkeiten*, die direkt beobachtbar sind, *zählen kommunikative Kompetenz, Kooperations- und Koordinationsfähigkeit, Teamfähigkeit, Kontaktfähigkeit und Konfliktfähigkeit*. Zu den *an der Persönlichkeit orientierten Komponenten* der sozialen Kompetenz zählen *die interpersonale Flexibilität, die Rollenflexibilität, die Durchsetzungsfähigkeit, die Kritikfähigkeit sowie Empathie*. Voraussetzung für die Bildung von sozialer Kompetenz ist das Wissen über das Selbst. Dieses Wissen über eigenen Möglichkeiten und Grenzen gibt uns die Chance unsere Stärken auszubauen, an unseren Schwächen zu arbeiten und dem anderen das Recht auf Fehler zuzugestehen. Auch Langmaack (2004) sieht die *Bewusstheit als Schlüssel für soziale Kompetenz* und beschreibt einen *Interaktionskreis*. Es beginnt mit einer *Wahrnehmung*, ich höre, sehe, rieche, schmecke oder spüre etwas, es folgt eine *Interpretation* des Wahrgenommenen, ich deute, bewerte, vermute. Dann stellt sich ein *Gefühl* ein, z.B. Angst, Freude, Gefühl des Versagens, nun wird spontan eine *Absicht formuliert* „ich würde am liebsten, man sollte doch …“, die auf Grund von *Filtern und Hemmschwellen* meist unausgeführt bleibt. In einem fünften Schritt findet schließlich *die faktische Reaktion*, ich sage etwas, handle, …, statt. Diese Handlung löst neuerlich Wahrnehmung aus. Zu den *Bedingungen für sozial inkompetentes Verhalten zählen situationale Überforderung und ungünstige kognitive Verarbeitung*, beispielsweise Verzerrungen der Wahrnehmung, fehlerhafte Situationsanalysen, falsch eingeschätzte Erfolgswahrscheinlichkeit. Weitere Ursachen sind *ungünstige emotionale Verarbeitung*, wie verstärkte Wahrnehmung emotionaler Erregung, phobophobe Reaktionen, *ungünstiges motorisches Verhalten*, z.B. Vermeidung, Skill-Defizite. Sozial inkompetentes Verhalten kann auch durch *ungünstige Verhaltenskonsequenzen* entstehen und aufrechterhalten werden, wobei objektive Verhaltenskonsequenzen, deren subjektive Verarbeitung, Selbstbestrafung bzw. Selbstverstärkung und Gedächtnisprozesse zu beachten sind. Um sozial problematischen Verhaltensweisen entgegenzuwirken und konstruktives Sozialverhalten zu fördern, ist soziale Kompetenz in den Lehrplänen der österreichischen Schulen als Bildungsziel verankert. An einigen Schultypen gibt es soziale Kompetenz auch als Unterrichtsgegenstand. Auch an österreichischen Universitäten finden sich Zentren für soziale Kompetenz und Institute die Lehrveranstaltungen zu verschiedenen Bereichen anbieten. Schulpsychologen entwickeln und betreuen Projekte an den Schulen und engagieren sich in der Lehrerfortbildung. Die Psychologischen Studentenberatungsstellen ergänzen die universitären Angebote und bieten verschiedene Gruppen an, wie → *Selbstsicherheitstraining*, → *Soft-Skills-Training* etc. Individuelle Defizite in sozialen Interaktionen werden im Rahmen der psychologischen Beratung und Psychotherapie analysiert und bearbeitet.

Crisand E (2002) Soziale Kompetenz als persönlicher Erfolgsfaktor. Heidelberg, Sauer

Hinsch R, Pfingsten U (2002) Gruppentraining sozialer Kompetenzen. Weinheim, Beltz

Langmaack B (2004) Soziale Kompetenz. Weinheim, Beltz

Christa Streicher-Pehböck

Sprachbarriere Als Sprachbarrieren können alle Hindernisse für die → *Kommunikation* bezeichnet werden, die sprachlich bedingt sind. Sprache ist unser wichtigstes Kommunikations- und Interaktionsmittel, um Wissen zu erwerben und weiter zu geben, unsere Meinungen, Gedanken, Gefühle mitzuteilen und mit uns selbst in Dialog zu treten. Die Entwicklung der → *Persönlichkeit* und Identität, Sozialisation, Bildung und Sprache sind eng miteinander verknüpft. Durch → *Störungen der Sprachentwicklung,* Sprach- und Sprechbehinderungen, Beeinträchtigungen im Verständnis und/oder im Einsatz der Sprache in Laut und/oder Schrift, aber auch durch fehlende oder unzureichende Kenntnisse der Sprache seines Lebensumfeldes wird die volle Entfaltung der Fähigkeiten eines Menschen erschwert. Ohne ausreichende Hilfe ergeben sich Einschränkungen für die Bildungs- und Berufschancen, für die soziale Integration und für die Teilnahme am kulturellen und gesellschaftlichen Leben. Bis in die 70-er Jahre wurden auch der Dialekt und der in der Familie verwendete spezifische Sprachcode als wesentliche Einflussfaktoren im Zusammenhang mit Chancengleichheit bezüglich Schulerfolg, Bildung und sozialem Aufstieg angesehen (Oevermann 1970; Ammon 1972). Mit Beginn der zunehmenden Migrationsbewegung und dem Anstieg des Bevölkerungsanteils mit einer anderen Muttersprache verlagerte sich der Blickpunkt auf die Sprachbarriere durch mangelnde Beherrschung der Umgebungs- bzw. der Unterrichtssprache. Es entstanden zahlreiche Publikationen über Zweisprachigkeit/Bilingualismus, die Probleme bei „Halbsprachigkeit"/Semilingualismus und die ungünstigen Erfolgsprognosen für nicht deutschsprachige Kinder aus Familien mit niedrigem sozioökonomischem Status und geringem Bildungsniveau (de Cillia 2005; Lebo-Jadrisitzs 2005). Laut Statistik des Bundesministeriums für Bildung, Wissenschaft und Kultur betrug in Österreich im Schuljahr 2004/05 der Anteil von Schülern mit einer anderen Erstsprache als Deutsch in den allgemeinbildenden Pflichtschulen insgesamt 16,7 Prozent. In der Sonderschule war ein überproportional hoher Anteil von 24 Prozent, eine AHS besuchten im genannten Schuljahr dagegen nur 10,2 Prozent nicht deutschsprachige Schüler. Da schulisches Lernen stark sprachlich betont ist, ergibt sich für Schüler mit unzureichenden Kenntnissen der Unterrichtssprache oft eine ihren Fähigkeiten nicht angemessene Schullaufbahn – verbunden mit häufigen Misserfolgserfahrungen, Frustrationen, Motivationsproblemen und vermindertem → *Selbstwertgefühl.* Auch in den Fallstatistiken der schulpsychologischen Beratungsstellen fällt ein überdurchschnittlich hoher Anteil an Migrantenkindern auf, die wegen massiven Schulproblemen zur Abklärung und → *Beratung* oder zur Erstellung eines → *psychologischen Gutachtens* betreffend „Sonderpädagogischem Förderbedarf" angemeldet werden. Bildungsdefizite haben weit reichende Folgen. Statistiken des AMS zeigen, dass Personen, die keinen bzw. nur den Pflichtschulabschluss erreichen, mit Abstand das höchste Arbeitslosigkeitsrisiko haben (Arbeitsmarkt & Bildung 2006, 2). Effektive Maßnahmen zur Überwindung von Sprachbarrieren müssen umfassend und langfristig sein – beginnend vom Elternhaus über Kinderbetreuungseinrichtungen, Schule, Schnittstellen zum Beruf, Arbeitswelt, Erwachsenenbildung bis hin zum Freizeitbereich. Neben den bisherigen Angeboten wie z.B. Förderunterricht für Deutsch als Zweitsprache, herabgesetzte Klassenschülerzahl, befristete Notenbefreiung, muttersprachlicher Unterricht, Lernhilfeprojekte usw. wird jetzt verstärktes Augenmerk auf die sprachliche → *Frühförderung* mit gezielter Vermittlung bzw. Verbesserung der Sprachkompetenz im Kindergarten und bei Schulanfängern gelegt. Eine gute Kommunikationsfähigkeit, die ausreichende Beherrschung der Umgebungs- und Unterrichtssprache, aber auch die Wertschätzung und Pflege einer Zwei- bzw. Mehrsprachigkeit sind Basis für eine positive persönliche, soziale und schulische Entwicklung und damit für verbesserte Zukunftsperspektiven.

Ammon U (1972) Dialekt, soziale Ungleichheit und Schule. Weinheim, Beltz

Arbeitsmarkt & Bildung, April 2006. AMS Arbeitmarktforschung und Berufsinformation, Wien

Informationsblätter des Referats für interkulturelles Lernen, Bundesministeriums für Bildung, Wissenschaft und Kultur, Wien – Nr. 2/2006: SchülerInnen mit anderer Erstsprache als Deutsch. Statistische Übersicht Schuljahre 1997/98 bis 2004/05 – Nr. 3/2005: De Cillia R. Spracherwerb in der Migration

Lebo-Jadrisitzs K (2005) Bilingualität. Zum Problem der Zweisprachigkeit. In: Heilpädagogik, Heft 4, 2005

Oevermann U (1970) Sprache und soziale Herkunft. In: Studien und Berichte des Instituts für Bildungsforschung der Max-Planck Gesellschaft, Heft 18

www.zweisprachigkeit.net: Website für Information-Fortbildung-Netzwerk zur frühkindlichen Zweisprachigkeit

Maria Helbock

Statistisches zur psychologischen Beratung im Bildungsbereich Österreich Entsprechend dem Aufgabenkatalog der → *Schulpsychologie-Bildungsberatung* und der → *Psychologischen Studentenberatung* berichten die einzelnen Beratungsstellen jährlich über ihre Tätigkeiten. So wurden im Jahr 2005 folgende Leistungen erbracht: 1) Bei der **Schulpsychologie-Bildungsberatung** haben 153 Psychologinnen und Psychologen in 148.000 Gesprächskontakten (mit den Schülern selbst, ihren Erziehungsberechtigten, Lehrern und anderen Kooperationspartnern) 26.000 Schüler umfassend schulpsychologisch unterstützt. 2.400 Lehrer wurden bezüglich eigener Probleme beraten, 1.600 Personen wurden psychologisch behandelt. Weiters wurden 3.900 sonstige Tätigkeiten an Schulen verrichtet (z.B. Vorträge, Moderationen, Sprechtage, Seminare) und 1.100 Informationsbeiträge für die Öffentlichkeit geleistet (davon z.B. 282 Vorträge über schulpsychologische Angebote, 185 Mitwirkungen bei Telefonhotlines bzw. Internetchats, 99 Arbeitsberichte, 76 Standbetreuungen bei Bildungsmessen,

61 Radio- oder Fernsehinterviews, 44 Fachartikel für Bücher oder Zeitschriften). Außer an der Beratungsstelle erfolgte die schulpsychologische Tätigkeit im Rahmen von über 10.000 Schulbesuchen mit insgesamt über 35.000 Stunden auch direkt an den Schulen. 2) Bei der **Psychologischen Studentenberatung** haben über 60 Psychologinnen und Psychologen im Jahr 2005 9.168 Klienten in 27.771 Beratungskontakten umfassend psychologisch und psychotherapeutisch beraten und behandelt. Darüber hinaus wurden über 7.000 Kurzberatungen, z.B. im Rahmen von Veranstaltungen und Bildungsmessen durchgeführt.

G. Krötzl

Störung Der Begriff „psychische Störung" kann 1) **prozesshaft** verstanden werden – etwas stört den „normalen", üblichen, erwarteten Denk-, Erlebnis- oder Verhaltens-Ablauf. Oder 2) Störung ist das **Ergebnis eines Prozesses** (etwas ist gestört, z.B. dauernde gefühlsmäßige Beeinträchtigungen nach einem → Trauma) oder man sieht 3) Störung als **Norm-Abweichung** an (jemand ist von Geburt an „anders", hat z.B. eine unsichere, irritierbare Persönlichkeit). Ad 1) Es gibt viele prozesshafte psychische Störungen z.B.: *Bewusstseins-und Orientierungsstörungen-* man ist benommen, schläfrig, oder überwach, desorientiert; *Ichstörungen* – man erlebt sich selbst als fremd, unwirklich (Depersonalisation, Derealisation), oder glaubt an seltsame Einflüsse (etwa, dass einem Gedanken entzogen oder eingegeben werden), *Wahrnehmungsstörungen* – man leidet unter illusionärer Verkennung (etwas ist wirklich vorhanden, wird aber falsch gedeutet. Z.B. sah Don Quichotte in Windmühlen Riesen mit großen Armen), *Halluzinationen* (etwas wird „wahrgenommen", ohne wirklich vorhanden zu sein), *Störungen des Antriebs und der Motorik* wie Antriebsmangel, -schwäche, Antriebssteigerung, Bewegungsunruhe, geminderte Selbstkontrolle, aber auch immer wiederkehrende Verhaltensabläufe (Stereotypien): nervöse Muskelzuckungen (Tics), *Affektstörungen:* Die Affekte sind „verarmt", labil, können nicht zurück gehalten werden (z.B. Wutausbrüche), oder entsprechen nicht der Situation in der Art oder Stärke, *Störungen des Gedächtnisses*: Man vergisst kurz oder lang Zurückliegendes, hat falsche Erinnerungen (Paramnesie) oder völlige Gedächtnisausfälle (Amnesie, z.B. nach einem Unfall), *formale Denkstörungen* zeigen sich als Verlangsamung, Denkhemmung, Gedankenabreissen, „Wiederkäuen" (Perseveration), Zusammenhanglosigkeit (Inkohärenz), *inhaltliche Denkstörungen*: Man fühlt sich verfolgt, oder übermenschlich (Größenwahn), fürchtet Verarmung, Versündigung. **Die Ursachen** für diese nur beispielhaft angeführten Störungen und Anzeichen sind mannigfaltig: Sie können organisch sein (Vergiftungen, Stoffwechselstörungen, Infektionen, Hormonstörungen, Suchtmittel, Medikamente, Hirnerkrankungen, Versorgungsstörungen durch z.B. ungenügende Nieren- oder Herzleistung). Sie können aber auch durch stark belastende Ereignisse → Trauma hervorgerufen werden, durch Zusammenbruch (Dekompensation) nach langanhaltendem Stress, durch beeinträchtigende Kindheitserfahrungen, durch psychische Erkrankungen (Psychosen). Es gibt biologische, psychodynamische, lerntheoretische, kognitive und existentielle **Erklärungsmodelle** (Comer 1995, 31–70). Ad 2) Ein Maß für die Schwere der Störung ist das **Funktionsniveau** (Saß et al. 1996), es kann hoch sein, d.h. die Leistungsfähigkeit und Integration ist hervorragend, oder aber niedere Werte annehmen bis zur Kennzeichnung einer völligen Leistungsunfähigkeit bzw. Fremd- und Eigengefährdung. Je geringer das Funktionsniveau ist, desto weniger können pädagogische, psychologische oder psychotherapeutische Maßnahmen ohne medizinische (psychiatrische) Unterstützung bewirken. Ad 3) Nicht richtig funktionierendes Erfassen und Verarbeiten der Realität bei psychiatrischen Erkrankungen (z.B. Halluzinationen), stark abweichendes Wahrnehmen, Erleben und Verhalten bei Persönlichkeitsstörungen (z.B. passiv-aggressive Persönlichkeitsstörung) und Überbetonung bestimmter Persönlichkeitszüge (z.B. zwanghafter Persönlichkeitsstil) bewirken Leiden bei betroffenen und mitbetroffenen Menschen in unterschiedlicher Form und Intensität. Der **Umgang mit persönlichkeitsgestörten Menschen** (Lelord & André 1996) ist u.a. wegen deren geringen Einsicht sehr schwierig. Hare (2005) beschreibt die Psychopathen (Soziopathen) als „Raubtiere", mit denen man vorsichtig umgehen muss. Sie zeichnen sich durch oberflächliche, egozentrische, nicht einfühlsame, manipulierende, kaum schuldbewusste Emotionalität und impulsives, verantwortungsloses, erregungssüchtiges Verhalten aus: Persönlichkeitsstörungen können sich schon im Kindesalter zeigen. (Kernberg et al. 2001). Das anlagebedingte Temperament, das Identitätsgefühl, die Einstellung zum Geschlecht, die neuropsychologische Entwicklung, die Affekte und die → Abwehrmechanismen können gestört oder gesund sein. *Leichtere Persönlichkeitsstörungen können durch die Schulpsychologie und Psychologische Studentenberatung behandelt werden, wobei bei Kindern meist ein systemisches Setting (Einbindung von Eltern bzw. Lehrern) hilfreich ist.* Fiedler (1998) ermutigt: Selbstsicherheit, Offenheit und andere positive Merkmale sind auch bei persönlichkeitsgestörten Menschen gut aufzubauen. Statt „gestörte" Individuen („Stigmatisierung"), sollen die gestörte Interaktionen verändert werden.

Comer R J (1995) Klinische Psychologie. Berlin Heidelberg, Spektrum, Akademischer Verlag
Fiedler P (1998) Persönlichkeitsstörungen. Weinheim, Beltz
Hare R D (2005) Gewissenlos. Die Psychopathen unter uns. Wien, Springer
Kernberg P F, Weiner A, Bardenstein K (2001) Persönlichkeitsstörungen bei Kindern und Jugendlichen. Stuttgart, Beltz
Lelord F, André C (1996) Der ganz normale Wahnsinn. Vom Umgang mit schwierigen Menschen. Leipzig, Gustav Kiepenheuer
Saß H, Wittchen H-U, Zaudig M (1996). Diagnostisches und Statistisches Manual Psychischer Störungen DSM-IV. Göttingen, Hogrefe

Franz Sedlak

Störungen der Sprachentwicklung Entwicklungsstörungen sind als eine bleibende Beeinträchtigung der Entwicklung, als drohende oder bereits bestehende Behinderung zu verstehen (Fegert & Buchmann 2004, 752f). Im Regelfall ist die grundlegende sprachliche Entwicklung mit etwa 4–5 Jahren abgeschlossen. Anhand gezielter Testverfahren kann im Zweifelsfall überprüft werden, ob Rückstände gegeben sind und wieweit es sich dabei um aufholbare Entwicklungsverzögerungen (Retardierungen) handelt. Eine Sprachentwicklungsstörung sollte nicht vor einem Alter von 5 Jahren und nie ohne Einbeziehen einer genauen Analyse des Hörvermögens sowie einer allgemeinen Intelligenzabklärung diagnostiziert werden. Man unterscheidet in erster Linie zwischen expressiver und rezeptiver

Sprachstörung (Fegert & Buchmann 2004, 757f; Neuhäuser & Heubrock 2002, 341f). Im Falle der expressiven Sprachstörung verfügen die Kinder über ein gut entwickeltes Sprachverständnis. Sie zeigen jedoch deutliche Schwierigkeiten Wörter nachzusprechen und Sätze zu bilden (u. a. eingeschränkter Wortschatz, viele grammatikalische Fehler). Bei der rezeptiven Sprachstörung liegt ein mangelndes oder fehlendes Sprachverständnis vor. Dies kann soweit ausgeprägt sein, dass auch subtilere Aspekte der Sprache wie Mimik, Gestik, Stimmlage nicht entsprechend gedeutet werden können. Sprachstörungen sind in der Regel auf Ausfälle in den verantwortlichen Hirnarealen sowie in den motorischen Ausführungsorganen zurückzuführen. Die Ursachen dafür sind vielfältig. Eine genetische Disposition wird angenommen. Um mögliche Folgewirkungen (Beeinträchtigungen in der Persönlichkeitsentwicklung durch Schulschwierigkeiten, psychische Belastungen, Kommunikationsprobleme) abzuwehren oder zu verringern, ist eine früh einsetzende therapeutische Behandlung (v. a. Logopädie nach eingehender medizinischer und psychologischer Abklärung) unter Beachtung der Gesamtsituation des Kindes wesentlich (Grimm 1998). In Abhängigkeit vom Schweregrad der Störung können meist deutliche Besserungen erzielt werden.

Fegert J M, Buchmann J (2004) Umschriebene Entwicklungsstörungen und Sinnesstörungen. In: Eggers C, Fegert J M, Resch F (Hrsg.) Psychiatrie und Psychotherapie des Kindes- und Jugendalters. Heidelberg, Springer, 752–771

Neuhäuser G, Heubrock D (2002) Neuropsychologische Störungen. In: Petermann F (Hrsg.) Lehrbuch der klinischen Kinderpsychologie und -psychotherapie. Göttingen, Hogrefe, 338–357

Grimm H (1998) Spezifische Störungen der Sprachentwicklung. In: Oerter R, Montada L (Hrsg.) Entwicklungspsychologie. Weinheim, Psychologie Verlags Union, 943–953

Doris Wölbitsch

Stressbewältigung Unter Stressbewältigung versteht man alle Anstrengungen einer Person, mit äußeren oder inneren Anforderungen und Konflikten, die die Mittel jener Person beanspruchen oder übersteigen, fertig zu werden, d.h. sie zu meistern, zu tolerieren, zu mildern oder zu vermeiden (Lazarus & Launier 1981). Dabei lassen sich drei Arten der Bewältigung von → *Stress* voneinander unterscheiden: Instrumentelles, kognitives und palliativ-regeneratives Stressmanagement (Kaluza 2004). Ziel des instrumentellen Stressmanagements ist es, die Stressoren, also stressauslösende Ereignisse bzw. Begebenheiten, zu reduzieren oder ganz auszuschalten, z. B. durch Veränderung der persönlichen Zeitplanung, durch Suche nach sozialer Unterstützung oder durch Umorganisation des Arbeitsplatzes. Beim kognitiven Stressmanagement geht es um die Veränderung von persönlichen Motiven, Einstellungen und Bewertungen, die das Stressgeschehen verstärken, z. B. seine eigenen Leistungsgrenzen zu akzeptieren lernen, seine Erwartungen an der Realität überprüfen oder Schwierigkeiten nicht als Bedrohung, sondern als Herausforderung sehen. Beim palliativ-regenerativen Stressmanagement hingegen steht die Regulierung und Kontrolle der physiologischen und psychischen Stressreaktion im Vordergrund. Hierbei geht es also darum, sich einerseits eine kurzfristige Erleichterung und Entspannung zu verschaffen, z. B. durch die Anwendung von → *Ent-*

spannungstechniken, und sich andererseits um eine längerfristige und regelmäßige Erholung und Entspannung zu bemühen, z. B. durch ein Hobby oder regelmäßige körperliche Bewegung. In der Regel beinhaltet ein Stressbewältigungstraining zumindest folgende Komponenten (Kaluza 2004; Wagner-Link 2001): Als Basis dient die Analyse der persönlichen Stressreaktion. Hier soll den teilnehmenden Personen bewusst gemacht werden, auf welche Art und Weise sie in bestimmten Situationen bzw. auf persönliche Stressoren reagieren und durch welche Gedanken oder Bewertungen sie ihre Reaktion verstärken. Darauf aufbauend werden neue Bewältigungsstrategien gelernt und eintrainiert, nämlich zumindest ein Entspannungsverfahren, die Veränderung stressfördernder Gedanken und Einstellungen sowie ein Training zum Problemlösen.

Kaluza G (2004) Stressbewältigung. Trainingsmanual zur psychologischen Gesundheitsförderung. Berlin, Springer

Lazarus R S, Launier, R (1981) Streßbezogene Transaktionen zwischen Person und Umwelt. In: Nitsch J R (Hrsg.) Stress. Theorien, Untersuchungen, Maßnahmen. Bern, Huber, 213–259

Wagner-Link A (2001) Verhaltenstraining zur Streßbewältigung. Arbeitsbuch für Therapeuten und Trainer. 3. Aufl. Stuttgart, Pfeiffer

Gerhard Labacher

Studienabbruch Aus einer Befragung von Studienabbrechern und Studierenden der Studienrichtungen Medizin und Pädagogik (Rossmann 2004) lassen sich grob die Ursachen für den Abbruch zusammenfassen. Diese liegen im Familienstand (Verheiratete oder in einer Partnerschaft lebende Studierende brechen eher ab als Ledige), im Sozialstatus (je geringer der Sozialstatus und das Ausbildungsniveau im Elternhaus ist, umso größer ist die Wahrscheinlichkeit des Abbruchs), an der finanziellen Situation (schlechte materielle Bedingungen zwingen oft zu Nebenerwerbstätigkeit und begünstigen den Abbruch), in fehlender Inanspruchnahme einer Studienberatung (→ *Studienwahlberatung*) vor Beginn des Studiums, in mangelnder Motivation für das gewählte Studium sowie in der sozialen und akademischen Integration (Abbrecher haben weniger Kontakte innerhalb der Universität, sind weniger in studentische Kreise eingebunden, und haben Freundschaftsbeziehungen sowie Interessensfelder stärker außerhalb der Universität als erfolgreich Studierende).

Ein Studienabbruch ist somit individuell vermeidbar, wenn bei der Studienwahl ausreichend Informationen über die in Frage kommenden Studien eingeholt werden, Motivation und Interessen berücksichtigt werden und auf soziale Einbindung innerhalb der Universität geachtet wird. Die psychologischen Beratungsstellen für Studierende bieten bei Zweifeln über die Richtigkeit einer bevorstehenden Studienwahl, aber auch bei einem beabsichtigten Studienabbruch Unterstützung.

Rossmann P, Pichler R, Rinnhofer A, Scheikl E M (2004) Studienabbruch an Universitäten und dessen Prophylaxe. Eine Befragung von (ehemaligen) Studierenden der Universität Graz. In: Erziehung und Unterricht. Österreichische pädagogische Zeitschrift, 367–387

Rudolf Pichler

Studienabschluss Der Studienabschluss ist als **Statuspassage im Lebenszyklus** zu sehen, die sich mit ihren Vorboten der Verunsicherung über den bevorstehenden Lebensabschnitt schon lange vorher ankündigen kann. Als Phase umfasst er eine Zeitspanne, die in der Regel mit dem Beginn der Diplomarbeit eingeleitet wird und erst mit dem Eintritt in ein mehr oder weniger geordnetes Erwerbsleben endet. Im Studienverlauf tritt ein Rollenwechsel vom Wissens-Konsumenten zum Wissens-Produzenten ein, welcher mit erheblichen **Identitätsproblemen** (→ Identität und Identitätsentwicklung) einhergehen kann. Der Abschluss des Studiums stellt die Beendigung des **„psychosozialen Moratoriums"** (das ist der Aufschub des Übergangs zum Erwachsenen) (Erikson) und somit einen biografischen Wendepunkt dar, der fast notwendigerweise krisenhaft verläuft. Beinahe alle Befunde in der Studierendenforschung ergeben das Bild, dass die Belastung der Studierenden mit dem Studienverlauf ansteigt, ihr Gesundheitszustand sich allgemein verschlechtert und die Depressivitätswerte ansteigen. Allerdings sind heutige Studienkarrieren durch die veränderten sozialen Bedingungen oftmals so heterogen (parallele Erwerbsarbeit oftmals eine existentielle Notwendigkeit), dass studienbedingte Krisen im Gesamtsetting aller Lebensanforderungen eingebettet sind (vgl. Aschemann-Pilshofer (2005, 110–118). Die Bewältigung der Anforderungen der Studienabschlussphase bis hin zur Verleihung eines akademischen Titels kann auch als **Initiationsritus** betrachtet werden. Aschemann-Pilshofer hat die Aspekte der Diplom-Arbeit als Prozess (im Gegensatz zur Diplomarbeit als Gegenstand) auch auf dem Hintergrund der Übergangsriten interpretiert (2005, 62–66). Die Studienabschlussphase ist in der bestehenden Forschung und Fachliteratur zur Hochschulsozialisation ein wenig untersuchtes Phänomen. Am ehesten gibt es noch Befunde aus der → Studienabbruch-Forschung, die sich am Maßstab der Normal-Studienbiografie misst (s. auch → Drop Out). Wenn man die Studienrealität betrachtet, so nimmt die Abschlussphase zwar einen beträchtlichen Teil der gesamten Studienzeit ein, in der Praxis des Studienbetriebs wird darauf allerdings kaum entsprechend vorbereitet (vgl. Rechberger 1988 a, b). Der **Beginn der Diplomarbeit** ist von einem strukturellen Vakuum gekennzeichnet, viele Studierende haben über lange Zeit kein Thema und/oder keinen Betreuer, die persönliche Betreuung ist in Zeiten der Massenuniversität rudimentär geworden, dazu kommt oft ein eklatanter Mangel an Wissen über (wissenschaftliche) → *Arbeitstechniken.* Als besonders dienlicher Einstieg erweist sich (in der Beratung und Studienpraxis) das Herangehen über Mind-Mapping. Als ein weiteres Konzept zur Bewältigung der Anforderungen der Studienabschlussarbeit vgl. → *Eine Diplomarbeit planen mit dem Mind-Modell.* Der Standard der Abschlussarbeiten steigt ständig, zudem gibt es ein übersteigertes → *Anspruchsniveau* bei den Studierenden selbst, was oftmals in Studienverzögerung und → *Krisen* endet. → **Arbeits- (und Anpassungs-)Störungen** treten in der Studienabschlussphase verstärkt in den Vordergrund. *Kinzl (1997 a, b) hat insbesondere auf deren psychologische Dimension (→ Bindungstheorie in der Psychotherapie) hingewiesen und aus der Praxis der Beratung in der Psychologischen Studentenberatung heraus dokumentiert. Neben Beratung und Psychotherapie bietet die → Psychologische Studentenberatung in Form verschiedener* ***Studienabschlussgruppen*** *für die → Arbeitsstörungen (in der Diplomarbeitsphase) spezifische Angebote zur Bewältigung an: → Konzept DAG (= DiplomandInnen-Gruppen). Dies reduziert zudem für die Teilnehmer die struk-*

turell defizitäre Situation des sozialen Vakuums beträchtlich.

Aschemann-Pilshofer B (2005) Diplomarbeiten in den Geisteswissenschaften: Widersprüche und Wege. Norderstedt, Books on Demand
Erikson E (1973) Identität und Lebenszyklus. Frankfurt, Suhrkamp
Kinzl G (1997 a und b) a) Arbeitsstörung in der Studienabschlussphase, b) Einfluß unterschiedlicher erworbener Bindungsmuster auf die Studienabschlußphase. In: Turrini H, Schilling M (1997) Wi(e)der die studentischen Probleme. Wien, Schriftenreihe der Psychologischen Studentenberatung des BMWK, 401–413
Rechberger C (1988a) Studienkarrieren – Leben, Leiden, Doktorhut. Studienbiographien von Doktoranden als erzählte Leidensgeschichten. Stuttgart, Akademischer Verlag
Rechberger C (1988b) Von der Dissertation übers „Dissertieren" zum Projekt mit Dissertanten. In: Schratz M (Hrsg.) (1988) Gehen Bildung, Ausbildung und Wissenschaft an der Lebenswelt vorbei? München, Profil Verlag, 231–250

Christian Rechberger

Studieneingangsphase Die Studieneingangsphase am Beginn des Studiums ist für die angehenden Studierenden geprägt durch eine Reihe von Problemen (wie Schwierigkeiten mit der Bürokratie, Anonymität, Tücken des jeweiligen Studienplanes, Wohnsituation, → *Ablösung* vom Elternhaus, Finanzierung etc.), von deren Lösung es abhängt, ob das gewählte Studium sowohl für den Studierenden selbst als auch für die Gesellschaft zu einem befriedigenden Ergebnis führt (Hochpöchler & Frauwallner 1997). Die Tutorien der Österreichischen Hochschülerschaft sind als Hilfsmaßnahme in nahezu jeder Studienrichtung etabliert. Studierende ab dem dritten Semester betreuen hier als Tutor ihre neuen Kollegen während des ersten Semesters, um ihnen über die anfänglichen Hürden hinwegzuhelfen. Eine intensive Auseinandersetzung mit der Wahl der angestrebten Ausbildung steigert außerdem die Bereitschaft zur intensiven Beschäftigung mit dem als richtig erkannten Studium bzw. die dafür notwendige Motivation. *Die Psychologischen Beratungsstellen für Studierende stehen auch in dieser Phase für eventuelle Abklärungen zur bereits erfolgten → Studienwahl und/oder für Studienwechsel mit Beratungsmöglichkeiten zur Verfügung und bieten → Supervision für Tutoren an.*

Hochpöchler A, Frauwallner F (1997) Information – Orientierung – Entscheidung. In: Turrini H, Schilling M (Hrsg.) Wi(e)der die studentischen Probleme. Wien, Bundesministerium für Wissenschaft und Verkehr

Christa Kendlbacher

AUS DER PSYCHOWERKSTATT:
Struktur- und Arbeitsmodelle in der Bildungspsychologie als Instrument zur Qualitätsreflexion

Jede Organisation muss Leitlinien und Arbeitsmodelle zur Qualitätssicherung entwickeln. Eine Möglichkeit besteht darin, die Rolle als Schulpsychologe, Psychologischer Studentenberater über die damit verknüpften Aufgaben zu definieren und reflektieren. Die standardisierten Aufgabenbereiche der → *Schulpsychologie-Bildungsberatung* bzw. der → *Psychologischen Studentenberatung* in Österreich stellen einen umfassenden Katalog der Aktivitäten und Einsatzgebiete dar. I) *Beratung* (Psychologische Beratungs-, Untersuchungs- und ggf. Sachverständigentätigkeit), II) *Behandlung* (Psychologische Begleitung und Behandlung), III) *Kooperation* (Förderung der Kooperation im Bildungs-Bereich),: IV) *Forschung* (Teilnahme an der Scientific Community bezüglich Grundlagen- und anwendungsorientierte Forschungstätigkeit und Handlungsreflexion), V) *Fortbildung anderer* (Wirksamkeitssteigerung durch Unterstützung von Aus-, Weiter- und Fortbildungstätigkeiten), VI) *Organisationsentwicklung* (Qualitätssicherung der Schulpsychologie-Bildungsberatung), VII) *Administration* (Netzwerkbildung und Effektivitätsoptimierung), VIII) *Information* (Informationsleistung für die Öffentlichkeit). Es bringt einen großen Gewinn, die einzelnen Aufgaben nicht nur als Liste von verschiedenen Tätigkeiten anzusehen, sondern in ihrem dynamischen Zusammenhang zu betrachten. Das **Windrosenmodell** (Sedlak 2006) (siehe Abb. 2) stellt als Strukturmodell die acht Aufgabenbereiche in ihrem Zusammenhang dar. So gibt es vier Aufgabenbereiche, die Wachstum, Wirksamkeit und Qualitätssteigerung – bzw. sicherung betonen Im Windrosenmodell werden diese vier Ressourcen, die die Organisation lebendig erhalten, durch die vier Windrichtungen **Osten (Organisationsentwicklung VI), Westen (Wirksamkeitssteigerung durch Weiterbildung anderer V), Süden (Scientific Community IV) und Norden (Netzwerkbildung VII)** dargestellt (die Zuordnung zu den Himmelsrichtungen hat nur eine merktechnische, aber keine geografische Bedeutung). So sichert z.B. die Teilhabe an der Scientific Community die Fundiertheit der Tätigkeit, die Netzwerkbildung erleichtert durch Informationsaustausch die Aktualisierung des Wissens. Die anderen vier Aufgabenbereiche sind die **Einsatzformen und -gebiete** der Organisation, man kann sie zwischen den angeführten Himmelsrichtungen positionieren: **Die Beratung (I)** steht im Nordosten, denn sie wird aus dem Netzwerkwissen über Bildungsmöglichkeiten und aus der mit persönlicher Fortbil-

Kooperation (III)	Netzwerkarbeit (VII)	Beratung, Begleitung Diagnose (I)
Wirksamkeitssteigerung durch Weiterbildung von Kooperationseinrichtungen (V)	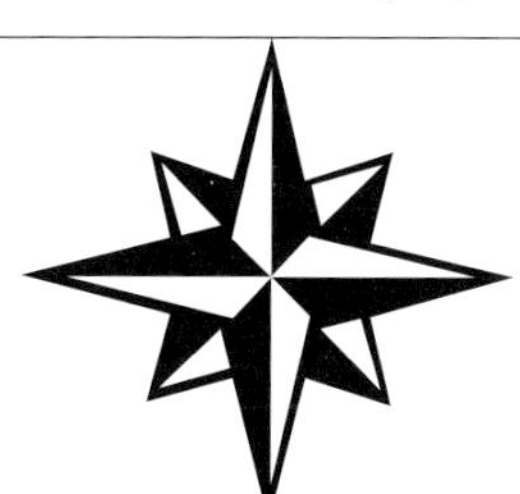	Organisationsentwicklung (Systemausbau, Personalentwicklung; Ressourcenoptimierung, Fortbildung) (VI)
Öffentlichkeitsarbeit (VIII)	Scientific Community (IV)	Behandlung (II)

Abb. 2. Das Windrosenmodell (Sedlak)

dung verbundenen Organisationsentwicklung gespeist. **Die Begleitung, Behandlung (II)** befindet sich im Südosten, sie profitiert von den Erkenntnissen der Wissenschaft und der in der Organisationsentwicklung ermöglichten psychologischen, therapeutischen Fortbildung. **Die Kooperation (III)** nimmt die Richtung Nordwest ein, denn sie verdankt viel der Netzwerkbildung und dem Informationsaustausch sowie der Wirksamkeitssteigerung durch Weiterbildung von Multiplikatoren. **Die Öffentlichkeitsarbeit (VIII)** als Richtung Südwest ist die wirksamkeitssteigernde Weiterbildung der Gesellschaft durch Popularisierung der Erkenntnisse der Wissenschaftsgemeinschaft. Die **Betrachtung der Achsen** ermöglicht ein weiteres Verständnis: Die Achse zwischen Südwest (Öffentlichkeitsarbeit) und Nordost (Beratung) kann als Aufklärungsarbeit im weitesten Sinn verstanden werden, denn die Beratung kann umso qualifizierter werden, je besser die Öffentlichkeit versteht, worum es in der Beratung geht, je besser die Öffentlichkeit über Möglichkeiten informiert ist. Die Achse von Nordwest (Kooperation) zu Südost (Behandlung) macht auf die Berücksichtigung des Kontexts, des systemischen Zusammenhangs der Individualproblematik aufmerksam. Die Individualbehandlung profitiert von der Kooperation und umgekehrt. Die West-Ost-Achse umfasst den extensionalen Aspekt (Wirksamkeitssteigerung) und den intensionalen Aspekt (Qualitätssteigerung durch Organisations- und Personalentwicklung bzw. Fortbildung). Die Nord-Süd-Achse umfasst den Wissens- und Erfahrungsaustausch in Bezug auf Grundlagenforschung und Anwendungswissen. Nun lässt sich der Zusammenhang der Aufgaben noch dynamisieren. Denn die bisher geschilderte **(kategoriale) Perspektive klärt nur das „Was" der psychologischen Aktivität, nämlich die acht Aufgabenbereiche. Die dimensionale Perspektive fragt aber nach dem „Wie" bzw. sieht die Aufgabenbereiche als Aktionsformen und Prozesseigenschaften an.** Die dimensionale Betrachtung dient als Steuerungsgrundlage für die Ganzheitlichkeit des Vorgehens in jedem der acht Aufgabenbereiche. Die Einbeziehung der anderen Dimensionen ermöglicht die volle Nutzung aller mit einer Aufgabenerfüllung verbindbaren positiven (Neben-)Effekte. Die Aufgabenbereiche als Aktionsformen und Prozesseigenschaften lauten dann: *Klären* einer Situation, eines Sachverhaltes durch Diagnostik, aber auch durch stützende Begleitung des Prozesses, *Verändern* (einer als unangenehm empfundenen Situation durch psychologische Behandlung, Psychotherapie) *Zusammen Arbeiten, Erforschen, Wissen und Können weiter geben, Sich Entwickeln, Sich Austauschen, Aufklären* (z.B. Ersetzen von falschen Annahmen durch vernunftbegründete Handlungsgrundlagen, Humanisierung der Interaktion). **Angenommen der Ausgangspunkt ist z.B. eine Weiterbildungsveranstaltung für Dritte** (Aufgabenbereich V), nun ermöglicht die dimensionale Betrachtung die Fragen: Was gilt es dabei zu klären, diagnostizieren etc. (I)? Was soll dabei wie verändert werden? (II) Mit wem kann kooperiert werden? (III) Gibt es dazu wissenschaftlich relevante Erkenntnisse? (IV) Wie kann die Organisation davon profitieren? (VI) Kann man dazu einen organisationsinternen Ressourcenaustausch pflegen? (VII) Ist ein für die Bildungsöffentlichkeit wichtiger Inhalt vorhanden bzw. zu erwarten? (VIII). Das Windrosenmodell er-

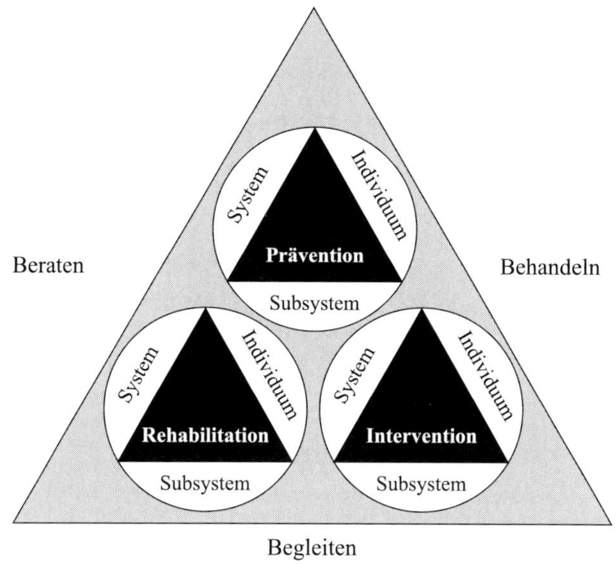

Abb. 3. Das Dreidimensionale Modell der Bildungspsychologie (Sedlak)

möglicht eine **Qualitätsbeurteilung der Organisation(stätigkeit)**: Sind in der abgelaufenen Leistungsperiode alle acht Aufgabenbereiche gleichmäßig zum Tragen gekommen oder sind einzelne Bereiche zu wenig berücksichtigt worden? In welchem Verhältnis steht die Sorge für die Ressourcen der Organisation zu den Aktivitäten in den Einsatzgebieten? Wie sehr werden bei den einzelnen Aktivitäten ganzheitliche Aspekte berücksichtigt durch Einbindung anderer Dimensionen (die acht Aufgabenbereiche als Prozesse)? Während das Windrosenmodell die Aufgabenbereiche strukturell reflektiert, fragt **das dreidimensionale Modell der Bildungspsychologie** (Sedlak 2000) als Arbeitsmodell **„Für wen sind wir mit welchen Mitteln und Zielen tätig" und verschränkt die drei Faktoren: Adressat, Zielsetzung, Realisierung** (siehe Abb. 3). Die Bildungspsychologie befasst sich ja mit *drei Adressatenkreisen:* Dem Individuum (Schüler, Student, Elternteil, Lehrer), den einzelnen Subsystemen (Familie, Klasse, Arbeitsteam, Freundeskreis, Bildungseinrichtung) sowie mit dem umfassenden System (Bildungssystem, Gesellschaft). Die Dienstleistung für die drei Adressatengruppen umfasst *drei bildungspsychologische Zielsetzungen:* Prävention, Intervention und Rehabilitation. Für diese Zielsetzungen gibt es *drei grundlegende Realisierungsformen*: Psychologische Beratung, Begleitung und Behandlung. Insgesamt gibt es also drei mal drei mal drei, d.h. 27 Wirksamkeitsfelder. Es kann beurteilt werden, wie sehr alle oder nur einige dieser Felder in einer bestimmten Wirksamkeitsphase zum Tragen kamen. **Zur Qualitätsbeurteilung und -steuerung gehört aber auch die Ablaufoptimierung.** Die Navigation von der Problemerfassung bis zur Problemlösung ist der in allen Aufgabenbereichen zu leistende

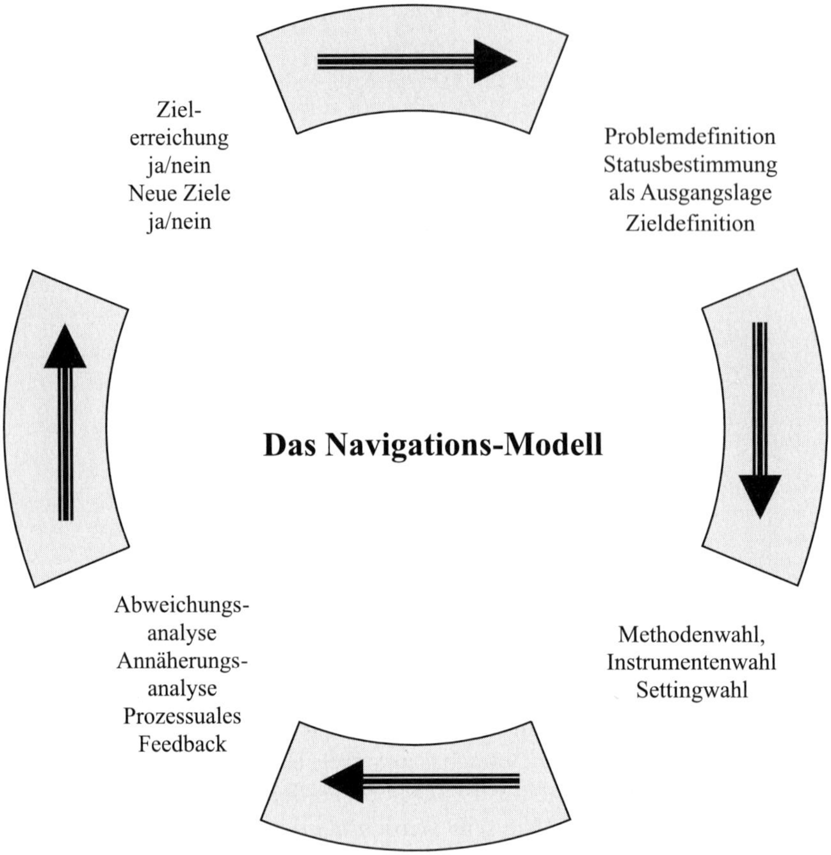

Abb. 4. Das Navigationsmodell (Sedlak) der Ablauforganisation zur Optimierung der Beitragsleistung

Prozess. **Das Navigationsmodell der Ablauforganisation** (Abbildung 4) (Sedlak 2006) **sucht im Dienste der psychosozialen Beitragsleistung für die Rat suchenden Menschen den optimalen Weg vom Ausgangspunkt zum Ziel**. Es umfasst mehrere Schritte 1) Problemdefinition und 2) Statusbestimmung als Ausgangslage 3) Zieldefinition, 4) Methodenwahl und Instrumentenwahl 5) Settingwahl (z.B. Gruppen oder Individualform). Die Reflexion des Weges vom Ausgangspunkt zum Ziel erfolgt über 7) Abweichungsanalyse 8) Annäherungsanalyse 9) Prozessuales Feedback. Anhand des Navigationsmodells kann ein Vergleich stattfinden zwischen Personen, Beratungsstellen, etc. hinsichtlich der Art und Weise, wie Probleme aufgegriffen werden, welche Ziele gesetzt werden usw. Schließlich gibt es noch für die Frage: **Wie kann ich meine personellen und organisatorischen Ressourcen am besten einsetzen?** Ein **ressourcenorganisatorisches Modell, das Drei-**

Ebenen-Modell der Schulpsychologie-Bildungsberatung[2] (Sedlak 2005): *1.Ebene: Systemfunktion*. Es sollen laufend das ganze Schulsystem, alle Schulpartner erreicht werden: z.B. durch Bildungs- und Beratungsinformationen, durch Ausbau und Pflege des Informations- und Helfernetzes, durch Mitarbeit bei Entwicklungskonzepten. *2.Ebene: Schulkontakt*: Die Schulpsychologie-Bildungsberatung soll zu jeder Schule regelmäßig Kontakt halten können, z.B. durch direkte oder telefonische Gespräche mit Schulleiter/inne/n, Teilnahme an pädagogischen Konferenzen, Sprechstunden. *3.Ebene: Problemhilfe*: Die Schulpsychologie-Bildungsberatung soll bei der Betreuung und Behandlung der schwierigen Problemfälle mithelfen, wo schulische Hilfen allein nicht ausreichen. Die Qualitätsbeurteilung bezieht sich auf die Ressourcenverteilung hinsichtlich der Präsenz auf allen drei Ebenen. *Analoge Möglichkeiten der Ebenen-Modellierung bestehen für die Psychologische Studentenberatung.*

Sedlak F (2000) Schulpsychologie-Bildungsberatung. Kennzeichnung und Leitbild einer bildungsunterstützenden psychosozialen Einrichtung. In: Sedlak F (Hrsg.) Schulpsychologie-Bildungsberatung – Von den Anfängen bis ins dritte Jahrtausend. Wien, Bundesministerium für Unterricht und kulturelle Angelegenheiten

Sedlak F (2005) Die Schulpsychologie leistet unersetzbare Beiträge. Internes Arbeitspapier. Wien, Bundesministerium für Bildung, Wissenschaft und Kultur

Sedlak F (2006) Das Windrosenmodell und das Navigationssystem. Möglichkeiten zur Qualitätsbeurteilung und –steuerung nach den Prinzipien der Ganzheitlichkeit, Vernetzung und Ablaufoptimierung. Internes Arbeitspapier. Wien, Bundesministerium für Bildung, Wissenschaft und Kultur

Franz Sedlak

Studienwahlberatung Studienwahlberatung unterstützt Personen im → Entscheidungsprozess für postsekundäre Bildungswege (Ausbildungen nach Matura bzw. gleichwertigen Abschlüssen). Wie andere Varianten der Bildungs- und Berufswahlberatung (s. a. → Beratung) ist sie Hilfe zur Selbsthilfe. Studienwahlberatung kann je nach Bedarf einmal stattfinden oder sich über einen längeren Zeitraum erstrecken. Ratsuchende werden dabei begleitet, sich intensiv mit sich selbst und mit den vorhandenen Alternativen auseinander zu setzen, damit sie in dieser widersprüchlichen, sich ständig ändernden Welt eigenverantwortlich Entscheidungen treffen können. Im Rahmen der Beratung können sich die StudienwählerInnen Fragen zur eigenen Person stellen, die auf dem Hintergrund der individuellen Biografie zu verstehen sind: Wo liegen meine Interessen und mein Engagement, für welche Ziele setze ich mich ein? Was sind meine Stärken und Schwächen? Welche Erwartungen

[2] Dieses Drei-Ebenen-Modell der Schulpsychologie-Bildungsberatung ist nicht zu verwechseln mit dem Drei-Ebenen-Modell der Bildungsberatung – siehe → *Berufsorientierung*.

habe ich an meine persönliche und berufliche Zukunft? Weiters gilt es, Fertigkeiten im Recherchieren zu erwerben. Damit wird es möglich, ausreichend konkretes und zuverlässiges Wissen über die Ausbildungsrichtungen und Berufsfelder zu sammeln, Alternativen zu vergleichen, ihre Vor- und Nachteile abzuwägen. Manche Menschen benötigen Unterstützung, weil sie die überfordernde Erwartung an sich stellen, sie sollten „das (einzig) Richtige finden, das für mein ganzes Leben passt". Es ist für alle StudienwählerInnen wichtig, grundlegendes Vertrauen in sich und die Zukunft aufzubauen, damit sie Entscheidungen mit Zuversicht treffen und langfristig Ziele verfolgen können. Studienwahlberatung findet in den Psychologischen Beratungsstellen für Studierende meist als Einzelberatung statt. Die Durchführung psychologischer Tests kann die Beratung unterstützen (s. → *Psychodiagnostik in der Studienwahlberatung*). Ebenso finden verschiedene Methoden psychotherapeutischer Verfahren in der Studienwahlberatung Verwendung (s. a. → *Familienbrett in der Studienwahlberatung*, → Imagination in der Studienwahlberatung, → *Kognitive Techniken in der Studienwahlberatung*). In den Beratungsstellen wurden mehrere Modelle zur Gruppenberatung entwickelt. In unterschiedlicher Gewichtung wird dabei der Prozess des Entscheidens beleuchtet, die Auseinandersetzung mit sich selbst angeregt und auf Informationsbedürfnisse eingegangen. Bei einigen Angeboten können die TeilnehmerInnen das Verständnis ihrer persönlichen Entscheidungssituation mit kreativen Methoden der Selbsterfahrung vertiefen. Laufende Angebote siehe unter www.studentenberatung.at/Gruppen.

Davidovits D (2004) Matura: was jetzt? Vom Schulabschluss bis zum ersten Job. Linde, Wien

Hüngsberg A: Verzeichnis nützlicher Internetadressen zur Studien- und Berufswahl. www.studentenberatung.at/Linkverzeichnis

Turrini H: „step by step- 7 Schritte zur Entscheidung" – ein interaktiver Internetkurs. www.studentenberatung.at/Studienwahl/Internetkurs Studien- und Berufswahl

Birgitta Schmid

Suchtentstehung – Suchtformen

Die Suchtentstehung wird aus dem Zusammenwirken der Persönlichkeit (Set), der psychoaktiven Substanz (Suchtmittel) und des sozialen Umfelds (Setting) erklärt. Abhängigkeit und Sucht werden synonym verwendet. Sucht entsteht nicht von heute auf morgen, sondern entwickelt sich teilweise sehr langsam und oft für Außenstehende zunächst unerkennbar. Es ist nicht vorhersagbar, wann eine Person von einer bestimmten Substanz abhängig wird. Grundsätzlich kann jede Substanz, die ein Suchtpotential hat, zur Sucht führen. Es werden verschiedene Erklärungsansätze unterschieden, die zu einem multifaktoriellen Konzept verbunden werden, denn jedes Modell für sich erklärt das komplexe Phänomen Sucht nicht ausreichend. **Psychologische Erklärungsansätze** suchen die Ursache im Individuum. Hier sind vor allem der psychoanalytische Ansatz, das lerntheoretische Erklärungsmodell und die systemischen Theorien zu nennen. Nach dem psychoanalytischen Ansatz spielt die Persönlichkeit bei der Entstehung einer Sucht eine entscheidende Rolle. In der Störung der Persönlichkeitsentwicklung z.B. geringe Frusttoleranz, mangelnde Ich-Stärke, neurotische Entwicklungen, wird die Ursache für eine Suchtentstehung gesehen. Im lerntheoretischen Modell wird Sucht als erlerntes Verhalten angesehen (klassische und operante Konditionierung,

Identifikation, Imitation). Systemische Theorien beschäftigen sich mit der Beziehungsdynamik zwischen den Familienmitgliedern und hinterfragen, welche Mechanismen das Suchtverhalten aufrechterhalten. **Biologische Erklärungsansätze** versuchen stoffgebundene Abhängigkeiten auf biologische Prozesse und Gesetzmäßigkeiten zurückzuführen. Es werden vor allem genetische Dispositionen und physiologische Funktionen untersucht. Biologische Ansätze vermuten eine Anfälligkeit bestimmter Personen für Suchtverhalten. Die unterschiedlichen legalen und illegalen psychoaktiven Substanzen greifen in Stoffwechselprozesse des Gehirns ein und bewirken neurobiologische Veränderungen. **Soziologische Erklärungsansätze** versuchen, die Ursache der Suchtentstehung auf den Einfluss des sozialen Umfeldes zurückzuführen. Mangelnde Zukunftsperspektiven, Verführung zu Suchtmittelkonsum durch Werbung, Erziehungsstile, Erlebnis- und Konsumorientierung werden z.B. als Risikofaktoren gesehen. Diagnostisch wird zwischen den stoffgebundenen und den stoffungebundenen **Suchtformen** unterschieden. **Stoffgebundene Suchtformen** stehen im Zusammenhang mit der Verwendung legaler Genussmittel: z.B. Schokolade, Kaffee oder Esswaren ganz allgemein, legaler Suchtmittel: Alkohol, Nikotin, Medikamente (Amphetamine), Barbiturate (Schlafmittel), Tranquilizer (Beruhigungsmittel) und illegaler Suchtmittel: z.B. Cannabisprodukte (Haschisch, Marihuana), Halluzinogene, Kokaprodukte Opiate, Designerdrogen. Als **stoffungebundene Suchtformen** (Handlungstätigkeiten) werden z.B. Essstörungen, Magersucht, Spielsucht, Internetsucht, Kaufsucht bezeichnet. Die Schulpsychologinnen und Schulpsychologen beraten und betreuen Schülerinnen und Schüler mit Suchtproblemen und qualifizieren in schulinternen Fortbildungen Lehrerinnen und Lehrer im Erkennen von Verhaltensauffälligkeiten im Vorfeld möglicher Suchtprobleme

Institut für Suchtprävention Linz. (2005) Suchtprävention in der Schule. Wien, Bundesministerium für Bildung, Wissenschaft und Kultur.

Springer A (2000) Drogen und Drogenmissbrauch. Wien, Bundesministerium für Bildung, Wissenschaft und Kultur

Anm.d.Hgs: Eine Droge trifft auf eine Person mit einer bestimmten (seelischen und körperlichen) inneren Ausstattung (set) in einer bestimmten äußeren Situation (Setting) – alle drei Merkmale sind immer zu berücksichtigen.

Beatrix Haller

Suchtprävention *Allgemein:* Prävention oder Suchtprävention bedeutet Vorbeugen, Verhüten, einem unerwünschten Geschehen – im unten angeführten Beispiel der Nikotinsucht – zuvorkommen. Dass Rauchen nicht etwa ein harmloses Genussmittel darstellt, sondern eine stärkere Droge mit erhöhtem Gesundheitsrisiko, ist seit längerem bekannt (Angerer 2001). Höchst wahrscheinlich sind *individuelle* und *soziale Faktoren* für die Entwicklung einer Anfälligkeit für Missbrauch verantwortlich. Andererseits kann aber auch von *vererbter* (Anlage) und *erworbener Disposition* (Umwelt) ausgegangen werden. Zu Folgen des Tabakkonsums und Nikotinsucht zählen u. a. körperliche Veränderungen wie Herz-Kreislauf-Erkrankungen, bronchopulmonale Erkrankungen, Erkrankungen der inneren Organe und speziell der unteren Extremitäten „Raucherbein“ (Kannel et al. 1976). Schulkinder und Jugendliche machen die ersten Raucherfahrungen und Bekanntschaften mit Nikotin um das 13. und 14. Lebensjahr. Der Tabakkonsum verlagert sich zusehends auf jüngere Jahrgänge und Mädchen sind im Rauchverhalten risikobereiter geworden. Dazu gibt es viele Beweggründe wie beispielsweise Prestigesdenken, Neugierverhalten, Raucherlebnis in der Gruppe (starker sozialer Aspekt), Überbrückung von Unsicherheit und negativen Gefühlen, Stressverarbeitung, Nachahmung (die Eltern sind oft negative Vorbilder) und spezifische Lebenssituation wie kritische Lebensereignisse usw. Für die Suchtprävention gilt, so früh wie möglich, potentiell gefährdete Kinder, von ersten Raucherfahrungen abzuhalten und sie zum Verzicht zu motivieren bzw. jene, die mit dem Rauchen bereits begonnen haben, zum Aufhören und Änderung der Rauchgewohnheit zu bewegen. *Methodik:* Ein in der Schule auf → *Prävention* abzielendes Verfahren, das in der 2. und 3. Klasse der Übungshauptschule der Pädagogischen Akademie des Bundes in Feldkirch/Vlbg. im Jahre 2002/03 in Kooperation zwischen einem Klinischem und Gesundheitspsychologen (Schulpsychologen) und dem betreffenden Schularzt (Bitschnau & Heuschneider 2003) durchgeführt wurde, ging von der Prämisse aus, dass „Rationalisierungsversuche“ allein noch nicht ausreichend sind, um Rauchverhalten zu verändern und auch nachhaltig zu beeinflussen. Anhand eines Schwerpunktprogrammes mit wiederholenden Informationsstunden durch die beiden genannten Experten und mit den Schülern beider Klassen wurde versucht, sog. psychodynamische Aspekte und Faktoren, welche zum Rauchbeginn führen können, zu erörtern und auf die Wechselwirkungen zwischen den schädigenden Rauchinhaltsstoffen und den möglichen körperlichen Veränderungen hinzuweisen bzw. anhand von Folienmaterial die kritischen Veränderungen durch Nikotingebrauch und Tabaksucht aufzuzeigen. Das erklärte Ziel war, bei den Kindern ein Bewusstsein für die Schädlichkeit des Genussmittels Nikotin und Wichtigkeit des Nikotinverzichts zu bilden. Der Interventionseffekt wurde mittels eines eigens konzipierten Item-Fragebogens evaluiert. Das Ergebnis war erstaunlich: Nahezu 90 Prozent der Schüler aus beiden Klassen hatten sich durch die Darstellung und Evidentmachung der psychodynamischen Wirkmechanismen und gesundheitsspezifischen Risken von einer Rauchenthaltung überzeugen lassen; in der 2. ÜHS-Klasse hatten 3 von 5 Schülern in der 6-monatigen Projektphase mit dem Rauchen aufgehört, in der 3. Klasse waren es 3 von 6 Kindern, die vorher offenkundig Raucher waren. Im Durchschnitt wurde der Zigarettenkonsum auf ein Pensum von tgl. 5 Zigaretten pro Klasse reduziert; keines der nicht-rauchenden Kinder, das am Projekt teilgenommen hat, hat während der Projektphase mit dem Rauchen begonnen und in beiden Klassen haben ungefähr 50 Prozent der Schulkinder zuhause mit den Eltern über die gesundheitsschädigenden Konsequenzen des Nikotingebrauchs „intensiver“ gesprochen und es wurde gemeinsam das Thema reflektiert.

Als *Fazit* kann angeführt werden, dass durch ein gezieltes und überlegtes Informieren (Aufklären) in der Gruppe/Klasse (Darlegung von Kerninformationen) auf Veränderungen im Rauchverhalten eines jeden einzelnen Kindes eingewirkt werden kann. Die so genannten *in situ*-Darstellungen der Problembereiche und Wirkzusammenhänge machen eine Bewusstseinsbildung (für dieses Thema) bei den Kindern möglich. Nicht zuletzt haben auch Negativbeispiele eine abschreckende Wirkung und sind effektiv in Richtung Suchtprävention, was sich im deklarierten Rauchverzicht ausdrückt. Von Bedeutung ist, dass auch der Druck, der sonst auf Nicht-Rauchern lastet, da sie Rauchern Gegenargumente liefern müssen, weshalb sie nicht mit dem gesundheitsschädigenden Rauchen beginnen, umgekehrt werden konnte. Fasst man all diese positiven Veränderungen und Effekte, die sich durch die Aufklärungsarbeit und Suchtprophylaxe in der 2. und 3. Klasse ergeben haben zusammen, so kann von einer erfolgreichen Durchführung des Anti-Raucher-Projektes an der Übungshauptschule der Pädagogischen Akademie des Bundes in Vorarlberg gesprochen werden.

Angerer G R (2001) Raucher Entwöhnung. Ein Handbuch für Eltern, Lehrer und Jugend. EGA Sachbuchverlag, Leoben

Bitschnau W, Heuschneider H J (2003) Anti-Raucher-Projekt an der Übungshauptschule der Pädagogischen Akademie des Bundes in Vorarlberg. In: Effektiv-Innovativ-Präsent. Innovative Projekte der Schulpsychologie-Bildungsberatung. Wien, BMWBK

Kannel W B, Mc Gee D, Gordon T (1976) A general cardiovascular and pulmonary risk profil: The Framingham Study. Amerik. Journal Cardiology 38, 46

Walter Bitschnau

AUS DER PSYCHOWERKSTATT: Suizidprävention

Im Laufe seines Lebens wird fast jeder mit einem Selbstmordversuch oder einem Selbstmord konfrontiert, sei es in der eigenen Familie, im Freundes- oder Bekanntenkreis, sei es in Literatur, Film oder anderen Medien. Die Erfahrung zeigt überdies, dass die meisten Menschen auch selbst schon einmal die Möglichkeit in Betracht gezogen oder darüber phantasiert haben, dem eigenen Leben ein Ende zu setzen. Besonders der **Übergang vom Jugendlichen- zum Erwachsenenleben** ist eine Zeit, die so viele Veränderungen, Anforderungen und Erschütterungen mit sich bringt, dass sich zeitweise die **Frage nach dem Sinn des Lebens** qualvoll aufdrängen kann. Diese Gedanken bedeuten nicht automatisch, dass man es wirklich tun wird. Trotzdem sollten sie als **Warnsignal ernst genommen** werden, sowohl bei sich selbst als auch bei anderen. Ab der Mitte des vorigen Jahrhunderts wurde systematisch geforscht, um Diagnosekriterien für Suizidalität und Maßnahmen zur Verhinderung von Selbstmorden entwickeln. Der Pionier dieser Arbeiten war der österreichische Psychiater Erwin Ringel (1969), berühmt geworden durch die Herausarbeitung des Präsuizidalen Syndroms. Ein weiterer sehr wichtiger Beitrag ist das Konzept der suizidalen Entwicklung und stammt von Pöldinger (1968). Diese und spätere wissenschaftliche Literatur zum Suizid kann man folgendermaßen zusammenfassen: Selbstmord ist keine „Krankheit", aber oft Abschluss einer **krankhaften Entwicklung**, die man an folgenden **drei Phasen** erkennt: In der ersten **Phase der Erwägung** wird der **Selbstmord als mögliche Problemlösung** in Betracht gezogen. Äußere *Vorbilder* wie z.B. Suizide in der Familie, der Umgebung, bei literarischen Figuren (man denke z.B. an Goethes Werther), etc. spielen dabei oft eine wichtige Rolle. Innerlich gibt es darüber hinaus tief in der Persönlichkeit verankerte Ursachen wie *Aggressionen*, die nicht nach außen abgeführt werden können und sich so *gegen die eigene Person* wenden. Darauf folgt eine **Phase der Ambivalenz:** Der Suizidalität liegt eine Ambivalenz zwischen Leben und Tod zugrunde. Ist der Gedanke an Selbstmord einmal ernsthaft in Erwägung gezogen, kommt es zu einem Kampf zwischen *selbsterhaltenden und selbstzerstörenden Kräften*. In diesem Stadium gibt der mit sich Kämpfende *Appelle und Notrufe* von sich, die man unbedingt wahr und ernst nehmen sollte. Die Fähigkeit zu dieser Wahrnehmung ist in der Umgebung oft durch eigene Angst und Ambivalenz blockiert. Dabei braucht der Gefährdete in diesem Zeitraum die volle Aufmerksamkeit einer Bezugsperson. Eine **dritte Phase** beginnt mit dem **Entschluss:** Ist ein Entschluss gefallen, *tritt oft eine Beruhigung* ein, die von der Umwelt gerne *falsch interpretiert* wird. In Wirklichkeit kann man nie wissen, in welche Richtung die Entscheidung gefallen ist! Immerhin kann Nachfragen hilfreich sein, und wer sich tatsächlich für ein Weiterleben entschieden hat, kann in der Regel auch klare Gründe dafür angeben. *Fehlt auf Nachfragen eine positive Antwort, so ist dies eher als Alarmzeichen zu werten.* Insgesamt ist die **Entwicklung zum Suizid** durch eine **zunehmende Einengung** gekennzeichnet: Werden die Selbstmordfantasien erst intendiert, so drängen sie sich später auf. Die sozialen Kontakte werden zunehmend eingeschränkt. Das Gefühl der Einengung, keinen Ausweg außer dem Tod zu haben, umfasst zunehmend alle Lebensbereiche. So wird auch das Gefühlsleben immer enger, man spürt keine affektive Resonanz bei den Betroffenen. Das kann wie innere Ruhe wirken, zeigt jedoch, wie bereits erwähnt, eher einen Entschluss an. Bezüglich des **Warum eines Selbstmordes** ist es sinnvoll, zwischen **Anlass** und **Ursache** zu unterscheiden:

Anlässe bzw. Auslöser sind oft *Ereignisse*, die unmittelbar vor der Suizidhandlung passieren und den Betreffenden in eine → *Krise* stürzen: Versagenserlebnisse in Studium oder Beruf, Liebeskummer, Enttäuschung in einer Freundschaft und Ähnliches. Es wäre aber zu kurz gedacht, sich mit einem Anlass als Erklärung zu begnügen oder sich mit dem Motiv, das der Betroffene nennt, zufrieden zu geben. Ursachen reichen in der Regel *weit in die persönliche Lebensgeschichte* zurück, sie können in sozialer Isolation, körperlicher Krankheit oder psychischer Beeinträchtigung liegen. Sie sind dem Betroffenen vielleicht *gar nicht bewusst* und können oft nur mit Hilfe eines Fachmannes erfahrbar werden. *Subjektiv erleben die Gefährdeten,* dass sie keine Freude mehr am Leben haben, anderen nicht länger zur Last fallen wollen, sich vereinsamt oder überflüssig fühlen, sich aus einem unerträglichen Schuldgefühl selbst bestrafen wollen. Gleichzeitig kommt im Wunsch nach dem Tod eine Sehnsucht nach Ruhe und Geborgenheit, nach dem Ende aller Anstrengungen, Schmerzen und Leiden zum Ausdruck. Nicht zuletzt setzen diese Menschen damit einen Appell, der vom verzweifelten Hilferuf bis zum Denkzettel, den man verpassen will, gehen kann. ***Dabei sind nicht alle Betroffenen gleich gefährdet, einen Selbstmord zu begehen*** Als Ergebnis von Studien (vgl. Sonneck 1995) kann man deutlich *einige Gruppen mit besonders hoher Suizidrate* unterscheiden, die im Ausmaß der Gefährdung in folgende

Reihenfolge zu bringen sind: Alkohol-, Medikamenten- und Drogenabhängige; Depressive aller Arten; Alte und Vereinsamte; Personen, die durch eine Suizidankündigung, und solche, die durch einen Suizidversuch aufgefallen sind. Die **Erfahrung** zeigt, dass es für Menschen, die an Selbstmord denken, oft sehr **schwierig ist, sich helfen zu lassen**. Die Gefährdung kommt häufig nur in Andeutungen zu Tage. Der Verfasser hat es daher zum Prinzip gemacht, *direkt danach zu fragen*, wenn er das Gefühl hat, das Gegenüber könnte mit Suizidgedanken beschäftigt sein. Das ermöglicht dann auch ein Gespräch darüber, wie konkret solche Gedanken sind: handelt es sich um detaillierte Planungen, wurden schon Medikamente gesammelt, eine Waffe besorgt etc? Dabei ist es für beide Seiten auch wichtig sich klar zu machen, *was im Allgemeinen nicht hilfreich ist*: vorschnelle Tröstung, Ermahnung, Bagatellisierung des Problems, vorschnelle Aktivitäten, Ausfragen und Analysieren, argumentierendes Diskutieren, Verallgemeinerung, Ratschläge, Belehrungen und Ähnliches mehr. Ziel eines solchen Gespräches ist es, zu einer gemeinsamen Einschätzung der Gefährdung zu kommen bzw. wenn dies nicht möglich ist, den eigenen Eindruck taktvoll, aber in aller Deutlichkeit mitzuteilen. Taktvoll, weil man im Zustand akuter Selbstmordgefährdung *sehr leicht kränkbar* ist. Die betroffenen Menschen haben ein äußerst labiles Selbstwertgefühl. Wenn jemand mit Selbstmordabsicht noch in der Lage ist, sich eine Chance zu geben und sich zu erlauben, Hilfe zu holen, dann ist diese Fähigkeit durch Gefühle der Kränkung und Enttäuschung ständig in Gefahr. Nach Erfahrung des Verfassers kann es hilfreich sein, *diese Kränkbarkeit direkt zu thematisieren.* Man sollte auch ganz konkret den Tagesablauf und die möglichen hilfreichen sozialen Kontakte für die folgenden Tage und Wochen durch besprechen. Wenn sich dabei herausstellt, dass jemand nicht mehr in der Lage ist glaubhaft anzugeben, was er in den nächsten Stunden macht, geht es nicht mehr anders, als ihn persönlich zu einer psychiatrischen Aufnahmestation zu begleiten. Auch sonst *können Helfer und Betroffene mit dem Thema schnell überfordert sein*. Man sollte sich daher in dieser Situation unbedingt *an Fachleute wenden.* Für Schüler und Studierende sind die Schulpsychologie bzw. die Psychologische Studentenberatung nahe liegende Anlaufstellen. In allen größeren Städten gibt es auch Krisenstellen und Notdienste, in denen das Fachpersonal für Suizidprävention spezialisiert ist.

Pöldinger W (1968) Die Abschätzung der Suizidalität. Bern, Huber
Ringel E (1969) Selbstmordverhütung. Bern, Huber
Sonneck G (Hrsg.) (1995) Krisenintervention und Suizidverhütung. Salzburg, Facultas

Franz Oberlehner

Anm.d.Hgs.: In eigenen früheren Untersuchungen konnte der Herausgeber feststellen, dass über alle Altersgruppen hinweg vor allem drei mehr oder minder laute Hilfeschreie eine krisenhafte Entwicklung ankündigen: Ich kann mir nicht selbst ***helfen****, ich kann mich an niemanden (an)****halten****, ich habe nichts zu (er-)* ***hoffen****. →* ***Hilfe*** *zur Selbsthilfe, sozi-*

*aler **Halt** in einer Gemeinschaft, **Hoffnung** in bezug auf die weitere Zukunft können als die drei wahrscheinlich wichtigsten Schutzfaktoren bezeichnet werden.*

Supervision Supervision hat sich als berufsbezogene Beratungsform und -methode etabliert, in der unter Anleitung einer Supervisorin bzw. eines Supervisors Fragen und Themen, die sich aus beruflichen Anforderungen ergeben, reflektiert, geklärt und alternative Handlungsmöglichkeiten erarbeitet werden. Der Fokus liegt auf innerpsychischen Vorgängen der supervidierten Person (Supervisandin bzw. Supervisand), diese betreffen die Bewältigung der Arbeitsaufgaben, die Interaktion mit dem Klientel, den Kolleginnen und Kollegen sowie organisatorische Zusammenhänge im Arbeitsprozess (Belardi 1998). Supervision wird in Form von Einzel-, Gruppen-, Team- und Organisationssupervision angeboten. In der Einzelsupervision widmet sich die Supervisorin bzw. der Supervisor speziell einer Person, demgegenüber setzt sich Supervisionsgruppe aus einer Gruppe von drei bis sieben Teilnehmenden zusammen, die im Alltag nicht miteinander arbeiten. Während Einzelsupervision einen geschützten Rahmen bietet und die Möglichkeit der vertieften Auseinandersetzung mit einem Fall, liegt der Vorteil der Supervisionsgruppe in der Fülle der Perspektiven und Erfahrungen der Teilnehmenden. Teamsupervision besteht aus einer Gruppe von Personen, die in einem Team zusammenarbeiten. Von Organisationssupervision spricht man, wenn ein oder mehrere Subsysteme einer Organisation an Supervision teilnehmen (Belardi 1998). In der Supervision werden zwei große Hauptbereiche unterschieden: Die Ausbildungssupervision und die Fortbildungssupervision (Pühl 1990). Erstere dient dem Erlernen einer speziellen Methode und der Absicherung des beruflichen Standards (z.B. in der Psychotherapie-Ausbildung). Als Kriterium der Fortbildungssupervision gilt, das die Berufsausbildung bereits abgeschlossen und die Person in diesem Bereich tätig ist. Im Mittelpunkt steht die Weiterentwicklung der spezifischen Arbeitsaufgaben und die Integration des ehemals Gelernten in das Spezifische des konkreten Berufsalltags (Böckelmann 2002). Eine weitere Unterscheidung ist jene in externe, interne und kollegiale Supervision. Externe Supervision wird durch eine außenstehende Supervisorin bzw. außenstehenden Supervisor geleitet, bei interner Supervision fungieren organisationsinterne Fachleute als Supervisorin bzw. Supervisor. Kollegiale Supervision findet ohne Leitung statt. Diese Form eignet sich besonders für fallbezogene Themen, von den Teilnehmenden ist ein hohes Maß an kollegialer Akzeptanz, Eigenverantwortung und Engagement gefordert (Dillig et al. 1999). Supervision ist nicht zu verwechseln mit → *Psychotherapie* und → *Selbsterfahrung*: Während in der Supervision das Ziel in der Veränderung auf beruflicher Ebene liegt, steht in der Psychotherapie die Bewältigung konkreter Leiden im Vordergrund, Selbsterfahrung wiederum legt das Hauptaugenmerk auf die persönliche Weiterentwicklung der eigenen Person. Da sich Supervision auf die aktuelle professionelle Arbeitssituation bezieht und die Analyse, Reflexion und Bearbeitung schwieriger Situationen und Interaktionen ermöglicht, kommt ihr im Lehrberuf eine wichtige Rolle zur Unterstützung und Entlastung der Lehrenden zu. Themen und Inhalte von Supervision mit Lehrkräften betreffen demnach die persönliche Berufskompetenz, die Berufsidentität, die Beziehungen zu den Schülerinnen und Schülern sowie die Einbindung und die Rolle der Lehrenden in der Institution Schule. Als Grobziele gelten somit u.a. die Klärung der im Lehrberuf notwendigen personalen, sozialen und professionellen Kompetenzen der Unterrichtenden (z.B. Stärkung der Problemlösefähigkeit, Entwicklung von Handlungsstrategien), die Auseinandersetzung mit der eigenen Berufsidentität durch Reflexion seiner pädagogischen Wertvorstellungen, die Reflexion der Beziehung zu den Schülerinnen und Schülern, die Entwicklung neuer Sichtweisen und Handlungsmöglichkeiten in bezug auf die Interaktion mit Schülerinnen und Schülern sowie die Auseinandersetzung mit den Erwartungen und Ansprüchen der Institution Schule (Böckelmann 2002). Neben zahlreichen Supervisionsanbietern bietet auch die → *Schulpsychologie-Bildungsberatung* in begrenztem Rahmen Supervisionsgruppen für Lehrkräfte an, in denen eben diese Themen und Inhalte reflektiert werden. Obwohl zahlreiche Gründe für supervisorische Unterstützung im Lehrberuf sprechen, nutzen nur wenige Lehrkräfte die Möglichkeit von Supervision. Faktum ist jedoch, dass Supervision nicht nur zu einer deutlichen Verbesserung der Arbeitsqualität beitragen kann, sondern auch einen wesentlichen Beitrag zur Vorbeugung von → *Burnout* leistet.

Böckelmann C (2002) Beratung – Supervision – Supervision im Schulfeld. Innsbruck, Studien Verlag

Belardi N (1998) Supervision. Eine Einführung in soziale Berufe. Freiburg, Lambertus

Dillig E, Jagdhuber R, Schuster J (1999) Fall-„Stricke" lösen und Vernetzungen unterstützen – Qualität durch Supervision in Erziehungsberatungsstellen. In: Kühl W (Hrsg.) Qualitätsentwicklung durch Supervision. Münster, Votum, 145–162.

Pühl H (1990) Handbuch der Supervision. Beratung und Reflexion in Ausbildung, Beruf und Organisation. Berlin, Ed. Marhold

Sabine Seiberl

Anm.d.Hgs.: Wichtig ist die Unterscheidung zwischen den Begriffen Supervisionsgruppe (hier stehen die einzeln eingebrachten Probleme aus dem externalen Bereich im Mittelpunkt) und Gruppensupervision (hier stehen die Probleme der Gruppe im Mittelpunkt). Während Fallkontrollen eher die behandlungs- technischen Fragen betonen bzw. die Verlaufsbeurteilung einer Beratung/Behandlung fokussieren, zentrieren sich Supervisionen eher um die Fragen der Beziehungsgestaltung sowie einzelner, heraus gegriffener Beziehungsprobleme. Die kollegiale Supervision wird auch als Intervision bezeichnet, sie kann die Form einer gegenseitigen Aussprache und entlastenden Problem-Mitteilung annehmen. Als Fallkontrolle eignet sich die Intervision nur unter erfahrenen Teilnehmern.

- T -

Themenzentrierte Interaktion Die Themenzentrierte Interaktion (TZI) versteht sich als ein ganzheitliches humanistisches Konzept, sie ist eine **gesellschafts- und gruppenpädagogische Theorie und Methode**. Sie ist aber auch verbunden mit einer durch Grundsätze der TZI geprägten inneren Haltung in der praktischen → *Gruppenarbeit*. Durch eine Ausbildung beim Ruth-Cohn-Institut (RCI, vormals WILL) werden TZI-Theorie und -Methodik, Kompetenzen in der Reflexion und bei der Leitung von Gruppen und Teams, die (Weiter-)Entwicklung der Persönlichkeit hinsichtlich ihrer Selbst-, Sozial- und Methodenkompetenz vermittelt. Die Ausbildung basiert neben der Auseinandersetzung mit Theorie und Methode auf dem Erfahrungslernen in der Gruppe und schließt mit einem Zertifikat bzw. Diplom (zum Gruppenleiter) in TZI ab. Historisch ist die TZI aus dem Lebenswerk von **Ruth Cohn** (*27.8.1912) hervorgegangen, die ursprünglich als Psychoanalytikerin auch eine Therapie der Gesellschaft im Sinn hatte. Dies führte sie als Begründerin der TZI immer mehr zu dem Anspruch, mit ihrem Ansatz wesentlich mehr Menschen erreichen und ansprechen zu können als mit der individuellen Therapie von Einzelpersonen. Einige wichtige **Axiome der TZI** sind: Der Mensch ist ganzheitlich psycho-biologisch zu sehen, er ist autonom und interdependent. Der humanistische Anspruch gebietet Respekt vor allem Lebendigen und vor dem Wachstum. Die grundsätzlich freie Entscheidung des Menschen unterliegt inneren und äußeren Grenzen, die als erweiterbar gesehen werden.

R. Cohn entwickelte ab 1955 ein umfassendes gruppenpädagogisches Konzept, in welchem das zentrale Strukturmodell jene Faktoren umfasst, die in Gruppen stets vorhanden sind: Das ICH (das einzelne Individuum), das WIR (die Gruppe, die Interaktion der Beteiligten), das ES (das Thema, der Inhalt, die Aufgabe) und der GLOBE (die engeren und weiteren Rahmenbedingungen, der Kontext bis hin zur Gesellschaft). Das Strukturmodell wird als gleichseitiges Dreieck in der Kugel/im Kreis (dem Globe) dargestellt. Die TZI betrachtet jegliches Gruppengeschehen im Spannungsfeld dieser Faktoren, die jeweilige(n) Person(en), die Gruppe und der Inhalt/das Thema sollen gleichwertig behandelt und im Lauf eines Lernprozesses in einer „dynamischen Balance". gehalten werden. Ein zentrales Ziel ist es, Menschen in Gruppen ein selbstgeleitetes Kommunizieren und Lernen zu ermöglichen. Daraus folgen zwei wesentliche **Postulate**, welche die Menschen in ihrem Handeln auffordern: 1) „Sei deine eigene **Chairperson**", die sich selbst, die anderen in der Gruppe und die Möglichkeiten und Grenzen im Umfeld und als konstituierend für ihre Entscheidung wahrnimmt und 2) **„Störungen haben Vorrang"** bzw. „Störungen und Betroffenheiten nehmen sich Vorrang": Störungen jeglicher Art beeinflussen ein Gruppengeschehen und es geht darum, sie wahrzunehmen und nach dem Chairperson-Prinzip einen verantwortlichen Umgang damit zu pflegen, damit sie nicht unbemerkt die Oberhand über das Geschehen bekommen. Dies hat R. Cohn grundlegend 1975 in einem ihrer Hauptwerke formuliert (Cohn 1980, 120f). Aus dem Konzept der TZI wurde eine Reihe von **Hilfsregeln für die → Kommunikation** zwischen Menschen in Gruppen entwickelt und diese haben viele Anwendungskonzepte der Kommunikationspsychologie nachhaltig beeinflusst. Mögliche Implikationen für das **Lernen und Lehren an Schulen und Universitäten** finden sich beispielsweise bei Langmaack (2001, 258–270). *Der Anwendungsbereich für auf TZI beruhende Gruppenformen ist in der → Psychologischen Studentenberatung sehr gut gegeben und „themenzentrierte Gruppen" sind ein optimales Setting für Fragen der Studienbewältigung, wie beispielsweise zum Thema → Studienabschluss. Im Bereich → Persönlichkeitsförderung hinsichtlich → Soft Skills, → sozialer Kompetenz etc. stellt die TZI eine hervorragendes Konzept der praktischen Bearbeitung auf der Basis des Erfahrungslernens dar.*

Cohn R (1980) Von der Psychoanalyse zur Themenzentrierten Interaktion. 4. Aufl. Stuttgart, Klett-Cotta

Langmaack B (2001) Einführung in die Themenzentrierte Interaktion TZI. Weinheim Basel, Beltz

Christian Rechberger

Trainingsweltmeister Aus dem Sport stammende Bezeichnung für einen Wettkämpfer, der im Training ausgezeichnete Leistungen zeigt, diese im Wettkampf jedoch nicht erbringt. Unter der Belastung des Wettkampfes ist diese Person mental nicht ausreichend in der Lage, die Belastung zu verkraften und ihren „Idealen Leistungszustand" zu erreichen. Ebenso können wettkampfbezogene Variablen des Selbstkonzeptes eine wesentliche Rolle spielen. Techniken des → *Mentalen Trainings* und der Psychoregulation sollten hier zum Einsatz kommen.

Barkhoff H (2002) „Trainingsweltmeister" und Wettkampftypen im Roll- und Eiskunstlauf. Leistungssport 32 (5), 11–18

Marahrens L, Keil J-G (2004) Trainingsweltmeister – Eine Phänomenananalyse aus der Erlebensperspektive betroffener Leistungssportler. Zeitschrift für Sportpsychologie 11 (3), 112–120.

Andrea Felnémeti

Anm.d.Hgs.: Im Bildungsbereich stellt sich das „Trainingsweltmeister"-Problem als Prüfungsversagen dar. Dieses stressbedingte Problem kann durch „prüfungsbezogenes" Lernen bewältigt werden: Dabie wird die Prüfungssituation beim Lernen zu Hause imitiert (z.B. unter Zeitdruck arbeiten, aus einem Kärtchenstapel mit Prüfungsfragen eine Frage ziehen und laut beantworten u.v.a.m.), sodass die Echtsituation ihren „Neuigkeits-Stress"-Anteil verliert.

Trance Unter Trance wird in der Regel ein (veränderter Bewusstseins-)Zustand verstanden, in dem Menschen etwas erleben, das (sehr viel) anders als ihr normaler Wachzustand ist (Grinder & Bandler 1987), wobei unwillkürliches Erleben und Verhalten im Vordergrund stehen (Schmidt 2004). Diese Erlebnisse können sowohl lösungs- und ressourcenorientiert (therapeutische Trance, Bender 2001) als auch problemorientiert (Problemtrance) sein. Tranceerlebnisse können auf vielfältige Art und Weise zustande kommen, z.B. durch spirituelle Handlungen (Meditation, Trancetanz), durch Drogen, durch Schmerz, durch verschiedene Tätigkeiten wie Sport oder Liebesspiel oder durch Hypnose (Wikipedia 2006). Im therapeutischen Kontext wird fast ausschließlich mit hypnotisch induzierter Trance gearbeitet. Tranceinduktionen sollen dabei eine sanfte Überleitung vom momentanen Wachzustand einer Person in den Trancezustand sein, indem man vom Beschreiben des momentanen Erlebens der Person dazu übergeht, den Zustand zu beschreiben, in den die Person versetzt werden soll (Grinder & Bandler 1987). Trancezustände im therapeutischen Kontext werden eingesetzt, um einen direkteren Zugang zu unbewussten bzw. unwillkürlichen Prozessen des Klienten zu gewinnen, um dadurch angestrebte Veränderungen rascher und effizienter zu erreichen. Einer der bekanntesten Hypnotherapeuten war Milton H. Erickson, ein amerikanischer Arzt, der für seine beeindruckenden therapeutischen Erfolge berühmt war (Erickson et al. 1986). Im Bildungsbereich und speziell in der psychologischen Beratungsstelle für Studierende sind Prüfungsvorbereitungen ein sehr gut geeignetes Anwendungsgebiet für die Arbeit mit Hypnose. Hier werden Klienten in eine ressourcenorientierte Trance (therapeutische Trance) versetzt und dann im Ressourcezustand (Konzentration auf eigene Fähigkeiten) in der Phantasie durch die bevorstehende Prüfungssituation begleitet, um so eine möglichst positive Einstellung für die konkrete Prüfung zu erreichen.

Bender M (2001) Hypnosystemisches und Familienstellen, Fachmagazin für Komplementärmedizin Co'Med, Ausgabe Nr. 1. Hochheim, Co'Med Verlags GmbH
Erickson M, Rossi E, Rossi S (1986) Hypnose. München, Pfeiffer
Grinder J, Bandler R (1987) Therapie in Trance. Stuttgart, Klett-Cotta
Schmidt G (2004) Liebesaffären zwischen Problem und Lösung. Heidelberg, Carl-Auer
Wikipedia, die freie Enzyklopädie (2006), www.wikipedia.org

Kurt Fink

Traumabearbeitung bei Kindern

Um Kindern, die traumatisiert wurden, helfen zu können, muss man die Wirkungen, Symptome (akute Stressreaktion, Anpassungsstörung, posttraumatische Belastungsstörung, Trauerreaktion, Depression etc.), Formen und Entwicklungen von Traumen bei Kindern kennen. Man kann sich dem verletzten Erleben nur auf behutsame Weise nähern, muss das Ereignis selbst möglicherweise zunächst aussparen, aber die Erschütterung des traumatisierten Kindes, seine innere Aufruhr, seine Ängste aufgreifen. Wichtig ist die Kenntnis der ursächlichen Ereignisse, der körperlichen und seelischen Traumafolgen. Auch die Belastung der mitbetroffenen Familienmitglieder ist zu berücksichtigen. Psychologen und Psychotherapeuten helfen durch Gespräch, Spiel und Phantasie bei der Traumabewältigung, greifen die Ressourcen des Kindes auf, setzen Rituale, hilfreiche Gedanken, Imaginationen ein.

Lueger-Schuster B, Pal-Handl K (2004) Wie Pippa wieder lachen lernte – Elternratgeber für traumatisierte Kinder. Wien New York, Springer
Lackner R (2004) Wie Pippa wieder lachen lernte – Fachliche Hilfe für traumatisierte Kinder. Wien New York, Springer

Franz Sedlak

Traumatherapie Vieles im Leben kann uns verletzen, eine **Wunde (griech.: Trauma)** schlagen. Die *akute Belastungsstörung* folgt innerhalb einiger Stunden, Tage nach dem Trauma. Die *posttraumatische Belastungsstörung* zeigt sich nach Wochen, Monaten und zeichnet sich durch Übererregung, Vermeidungsverhalten, emotionale „Taubheit" und aufblitzende belastende Erinnerungen („flash backs") aus (z.B. Maerker 1997). Lerntheoretisch kommt es bei Traumatisierungen zu einer Konditionierung und Heranbildung einer Furchtstruktur mit störenden Bewusstseinsinhalten. Biologisch handelt es sich um bestimmte gesteigerte hormonelle (Schock-)Reaktionen, Ausschüttung von Endorphinen, körpereigenen schmerzhemmenden „Drogen") bzw. Senkung der Erregungsschwelle des autonomen Nervensystems. Alles kann zu andauernden Veränderungen und erhöhter Störanfälligkeit führen (van der Kolk et al. 2000, 131–241). Berücksichtigt werden müssen Ereignisfaktoren (Traumaschwere, Unkontrollierbarkeit), Risikofaktoren (Alter, Vorerfahrung etc.), Unterstützung nach dem Trauma (wie Methoden zur Verarbeitung des Geschehenen), die Persönlichkeit des Patienten und seine Schutzfaktoren (wie die Fähigkeit zur geistigen Einordnung des Geschehenen in einen Sinnzusammenhang). Der Therapeut muss sich auf einen „Schock" durch den Traumabericht einstellen, sonst kommt es zu vermeidenden oder überidentifizierenden Reaktionsstilen. Die **Behandlungswege** müssen individuell abgestimmt werden. Z.B. 1) *Stress – Inoculationstraining*: Verhaltenstherapeutische Maßnahmen zur Erhöhung der Überzeugung, alles Persönliche kontrollieren zu können, (kontrolliertes Atmen, Entspannung, Stoppen destruktiver Grübelei, gedankliche Vorwegnahme von Situationen, Rollenspiel) statt sich inkompetent für Veränderungen zu fühlen (mit Misserfolgserwartungen, Erleben der Abhängigkeit von anderen, Unselbstständigkeit in eigenen Belangen). 2) *Kognitive Restrukturierung*: Abbau von störenden Gedanken. Es handelt sich um eine Korrektur negativer, verzerrter Situationsbewertungen und Schlussfolgerungen, dem Ereignis einen neuen Sinn verleihen (reframing). 3) Eine interessante Methode ist das *„Wiederbeleben" der prätraumatischen Persönlichkeit.* Man versetzt sich in den „gesunden" Menschen, der man vor dem Trauma war, und versucht, zu den eigenen Ressourcen zu finden. 4) Viele *Anregungen für Traumatisierte* bietet Matsakis (2004) zur Unterstützung des Heilungsprozesses. Vorsicht ist geboten vor dem zu raschen Einsetzen von Konfrontationstechniken, Distanzgewinnung statt verfrühte Einsichtsgewinnung ist notwendig. Wenn eine therapeutische Nachinszenierung der belastenden Ereignisse angestrebt wird, darf niemals eine Person die Rolle eines Traumatisierers übernehmen. Das Unmenschliche darf nicht personalisiert, sondern nur durch ein Symbol dargestellt werden. Das Gegenübersitzen in der Therapie sollte durch ein Nebeneinandersitzen und Augenmerk auf eine (imaginative) Bühne oder auf einen neutralen Punkt im Raum abgelöst werden. Auf Habituation (d. i. Gewöhnung) hoffen Expositionsmethoden durch detaillierte und häufig repetierte Erinnerung (Tonbandaufnahme abhören). Bedenklich, weil dies Sensibilitätsherabsetzung mit Gefahr der Schwächung der Abwehr gegenüber einem traumatischen Vorfall bewirkt. Ähnlich die Reizüberflutung: Sie führt zu einem physiologisch bedingten Nachlassen der Reaktionen. Geteilte Meinung findet die Eye movement Desensitization and Reprocessing (EMDR): Es konnten immer wieder seitwärts gerichtete Augenbewegungen während der Erinnerung der traumatischen Ereignisse beobachtet werden. Sie werden hier bewusst herbeigeführt, wobei die traumatische Situation vergegenwärtigt werden soll. Zu unterscheiden ist die *Traumatherapie* (Hilfe nach außerordentlichen seelischen Erschütterungen), von der *Notfallpsychologie* (Unterstützung in Ausnahmesituationen, z.B. Hausmann 2003), von der *Krisenintervention* (Stützung bei seelischem Zusammenbruch, z.B. Everly & Mitchell 2002). Professionelle Helfer/innen können Therapien durchführen, krisenhafte Entwicklungen zum Abklingen bringen, die Persönlichkeit stützen. Der wichtigste Helfer ist der Mensch, der da ist, wenn er gebraucht wird, denn viele finden nicht gleich den Weg zum professionellen Helfer.

Everly G S, Mitchell J T (2002) CISM Stressmanagement nach kritischen Ereignissen. Wien, Facultas

Hausmann C (2003) Handbuch Notfallpsychologie und Traumabewältigung. Wien, Facultas

Maercker A (Hrsg.) (1997) Therapie der posttraumatischen Belastungsstörungen. Berlin Heidelberg, Springer

Matsakis A (2004) Wie kann ich es nur überwinden? Ein Handbuch für Trauma-Überlebende. Paderborn, Junfermann

Van der Kolk B A, McFarlane A, Weisaeth L (Hrsg.) Traumatic Stress. Grundlagen und Behandlungsansätze. Paderborn, Junfermann

Franz Sedlak

AUS DER PSYCHOWERKSTATT: Trauma – ein Fallbericht

Karl S. (21) studiert an einer Fachhochschule. Er war 13 Jahre, alt als er ein traumatisches Erlebnis hatte. Mit seinem Sportverein ging es auf ein mehrtägiges Trainingslager und es „ergab“ sich, dass er mit einem Trainer, einem Erwachsenen, ein Hotelzimmer teilen durfte. Für den kindlich-naiven Jüngling war es tatsächlich ein „Dürfen“, er bewunderte und verehrte den Mann als väterlichen Freund. In der Nacht wurde der Trainer zudringlich, was der Bub zuerst nicht verstand und für ein Spiel hielt. Nach immer massiveren Annäherungen ahnte er die Absichten und rannte auf den Gang. Unter lautem Schimpfen verfolgte ihn der Mann. Karl gelang es in ein Zimmer von Kollegen zu flüchten, er versperrte die Türe und legte sich auf den Boden. Sein Verfolger trommelte an die Türe und rief Drohungen. Karl hatte Angst, Todesangst. Er war verschwitzt und fror gleichzeitig. Irgendwie brachte er die Nacht hinter sich und am Morgen gelang es ihm seine Eltern anzurufen, ihnen mitzuteilen, er hielte es nicht mehr aus, und sie zu bitten ihn abzuholen. Die Eltern kamen bald, aber statt Trost erntete Karl von seinem Vater Vorwürfe, er hätte aushalten und weiter bleiben sollen. Der Trainer war höflich und tat so, als ob nichts geschehen wäre, der Bub hätte nur Heimweh. Diese Ereignisse schilderte Herr S. dem Therapeuten bei der ersten Sitzung. Er erzählte mit Stammeln, Weinen und vielen Pausen. Der Therapeut erfuhr, dass er der Erste sei, dem er von diesem Erlebnis berichtete. Aus Schuld und Schamgefühl hätte er es nicht gewagt sich irgendjemandem anzuvertrauen. Er hätte es die ganze Zeit in sich herumgetragen, und es wäre ihm längere Zeit gelungen, nicht daran zu denken. Erst seit einigen Monaten hätten sich angsterfüllte Träume eingestellt, die ihm den Schlaf raubten und seine Leistungsfähigkeit stark beeinträchtigten. In der zweiten Sitzung berichtete er, dass ihm das Erzählen geholfen hätte. Die Alpträume und die damit verbundenen Ängste wären weniger intensiv und seltener. Wir sprachen über seine Scham- und Schuldgefühle, die er darauf zurückführte, dass er sich dem Mann angeboten und damit moralisch fehlverhalten hätte. In der weiteren Therapie gelangt er zur Einsicht, dass ihn bei diesem Vorfall keinerlei Schuld trifft, diese vielmehr bei dem offenkundig pädophilen, homosexuellen Trainer liegt. Wir beschäftigen uns mit seiner Sozialisation, vor allem mit seinem autoritären, aggressiven Vater, von dem er als Kind und Jugendlicher auch körperlich gezüchtigt wurde. Er erinnert sich an Phantasien, in denen er dem Vater den Tod gewünscht, ja sogar an Mord gedacht habe. Er ist nach und nach in der Lage diese aggressive Seite in sich zu verstehen und anzunehmen. Bei einem Besuch in seinem in einem anderen Bundesland liegenden Elternhaus gelingt es ihm, den Vater zur Rede zu stellen und ihn mit allen aufgestauten Vorwürfen zu konfrontieren. Der Vater bittet ihn unter Tränen um Verzeihung. Die Beziehung zum Vater wird besser, er verliert die Angst vor ihm, lernt sich gegen ihn zu behaupten. Er hat keine Alpträume mehr und seine Leistungsfähigkeit wieder gefunden. Dann erlebt er einen „Rückfall". Er wollte wieder an einem Trainingslager seines jetzigen Sportvereins teilnehmen und bereits zwei Wochen vorher plagten ihn Schlaflosigkeit und Ängste. Er kann verstehen, dass es sich wegen ähnlicher Bedingungen um Ängste handelt, die eigentlich der Vergangenheit angehören und auf das traumatisierende Erlebnis zurückzuführen sind. Es wird ihm bewusst, dass er heute in der Lage wäre sich entsprechend zur Wehr zu setzen, sollte ihm ähnliches widerfahren. In der letzen Sitzung, der neunten in sechs Monaten hat er das Lager absolviert, er fühlt sich stark und angstfrei. Nach einiger Zeit erhält der Therapeut einen Brief von ihm. Er bedankt sich für die Hilfe und der letzte Satz lautet: „So ist es unglaublich schön, wenn ich einfach so sein kann wie ich bin und angenommen werde ohne etwas zu leisten oder das Gefühl zu haben, etwas leisten zu müssen".

Rudolf Pichler

AUS DER PSYCHOWERKSTATT: Traumatisierung durch die Medien

Wenn Kinder in Film oder Fernsehen Zeugen von dramatischen Ereignissen werden, dann kann sich eine traumatische Belastung aus mehreren Umständen ergeben. Durch die Medien haben die Kinder die Verzweiflung und Panik von Menschen im TV gehört und gesehen, sind z.B. Zeugen von ungewöhnlichen Todesarten geworden, das Ausmaß der „miterlebten" Gewalt war vielleicht ungeheuerlich. Die Plötzlichkeit der Darstellung im Film, oder der unerwartete Einbruch von dramatischen Berichten in den Alltag können traumatisch wirken. Die **Art des Ereignisses** spielt eine weitere Rolle: Handelt sich um einen Vorfall, an dem einzelne Personen beteiligt sind, oder um eine Naturkatastrophe, oder um eine menschlich und technisch verursachte Krisensituation. Die kollektive, d.h. so viele Menschen gleichzeitig betreffende Katastrophe, die Unentrinnbarkeit ihrer Folgen wirken sich intensivierend auf das Erleben aus. Außerdem können sich mehrere traumatische Einzelereignisse, ja sogar Mikrotraumen zu einer großen Belastung addieren, durch die Aufeinanderfolge von verschiedenen Erschütterungen kann man auch von einer seriellen Traumatisierung oder auch von einer Polytraumatisierung sprechen. Trotz aller Ähnlichkeit der Folgen besteht dennoch ein klarer Unterschied zwischen der direkt erlebten und der medial vermittelten Katastrophe. Letztere kann Belastungen bewirken, die aber nur trauma ähnlich (*„traumatoform“*) sind und sicher generell im Schweregrad günstiger zu beurteilen sind. Außerdem ist die innere Verfassung der Kinder/Jugendlichen vor und während der Ereignis-Wahrnehmung ist zu berücksichtigen. Kinder/Jugendliche mit einem guten sozialen Netz und einer starken inneren Ausgeglichenheit werden die Situation eher meistern als solche mit einer latenten oder schon manifestierten Unsicherheit. Die **Folgen einer traumatischen Erfahrung** können von Konzentrations-, Schlafstörungen bis hin zu vegetativen Störungen reichen. Es kann zu einer schockbedingten Übererregung oder Apathie kommen. Das Erleben der *Hilflosigkeit* (keine Kontrolle über die Außenwelt besitzen) kann eine No-future-Mentalität noch verstärken. Das alles gilt – in abgeschwächtem Maße – für die Traumatisierung durch Medien. Wichtig ist die innere Stabilisierung durch Miteinanderreden, Informieren über den Hergang und den Tatbestand (freilich immer unter Bedachtnahme des Alters und der Aufnahmekapazität der Kinder/Jugendlichen – daher nur solche und so viel Information und Details, dass sie verarbeitet werden können). Weiters ist wichtig, die durch das Ereignis bewirkten Gefühle zur Sprache zu bringen, darüber zu reden. Dies hilft mit, dass die Gefühle nicht „unterirdisch“ weiterarbeiten, sondern ausgedrückt werden. Außerdem zeigt es den Kindern/Jugendlichen, dass es anderen auch so geht, dass sie mit ihren Gefühlen nicht allein sind. Im Falle der Traumatisierung durch Mediendarstellungen gibt Sedlak (2001) folgende Empfehlungen: *Kleinere Kinder* (bis etwa Ende Kindergarten) spüren die „dicke Luft“, sie nehmen die belastete Atmosphäre wahr, auch wenn sie nicht verstehen, warum das so ist. Weil sie rasch dazu neigen, die negative Stimmung der Eltern auf sich zu beziehen, sollte man ihnen erklären, dass diese nicht mit ihnen zusammenhängt, sondern es unabhängig davon etwas gibt, was den Eltern Sorgen macht. Dies entlastet die Kinder merklich. *Größere Kinder (bis etwa 5. Schulstufe)* verstehen schon, dass etwas Schreckliches passiert ist. Manchmal sind sie interessiert an „Statistiken“: Wie viele Tote, auf welche Arten etc.? Diesem Informationsbedürfnis sollte man eher nicht nachkommen, sondern in einer Sprache, die diese Kinder verstehen können, erklären, was passiert ist. Dabei ist aber auf das Gleichgewicht zu achten: Ausschließlich negative Informationen können unausweichliche Angst hervorrufen. Man muss erklären, dass gleich nach dem Ereignis viel Positives getan wird, um mit der Katastrophe fertig zu werden. Es hat keinen Sinn, die Kinder vom TV-Schirm fern zu halten: Man kann und soll die Welt nicht verstecken, sondern bearbeiten! *Reifere Kinder/Jugendliche* verstehen, was passiert ist. Ihnen muss man helfen, damit die drei „Krisenmacher“- die Gefühle der Hilflosigkeit, Haltlosigkeit und Hoffnungslosigkeit- nicht ausufern. Jeder, aber vor allem unsere Kinder und unsere Jugend haben ein Recht auf Optimismus und auf Zukunft. Man darf nicht die No-future-Mentalität noch verstärken. Man soll stattdessen aufzeigen: Die Hilflosigkeit war anfangs da, aber jetzt wird viel unternommen, auch in Zukunft kann man Krisenpläne ausarbeiten, Schutzmaßnahmen verstärken, etwas für den Frieden tun. Das Gefühl ohne Halt zu sein, allein, wird gerade jetzt in der Welt aufgehoben durch viele gegenseitige Hilfsaktionen, freiwillige Blutspenden, Unterstützungen aller Staaten. Auch die Hoffnungslosigkeit kann gebremst werden: Immer wieder hat es in der Menschheitsgeschichte menschlich und anders verursachte Katastrophen gegeben und immer haben die Menschen den Weg aus der Krise geschafft. Wann sind diese Erklärungen besonders wichtig? Wenn die Kinder einen *plötzlichen Verhaltensknick* zeigen, d.h. plötzlich anders sind – unruhig, überregt oder apathisch, verstummt, dann ist dies ein Hinweis darauf, dass sie seelisch belastet sind und Hilfe brauchen. Die beste Hilfe besteht im sachlichen, verständlichen, ausgewogenen Informieren (also auch das Positive nicht unter den Tisch fallen lassen) und im Darüber- Reden: Wenn Gefühle zur Sprache kommen können, dann kann man sie besser handhaben; dann fühlt man sich auch nicht mehr allein, sondern in Gemeinschaft mit den anderen.

Franz Sedlak

- U -

AUS DER PSYCHOWERKSTATT: Übergang Schule – Studium

„Ich weiß nur, ich will studieren, habe aber keine Ahnung, was. Vielleicht irgendetwas mit Menschen". „Ich war schon auf der Uni, finde mich aber nicht zurecht; da läuft alles so anonym ab und keiner kann mir sagen, was ich tun soll." „Nach der Studieninfomesse habe ich tonnenweise Broschüren gelesen, surfe seit Monaten im Internet und finde nichts Brauchbares." Ratsuchende Maturanten kommen in die → *Bildungsberatung* der → *Psychologischen Beratungsstelle für Studierende* Wien, getragen von dem Wunsch, ein Experte möge der quälenden Ungewissheit endlich ein Ende setzen und – wenn schon nicht eine Entscheidung fällen – so doch ein klares Bild von der Zukunft zeichnen. (Lebensabschnitts-) **Übergänge** sind Veränderungen, die durch einen Perspektivenwechsel zu neuen (Ein)sichten führen. An der Schwelle zum Erwachsenenalter verlassen Maturanten ein seit 12 Jahren vertrautes Umfeld (Schule) und betreten unbekanntes Terrain (Uni/Studium). Hier sind die Spielregeln und die Mitspieler fremd, die (Fach-)Sprache gewöhnungsbedürftig und die Anforderungen sowie die Konsequenzen der eigenen Entscheidungen noch nicht einschätzbar und bewirken daher → *Stress*. Die Vielzahl und steigende Spezifizierung der Universitäts- und Fachhochschulstudien (FHSt.) rückt die Vorbereitung für ein Studium auf einen immer früheren Zeitpunkt: Anmeldefristen für Kurzausbildungen und FHSt. starten ab den Semesterferien, Voranmeldungen für Auswahlprüfungen (Medizin) bereits zu Beginn des Kalenderjahres; Zulassungsfristen für reguläre Unistudien beginnen in den Sommerferien. Die Studienwerber sind bei überlaufenen Studienrichtungen (mit Zugangsbeschränkungen) und FHSt. gefordert, sich auf die Aufnahmeprüfungen so intensiv wie für eine Jobbewerbung vorzubereiten. Zusätzlich erzeugen mediale Arbeitsmarktberichte enormen Druck für Maturanten. Die permanenten Änderungen in allen Studiensystemen sorgen für eine verwirrende Begriffsvielfalt; neue Studiengänge sind mittlerweile selbst für Experten kaum mehr vergleichbar. An 21 Universitäten stehen 306 Diplomstudien (mit 114 Unterrichtsfächern), 191 Bakkalaureatsstudien, 248 Magisterstudien (Tendenz steigend) und 62 Doktoratsstudien zur Auswahl (BMBWK 2006, 11); weiters 202 etablierte und geplante FHSt. (fachhochschulen.at 2006), unzählige Kollegs und Akademieausbildungen sowie 256 Lehrberufe (BMWA 2005, 1). Am Übergang von der Schule zum Studium sind junge Erwachsene mit einer Fülle von Herausforderungen und der Notwendigkeit zur **Neuorientierung** auf mehreren Ebenen kon-

frontiert. Es gilt, das → *Abhängigkeitsverhältnis* von Lehrern und Eltern (auch räumlich) zu lösen und selbstbestimmte reflektierte („erwachsene") Beziehungen einzugehen (Rautenberg & Rogoll 1998). Umstellungen auf der persönlichen Ebene laufen naturgemäß selten → *konflikt*frei ab und erschweren Adoleszenten zusätzlich die Definition ihrer neuen Rolle als Studierende. Schule vermittelt Wissen nach einem vorgegebenen Bildungsziel mit festem Rahmen, Zeitstruktur, Anwesenheitspflicht und begleitender Lernkontrolle. Die Universität legt ihrer Lehre aktuelle internationale Forschung zugrunde und erhebt Lehr- und Lernfreiheit zum Prinzip. Zeit-, Stoff- und Prüfungseinteilung obliegen der Verantwortung der Studierenden. Sie entscheiden – nach kritischer Reflexion – selbst, welcher Lehrmeinung sie den Vorzug geben. Anders als die Schule ist die Universität ein Bildungssystem von Erwachsenen für Erwachsene. **Um den Einstieg in dieses völlig andere System erfolgreich zu meistern, bedarf es eines längeren Vorbereitungsprozesses mit Phasen der Orientierung, der Entscheidung und der Umsetzung. Selbstreflexion, Selbstorganisation und Selbstmotivation sind notwendig, um diese Phasen konstruktiv zu bewältigen.** Studieninteressenten werden in der PBS in Studienwahlgesprächen zur **Selbstreflexion** angeregt: Welche expliziten Erwartungen stellen sie an ein Studium und wie können sie diese in der Realität überprüfen, um „Ent-Täuschungen" vorzubeugen. Genauso wichtig ist das Wissen über Studien- und Berufsmöglichkeiten. Erst das Abwägen zwischen Sachinformation und den persönlich relevanten Kriterien bringt einen fundierten Prozess der → *Studienwahlentscheidung* in Gang. Zunächst müssen Maturanten aber grundsätzlich klären, ob sie weitere 3–7 Jahre Theorie, Methodenlehre und abstrakte Inhalte lernen und sich den komplexen universitären Herausforderungen stellen wollen. Diese sind nur mit einer guten **Selbstorganisation** zu meistern; sie ist die Basis erfolgreichen Studierens (Spoun & Domnik 2004). Die Angebote des Tertiären Bildungssektors müssen verglichen (Davidovits 2004) und schrittweise die Inhalte und Bedingungen genau untersucht werden. Die → *Studienwahlberatung* der Psychologischer Studentenberatung will in (Info)veranstaltungen für Studienbeginner nicht nur die Orientierungs- und Entscheidungsfähigkeit der Ratsuchenden stärken, sondern auch ihre Handlungsfähigkeit erweitern (durch Vermittlung von Basiswissen, Tipps, Beispielen und Übungen zu den Grundlagen des zielführenden Fragenstellens und der kritischen Ergebnisanalyse): Bei großen Infomengen soll planend vorgegangen werden (vom Allgemeinen ins Detail, zuerst Überblick verschaffen, Strukturen erkennen und Begriffe klären). Zusätzlich werden andere beim Studieneinstieg hilfreiche Beratungsinstitutionen (Tutorien und → *Maturantenberatung* der Österreichischen Hochschülerschaft/ÖH, Institute, BIZ etc.) und deren Angebot vorgestellt sowie Kontaktadressen und relevante Internetlinks vermittelt. Ohne Kenntnis der universitären Strukturen und Begriffe können alle weiteren Informationen nicht sinnvoll vernetzt werden und steigern nur die Verunsicherung. Besonders zu Beginn eines Studiums unterlassen Studierende mitunter tiefer gehende kritische Fragen aus → *Angst* vor der Konfrontation mit schwierigen Anteilen von Studien oder Berufen, die dann ihre mühsam getroffene Entscheidung wieder in Frage stellt und sie in ihre ursprüngliche Unsicherheit zurückwirft. Studierende entwickeln nach und nach **adäquate Strategien für die Bewältigung universitärer Anforderungen**: Effizientes → *Zeitmanagement*, angemessene → *Arbeitstechniken*, langfristig wirksame → *Lernstrategien* für große Stoffmengen. Aus Interessen/Hobbys nachhaltig entwickelte Fähigkeiten (Organisationstalent, → *Kommunikations*vermögen, Ausdauer etc.) verschaffen Erfolgserlebnisse, welche die Studienzufriedenheit fördern und die **Selbstmotivation** stärken. Diese Motivation ist unverzichtbar für jede Arbeitsbewältigung und treibende Kraft beim Erreichen von Zielen. In der Schule waren Lehrer die Wissensvermittler und „Animateure", im Studium ist jeder sein eigener Animateur. Studieren an Unis bildet → „spezifische Kern-*Kompetenzen*" (Holst 2001, 14f.) heran, wichtige → *Schlüsselqualifikationen* für die spätere Berufstätigkeit. Aus dem Wunsch heraus, unsichere (berufliche) Zukunftsaussichten abzusichern, versuchen selbstunsichere Studieneinsteiger oft detailliert zu planen, was aus der Sicht von 18-Jährigen aber noch keinesfalls planbar ist: Sie suchen nach Antworten auf viele „was-wäre-wenn"-Fragen und quälen sich so mit einer – im Moment – nicht lösbaren Aufgabe. Daher erleben es Studierende als entlastend, in der → *Beratung* zu erfahren, dass die Entscheidung für eine bestimmte Ausbildung nicht irreversibel ist, das Studium ohne Verlust von Sozialleistungsansprüchen geändert, ergänzt oder später begonnen werden kann. Die Semester vor einem Studienwechsel waren keine „verlorene" Zeit sondern notwendig, die eigenen Ressourcen und Handlungsfähigkeit für die Zukunft besser einzuschätzen. Der Studienstart gelingt, wenn Neugierde, Energie und Konzentration auf die aktuellen Anforderungen fokussiert werden. Mit 18 Jahren braucht keine Festlegung für das ganze Leben zu erfolgen. Wichtig ist, dass nach einem angemessenen Orientierungs- und → *Entscheidungsprozess* eine Wahl getroffen wird, mit der der Maturant für's erste gut leben kann und dass der Einstieg in die → *Studieneingangsphase* und der Anschluss an Kollegen nachhaltig gelingt. Der Ausgangspunkt für ein erfolgreiches Studium – die Matura – ist geschafft. Das sollte doch Zuversicht geben.

BMBWK (2006) Universitäten Hochschulen Studium & Beruf. Bundesministerium für Bildung, Wissenschaft und Kultur in Zusammenarbeit mit der Bundesgeschäftsstelle des Arbeitsmarktservice. 31. Aufl. Wien, Verlag Österreich GmbH

BMWA (2005) Lehrberufsliste 2005. Lehrberufe in Österreich. Bundesministerium für Wirtschaft und Arbeit (Hg), Wien, Eigenverlag

Davidovits D (2004) Matura was jetzt? Vom Schulabschluss zum ersten Job. Wien, Linde

Fachhochschulen.at (2006): Link: http://www.fachhochschulen.at/FH/Fachhochschule/Oesterreich/FH/FH.htm, Stand: 18.5.2006

Holst U (2001) Karriereplanung für Geisteswissenschaftler. Niedernhausen/Ts., Falken

Rautenberg W, Rogoll R (1998) Werde der du werden kannst. Persönlichkeitsentfaltung durch Transaktionsanalyse. 7. erw. Aufl. der Neuausgabe (16. Gesamtauflage). Freiburg im Breisgau, Herder

Spoun S, Domnik D (2004) Erfolgreich studieren. Ein Handbuch für Wirtschafts- und Sozialwissenschaftler. München, Pearson Studium

Andrea Hüngsberg

Unterrichtsprinzipien Die österreichischen Lehrpläne definieren Unterrichtsprinzipien als besondere Bildungs- und Erziehungsaufgaben und/oder als fächerübergreifende Lernbereiche zur Vertiefung des Lehrstoffs. Es gibt insgesamt 13 Unterrichtsprinzipien: Erziehung zur Anwendung neuer Technologie, Erziehung zur Gleichstellung von Männern und Frauen, Gesundheitserziehung, Interkulturelles Lernen, Musische Erziehung, Lese- und Sprecherziehung, Medienerziehung, Politische Bildung, Sexualerziehung, Umwelterziehung, Verkehrserziehung, Wirtschaftserziehung, Vorbereitung auf die Arbeits- und Berufswelt. Daraus ergibt sich durch fächerübergreifende Schwerpunktsetzungen die Möglichkeit des vernetzten Lernens. Das Denken in Zusammenhängen ist eine wichtige pädagogische Schlüsselkompetenz. Die einschlägigen Grundsatzerlässe des Bundesministeriums für Bildung, Wissenschaft und Kultur erläutern die konkrete Umsetzung der Unterrichtsprinzipien, wobei die Anknüpfung an die Lebensnähe und die Handlungsbezogenheit des Unterrichts durch die Möglichkeit des Projektunterrichts betont wird. Die Schulpsychologie unterstützt die Anliegen der Unterrichtsprinzipien in der Leseerziehung, in der Orientierung auf die Berufswelt, in der Sexualerziehung, im vernetzten Denken und in vielen anderen Bereichen.

Bundesministerium für Bildung, Wissenschaft und Kultur (Hrsg.) (2001) Grundsatzerlass Projektunterricht

Unterrichtsprinzipien (HS und AHS), Kommentar (1990). Wien, Österreichischer Bundesverlag, Jugend und Volk

Beatrix Haller

- V -

Verhaltensprobleme **Verhaltensprobleme zeigen sich als Auffälligkeiten, Schwierigkeiten oder Störungen** (Sedlak 2005). „Verhaltensauffälligkeit" orientiert sich an bestimmten *Symptomen* und hängt vom Wahrnehmungsfilter und Wertraster des Beobachters ab. „Verhaltensschwierigkeit" bezieht sich auf die *Art und Auswirkung einer Verhaltensweise* für den Betroffenen und für die Mitbetroffenen (was allerdings als schwierig empfunden wird, ist person-, beziehungs- und kulturabhängig). „Verhaltensstörungen" implizieren einen sozialen, medizinischen, ethischen etc. *Normalitätsbegriff.* Verhaltens „störungen" könnten auch „normale" Abweichungen gegenüber ungerechten sozialen Bedingungen sein. Molnar und Lindquist (1990) befürworten sogar grundsätzlich positive Interpretationen von Verhaltensproblemen. Sedlak (2005) schlägt ein *solidarisches Modell* vor. Hier wird das Beziehungsklima und die gegenseitige Verantwortung betont an Stelle der Etikettierung Einzelner als „Störer". Die Verhaltensprobleme werden durch Systemfaktoren aufrechterhalten oder verstärkt. Verhaltensprobleme sind Signale an das familiäre oder außerfamiliäre System, z.B. beim Aufeinanderprallen verschiedener Ziele, Werte, Normen. Verhaltensauffälligkeiten können internal – Rückzug, Ängste, Traurigkeit, Einschlafschwierigkeiten, Magenbeschwerden, Einkoten usw.- oder external – provokantes, aggressives Verhalten, Zerstörungswut– sein. Die Häufigkeit von Verhaltensstörungen schwankt je nach deren Definition um 15% bis mehr als 30%. Es können sich unterschiedliche Störungen beim Aufbau der Persönlichkeit ergeben, den man mit einem Hausbau vergleichen kann: 1) Manche Räume stehen noch leer, andere könnten noch viel besser genützt werden. Dies entspricht **entwicklungs- und erziehungsbedingten Erfahrungsmängeln im Erlernen oder Anwenden von wichtigen Fertigkeiten,** weiters **Fehlkonditionierungen (d.h. falsch eingelernten Strategien)**. Verhaltensauffälligkeiten ergeben sich, weil in komplexen Situationen nur unzureichende Mittel eingesetzt werden können. 2) Die Verbindungs-Türen zwischen den einzelnen Wohnbereichen sind immer geschlossen oder immer offen oder „flattern hin und her". Dies entspricht den **Bindungsstörungen.** Vertrauensvolle Beziehung kann sich nur durch Konstanz und ein gemeinsames, feinfühliges aufeinander Einschwingen (Tuning in) entfalten: Dann werden Kontakte hergestellt (Türen geöffnet). Und dann werden auch Grenzen gezogen (Türen geschlossen), sodass jede/r für sich sein kann. So kann eine sichere Bindung entstehen. Ohne **Verlässlichkeit, Stimmigkeit von Annäherung und Abgrenzung kommt es zur unsicheren Bindung, (ambivalent oder vermeidend), oder sogar zur desorganisierten Bindung,** d.h. Verwirrung, Angst ohne Entrinnen, innere Leere, Depressivität, Trennungsangst etc. Verhaltensauffälligkeiten ergeben sich durch unsichere oder desorganisierte Bindungsformen. 3) Das Haus ist in einer Bauphase stecken geblieben. Dies entspricht **dem Verharren auf einer bestimmten Entwicklungsstufe**. Das Verhalten ist vergleichsweise unreif. Menschen können durch belastende Ereignisse auf ein frühes Niveau zurück fallen. Verhaltensauffälligkeiten ergeben sich aus der Diskrepanz zwischen den altersentsprechenden Anforderungen und den noch nicht so weit entwickelten Verhaltensmöglichkeiten. 4) Das Haus wurde schwer erschüttert oder großen Materialspannungen ausgesetzt. Dies entspricht einer **durch Traumatisierung oder Konfliktspannung reduzierten persönlichen Belastbarkeit**. Die Verhaltensauffälligkeit ergibt sich daraus, dass der Mensch schon eine relativ geringe Belastungsstufe nicht aushält und inadäquat reagiert, z.B. mit Überaktivität, Übererregtheit oder mit Hemmung, Blockaden und Starrheit. 5) Das Baumaterial weist Mängel auf. Dies entspricht einem **Strukturmangel der Persönlichkeit durch mangelhafte Versorgung, mangelhafte Zuwendung, fehlende Erziehungskonstanz usw.** Verhaltensauffälligkeiten ergeben sich, weil das Verhalten rasch in einen relativ chaotischen Zustand „zerbrechen" kann. Eine solidarische Schulgemeinschaft kann Erfahrungsdefizite teilweise wettmachen oder Fehlkonditionierungen, Bindungsmängel verändern helfen (Bereich 1, 2). Bei Entwicklungsstagnation (3), Traumatisierungen, Konfliktspannungen (4) bzw. Strukturmängeln (5) ist zusätzliche heilpädagogische und (psycho-)therapeutische Intensivbetreuung unumgänglich. Das gilt auch für anlage-mitbedingte Störungen wie Hyperkinese, wo verminderte Reizkontrolle und rasch sinkende Belohnungs-(Verstärkungs-)wirkung intensive Selbstregulationstrainings erfordern (Döpfner et al. 1998, 9–12). Körperbedingte Verhaltensprobleme benötigen entsprechende medizinische Maßnahmen, das solidarische Modell kann integrationsförderlich wirken.

Döpfner M, Schürmann S, Frölich J (1998) Therapieprogramm für Kinder mit hyperkinetischem und oppositionellem Problemverhalten THOP. 2. Aufl. Weinheim, Psychologie Verlags Union

Molnar A, Lindquist B (1990) Verhaltensprobleme in der Schule. Lösungsstrategien für die Praxis. Broadstairs (UK), Borgmann

Schmeck K (2004) Störungen des Sozialverhaltens. In: Eggers C, Fegert J M, Resch F (Hrsg.) Psychiatrie und Psychotherapie des Kindes- und Jugendalters. Berling Heidelberg, Springer, 850–873

Sedlak F (2005) Verhalten verstehen – Verhalten verändern. Wien, Bundesministerium für Bildung, Wissenschaft und Kultur

Franz Sedlak

AUS DER PSYCHOWERKSTATT: Verhaltensprobleme lösen mit dem solidarischen Modell

Verhaltensauffälligkeiten sind zumeist Anzeichen leidvoller Beziehungen („Beziehungspathologien"). Es gibt Verhaltensauffälligkeiten, anlagebedingt, oder durch Krankheiten, Verletzungen, aber diese organischen Faktoren sind seltener als die psychosozialen. Kranke Beziehungen müssen durch förderliche Beziehungen überwunden werden. Ein „klassisches" Modell von Verhaltensauffälligkeiten macht lineare Gedankenschritte: *Schülerin X zeigt ein auffälliges Verhalten – sie ist auffällig – sie macht Schwierigkeiten – sie ist gestört – man muss sie behandeln, die anderen vor ihr schützen, sie unter Umständen zeitweilig aus der Klasse entfernen.* Diese Ansicht ist nur dann berechtigt, wenn eine im Klassenverband unbeeinflussbare Störung vorliegt, die eine spezielle Situationsanalyse und Behandlung des verhaltensgestörten Individuums erforderlich macht. Das solidarische Modell geht systemisch vor: *Schülerin X zeigt ein auffälliges Verhalten. – Sie verhält sich auffällig – Sie leidet unter einer bestimmten Beziehungssituation. Diese kann in der Familie, aber auch in der Klasse oder irgendwo außerhalb gegeben sein. – Schülerin X braucht positive Beziehungen, in der Familie, in der Klasse, anderswo. Welche positiven Beziehungen können wir hier, z.B. in der Klasse ermöglichen?* Das von Sedlak (1992, 28–56; 2005, 29–38) entwickelte, aus dem systemischen Denkansatz stammende, solidarische Modell verteilt die Verantwortung auf alle. Der Einzelne ist zumeist nicht das Problem, sondern er zeigt es auf! **Wie muss eine förderliche Beziehung aufgefasst werden?** Kinder und Jugendliche verkennen nicht, dass es einen Erfahrungsvorsprung der Älteren gibt, aber sie möchten, dass gleichartige Spielregeln für den Umgang miteinander gelten. **Wichtige Bausteine sind:** 1) Einen individuellen Verhaltens-Rahmen lassen 2) keine vorschnelle Störungs-Etikettierung! 3) Auffälligkeiten als solidarischen Auftrag sehen! 4) Bemühung um Verständigung! (Voraussetzungen, Bedingungen, Normen, Zielsetzungen miteinander besprechen). 5) Für eine altersgerechte Verteilung von Freiheiten und Pflichten sorgen. 6) Die Gleichwertigkeit in Sprache, Fairness und Toleranz zum Ausdruck bringen! 7) Kooperatives Verhalten unterstützen! 8) Bemühung um Einfühlung in den anderen! (D.h. Einfühlung in den Standpunkt, die Haltung, die Wertewelt, in die Gefühlslage – soweit diese Einfühlung möglich ist und zugelassen wird). 9) Bemühung um Dialog! (Entwicklung erfordert beständigen Austausch). 10) Engagement für die Gemeinschaft, aber auch für jeden Einzelnen! (Die wechselseitige Beziehung muss sich aktiv äußern). 11) Leistungsbereitschaft – als Arbeit an sich selbst, an der Gemeinschaft. (Angemessene Aufträge oder Impulse motivieren zum eigenen Beitrag). 12) Partnerschaft trotz Generations- und Funktionsunterschieden. (Eine ausbalancierte Beziehung erfordert ein gegenseitiges Geben und Nehmen). 13) Konfliktlösung statt Konfliktvermeidung! (Keine Harmonie bekunden, wenn keine besteht). 14) Zusammenwirken von Einzelpersönlichkeiten mit all ihren Verschiedenheiten statt Gleichmacherei und Anpassungsdruck! (Solidarisch sein heißt solid, d.h. fest, ganz, zuverlässig, sich selbst treu sein). 15) Nach Werten streben statt nach Geltung! (Geltungsdrang sucht nach einer Trennungslinie zwischen sich und anderen, man will sich von den anderen abheben. Werte werden umso wertvoller, je mehr sie geteilt werden). 16) Balance muss immer wieder erkämpft werden. (Man kann sich nicht auf Verordnungen, Verfügungen, Paragraphen ausruhen). **Wichtige Voraussetzungen** sind: 1) Bemühen um die eigene seelische Balance. (Sorgen für die eigene Psychohygiene ist unerlässlich). 2) Der gute Wille und das nötige Know-

How (manchmal ist der gute Wille allein zu wenig – verschiedene Beziehungsprobleme sind nur lösbar, wenn man ihre Wurzeln kennt, oder die notwendigen Informationen zu ihrer Bewältigung einholt). 3) Denken in Beziehungs- und Wirkungssystemen anstatt in mechanischen Ursache-Folge-Linien (im Austausch mit Lebendigem gibt es ungemein vieles, was „unberechenbar" ist. Jede Handlung hat direkte und indirekte Wirkungen, Effekte auf Einzelnes, aber auch Netzeffekte). 4) Die Suche nach einer gemeinsamen Situationsdefinition! (Da alles, was wir tun, reden, zeigen, auf unterschiedlichste Weise beim anderen „ankommen" kann; da jeder aus einer Vielzahl möglicher Bedeutungen eine persönliche Auswahl trifft, erfordert wirkliche Kommunikation einen Anlaufprozess, bis man besser versteht, was der andere wirklich meint). 5) Das richtige „Wo?" zum geforderten „Was?" suchen! Kontextbewusstsein! (Ein- und dasselbe Verhalten kann in einem bestimmten Rahmen angemessen und in einem anderen völlig unangemessen sein). 6) Offen sein und Abgrenzen- beides ist notwendig zur Identitätsbildung (Türen und Fenster sind nur dann sinnvoll, wenn man sie verschließen und öffnen kann). 7) Individualität und Gemeinschaftsorientierung optimal ausbalancieren (zwischen dem, was man tun muss, um vor sich selbst Achtung zu haben, und dem, was man tun muss, um in der jeweiligen Gemeinschaft geachtet zu werden). 8) Sich selbst und anderen positive und negative Gefühle zugestehen, geeignete Ausdrucksmöglichkeiten bieten, anstatt Gefühle zu unterdrücken! 9) Mut zur fehlerhaften Lebendigkeit anstelle toter Perfektion (erleichtert die Spontaneität, erhöht die gegenseitige Freude am Experimentieren, erleichtert das Auspendeln von optimalen Balancebedingungen für die Beziehungen in der Gemeinschaft). 10) Mut zur Veränderung und zur Bewahrung! (Flexibler Wandel und lebendige Konstanz im Gegensatz zu einem sprunghaften, konzeptlosen Handeln bzw. zu einem starren Festklammern am Bisherigen). Die 16 Bausteine und 10 Voraussetzungen für das solidarische Modell sollten von allen Gemeinschaftsmitgliedern berücksichtigt werden! Es geht im solidarischen Modell um die Verantwortung aller für alle und damit auch die notwendige Förderung aller im solidarischen Denken und Handeln. Personen, die sich miteinander im Konflikt befinden, suchen sich aus der Gemeinschaft je einen Helfer für die momentane Konfliktsituation. Diese Helfer sind nicht unbedingt nur festgelegte Lösungsfunktionäre wie Peer-Mediatoren und Konfliktlotsen. Man bildet ein Verbundsystem z.B.: **Das Verbundsystem für eine Schule als Ort der Gemeinsamkeit ohne Angst und Aggression** *1. Ebene: Alle Schulpartner!* Schüler, Eltern, Lehrer Jeder Einzelne trägt bei zur Systemveränderung, Klimaverbesserung. Jeder hat Verantwortung und Freiheit, die sinnvoll genützt werden müssen. *2. Ebene: Personen mit besonderen Funktionen!* Schulleiter, Klassenvorstände, Elternvertreter, Schul- und Klassensprecher. Diese Funktionen bringen eine besondere Multiplikationswirkung mit sich und daher auch eine besondere Verantwortung. *3. Ebene: Lehrer, mit sozialen, beratenden oder therapeutischen Zusatzqualifikationen!* Diese Lehrer(innen) sind eine ganz wichtige Hilfe vor Ort mit den Möglichkeiten sofortiger Intervention und langfristiger Stützung. *4. Ebene: Schulpsychologen!* Diese umfassend psychologisch-psychotherapeutisch ausgebildeten Experten können Supervisionen, Beratung, Diagnose, Behandlung und Therapie bei schwierigen und schwierigsten Einzel- und Systemproblemen durchführen. Diesem Verbundsystem dienen noch weitere Experten (Schulärzte, Kinder- und Jugendanwalt, Beratungs- und Therapieeinrichtungen, Lernzentren) bei speziellen Fragen. Lösungen von Konflikten, Verhaltensauffälligkeiten, Beziehungsproblemen sind auf der Ebene zu suchen, wo die entsprechende Kompetenz erwartbar ist. Bestimmte Probleme, z.B. zwischen Peers, können durchaus auf der Ebene der Schulpartner angegangen werden, bei anderen wird die Einschaltung der Ebene der Funktionsträger, der Ebene der speziellen Qualifikationen (auf dieser dritten Ebene wären auch Konfliktlotsen etc. anzusiedeln, aber die Heraushebung aus dem Klassenverband und die Rollenfestlegung sind nicht unumstritten) und schließlich auf der Ebene der psychologischen Experten angemessen sein. Das solidarische Modell geht von einem Wandel (Keeney 1987) durch Veränderung von Perspektiven aus. Zwar hängt physikalisch alles mit allem zusammen, aber unser Wissen hat Lücken, die zugleich Freiraum für spontane, verantwortliche Handlungen bieten. (Bischof 1995).

Bischof N (1995) Struktur und Bedeutung. Eine Einführung in die Systemtheorie für Psychologen zum Selbststudium und für den Gruppenunterricht. Bern Göttingen, Hans Huber

Keeney B P (1987) Ästhetik des Wandels. Hamburg, Iskopress

Sedlak F (1992) (Hrsg.) Verhaltensauffällig – Was nun? Wodurch Verhalten auffällig wird – und was wir alle gemeinsam ändern können. 2. Aufl. Wien, Bundesministerium für Bildung und Kultur

Sedlak F (2005) Verhalten verstehen – Verhalten verändern. Wie man Beziehungsknoten solidarisch löst. Wien, Bundesministerium für Bildung, Wissenschaft und Kultur

Franz Sedlak

Verhaltenstherapie Die Verhaltenstherapie strebt wissenschaftliche Beobachtbarkeit und Überprüfbarkeit an. Schon der Beginn in den 40-er Jahren des vorigen Jahrhunderts kennzeichnete die Verhaltenstherapie als durch die aus der experimentellen Psychologie gewonnenen lerntheoretischen Grundlagen und ihre Anwendung auf Problem- und Lösungsanalysen fundierte **„psychologische Psychotherapie“** (Margraf 2000, VIII). **Ein erster Fundamentalsatz der Verhaltenstherapie bezieht sich daher auf das Lernen:** *Unsere Verhaltensweisen (auch die neurotischen) sind weitgehend erlernt, und können wieder verlernt werden.* Persönlich gewünschtes Verhalten soll erlernt, negativ bewertetes verlernt werden. **Lernen kann auf unterschiedlichen Wegen erfolgen. Ein zweiter Fundamentalsatz lautet daher:** *Das Verhalten ist eine Funktion von vorangehenden und von nachfolgenden Bedingungen, von anlagebedingten bzw. erworbenen körperlichen und seelischen Dispositionen.* Verhalten kann durch Signalreize ausgelöst werden, dies trifft insbesondere auf psychische, aber auch vegetative Reaktionen (Angst, Schweißausbruch etc.) zu. Bei der Reizgeneralisierung wird das Verhalten auch von mehr oder minder ähnlichen Situationen/Reizen ausgelöst (ein gefürchteter Professor, alle Lehrer, das Schulgebäude von ferne).Die Therapie setzt z.B. in der systematischen Desensibilisierung Entspannung als Gegenspieler zu Angst bzw. vegetativen Stress-Reaktionen ein. Im Zustand der Entspannung wird sukzessive zunächst mit gering ängstigenden bis zu immer intensiveren Reizen konfrontiert (von der kleinen freundlichen Stoffspinne bis zum echten Spinnentier). Verhalten kann auch durch Konsequenzen gelernt oder verlernt werden. Positive Konsequenzen fördern das gewünschte Verhalten. Schließlich lernen wir auch von Modellen. **Die „kognitive Wende" der Verhaltenstherapie** in den 60-er Jahren trug dazu bei, dass nicht mehr nur die äußerlich wahrnehmbaren Reize und Konsequenzen, sondern auch die Bedeutung von Gedanken, Bewertungen und Gefühlen anerkannt wurde. Das Bewusstsein war nun nicht mehr eine „black box". Sondern man fragte sich, wieso ein Stimulus (Reiz), z.B. ein Hund, so unterschiedliche Reaktionen (Panik und Flucht, freundliches Streicheln, Ignorieren) hervor rufen kann. Die kognitive Psychotherapie befasste sich daher mit der Veränderung von störenden Denkmustern, negativen Selbstbewertungen, und mit Selbstregulation, Selbstmanagement etc. Ungefähr 30 Jahre später wurde die **Verhaltenstherapie störungsspezifisch ausdifferenziert**: Welche Störungen verlangen welche Vorgangsweisen? Z.B. kognitive Strategien bei Depressionen, Elterntrainings bei Hyperaktivität[3] und oppositionellem Verhalten, Entspannungsverfahren, systematische Desensibilisierung bei Panikstörungen u.v.a.m. Die Betrachtung der Abfolge von Reiz – Persönlichkeit bzw. Organismus – Reaktion und Konsequenz wurde als **„horizontale" Analyse** bezeichnet, diese wird vertieft durch **die „vertikale" Analyse**, Suche nach Verhaltensmustern, Regeln, Zielen, Lebenseinstellungen, Plänen (Caspar 1996). Lebens-, Beziehungs-, Selbst-Schemata (Bruch 2000, 123–146) werden von konkreten Verhaltensweisen ausgehend induktiv erschlossen und deduktiv in ihrer Bedeutung für das konkrete Verhalten analysiert. Daher lautet **ein dritter Fundamentalsatz:** *Verhalten ist eine Funktion von Lebenseinstellungen, Plänen, Regeln, Schemata.* **Weiterentwicklungen der Verhaltenstherapie,** z.B. für schwere Störungen, sind z.B. a) die *Schematherapie* (Young et al. 2005). Negative Schemata bewirken nämlich falsche Anpassungsmodi; nicht bei diesen muss man ansetzen, sondern bei den Schemata; b) die *dialektisch-behaviorale Therapie* (Linehan 1996), die humanistische Elemente einbaut und z.B. ein Training von Basisfertigkeiten (wie Stresstoleranz. Achtsamkeit etc.) durchführt. **Die Einsatzmöglichkeiten der Verhaltenstherapie** sind äußerst vielseitig für Erwachsene und Kinder (ob autistisch, neurotisiert, behindert oder verhaltensschwierig). Die Bildungspsychologie hilft Schülern und Studierenden verhaltenstherapeutisch durch soziales Kompetenztraining, beim Problemlösen, zur Verbesserung von Kommunikation und Selbstmanagement, bei Prüfungs- oder sonstigen Ängsten, bei Depressionen, beim

[3] Allerdings ist gerade bei der Störungsspezifität der Behandlung die Definition der Störung entscheidend. Bei der Aufmerksamkeitsdefizits-/Hyperaktivitätsstörung (ADHS) z.B. ist die Fachwelt sehr geteilt und die Meinungen reichen von Artefakt (Störung besteht nicht wirklich als solche) bis zu klinischen Befunden (z.B. niedriges kortikales Erregungsniveau erfordert ständig Stimulierung). Ob daher ein Elterntraining in Frage kommt, ist abhängig davon, in welcher Form die ADHS als pädagogisch beeinflussbar angesehen wird.

Lernen usw. In den „euthymen“ (=der Seele, dem Gemüt gut tuenden) Verfahren wird bewusst bei der Förderung von Wohlbefinden und gesundem Verhalten angesetzt.

Bruch M (2000) Fallformulierung in der Verhaltenstherapie. Wien, Springer
Caspar F (1996) Beziehungen und Probleme verstehen. Bern, Huber
Linehan M (1996) Dialektisch-Behaviorale Therapie der Borderline-Persönlichkeitsstörung. München, CIP- Medien
Margraf J (Hrsg.) (2000) Lehrbuch der Verhaltenstherapie Band 1 (Grundlagen, Diagnostik, Verfahren, Rahmenbedingungen) und 2 (Störungen, Glossar). 2. Aufl. Berlin, Springer
Young J E, Klosoko J S, Weishaar M E (2005) Schematherapie. Ein praxisorientiertes Handbuch. Paderborn, Junfermann

Franz Sedlak

AUS DER PSYCHOWERKSTATT: Verhaltenstherapeutisches Lernmanagement

In einer bestimmten **Situation** zeigen wir durch unsere **Persönlichkeit** und mit unserem **Organismus** ein bestimmtes **Verhalten** und erleben daraufhin bestimmte **Folgen**. Daher sind **die fünf wichtigsten Faktoren: 1) Die Situation**: a) die sozialen Rahmenbedingungen wie Erziehungsformen (Selbständigkeit, Motivation usw.), Lernklima, Studierbedingungen, Vorbilder, Lebensziele und Leitlinien der Familie, Peers, Lernzeit, Lernort, Lernstoff, b) die das Problem-Verhalten auslösenden sozialen Bedingungen wie z.B. besondere Ereignisse, bestimmte Umweltreize, Belastungen. **2) Die Persönlichkeit**: a) persönliche Ressourcen wie Fähigkeiten, Intelligenz, Begabungsprofil, Interessen, Pläne, Lebensziele, Schemate usw. b) Problembereiche wie besondere Stressanfälligkeit, Irritierbarkeit, Verletzlichkeit (Vulnerabilität), Konflikte. c) das Problem-Verhalten (mit-) auslösende psychische, kognitive Bedingungen (etwa starke Angst, destruktive Gedanken) **3) Der Organismus:** a) situationsbedingte körperliche Zustände wie z.B. Müdigkeit, Krankheit, Hunger, b) situationsüberdauernde organische Bedingungen wie etwa physiologischer Lerntyp (Energieanstieg und -abfall innerhalb 24 Stunden), Krankheitsanfälligkeit bzw. körperliche Robustheit, chronische Schmerzen etc. **4) Das Verhalten:** a) motorische, verbale und physiologische Reaktionen (Schwitzen, Müdigkeit, Anspannung etc.), b) kognitive Reaktionen (z.B. Gedanken, die beim Lernen auftreten), c) Verhaltensstile (rigide oder flexibel etc.), d) Verhaltensüberschüsse oder Verhaltensdefizite. **5) Die Folgen:** a) positive und negative Folgen, die positiven verstärken die positiven oder problematischen Verhaltensweisen, während der Wegfall positiver Verstärker und negative Folgen dazu führen, dass wir Verhaltensweisen ablegen, unterdrücken. b) Die Konsequenzen des Verhaltens können je nach Umgebung in ihrer Häufigkeit und Regelmäßigkeit schwanken oder überdauernd sein. **Strategische Fragen zur Lernsituation:** z.B. **Situation:** *Liegen hemmende Störeinflüsse vor?* Was löst unerwünschtes Verhalten aus? Der Prüfungsort, die Prüfungsatmosphäre oder der Prüfer selbst, die Anwesenheit von Zuhörern etc. – all das kann stören, hemmen. Es kann auch eine bestimmte Tageszeit sein. *Persönlichkeit: Gibt es unklare Ziele, mangelnde Motivation, geringe Erfolgszuversicht?* Wenig Vertrauen in die eigenen Fähigkeiten? **Organismus:** Sind wir in einer *guten körperlichen Verfassung* oder durch Krankheiten, Schmerzen, ungesunde Lebensführung geschwächt? Nehmen wir unkontrolliert Beruhigungs- oder Aufputschmedikamente zu uns? **Verhalten**: *Liegt mangelndes Training oder Grundwissen vor?* Was in einer bestimmten Situation verlangt wird, muss auch vorher trainiert sein, z.B. einen freien Vortrag halten, unter Zeitdruck arbeiten, auf eine Frage unmittelbar und konkret antworten u. v. a. m. **Folgen:** *Kommt es zu einer negativen Reaktion, weil keine ausreichende Kontrolle vorhanden ist? Hat das erwünschte Verhalten auch negative Seiten?* Z.B., wenn das Lernen den Verzicht auf ein Fest bedeutet. Zum Beispiel gerät ein Student bei einer mündlichen Prüfung hoffnungslos ins „Out", weil er wahllos weiter spricht, ohne das kritische Stirnrunzeln seines Prüfers zu beachten oder zu bemerken. *Wird die unerwünschte Reaktion durch positive Konsequenzen „am Leben erhalten"?* Wiegt für jemanden etwa die momentane positive Folge des Faulenzens, die Annehmlichkeit, schwerer als der zukünftige Lernerfolg, dann wird dieses Verhalten aufrecht bleiben. **Vorschläge für besseres Lernverhalten:** Ansatzmöglichkeiten gibt es viele, hier einige Beispiele. **Situation:** *Störeinflüsse*, die richtiges Verhalten beeinträchtigen, *muss man reduzieren oder sich dagegen „immunisieren"*- z.B. indem man Probeschularbeiten abhält, auf Probe unter Zeitdruck arbeitet usw.! *Fehlen Rückmeldungs-Signale, Kontrollen für das richtige Verhalten*, dann muss ein Unterscheidungslernen stattfinden. Welche Signalreize können bei einer mündlichen, schriftlichen Prüfung, beim Lernen, Referieren, Bearbeiten von Lernstoff als Kontrolle des eigenen Vorgehens, der Effektivität, der Zielgenauigkeit, der Richtigkeit eingesetzt werden? (Wir suchen praktisch nach einem Kontrollinstrumentarium, nach Anzeigern, die uns ein zielgerechtes Vorgehen ermöglichen). **Persönlichkeit:** *Lernen heißt auch, sich mit persönlichen Problemen auseinander setzen*, weil viele Lernprobleme oder Arbeitsstörungen mit der eigenen Einstellung nicht nur zum Lernen, sondern zum Leben überhaupt zusammenhängen. So kann die Weltanschauung zu einer Verzerrung der Wahrnehmung und zu einer einseitigen Interpretation verführen. Hinter einem scheinbaren Motivationsmangel und einer Lernunlust kann vielleicht nicht nur eine somatisch begründete Antriebsschwäche stehen, sondern auch Existenzangst oder die Furcht, irgendetwas zu verändern. Manches, was als Gedächtnis- oder Konzentrationsschwäche bezeichnet wird und somit nur mit dem Lernen in Verbindung gesetzt wird, kann einfach in der Angst begründet sein, dass man beim Befassen mit einem Bereich Schiffbruch erleidet und die eigene Unfähigkeit einsehen muss. Lernen ist außerdem etwas ganz Persönliches. Man kann zwar allgemeine Regeln aufstellen, aber jeder entwickelt seine eigene Handlungsweise auf Grund seiner Persönlichkeit, wie sie durch Anlage und Umwelt geprägt wird. Es gibt a) Menschen von sehr lebhafter, fantasievoller, aber auch oberflächlicher, tagträumerischer Art; b) Menschen mit pedantischer, peinlich genauer und dadurch wieder sehr angespannter und steifer Arbeitsweise; es gibt c) Menschen, die auf jedes Versagen mit intensiven Schuldgefühlen reagieren, weil sie es allen Recht machen wollen, und d) andere, die nur schwer mit anderen Menschen Kontakt aufnehmen können. (Fachleute sprechen von hysterischer, zwanghafter, depressiver und schizoider Struktur.) Damit zusammen hängend gibt es e) Menschen, die nur leichter etwas „zu sich nehmen, als es her zu geben" – das gilt auch vom Wissen äußern. f) Andere scheitern in ihrem Sicherheitsbedürfnis an offenen Prüfungsfragen, an zu weit gesteckten Lernbedingungen, sie suchen einen Aufgabenrahmen. g) Wieder andere befürchten, sich zu blamieren. (Der Fachmann sieht darin z.B. Entwicklungshemmungen auf Grund belastender Ereignisse in den ersten Lebensjahren). Es gibt h) Menschen mit großer Erfolgsgewissheit und andere mit Selbstzweifel und Misserfolgserwartung. Es gibt i) Menschen, die negative Ereignisse immer sich selbst zuschreiben und positive Leistungen nur dem Glück oder Zufall zuschreiben. Andere gehen in dieser Ursachenzuschreibung (Kausalattribuierung) freundlicher mit sich selbst um. Wie auch immer: Lernen ist persönlich! Wir müssen unsere Persönlichkeit daher ernst nehmen und überlegen, wo wir uns weiter entwickeln müssen oder wo wir bestimmte Schwierigkeiten abbauen müssen. Die Bildungspsychologie hilft bei der Klärung oder Aufarbeitung von lernhemmenden persönlichen Problemen. **Organismus:** *Starker Dauerstress* kann dazu führen, dass unsere Energie ausbrennen (burn out), daher muss man *dem Körper seine Rechte zugestehen und für ausreichende Erholung, gesunde Ernährung, Bewegung etc. sorgen.* **Verhalten:** *Defizite muss man möglichst umfassend und ohne Zeitverlust beheben!* (Mangel an kognitiven, sozialen, motorischen Fertigkeiten, Stofflücken und anderes). Gibt es *Probleme durch die Verhaltensausführung,* z.B. überschießendes Verhalten, Ungenauigkeit, Langsamkeit? **Folgen:** *Negative Folgen für erwünschtes Verhalten sollte man nicht überbewerten, sondern durch entsprechend stärkere positive Folgen aufwiegen.* Wird das negative Verhalten durch positive Folgen verstärkt, dann muss ein Gegengewicht geschaffen werden. Hier hilft es, wenn man alle inneren und äußeren Motive auflistet, die man zum Beispiel mit dem Lernen verbindet. Sollte es keine solche „intrinsischen" Motive oder Zielsetzungen geben, dann muss man die „Hilfstruppe" von Ersatzverstärkern einsetzen. Das heißt, man denkt sich verschiedene Belohnungen aus, die man mit dem Wählen, Aufrechterhalten und Durchführen der erwünschten Reaktion verknüpft. Ebenso hilfreich ist es, die unerwünschte Reaktion nochmals genauer zu analysieren und den bisher hervorgehobenen positiven Folgen auch die sicherlich vorhandenen negativen Folgen gegenüber zu stellen. Lassen sich keine derartigen unangenehmen Konsequenzen finden, dann wäre die Reaktion ja nicht unerwünscht. Zusätzlich zu den angeführten Überlegungen kann im Sinne einer Plananalyse nach überdauernden hilfreichen oder störenden Mustern, Schemata im persönlichen Verhalten gesucht werden.

Franz Sedlak

AUS DER PSYCHOWERKSTATT: Vernetzungsarbeit von Schulpsychologie und Sonderpädagogischem Zentrum bei besonders verhaltensschwierigen Kindern – ein Beispiel für die Kooperation zwischen Institutionen

Ausgangslage: In den letzten Jahren nimmt die Sensibilität für problematische Situationen in Klassen aufgrund von Verhaltensauffälligkeiten auf allen Alters- und Schulstufen deutlich zu – diese Besonderheiten erfordern auch besondere Maßnahmen, z.B. Konzepte für intensive Kooperation zwischen Institutionen. Die Vernetzung mit einem Sonderpädagogischen Zentrum ist ein Beispiel dafür. Auf der beschreibenden Ebene handelt es sich dabei um Verhalten wie Davonlaufen, alle Arten von Störungen des Unterrichts, Ignorieren von Anweisungen, nicht Mitarbeiten, Aggression gegen Mitschüler, verbale Ausfälle bis hin zur Schulverweigerung. Auf Elternseite zeigt sich sehr häufig Hilflosigkeit, nicht mehr weiter wissen, wenn gutes Zureden und Strafen nicht gefruchtet haben. Von Seiten der Schule machen sich ebenfalls Gefühle von Hilflosigkeit und Machtlosigkeit breit, die in Assschlussdrohung und/oder Ausschluss von der Schule münden können. Unter Umständen entstehen auch Ängste, dass Maßnahmen zur Eskalation der Situation beitragen könnten. Zusammengefasst sind es Situationen, die bereits eine starke Eigendynamik entwickelt haben, wo sich auf allen Seiten eine hohe, teils übersensible emotionale Reaktionsbereitschaft aufgebaut hat und rasches, breit angelegtes Abfangen, Beruhigen, Gegensteuern erforderlich ist. Aus diesen von der Praxis vorgegebenen Anforderungen wurde in den letzten Jahren in Zusammenarbeit von Schulpsychologie (SPS) und Sonderpädagogischem Zentrum (SPZ) ein Konzept umgesetzt, das von psychologischer Seite her verhaltenstherapeutische Instrumentarien mit systemisch psychodynamischer Sichtweise vereinigt und unter fachlicher Begleitung von Psychologie und Pädagogik im pädagogischen Raum „Schule" umgesetzt wird. **Vorgangsweise:** Kernstück sind dabei Vernetzungskonferenzen (VNK) an der Schule unter gemeinsamer Leitung von SPS und SPZ mit dem Ziel, ein stützendes Netz von Fachleuten für den Schüler/die Eltern zu installieren, wobei jedem einzelnen eine klar definierte Rolle zukommt. SPS und SPZ legen nach einer ersten Einschätzung der Problemlage gemeinsam fest, wer in diesem Netz gebraucht wird. In der Regel sind dies nach Möglichkeit beide Elternteile, Beratungslehrer, Schulleiter, Klassenlehrer, häufig auch Mitarbeiter vom Jugendamt, Nachmittagsbetreuung etc. Die in der Schule sichtbaren Symptome sind oft nur die Spitze eines Eisberges, der vorläufige Höhepunkt einer insgesamt belasteten problematischen Entwicklung, die es notwendig macht auch für den außerschulischen Bereich Unterstützung zu organisieren. Als wesentlich hat sich am Anfang dieser VNK herausgestellt, von der emotionalen Betroffenheitsebene aus zu gehen, d.h. uneingeschränktes Verständnis für die einzelnen Betroffenen und alle ihre Emotionen von Ärger, Hilflosigkeit, Wut, Angst etc zu signalisieren. Dieser Prozess kann zunächst sehr zeitintensiv sein, schafft aber ein gemeinsames Problembewusstsein und fördert das Verständnis füreinander und damit die Bereitschaft, sich auf eine gemeinsame Anstrengung zur Veränderung der Situation einzulassen. Es ist dies aus Sicht der Verfasserin eine wichtige präventive Arbeit am Widerstand der Betroffenen, der sich sonst in gegenseitigen Vorwürfen, Sanktionen, Drohungen etc Ausdruck verschafft. In einem nächsten Schritt werden ein bis drei Verhaltensweisen, die als besonders störend erlebt werden identifiziert und so konkretisiert, dass sie sowohl vom Lehrer als auch vom Schüler eindeutig beurteilt werden können. Für das Einhalten-Können dieser Verhaltensweisen wird ein Belohnungssystem individuell entwickelt, für das Nicht-Einhalten-Können werden konkrete individuelle Konsequenzen vereinbart, die nach Möglichkeit in kausalem Zusammenhang zur Verhaltensvereinbarung stehen. Entscheidend dabei ist, dass das Zielverhalten so festgelegt wird, dass es vom Schüler grundsätzlich immer wieder erreicht werden kann und Misserfolg nicht vorprogrammiert wird. Bei Bedarf wird auch Überzeugungsarbeit in Richtung Eltern geleistet, außerschulische Unterstützung (medizinische Abklärung, Familienintensivbetreuung, Therapie, Lernbetreuung etc.) in Anspruch zu nehmen. Insgesamt ist es das Ziel, ein tragfähiges, unterstützendes Netz rund um den Schüler und seine Eltern aufzubauen, Ängste (z.B. vor Schulausschluss) abzubauen und Vertrauen in die Kooperation mit Schule zu stärken. Getroffene Vereinbarungen und Maßnahmen gelten zunächst für einen kurzen Zeitraum, meist 14 Tage, bis ein erster Erfahrungsaustausch/Evaluation in einer weiteren VNK stattfindet. Leitfragen dabei sind: Was wurde schon erreicht? Was bereitet noch Schwierigkeiten? Dementsprechend werden die Maßnahmen beibehalten oder nachjustiert. Weitere VNK werden je nach Entwicklung terminisiert, zunächst in eher kurzen Abständen. Der Schüler, um den dieses Netz aufgebaut wird, nimmt an diesen Konferenzen nicht teil, wohl aber wird ihm nach Möglichkeit im Anschluss daran, im Beisein aller Teilnehmer eine Rückmeldung über Erreichtes und nicht Erreichtes gegeben, ebenso die Informationen und Maßnahmen für den nächsten Beobachtungszeitraum. Es hat sich das als sehr günstig erwiesen, weil es für den Schüler Einigkeit, Verbindlichkeit, Transparenz und wichtig zu sein signalisiert. Diese Art der Kooperation bündelt die einzelnen Kompetenzen und Energien, beugt Missverständnissen vor und gibt gegenseitige Stütze und Sicherheit.

Fallbeispiel: Günter, 13 J., 3. Kl. Hauptschule: *Günter ist ein Einzelkind. Seine Probleme beginnen nach dem Suizid des Vaters in der 2. Kl. HS, die Mutter ist Schichtarbeiterin. Er wird vorgestellt wegen mangelnder Impulssteuerung, Gewalt gegen Mitschüler, keine Anstrengungsbereitschaft, sexistische Bemerkungen gegen Mädchen, fühlt sich als Chef in der Klasse, ignoriert Aufforderungen von Lehrern und auch der Mutter. Nach dem Tod des Vaters wurde als erste Maßnahme eine Familienintensivbetreuung eingerichtet, die Schwierigkeiten in der Schule wurden dadurch aber nicht kleiner. An einer 1. VNK im März nahmen unter Leitung von SPS und SPZ der SL, KV, Integrationslehrer, die Mutter und beide FIB Betreuer teil. Als besonders störend und grenzüberschreitend wurden 3 Punkte konkretisiert. 1. Nackter Oberkörper und zeigen der Unterhose 2. Spucken 3. Fäkalsprache (ficken/fuck). Gefährliche Drohungen in Richtung Selbst- oder Fremdgefährdung werden davon separat behandelt. Für* *jeden Schultag, an dem es ihm gelingt, diese Regeln nicht zu übertreten gibt es einen Pluspunkt, eine Verletzung einer dieser Regeln muss vom KL dem KV und der Mutter gemeldet werden, es wurde einvernehmlich mit allen Beteiligten der VNK vereinbart, dass er als Konsequenz am nächsten Tag die Schule nicht besuchen* ***darf****. Für 5 Pluspunkte bekommt er eine Belohnung durch seinen FIB Betreuer. Eine Evaluation nach 14 Tagen ergab, dass er einmal gespuckt hat mit entsprechender Konsequenz, am nächsten Tag nicht in die Schule gehen zu dürfen, was von ihm als sehr peinlich erlebt wurde. Es wurde aber auch viel Positives berichtet, er habe die Belohnung mit 5 Pluspunkten erreicht, er sei in den Pausen ruhiger, im Unterricht konstruktiver. Alle Lehrer sind von der deutlich positiven Veränderung überrascht und drücken ihre Freude darüber auch deutlich aus. Alle Maßnahmen und Regeln werden so beibehalten, gelten nicht nur für ihn sondern selbstverständlich für die ganze Klasse. Eine weitere Evaluation nach 3 Wochen bestätigt diese Entwicklung, deutliche zunehmende Entspannung und Zufriedenheit bei der Mutter, bei Günter, ehrliche Freude bei den Lehrern und dem SL mit dem Schüler über das Erreichte. Keine der 3 Regeln wurde von ihm mehr verletzt, jedoch von einem anderen Schüler mit gleicher Konsequenz. Besonders wurde hervorgehoben, dass sich durch diese Maßnahmen der Umgangston in der Klasse insgesamt deutlich verbessert hat. Es wird vereinbart, alle Maßnahmen bis zum Schulschluss so beizubehalten.*

Ulrike Baum

Anm.d.Hgs.: Verhaltenskonsequenzen sind immer ganz individuell auf den jeweiligen Schüler abzustimmen, während allgemeine Verhaltensregeln als Norm für einen ganzen Klassenverband bzw. die Schule an sich gelten.

Vorurteil und Stereotyp Vorurteil und Stereotyp sind Facetten der sozialen Wahrnehmung. „Unter Personenwahrnehmung versteht man jene Prozesse, die zur Bildung von Meinungen und/oder Bewertungen (Einstellungen) anderen Personen gegenüber führen. Aufgrund wahrgenommener oder oft nur angenommener Äußerungen und Handlungen von Menschen gelangt man zu Meinungen über seine Absichten, Einstellungen, Eigenschaften und seine momentane Stimmung" (Herkner 1991). Der Wahrnehmungsvorgang ist so komplex, dass unterstützt durch die Prozesse des Bewusstseins eine Vereinfachung der Komplexität der Wahrnehmung stattfinden muss, um überhaupt kognitiv verarbeitet werden zu können. Herkner (1991) hat die wesentlichen Prozesse der Vereinfachung wie folgt dargelegt: Während des Wahrnehmungsaktes laufen Selektion und Inferenz ab. Durch die Selektion wird nur ein kleiner Teil des gesamten Reizspektrums erfasst und verarbeitet, d.h. nicht alle Verhaltensweisen eines Menschen werden in die Bewertung miteinbezogen. Die Inferenz bedeutet, dass man über die tatsächlich gegebene Information hinausgeht und unbewusst Schlüsse auf weitere nicht beobachtbare oder nicht beobachtete Eigenschaften der Person zieht, z.B. aus dem Gesichtsausdruck wird auf Stimmungen oder Persönlichkeitseigenschaften geschlossen. Auch die Zugehörigkeit zu einer bestimmten Nation zieht ähnliche Phänomene wie Selektion und Inferenz nach sich. Die Kategorisierung führt in der Regel zur Akzentuierung, d.h. einerseits werden Unterschiede innerhalb der Kategorie (Gruppe, Nation, Rasse) unterschätzt, andererseits werden Unterschiede zwischen Kategorien überschätzt (Herkner 1991). Im Allgemeinen werden bei der Personenwahrnehmung nur wenige Informationen verarbeitet. Dies geschieht durch Kombination von Bewertungen. Die globale Einstellung entsteht dann durch die Kombination der Bewertungen der Einzelmerkmale 1) **Das Summenmodell** besagt, dass die Gesamtbewertung durch Addition der Einzelbewertungen entsteht. Dagegen nimmt das Durchschnittsmodell an, dass die Gesamteinstellung der arithmetische Mittelwert der Einzelbewertungen ist 2) **Negativitätstendenz** – Negative Einzelmerkmale und Einzelinformationen beeinflussen eine Gesamtbewertung stärker als positive. Negative Handlungen erregen mehr Aufmerksamkeit, weil sie (selten) belohnt und trotz Bestrafungen ausgeführt werden. 3) **Positions- und Kontrasteffekte** – Die Reihenfolge, in der Informationen aufgenommen werden, ist für die weitere Beurteilung entscheidend. Es trägt die zuerst aufgenommene Information mehr zum Gesamturteil bei als die später einlangenden (erster Eindruck, primacy effect). Der Beitrag der Einzelmerkmale zum Gesamteindruck wird umso geringer, je später sie auftreten. Wenn zwischen den Informationen über andere Personen ein längerer Zeitraum liegt, wird aus dem Anfangseffekt ein Endeffekt (recency effect). Die zuletzt aufgenommenen Informationen über andere Menschen bestimmen dann die Gesamtbeurteilung. Je größer der Zeitabstand zwischen den Mitteilungen (auch wenn sie gegensätzlich sind) ist, desto größer ist der Einfluss der letzteren auf die Urteilsbildung. 4) **Bewertung aufgrund von Kategorisierung** – Die zu beurteilende Person wird einer Kategorie (z.B. Beruf, Gruppe, Organisation, Nation) zugeordnet, und die bereits (unbewusste) vorhandene Bewertung dieser Kategorie wird auf die jeweilige Person projiziert. Stereotyp wird bei Irle (1975) als Urteils-Simplifizierung verstanden. „Stereotype sind Einstellungen, die die Aufmerksamkeit auf bestimmte Klassen von Informationen richten und von anderen wegrichten". Die Stereotypisierung bringt zwei Effekte hervor, eine Dichotomisierung und eine Generalisierung d.h. der Unterschied zwischen den Kategorien (Gruppe, Organisation, Nation) wird größer, der Unterschied innerhalb der Kategorie kleiner. Je geringer die Information über einen zu Beurteilenden ist, desto stärker wirkt, falls dies die einzige Information darstellt, die jeweilige Stereotypisierung.

Herkner W (1991) Lehrbuch Sozialpsychologie. Bern, Hans Huber

Irle M (1975) Lehrbuch der Sozialpsychologie. Göttingen, Hogrefe

Mann L (1974) Sozialpsychologie. Weinheim, Beltz Bibliothek

Secord P, Backman C (1976) Sozialpsychologie. Frankfurt a. M., Fachbuchhandlung f. Psychologie

Harald Aigner

- W -

Werte Werte – ob ökonomisch, sozial oder philosophisch – spiegeln die subjektive oder objektive (intersubjektive) **Bedeutung, Wichtigkeit oder Nützlichkeit** eines bestimmten Gegenstandes oder einer Handlung wider. Dazu gehören Streben nach Freiheit, Selbstgenügsamkeit und Autarkie; Streben nach Wissen und Wahrheit; Streben nach sozialer Akzeptanz, Zugehörigkeit und positivem Selbstwert; Streben nach Stabilität, Klarheit und guter Organisation; Streben nach Gerechtigkeit und Fairness usw. (Fuchs & Huber 2002). **Werte spielen als Beweggründe, Entscheidungs-(bzw. Selektions-)kriterien und als Ziele eine unersetzbare Rolle und beeinflussen permanent unser Bewusstsein, Erleben und Verhalten. Für das Bewusstsein** stellen Werte **Filter** dar, die das Feld der Aufmerksamkeit bzw. Wahrnehmung bestimmen und strukturieren. Was uns wichtiger ist, hat mehr Chancen wahrgenommen zu werden als anderes. Für das **Erleben** sind Werte Konnotatoren, **Bedeutungsverleiher**, die das psychisch Gegebene erlebnis- intensitätsmäßig strukturieren, d.h. nicht die Ereignisse für sich, sondern wie wir sie bewerten, ist für das Erleben entscheidend. Für unser **Verhalten** sind Werte **Potentiale** (d.h. Spannungsrichtungen) für den engagierten Umsetzungsprozess von Bewusstsein und Erleben in Handlungen. Was uns wertvoll ist, trachten wir eher zu realisieren als anderes. Unsere Handlungen können bestimmt sein durch unsere Einstellungen (persönliche Ansichten, Ideologien), durch unsere Erfahrung (biografische Einflüsse) oder eben durch unsere Prioritätensetzung (= Werte). Solche Werte können sein: Macht, Ansehen, Helfen, Wissen, Freundschaft u. v. a. m. **Ethik ist die werttheoretische philosophische Begründung des moralischen (sittlichen) Handelns. Werte** kann man ansehen als Zielpunkte der Intentionen, oder als **entscheidungs- bzw. handlungsleitende Prinzipien**): Sie ermöglichen eine Strukturierung und Systematisierung der verschiedenen ethischen Richtungen oder Methoden. Der oberste Wert (bzw.das letztverbindliche Handlungs-und Entscheidungsprinzip) kann eine personifizierte Wesenheit sein (**theologische Ethik**), er kann im Glück an sich (**Eudämonismus**), im Zustand der Freude (**Hedonismus**), im Glück aller (**utilitaristische Ethik, Nützlichkeitsethik**), in der unbedingten Pflichterfüllung (**Rigorismus**), im radikalen Offenbleiben für eine fragwürdige Existenz (**Skeptische Ethik**), im konsenserzeugenden Dialog (**Diskursethik, kommunikative Ethik**) gesehen werden, er kann das Wohl bestimmter Personengruppen bedeuten, (z.B. **Klassenethik**), er kann in der kritischen Durchleuchtung ethischer Formulierungen liegen (**Metaethik**), er kann an der richtigen Gesinnung und Absicht des Handelnden festgemacht werden (**Gesinnungsethik**) oder an den Folgen (**Erfolgsethik**), er kann in der Haltung des einzelnen (**Individualethik**), insbesondere in seinerVerantwortung (**Verantwortungsethik**) oder im gemeinschaftlichen Zusammenwirken gefunden werden (**Sozialethik**): Schließlich kann noch eine grundlegende Unterscheidung zwischen einer **Formalethik** und einer **Inhaltsethik** getroffen werden. Werte sind entscheidend für die Wahl von Zielen, Methoden – auch in der klinischen Psychologie und Psychotherapie. Werte sind auch entscheidend für den Berufskodex: Dazu gehören Achtung der Personwürde, Schutz der Konsumenten, Qualitätssicherung der Dienstleistungen und Aktivitäten, Fairness und Loyalität gegenüber Kolleginnen und Kollegen, Wahrung der Verschwiegenheitspflichten, Wahrhaftigkeit in der Anbotsleistung u.v.a.m. In der → *Logotherapie-Existenzanalyse* spielen Werte eine zentrale Rolle. Die Schulpsychologie-Bildungsberatung und die Psychologische Studentenberatung streben danach, die subjektiven Wertsetzungen des Rat suchenden Menschen ernst zu nehmen und an oberste Stelle zu setzen. Die Wertorientierung einer Gemeinschaft kann konkretisiert werden in einem Verhaltenskodex (Verhaltensvereinbarungen), den sich diese Gemeinschaft selbst gibt. In Österreich hat fast jede zweite Schule schon solche Vereinbarungen getroffen.

Fuchs H, Huber A (2002) Die 16 Lebensmotive. Was uns wirklich antreibt. München, dtv

Sedlak F (o. J.) Notizen zu einer wertorientierten Ethik. Didaktische Hinweise zum Ethikunterricht nach dem MIND-Modell. Wien: Bundesministerium für Bildung, Wissenschaft und Kultur

Sedlak F (1996) Ethische Implikationen in psychotherapeutischer Praxis und Forschung. In: Hutterer-Krisch (Hrsg.) Fragen der Ethik in der Psychotherapie. Wien, Springer

Franz Sedlak

Work-Life-Balance **Work-Life-Balance heißt wortwörtlich übersetzt Arbeit-Leben-Balance. Die meisten Definitionen stellen das Gleichgewicht zwischen Arbeitsleben und Privatleben in den Mittelpunkt.** Man hört den Begriff in unterschiedlichen Kontexten, ein gemeinsames Begriffsverständnis gibt es bis heute nicht. Im engeren Sinn versteht man unter Work-Life-Balance das Gleichgewicht zwischen Arbeit und privater Welt. Eine familienorientierte Personal- und Gesellschaftspolitik soll die Vereinbarkeit von Familienleben und Arbeit verbessern oder überhaupt erst ermöglichen. Im weiteren Sinn versteht man unter Work-Life-Balance ein **ganzheitliches Lebensmodell, das alle zentralen Bereiche des Lebens und Arbeitens integriert.** Hier sind neben gesellschaftspolitischen Maßnahmen Bewusstseinsbildung und das konkrete Engagement des Einzelnen gefragt, um den eigenen Gleichgewichtszustand zu beeinflussen. Nach Seiwert (2003) verfolgt „Ganzheitliches Lebensmanagement" das Ziel, für alle wichtigen Lebensbereiche nicht nur Zeit zu schaffen, sondern die verschiedenen Bereiche in Balance zu bringen und zu halten. Dieses Verständnis von Work-Life-Balance lehnt sich an das Modell von Peseschkian (1997) an. Er unterscheidet vier zentrale Dimensionen im Leben eines Menschen, die es in Balance zu halten gilt: Körper: *Gesundheit, Ernährung, Erholung, Entspannung, Fitness, Lebenserwartung.* Arbeit: *Karriere, Wohlstand, Erfolg, Beruf.* Kontakt: *Freunde, Familie, Zuwendung, Anerkennung.* Sinn: *Selbstverwirklichung, Religion, Philosophie, Zukunftsfragen.* Diese Lebensbereiche funktionieren nicht unabhängig voneinander, sondern im Gegenteil, sie stehen in wechselseitiger Abhängigkeit. Eine zu intensive zeitliche Betonung der Arbeit wird zwangsläufig die anderen Bereiche in den Hintergrund drängen. So können zum Beispiel private Kontakte oder Beziehungen zu kurz kommen. Ein Zuviel an Arbeit kann auch zu einer Vernachlässigung der Gesundheit führen und psychosomatische und psychische Störungen wie → Burnout, → Ängste, → Essstörungen zur Folge haben. Langfristig wird die Leistung negativ beeinflusst, das heißt die persönliche Motivation und die Fähigkeit Leistung zu zeigen, sinkt. Umgekehrt zeigt sich eine Steigerung der Leistungsbereitschaft, wenn die verschiedenen Lebensbereiche im Gleichgewicht sind. Work-Life-Balance wird zwar immer im beruflichen Kontext verwendet, doch der Begriff hat auch für die Ausbildung und das Studium große Bedeutung. In der Lebensphase des Studiums steht das *Lernen an erster Stelle* und ist mit *Arbeit im beruflichen Sinne* gleichzusetzen. Voraussetzung für die Effektivität der → Lernstrategien ist die Einbettung des Lernprozesses in die komplexe Struktur der Lebensplanung und der damit verbundenen → Zeitplanung (Graf & Krischke 2004). Work-Life-Balance kann als Basis für die Zeitplanung von Lern- und Erholungsphasen gesehen werden, um die langfristigen Ziele des Studiums zu erreichen. *Ein lang andauernder erfolgreicher Lernprozess wird durch eine Balance der vier Lebensbereiche positiv beeinflusst.* So werden intensive Lernphasen durch Maßnahmen aus den anderen Lebensbereichen wie ausgewogene Ernährung, Freizeit, Kontakt mit Freunden, Sport und klare Zielsetzungen bezüglich des Studiums gestützt. Auch die Gestaltung der Lernatmosphäre, des Lern- und Arbeitsplatzes und die Verfügbarkeit von Lernunterlagen sind notwendige Rahmenbedingungen für den Lernprozess. Die Ausgestaltung dieser eher globalen Rahmenbedingungen spiegelt den Stellenwert des Lernprozesses im Rahmen des Studiums wieder. In der Psychologischen Studentenberatung gewinnt die Berücksichtigung der Balance der verschiedenen Lebensbereiche immer mehr Bedeutung in der Beratung. Ähnliches gilt für die Schulpsychologie-Bildungsberatung bei den Schnittstellen 8. und 9. Schulstufe bzw. Übergang sekundärer (AHS, BHS) zu tertiärem (Universitäten etc.) Bereich.

Seiwert L (2003) Wenn du es eilig hast, gehe langsam. Frankfurt, Campus

Graf G, Krischke N (2004) Psychische Belastungen und Arbeitsstörungen im Studium. Stuttgart, Kohlhammer

Peseschkian N (1997) Auf der Suche nach Sinn. Frankfurt, Fischer

Kathrin Wodraschke-Staudinger

- Z -

Zeitmanagement Zeit ist eine Ressource, die absolut gleich verteilt ist. Jeder Mensch hat jeden Tag gleich viel davon. Effektive Zeitplanung (Zeitmanagement) ist weniger eine Frage des Zeitumfangs, sondern hängt viel mehr davon ab, wie und wofür die vorhandene Zeit genützt wird. Zeitmanagement bedeutet einen sensiblen Umgang mit der Zeit und die Gewinnung von Zeitsouveränität, d. h. wie nütze ich die vorhandene Zeit und die Entwicklung der Fähigkeit, eigene Ziele und Zeitvorgaben zu bestimmen, die an die individuellen Lebensumstände angepasst sind (Covey 2000). Für den Gebrauch unserer Zeit sind zwei Faktoren von entscheidender Bedeutung: **Dringlichkeit (**dem entspricht das Bild der Uhr: Zusagen, Verabredungen, Zeitpläne, Tätigkeiten – sich daraus ergebende Ziele) und **Wichtigkeit** (dem entspricht das Bild des Kompasses: Visionen, Werte, Lebensprinzipien wie Saat und Ernte, Lebensphilosophie, Gewissen, Orientierung). ***Dringliche* und *wichtige* Aufgaben** müssen sofort erledigt werden, sind meist termingebunden, bedrängen uns und wirken auf uns ein, z.B. Projekte, Prüfungen, Termine, Seminararbeiten, Krisen. ***Nicht dringende* aber *wichtige* Aufgaben** tragen zu unserem Gesamtziel bei, verleihen unserem Leben Sinn. Sie wirken nicht auf uns ein und bedrängen uns nicht, z.B. Vorbereitung, Planung, Vorbeugung, Werteklärung, echte Erholung, Beziehungsarbeit. Viel Zeit verwenden wir aber oft mit folgenden ***nicht wichtigen***, aber (scheinbar) ***dringenden* Tätigkeiten**: Unterbrechungen beim Lernen durch z. B. „wichtige" Anrufe oder emails, immer online sein oder „nicht-nein-sagen-können". Dann gibt es noch andere Tätigkeiten, die ***unwichtig* und *nicht dringend*** sind. Das können Aufgaben sein, mit denen wir manches mal Zeit verschwenden oder vor wirklich Wichtigem flüchten. (z. B. gern gesehene TV Serien, planloses Internetsurfen). Damit kann man viel Zeit verbringen und meist hat man im Angesicht der nicht erledigten Seminararbeiten ein schlechtes Gewissen. Deshalb ist es ratsam, es entweder sein zu lassen oder es ganz bewusst zu genießen. Der Schritt von der Dringlichkeit zur Wichtigkeit führt zu einer fundamentalen Frage: Was sind die „wesentlichen" Dinge in unserem Leben. Nach Covey machen Notwendigkeit (dringlich/wichtig) und Qualität (nicht dringend, aber immer wieder wichtig) das Terrain des Wesentlichen aus. Demgegenüber steht die Zeitverschwendung und Wichtigkeitsillusion. Je mehr Zeit man auf Vorbereitung, Planung, Werteklärung und Selbstverantwortung verwendet, desto besser kann man mit termingebundenen Aufgaben umgehen. Eine Orientierung an der Wichtigkeit ist ein wesentlicher Schritt, um Zeitsouveränität zu gewinnen. Dafür ist es notwendig, eine Verbindung zur eigenen Lebensphilosophie (was ist (mir) im Leben wichtig, welches Vermächtnis möchte ich hinterlassen) und ein Gleichgewicht zwischen den eigenen Bedürfnissen (physische, soziale, mentale und geistige (sinnorientierte) Bedürfnisse) herzustellen. Meist ergeben sich daraus **Rollen** (Aufgaben), die wir haben (Schülerin, Studentin, Freundin, Partnerin, Schwester, etc). Es ist sinnvoll, Ziele für jede Rolle auszuwählen und Zeiteinteilung entsprechend der eigenen Rollen (Aufgaben) und Lebensphilosophie zu machen. Wie kann man konkret vorgehen? Eine Bestandsaufnahme zu machen ist unerlässlich: wofür und ich welchem Umfang verwende ich aktuell meine Zeit (**Ist-Analyse**)? Wofür und in welchem Umfang möchte ich zukünftig meine Zeit verwenden (**Soll-Analyse**)? Wie viel Zeit brauche ich für verschiedene Tätigkeiten? Wie sieht meine persönliche Leistungskurve aus? Zusätzlich kann man Prioritäten im Sinne einer **ABC-Analyse** (Seiwert) machen. A-Aufgaben sind die wichtigsten Aufgaben. Sie können nur von mir selbst durchgeführt werden. B-Aufgaben sind durchschnittlich wichtig und können teilweise delegiert werden. C-Aufgaben haben den geringsten Wert für die Erfüllung einer Funktion oder Rolle, nehmen jedoch einen sehr großen Teil der Zeit ein. C-Aufgaben sollten wir am Besten wegrationalisieren, wenn möglich delegieren, oder so wenig Zeit wie möglich damit verbringen. (z. B. Werbung und alte Zeitschriften gleich in den Altpapierkübel). Wenn die Vorbereitung und Bestandsaufnahme abgeschlossen ist, kann mit der konkreten Planung begonnen werden. Es ist sinnvoll die gesamte Woche zu planen, Spielraum für Flexibilität zu lassen, welche Ziele in welcher Rolle sind zur Zeit wichtig, nicht nur Studienangelegenheiten sondern auch Erholungs- und *Freizeit*aktivitäten planen. Welche Aktivitäten stellen für mich einen guten Ausgleich zum Lernen her (z.B. Sport, Musik, Entspannungsverfahren, Kreativität)? Was bringt mir Kraft und Energie? Am Ende einer Woche ist es wichtig das Vergangene zu bewerten und wenn notwendig, Änderungen zu machen. (Covey 2000) Um von so einem Zeitmanagement zu profitieren ist es wichtig über einige Zeit konsequent dabei zu bleiben, es immer wieder neu zu bewerten, denn das Ganze lebt erst dann, wenn man es lebt.

Covey S R (2000) Der Weg zum Wesentlichen. Frankfurt, Campus

Seiwert L J (2005) Wenn du es eilig hast, gehe langsam. Frankfurt, Campus

Seiwert L J (2003) Das neue 1x1 des Zeitmanagement. Gräfe und Unzer

Massow M (1999) Gute Arbeit braucht ihre Zeit. Heyne

Almut Dietrich

Zielfindung Ziele sind mögliche Soll-Zustände, mögliche Zukunftsperspektiven und gedankliche Vorwegnahmen zukünftiger Endzustände (Kanfer et al. 2006). Ziele sind somit Anreize zur Veränderung von gegenwärtigen Ist-Zuständen und, da sie sinn- und identitätsstiftend sind, wichtige Ressourcen in der → *Stressbewältigung* (Kaluza 2004). Daneben haben sie eine große Bedeutung sowohl in der Psychotherapie als auch in der → *Studienwahlberatung* (→ *Zielorientierte Studienwahl*). Die Zielfindung ist vergleichbar mit der Planung einer Reise, einfach nur zu sagen „Ich fahre auf Urlaub" oder „Ich möchte glücklich sein" reicht nicht aus, um die notwendige Motivation zu schaffen, da dies viel zu vage und diffus formuliert ist. Wichtig sind hierbei immer die Fragen nach dem Wohin, dem Wann und dem Wie. Dabei ist es sinnvoll, jeweils Ziele für verschiedene Lebensbereiche zu formulieren, z.B. Familie und Sozialkontakte, Beruf, Hobbys und Freizeit (Stavemann 2005). Ähnliche Bereiche finden sich auch in der → *Positiven Psychotherapie*. Weiters ist die zeitliche Perspektive von Bedeutung. Demnach kann man zwischen kurz-, mittel- und langfristigen Zielen sowie Lebenszielen unterscheiden (Stavemann 2005). Bei der Zielformulierung sollte man folgende Kriterien beachten (Kaluza 2004): Die Ziele sollten positiv formuliert sein, d.h. sie sollten das enthalten, was man erreichen will, und nicht das, was man verhindern möchte. Sie sollten weniger erwünschte Zustände als vielmehr konkrete Tätigkeiten beinhalten, die man selbst unternehmen kann und will. Außerdem sollten Ziele realistisch bleiben, da sie ansonsten zu Enttäuschung und Frustration führen. Darüber hinaus sollten Ziele widerspruchsfrei sein, d.h. sie sollten sich nicht gegenseitig blockieren oder sabotieren (Stavemann 2005). Besonders hilfreich bei der Zielfindung sind verschiedene strukturierte Phantasie- und Imaginationsübungen (Kanfer 2006), z.B. die „Wunderfrage" (Was wäre, wenn ein Wunder geschehen wäre, …?") aus der *Systemischen Familientherapie*, oder unterschiedliche Disputationstechniken z.B aus der *Kognitiven Verhaltenstherapie*.

Kaluza G (2004) Stressbewältigung. Trainingsmanual zur psychologischen Gesundheitsförderung. Berlin, Springer

Kanfer F H, Reinecker H, Schmelzer D (2006) Selbstmanagement-Therapie. Ein Lehrbuch für die klinische Praxis. Berlin, Springer

Stavemann H H (2005) Der typische Ablauf ambulanter KVT. In: Stavemann H H (Hrsg.) KVT-Praxis. Strategien und Leitfäden für die Kognitive Verhaltenstherapie. Weinheim, Beltz, 13–269

Gerhard Labacher

Zielbestimmt lernen Mit **Zielbestimmt Lernen** ist ein grundlegender Aspekt des → **Lernens im Sinne des Erwerbs von Wissen und Fertigkeiten** gemeint. Die Zielorientierung bestimmt jedes motivierte Handeln und damit auch Lernen und Leistung (→ Leistungsmotivation, → Motiviert Lernen). Zielbezogenheit ist sowohl eine wichtige Kategorie in der Psychologie – es gibt eine eigene Zielpsychologie (Öttingen & Gollwitzer 2002), – scheint aber insbesondere durch die Rezeption von populären Konzepten wie dem NLP (Neurolinguistisches Programmieren) in Pädagogik, Personal- und Organisationsentwicklung sowie in systemisch orientierter Beratung unter dem Titel **Zielrahmenarbeit** (Kutschera 1994) ins Bewusstsein vieler Lehrer und via Ratgeberliteratur auch mancher Schüler gedrungen zu sein. In der praktischen Wissensvermittlung hatte die Formulierung von **Lernzielen** in den vergangenen Jahrzehnten zunehmend an Bedeutung gewonnen, wobei angenommen wurde, dass durch gute Didaktik auf Seite der Lehrenden auch bei den Lernenden eine Orientierung auf derartige Ziele, und auf dieser Basis eine bessere Zielerreichung erfolgen würde. Eine solche Annahme würde zur Umsetzung ausgefeilte Lehr- und Lernmodelle benötigen (Lehrer als Moderator, Lernbegleiter, Organisator und als Mitglied eines methodenkompetenten Teams in der Klasse agierend), wie sie etwa Hepting (2004) darstellt. In der Praxis des Wissenserwerbs insbesondere im tertiären Bildungsbereich bleibt die Ausrichtung relevanter äußerer und innerer Bedingungen auf ein Ziel hin und damit die wichtigste Vorraussetzung für die Realisierung dem Lernenden meist alleine überlassen. Nach Achtziger & Gollwitzer (2006) ist zielorientiertes Verhalten durch vier Phasen gekennzeichnet: Abwägen, Planen,

Handeln, Bewerten. Die Zielerreichung ist also als Prozess zu sehen, in welchem schrittweise eine Einengung auf das genau gewünschte und realisierbare Ziel erfolgt. In der Praxis hat sich eine schriftliche Reflexion der nachstehenden Fragen bewährt. ***Themenkreis Zielklärung:*** *Was genau will ich wirklich? Sind mir andere Wünsche und Ziele im Weg? Werde ich durch bestimmte Gewohnheiten, Gedanken und Gefühle blockiert? Was genau soll beim Lernen herauskommen? Welche Konsequenzen hat die Arbeit an meinem Ziel? Ist das Ziel meiner Erfahrung nach realistisch? Was ist durch die Erreichung meines Zieles wirklich gewonnen? Wofür lerne ich überhaupt?* ***Themenkreis Ressourcenbestimmung:*** *Was kann ich erreichen unter Berücksichtigung meiner Lerngewohnheiten und Fertigkeiten, meiner derzeitigen Verfassung? Welchen Aufwand möchte ich betreiben? Habe ich einen guten Arbeitsplatz? Stimmen die sonstigen Bedingungen?* ***Themenkreis Wissen, Lernstoff:*** *Was ist an Wissen bereits vorhanden? Habe ich die richtigen Lernmittel? Habe ich die Quellen aus denen ich lerne überprüft?* ***Themenkreis Lernschritte und Ablauf:*** *Wann genau werde ich zu lernen beginnen? Wie viele Zeiteinheiten plane ich? Stimmt der Plan mit meinem Rhythmus und meinem Zeitbudget überein? Ist der Zeitplan realistisch?* ***Themenkreis Lernergebnis:*** *Wie komme ich in Vergleich zu meinem Lernplan voran? Was muss ich aus welchem Grund korrigieren? Habe ich mein Lernziel erreicht? Wie bewerte ich es? Was lerne ich daraus?*

Achtziger A, Gollwitzer P (2006) Motivation und Volition im Handlungsverlauf. In: Heckhausen J, Heckhausen H (Hrsg.) (2006) Motivation und Handeln. Berlin Heidelberg New York, Springer

Hepting R (2004) Zeitgemäße Methodenkompetenz im Unterricht. Eine praxisnahe Einführung in neue Formen des Lehrens und Lernens. Bad Heilbrunn, Klinkhardt

Kutschera G (1994) Tanz zwischen Bewusstsein und Unbewusst-Sein. Ein NLP Arbeits- und Trainingsbuch. Paderborn, Jungfermann

Oettingen G, Gollwitzer P M (2002) Theorien der modernen Zielpsychologie. In: Frey D, Irle M (Hrsg.) Theorien der Sozialpsychologie (Band III: Motivations-, Selbst- und Informationsverarbeitungstheorien). Bern, Huber, 51–73

Michael Katzensteiner

Zielorientierte Studienwahl Wenn man sich mit der Studien- bzw. Berufswahl auseinander setzt, ist es immer wichtig, auch darauf zu schauen, was genau man damit erreichen will, also sich mit den persönlichen Zielen der Studienwahl zu beschäftigen. Das Modell des Zielrahmens von Katzensteiner (1989) stellt hierbei ein gutes Instrument zur Unterstützung der → *Zielfindung* in der → *Studienwahlberatung* dar. Hierin werden die Ratsuchenden angeregt, über die folgenden Fragen nachzudenken: Was genau möchte ich während des Studiums und später im Beruf? Wann und wie lange möchte ich studieren? Wo möchte ich studieren und wie werde ich dort wohnen? Mit wem möchte ich studieren? Wozu möchte ich studieren? Wie wird sich dadurch mein Leben verändern? Was brauche ich dafür an Ressourcen (z.B. Begabung, Neigung, Finanzen)? Welche Schritte brauche ich, um mein Ziel zu erreichen, bzw. welche Schritte werde ich als nächstes setzen? Welche Kriterien habe ich dafür, dass ich auf dem richtigen Weg bin? Durch die Beschäftigung mit diesen Fragen wird ein klareres Bild der (Studien-)Zukunft entworfen, wodurch sich die Motivation erhöht und die Wahrscheinlichkeit eines Studienabbruches sinkt.

Katzensteiner M (1989) Der Zielrahmen als Instrument in der Studienwahlberatung. In:

Schilling M, Turrini H (Hrsg.) Studien- und Berufswahl Band I. Der schwierige Weg in die Zukunft. Wie Beratung und Information helfen können. Klagenfurt, Kärtner Druck- und Verlagsgesellschaft, 82–94

Gerhard Labacher

Zwangsgedanken Bei Zwangsgedanken handelt es sich um als störend, ungewollt und sinnlos, oftmals massiv belastend und angsterregend erlebte Gedanken, Vorstellungen und Impulse, die wiederholt und länger andauernd auftreten. In der Regel beziehen sich die Zwangsgedanken auf Themen, die die betroffene Person als besonders abstoßend empfindet und die in Widerspruch mit ihrem Wertesystem stehen Die Betroffenen versuchen, diesen Zwangsgedanken Widerstand zu leisten, sie zu ignorieren, zu unterdrücken oder sie mit Hilfe anderer Gedanken und → *Zwangshandlungen* auszuschalten. Zwangsgedanken können massive Befürchtungen sein, die sich durch Konfrontation mit bestimmten Situationen, Dingen oder Personen einstellen, zum Beispiel „Ich könnte mit dem Auto jemanden angefahren haben, ohne es zu bemerken." Zwangsimpulse drängen sich unwillkürlich auf und werden als massiv bedrohlich erlebt, ein Beispiel ist die Studentin, die den Zwangsimpuls erlebt, dass sie ihren Freund mit einem Messer erstechen könnte. Sie unternimmt alles, um sich und ihn zu schützen. Dabei besteht nicht die geringste Gefahr, dass diese Zwangsimpulse in die Tat umgesetzt werden. Aufgrund eines besonders hohen persönlichen Verantwortungsgefühls und verschiedener problematischer Grundannahmen fühlen sich Betroffene in besonderer Weise für diese Gedanken verantwortlich und erleben ein hohes Maß an Angst, Anspannung oder Ekel. Jedem Menschen geistern gelegentlich unerwünschte Gedanken durch den Kopf. Auch Nicht-Betroffene finden manche dieser Gedanken inakzeptabel. Zwangserkrankte reagieren allerdings sehr viel intensiver darauf und verbringen sehr viel Zeit damit, die Gedanken in irgendeiner Form zu kontrollieren. Dies kann viele Stunden am Tag und einen Großteil der zur Verfügung stehenden psychischen Energie verbrauchen. In diesem Fall bietet die Psychotherapie, vor allem die → *Verhaltenstherapie* Hilfe. In der Psychologischen Studentenberatung werden → *Zwangsstörungen* einerseits problemorientiert behandelt, andererseits werden die psychosozialen Ursachen der Zwangsgedanken, dies können z.B. eine schwierige Lebenssituation, familiäre Probleme, Arbeits- und Studienprobleme sein, bearbeitet. Auch eine medikamentöse Behandlung ist bei schweren Zwangsstörungen manchmal zusätzlich notwendig.

Ambühl H (2004) Wege aus dem Zwang. Düsseldorf, Patmos

Hoffmann N (2004) Wenn Zwänge das Leben einengen. 10. Aufl. Mannheim, PAL

Eva Egger-Zeidner

Zwänge Der Begriff „Zwänge" umfasst in der Umgangssprache äußere Zwänge, wie z.B. pünktlich bei der Arbeit sein zu müssen, wie auch „innere" Zwänge, wie aus Angst vor Fehlern ein Schriftstück immer wieder durchlesen müssen oder mehrmals zu überprüfen, ob die Haustüre auch wirklich abgeschlossen ist. Fast allen Menschen sind sowohl äußere, wie auch innere Zwänge in ihrem Alltagsleben bekannt. Jeder unterwirft sich bestimmten Arbeits- und Lebensbedingungen, die unter bestimmten Umständen als Zwänge erscheinen. Genauso kennt fast jeder „zwanghafte" Verhaltensweisen, wie z.B. mehrmals nachzuschauen, ob man die Fahrkarten für die Reise wirklich eingesteckt hat oder ob der Herd tatsächlich ausgeschaltet ist. Der Unterschied zwischen alltäglichen Unsicherheiten und pathologischen Zwängen erkennt man daran, dass der Unsichere nur ein bis zwei Mal kontrolliert und dann sicher ist, der von Zwängen Geplagte jedoch auch nach mehreren Kontrollen noch unsicher ist. Wir kennen im täglichen Leben auch Gedanken, die uns nicht mehr aus dem Kopf gehen, Zwangskranke erleben diese Gedanken jedoch als extrem belastend und entwickeln oft aufwändige Rituale, um diese Gedanken zu „neutralisieren", unschädlich zu machen. Der Übergang von alltäglichen Zwängen zur → *Zwangsstörung* ist fließend, die Zwangsstörung beginnt oft schleichend. Die häufigsten Zwänge sind die Wasch- und Putzzwänge, die → *Kontrollzwänge* und die → *Zwangsgedanken*. Da der Beginn der belastenden Zwänge in der Regel während der Pubertät bis ins frühe Erwachsenenalter liegt, sollte auch die Behandlung in diesen Lebensphasen beginnen. In der schulpsychologischen Beratung und in der psychologischen Studentenberatung nehmen daher die Diagnose und die psychologische Behandlung von Zwängen einen wichtigen Platz ein.

Lakatos A, Reinecker H (1999) Kognitive Verhaltenstherapie bei Zwangsstörungen. Göttingen,

Eva Egger-Zeidner

AUS DER PSYCHOWERKSTATT: Zwangsstörungen

Magda G. (23) war berufstätig und besuchte daneben ein Abendgymnasium. Nach der Matura begann sie mit dem Medizinstudium und erfüllte sich damit einen lange gehegten Wunsch. Im ersten Studienjahr absolviert sie erfolgreich einige Übungen und Praktika, bei einer Rigorosumsprüfung fällt sie jedoch durch. Sie versucht immer mehr und intensiver zu lernen, denn das Studium sei ihr Beruf und wenn „andere acht Stunden am Tag arbeiten, dann muss ich mindestens so lange lernen". Ihre Anstrengungen bringen nicht den gewünschten Erfolg, sie kommt mit dem Stoff nicht weiter und glaubt das einmal Gelernte rasch wieder zu vergessen. Sie beginnt sich selbst mit Messern und Fingernägeln zu verletzen. Die blutenden Wunden versorgt sie selbst. Gleichzeitig verstärken sich ihre Kontrollzwänge. Sie ist zwar überhaupt auf Ordnung und Genauigkeit bedacht, aber dass sie mehrfach überprüfen muss, ob der Herd abgedreht ist, die Fenster geschlossen sind oder die Wohnungstüre versperrt ist, und dann noch immer unsicher ist, hat sie früher nicht gekannt. Sie lebt mit ihrem gleichaltrigen Freund, der berufstätig ist, in einer kleinen, von ihr penibel sauber gehaltenen Wohnung und versucht ihn von den alltäglichen Unannehmlichkeiten fernzuhalten. Sie erledigt die Einkäufe, macht Behördenwege, verhandelt mit dem Vermieter und bereitet täglich ein Abendessen zu. In der ersten Sitzung wird bald der Schlüssel zum Verständnis ihrer Selbstverletzungen gefunden. Einerseits stellen sie eine Form von Selbstbestrafung für nicht erbrachte Leistungen dar andererseits sind sie für ihr „inneres Kind“ eine Möglichkeit von ihrem erwachsenen Teil („der Mutter“) Zuwendung, wenigstens auf negative Art zu bekommen. Die Metapher des inneren Kindes kann sie auf sich übertragen und auch erkennen, dass sie mit ihm (dem Kind) in keiner Weise liebe- und verständnisvoll umgeht. In der zweiten Sitzung berichtet sie, sie habe sich kaum mehr selbst verletzt, wenngleich sie immer wieder starken Drang dazu verspürt habe. Die Kontrollzwänge hätten hingegen sogar zugenommen. Besprochen wird der rationale Teil davon, nämlich dass es durchaus sinnvoll ist vor dem Verlassen der Wohnung zu überprüfen, ob das Bügeleisen ausgeschaltet ist oder die Fenster geschlossen sind. Sie will versuchen diese oder ähnliche Kontrollen in Zukunft bewusst und einmalig durchzuführen. Ab der dritten Begegnung sind die Autoaggressionen kein Thema mehr. Sie kann die Impulse dazu unterbinden, indem sie mit sich, dem inneren Kind in einen liebevollen Dialog tritt. Von Selbstbelohnungen, auch nur in Form von Gedanken („das habe ich gut gemacht, das ist mir gut gelungen“) will sie vorerst nichts wissen, sie habe ja eigentlich noch nichts geleistet. Sie lernt aber zu verstehen, dass ein Kind, das nur Tadel und Kritik erlebt, dazu tendiert aufsässig und krank zu werden. In der Folge kann sie ihre Zwänge auf das unbewusste Bedürfnis, Ordnung wenigstens in gewissen Bereichen zu schaffen und auf ihr geringes Zutrauen zu sich selbst zurückführen. Die Beschäftigung mit ihrer Biografie bringt einen autoritären, leistungsorientierten, rigiden Vater in Erinnerung. Er legte großen Wert auf Pünktlichkeit (z.B. bei den Mahlzeiten), im Hause durfte keine Unordnung herrschen (alles hatte auf seinem Platz zu sein), die Wochenenden verbrachte er mit streng eingehaltenen Ritualen (zuerst eine Wanderung, dann Mittagessen, dann Mittagsschlaf, dann Zeitunglesen usw.), von ihrer ihm bildungsmäßig unterlegenen Mutter ließ er sich zuhause verwöhnen und umsorgen. Frau G. war eine gute Schülerin und zeigte dem Vater einmal einen mit Sehr gut benoteten Aufsatz. Der Vater las diesen durch und wies auf einen vom Lehrer übersehenen Beistrichfehler hin, gelobt hat er sie nicht. Sie kann aus ihrer Lebensgeschichte Ähnlichkeiten zu ihrem heutigen Leben, ihrem Verhalten und ihren Einstellungen ableiten. Dieses Streben nach Leistung um jeden Preis, dieses Sich-selbst-Überfordern, dieses Nicht-mit-sich-zufrieden-sein-Können, dieses übertriebene Ordnung-Halten sind Nachahmungen des väterlichen Verhaltens ihr gegenüber und gleichzeitig der unbewusste Versuch es wenigstens jetzt dem Vater der Vergangenheit recht zu machen und seine Zuwendung zu erhalten. Es wird ihr auch bewusst, dass die „Bemutterung“ ihres Lebensgefährten eine Imitation des Umgangs der Mutter mit dem Vater ist. Es gelingt ihr sich sukzessive von ihrer Vergangenheit zu emanzipieren. Sie ist weniger streng zu sich, gönnt sich Pausen und Entspannung und kann Teilerfolge bei ihrer Lernarbeit als solche erkennen. Die Kontrollzwänge haben abgenommen und sie ist hin und wieder in der Lage dabei über sich selbst zu schmunzeln. Nach etwa fünf Monaten legt sie erfolgreich eine große Prüfung ab. Das dadurch gewonnene Vertrauen in ihre Leistungsfähigkeit, lässt sie die nächste Prüfungsvorbereitung gelassener als früher in Angriff nehmen. Seit einiger Zeit hat sie sich erlaubt, ihre Tierliebe durch Spaziergänge mit in einem Tierheim untergebrachten Hunden auszuleben. Nun macht sie, entgegen dem Rat ihrer Mutter sowie dem Willen ihres Partners einen weiteren Schritt zur Emanzipation, sie holt sich einen jungen Hund aus dem Tierheim. Dieser wird von ihr mit Freude versorgt und erzogen, er macht ihr trotz der Mühen, die mit dem Halten eines Haustieres gegeben sind, sehr viel Freude. Sie gewöhnt sich daran, den Wohnungsputz hin und wieder auf ein Minimum zu reduzieren. Sie lernt, ihrem Partner mehr Verantwortung für sich selbst zu übertragen, auch er kann Besorgungen machen oder für ein gemeinsames Essen sorgen. Nach zehn Monaten, mit der 36. Sitzung, wird die Arbeit beendet. Sie fühlt sich stark und leistungsfähig, die Kontrollzwänge und die Selbstverletzungen gehören der Vergangenheit an, sie sieht voller Zuversicht in ihre Zukunft. Den Therapeuten überfällt ein wenig Wehmut, er hat gerne mit ihr gearbeitet.

Rudolf Pichler

Autorenverzeichnis

Adler, Eva S., Dr. phil. Schulpsychologin und Bildungsberaterin der Schulpsychologischen Beratungsstelle für Allgemeinbildende Höhere Schulen des Stadtschulrates für Wien Lehrveranstaltungsleiterin der Universität Wien Klinische Psychologin und Gesundheitspsychologin Psychotherapeutin Gruppendynamik-Groupworker und Gruppentrainerin.

Aigner, Harald, 1948, Dr. phil., Ministerialrat im Bundesministerium für Bildung, Wissenschaft und Kultur; seit 1977 Schulpsychologe im Landesschulrat für Steiermark; seit 1994 in der Abteilung Schulpsychologie-Bildungsberatung/Psychologische Studentenberatung/Schulinfo im Bundesministerium für Bildung, Wissenschaft und Kultur.

Amlacher, Margit, 1952, Dr. phil., Studium der Psychologie an der Universität Wien; Klinische- und Gesundheitspsychologin; Psychotherapeutin, Ausbildnerin (Lehrtherapeutin) der klientenzentrierten Gesprächspsychotherapie (ÖGWG); Supervisorin; seit 1975 Schulpsychologin im LSR für Kärnten; in der Lehreraus- und –fortbildung tätig.

Amann, Brigitta, Mag. 1970. Seit 1999 Schulpsychologin in Bludenz, Klin.- und Gesundheitspsychologin; Dipl. Physiotherapeutin, Lehrtätigkeit zum Thema „Dyskalkulie" beim Akademielehrgang für spezifische Lernförderung des Pädagogischen Instituts in Feldkirch.

Baldauf, Gebhard, 1944, Dr. phil., Studium der Psychologie und Erziehungswissenschaft an der Universität Innsbruck, Klinischer- und Gesundheitspsychologe, Gesprächspsychotherapeut; seit 1974 an der Schulpsychologischen Beratungsstelle in Lienz.

Banner, Gottfried, 1954, Dr. phil., Hofrat, Studium der Psychologie an der Universität Wien; seit 1981 Schulpsychologe im SSR für Wien; Psychotheraput, Supervisor und Mediator; seit 1993 Leitung eines Lehrganges im Rahmen der Universitätskurse Wien.

Baum, Ulrike, Dr. rer. nat., Klinische und Gesundheitspsychologin, Psychotherapeutin, ein Jahr an der Abteilung für Kinder- und Jugendneuropsychiatrie in Klagenfurt, seit 1991 Schulpsychologin in Völkermarkt, Kärnten.

Bell, Jürgen, 1971, Mag. rer. nat., Klinischer- und Gesundheitspsychologe. Arbeitet seit Juni 2002 in der Schulpsychologie-Bildungsberatung im SSR für Wien, Beratungsstelle für allgemein bildende Pflichtschulen. Notfallpsychologe der Gemeinde Wien seit Juni 2002.

Bitschnau, Walter, 1954, Dr. phil., Hofrat, Studium der Psychologie, Pädagogik und Philosophie an der Universität Innsbruck; Tätigkeit im Psychodiagnostischen Labor der Universitätsklinik für Neurologie, Innsbruck und Psychosomatischen Ambulanz der Universitäts-Kinderklinik Innsbruck; seit 1992 Schulpsychologe im LSR für Vorarlberg; seit 2004 stv. Leiter der Abteilung Schulpsychologie- Bildungsberatung im LSR für Vorarlberg; Lehrbeauftragter im Akademienverbund Pädagogische Hochschule Vorarlberg; ehem. Lehrbeauftragter an der Universität Wien (Habilitationswerber); seminaristische Tätigkeiten in den Pädagogischen Instituten des Landes und Bundes in Vorarlberg; Klinischer und Gesundheitspsychologe, neuropsychologische Ausbildung; zahlreiche wissenschaftliche Publikationen, Habilitationsschrift.

Deschka, Gabriele, 1976, Mag. rer. nat., Studium der Psychologie an der Universität Wien, Klinische- und Gesundheitspsychologin, seit 2004 beim LSR für Niederösterreich in der Abteilung Schulpsychologie-Bildungsberatung als Schulpsychologin tätig.

Dietrich, Almut, 1964, Mag. rer. nat., Klinische –und Gesundheitspsychologin, Psychotherapeutin (Logotherapie und Existenzanalyse), seit 1998 in der Psychologischen Studentenberatung Linz, Honorarkraft Magistrat Linz (Eltern-Kind-Zentrum) seit 1998, Seminare und Vorträge im Bereich der Eltern- und Erwachsenenbildung.

Dietz, Birgit, 1968, Mag. phil., Studium der Psychologie an der Universität Trier (Deutschland), Personzentrierte Psychotherapeutin in Ausbildung unter Supervision, seit 2004 an der Psychologischen Studentenberatungsstelle Linz mit dem Schwerpunkt für Psychotherapie

Egger-Zeidner, Eva, Dr. phil., arbeitet seit 1984 bei der Psychologischen Beratungsstelle für Studierende Graz, Klinische Psychologin und Gesundheitspsychologin, Psychotherapeutin, Supervisorin und Lehrtherapeutin der Österreichischen Gesellschaft für Verhaltenstherapie und des Arbeitskreises für Verhaltensmodifikation, zahlreiche Lehraufträge im Rahmen der Psychotherapieausbildung mit den Schwerpunkten Verhaltenstherapie, Angst- und Zwangsstörungen.

Faymann, Herbert, 1952, Dr. phil., Hofrat, Studium der Psychologie an der Universität Wien; seit 1978 Schulpsychologe im Stadtschulrat für Wien; seit 1995 Leiter der Beratungsstelle für berufsbildende mittlere und höhere Schulen; Gesundheits- und klinischer Psychologe.

Felnémeti, Andrea, 1953, Dr. phil, Hofrätin, Klinische- und Gesundheitspsychologin, Psychotherapeutin KP. Studium irregulare Psychologie/Psychopathologie/Psychiatrie an der Universität Salzburg; seit 1987 an der Psychologischen Studentenberatung Klagenfurt tätig, seit 2004 Leiterin der PSB Klagenfurt. Universitätslektorin, Supervisorin. Lehrtherapeutin.

Fink Kurt, 1957, Dr. phil., Oberrat, Mitarbeiter der Psychologischen Beratungsstelle für Studierende Graz, Klinischer Psychologe, Gesundheitspsychologe, Psychotherapeut (Systemische Familientherapie), NLP-Master-Practitioner, diverse Fortbildungen in Hypnotherapie und Kurzzeittherapie.

Fladenhofer-Priller, Jutta, 1963, Dr. phil., Oberrätin; Klinische- und Gesundheitspsychologin, Psychotherapeutin (Verhaltenstherapie); 1987–1992 Beschäftigung im Arbeitsmarktservice mit dem Schwerpunkt Diagnostik und Beratung; seit 1992 in der Psychologischen Beratungsstelle für Studierende in Graz tätig. Fortbildungen in Hypnotherapie und Autogenem Training; Vorstandsmitglied der Steirischen Gesellschaft für Psychologie.

Frank, Ernst, 1945, Dr. phil., Studium der Psychologie an den Universitäten Graz und Salzburg, ausgebildeter Volksschullehrer, seit 1973 an der Psychologischen Sudentenberatung Innsbruck, zahlreiche wissenschaftliche Publikationen, Gesundheits- und Klin. Psychologe, Psychotherapeut, Koordinator (FEDORA) der psychologischen StudentenberaterInnen der EU.

Freidl, Michaela, 1975, Mag. rer. nat.; Klinische Psychologin und Gesundheitspsychologin; Notfallpsychologin i.A.; 2000–2005 beschäftig bei „Rettet das Kind“ Steiermark in der extramuralen psychiatrischen Versorgung; seit 2005 in der Psychologischen Beratungsstelle für Studierende in Graz tätig.

Göritzer-Schwaighofer, Maria, 1952, Dr. phil., Klinische Psychologin und Gesundheitspsychologin. Ausbildungen in Psychoanalyse und Klientenzentrierter Psychotherapie. Arbeitete als Psychologin an der psychotherapeutischen Abteilung der Universitätsklinik für Kinderheilkunde in Innsbruck (1980–83). Seit 1983 Mitarbeiterin an der Psychologischen Beratungsstelle für Studierende in Wien. In freier Praxis tätig.

Haidvogl, Maria, 1969, Mag. rer. nat., Klinische- und Gesundheitspsychologin; Integrative Gestalttherapeutin in Ausbildung unter Supervision in eigener Praxis in Wien. Arbeitet seit Oktober 2004 in der Psychologischen Beratungsstelle für Studierende mit dem Schwerpunkt Studienabschlussphase.

Haller, Beatrix, 1960, Mag. rer. nat, Dr. phil., Studium der Biologie an der Universität Wien; wissenschaftliche Mitarbeiterin am Scripps Institut, San Diego seit 1993 im Bundesministerium für Bildung, Wissenschaft und Kultur mit den Arbeitsschwerpunkten Gesundheitsbildung, Suchtprävention und Sexualerziehung, Geschäftsführerin des Bildungsförderungsfonds für Gesundheit und nachhaltige Entwicklung.

Heinrich, Birgit, Mag. Dipl. Päd., Klinische und Gesundheitspsychologin in freier Praxis mit Schwerpunkt Legastenie, Schulpsychologin in Salzburg, Pädagogin. Vortragende in der Lehrerfortbildung mehrerer Bundesländer und Lehrbeauftragte an der UNI Salzburg für Hochschullehrgänge.

Helbock, Maria, 1949, Dr. phil., Hofrätin, Klinische und Gesundheitspsychologin; Lehramt für Volksschulen. Seit 1976 Beratungsstellenleiterin des Schulpsychologischen Dienstes in Feldkirch, ab 1988 Landesreferentin für Schulpsychologie-Bildungsberatung im LSR f. Vorarlberg.

Hüngsberg, Andrea, 1961, Mag. phil., Studium der Kunstgeschichte an der Universität Wien, Bildungsberaterin. Arbeitet seit 1987 in der Psychologischen Beratungsstelle für Studierende Wien mit dem Schwerpunkt Studienorientierungs- und Bildungswahlberatung (zuvor seit 1980 in der Quästur der Technischen Universität Wien).

Jud, Elfriede, 1954, Dr. phil, Studium der Psychologie und Pädagogik in Graz; seit 1982 Schulpsychologin im Landesschulrat f. Burgenland; Gesundheits- und klinische Psychologin, Familientherapeutin, Lehrerin in einer Lehranstalt für heilpädagogische Berufe.

Kampfer-Löberbauer, Christine, Dr. phil., Hofrätin, Unterrichtstätigkeit als Volksschullehrerin, Studium der Psychologie in Salzburg, seit 1973 Schulpsychologin, Leiterin der Abteilung Schulpsychologie-Bildungsberatung im LSR für Kärnten seit 1991, Gesundheits- und klinische Psychologin.

Katzbeck, Christian, 1968, Mag. rer. nat.; seit 1997 Schulpsychologe beim Landesschulrat für NÖ; stellvertretender Abteilungsleiter der Schulpsychologie-Bildungsberatung im LSR für NÖ; Arbeitsschwerpunkte: Lese-Rechtschreibschwäche, Rechenschwäche; Klinischer und Gesundheitspsychologe mit eigener Praxis in Wien.

Katzensteiner, Michael, 1947, Dr. phil., Hofrat, Klinischer- und Gesundheitspsychologe, Psychotherapeut (Autogene Psychotherapie, Verhaltenstherapie), Supervisor; ab 1979 an der Psychologischen Beratungsstelle für Studierende Linz; seit 1987 Leiter dieser Einrichtung. Projekte (auch auf Europaebene), Lehr- und wissenschaftliche Tätigkeit.

Keller-Hörnig, Alexandra, 1974, Mag. rer. nat.; Klinische- und Gesundheitspsychologin, Arbeitspsychologin; Verhaltenstherapeutin in Ausbildung unter Supervision; Arbeitet seit September 2004 in der Psychologischen Beratungsstelle für Studierende in Wien mit den Schwerpunkten Studienabschlussphase sowie Lern- und Arbeitsschwierigkeiten.

Kendlbacher, Christa, 1956, Mag. phil., Erziehungswissenschafterin; Studium der Pädagogik, Studienzweig Beratung-Intervention-Supervision, an der Paris-Lodron-Universität Salzburg. Arbeitet seit Februar 2002 in der Psychologischen Beratungsstelle für Studierende Salzburg u.a. mit Schwerpunkt auf Bildungsberatung/Studienwahlberatung.

Kinzl, Gabriele, 1952, Dr. phil., Oberrätin, Studium der Psychologie und Pädagogik in Innsbruck; Klinische- und Gesundheitspsychologin; Grundausbildung in Familientherapie; Psychotherapeutin (Verhaltenstherapie/Psychoanalyse); seit 1986 in der Psychologischen Beratungsstelle für Studierende in Innsbruck.

Körbler, Claudia, 1971, Mag. rer. nat., Klinische- und Gesundheitspsychologin; seit Dezember 2003 Schulpsychologin der Abteilung Schulpsychologie-Bildungsberatung des LSR für Niederösterreich; arbeitete zwei Jahre an der schulpsychologische Beratungsstelle Krems Stadt und Land; wechselte im Dezember 2005 an die Beratungsstelle Gänserndorf.

Kopeinigg, Sabine, 1974, Mag. rer. nat., Klinische Psychologin und Gesundheitspsychologin. Diplomarbeit: Psychologische Korrelate der Adipositas an der Medizinischen Psychologie am LKH-Graz. 1998–2001 Mitarbeit an der Adipositas-Ambulanz am LKH-Graz. Arbeitet seit September 2005 in der Psychologischen Beratungsstelle für Studierende in Graz.

Krötzl, Gerhard, 1957, Dr. phil., Ministerialrat, Studium der Psychologie mit Nebenfach Pädagogik an der Universität Wien und der Rechtechnik an der Technischen Universität Wien; 1979–1983 Programmierer und im Bereich der Markt- und Meinungsforschung tätig; 1983–1993 Schulpsychologe beim LSR für Niederösterreich, seit 1994 in der Abteilung Schulpsychologie-

Bildungsberatung des Bundesministeriums für Bildung, Wissenschaft und Kultur; Gesundheits- und Klinischer Psychologe.

Labacher, Gerhard, 1976, Mag. phil., Klinischer und Gesundheitspsychologe. Arbeitet seit Juni 2004 in der Psychologischen Beratungsstelle für Studierende Linz mit den Schwerpunkten Studienwahlberatung, Studienwechselberatung, klinisch-psychologische Behandlung.

Lang, Agnes, 1947, Dr. phil., Studium der Psychologie an der Universität Wien; seit 1973 Schulpsychologin; seit 2003 Leiterin der Abteilung Schulpsychologie-Bildungsberatung im Landesschulrat für Oberösterreich; Gesundheits- und klinische Psychologin; Psychotherapeutin; zahlreiche Artikel und Beiträge in Medien zu verschiedenen schulpsychologischen Themen.

Larcher, Reinhard, 1947, Dr. phil., Hofrat; Klinischer Psychologe und Gesundheitspsychologe, Psychotherapeut (Psychoanalyse), Lehrtherapeut und Ausbildner; seit 1970 Leiter der Psychologischen Beratungsstelle für Studierende Salzburg; nebenberufl. freie Praxis als Psychotherapeut, Supervisor/Coach und Gruppendynamiker; Univ.-Lektor seit 1981.

Massoth, Eva, 1947, Dr. phil., Hofrätin, Studium der Psychologie und Anthropologie an der Universität Wien, seit 1972 als Psychologin und Psychotherapeutin in der Psychologischen Beratungsstelle für Studierende Wien tätig, seit 1996 Leiterin dieser. Gesundheits- und Klinische Psychologin, Psychotherapeutin (Verhaltens- und Gesprächspsychotherapie).

Mainoni-Humer, Helene, 1964, Mag. phil., Studium der Psychologie an der Universität Salzburg; seit 1993 Schulpsychologin im Landesschulrat für Salzburg; seit 2003; Leiterin der Abteilung Schulpsychologie-Bildungsberatung im Landesschulrat für Salzburg; Gesundheits- und klinische Psychologin; Verhaltenstherapeutin.

Manz, Beate, 1957, lic. phil., Studium der Psychologie, Psychopathologie und französischen Literatur an den Universitäten Zürich und Genf, Fachpsychologe für Kinder und Jugendliche FSP, seit 1989 Schulpsychologe in Liechtenstein, Ausbildung in psychoanalytischer Psychotherapie, Veröffentlichungen über psychoanalytische Psychotherapie mit Kindern und Jugendlichen und über Jugendgewalt-Prävention (Dokumentarfilm „Respect").

Mayrhofer, Elisabeth, 1977, Mag. rer. nat., Klinische Psychologin und Gesundheitspsychologin; arbeitet seit Oktober 2004 in der Psychologischen Beratungsstelle für Studierende Wien mit dem Schwerpunkt Psychodiagnostik, Studienwahl und Lerntraining. Derzeit in Ausbildung zur Psychotherapeutin mit KIP.

Meusburger, Gertraud, 1958, Dr. phil., Klinische- und Gesundheitspsychologin; Psychotherapeutin für Systemische Einzel, Paar und Familientherapie und für Katathym Imaginative Psychotherapie. Seit 1988 in der Psychologischen Studentenberatung Salzburg und in freier Praxis tätig.

Oberlehner, Franz, 1960, Dr. phil., Klinischer Psychologe und Gesundheitspsychologe, Psychotherapeut (Psychoanalyse/IPA, Klientenzentrierte Psychotherapie), Supervision. Arbeit in Sexualberatungsstelle und Aids-Hilfe, seit 1992 in der Psychologischen Beratungsstelle für Studierende Wien, freie Praxis. 7 Jahre Lektor an der Universität Wien; zahlreiche Forschungsprojekte und wissenschaftliche Publikationen.

Pettermann, Hans, 1958, Dr. phil, Mag. phil., Klinischer Psychologe, Supervisor, Psychotherapeut und Psychoanalytiker in freier Praxis in Wien, Mitarbeiter der Psychologischen Beratungsstelle für Studierende. Wien.

Pichler, Rudolf, 1948, Dr. phil., Hofrat, Leiter der Psychologischen Beratungsstelle für Studierende Graz, Klinischer Psychologe, Gesundheitspsychologe, Psychotherapeut, Lehrbeauftragter am Psychologischen Institut der Universität Graz, Ehrenmitglied der Steirischen Gesellschaft für Psychologie

Rechberger, Christian, 1955, Dr. phil, eingetragener Klinischer Psychologe und Gesundheitspsychologe, Klientenzentrierter Psychotherapeut und Supervisor, weiters Gruppenleiter in Themenzentrierter Interaktion (n. Ruth Cohn). Seit 1991 in der Psychologischen Beratungsstelle für Studierende Salzburg in Teilzeit mit dem Schwerpunkt Studienabschlussphase; daneben Bildungsberater, Trainer in der Erwachsenenbildung sowie freiberuflicher Supervisor und Coach.

Rederer, Edith, 1950, Dr. phil, Studium der Psychologie, Pädagogik und Philosophie an der Universität Innsbruck, seit 1989 Schulpsychologin in Liechtenstein, Psychologin FSP, Ausbildung in lösungsorientierter und systemischer Therapie, Veröffentlichungen über Familienbilder (ADP-Schriftenreihe).

Richter, Andrea, 1958, Mag. rer. nat, Dr. rer. nat, Dr. phil., Hofrätin, Studium der Psychologie und der Biologie-Zoologie an der Universität Wien; seit 1984 Schulpsychologin im LSR für Niederösterreich; seit 2004 Leiterin der Abteilung Schulpsychologie-Bildungsberatung im Landesschulrat für Niederösterreich.

Sandner, Petra, 1964, Mag. phil. Klinische und Gesundheitspsychologin; Verhaltenstherapeutin. Arbeitet seit Mai 1999 in der Psychologischen Beratungsstelle für Studierende Wien mit dem Schwerpunkt Soziale Kompetenz und Studienwahl; Lehrtätigkeit in der Pflegeakademie der Barmherzigen Brüder Wien zum Thema Kommunikation.

Scheiblreiter, Elisabeth, 1956, Mag. phil., Studium der Pädagogik an der Universität Innsbruck; Ausbildung in Klientenzentrierter Psychotherapie. Arbeitet seit Juni 2001 in der Psychologischen Beratungsstelle für Studierende in Innsbruck.

Schindelka, Harald Manfred, 1966, Mag. phil., Grafiker, Studium der Psychologie an der Universität Wien; seit 2002 Schulpsychologe am Landesschulrat Oberösterrreich; klinischer und Gesundheitspsychologe; Medienpsychologe, Coach; I.A. zum Allg. Beeid. und Gerichtl. Zertifizierten Sachverständigen; Publikationen zu psychologischen Fragestellungen.

Schmid, Birgitta, Mag., Klinische Psychologin und Gesundheitspsychologin, Psychotherapeutin (Systemische Familientherapie), Psychologische Beratungsstelle für Studierende Graz, freiberufliche Trainerin.

Schöpf, Christian, 1961, Dr. phil., Studium der Psychologie an der Leopold-Franzens-Universität Innsbruck. Klinischer Psychologe und Gesundheitspsychologe, Psychotherapeut (Psychoanalyse). Leiter der Psychologischen Beratungsstelle für Studierende Innsbruck seit Dezember 2004

Sedlak, Franz, 1947, Mag. Dr. theol. Dr. phil., Ministerialrat, im Bundesministerium für Bildung, Wissenschaft und Kultur, Leiter der Schulpsychologie-Bildungsberatung und Psychologischen Studentenberatung in Österreich, Psychotherapeut (Verhaltenstherapie, Klientenzentr. Psychotherapie, Individualpsych. Analytiker u. Gruppentherapeut, Logotherapie-Existenzanalyse, Lehrtherapeut Autogene Psychotherapie, Lehrtherapeut Katathym Imaginative Psychotherapie), Supervisor. Gesundheitspsychologe, Klinischer Psychologe, Sachbuchautor.

Sedlak, Karin, 1966, Mag. phil. Dr. rer. nat., Gesundheitspsychologin, Klinische Psychologin, Psychotherapeutin, Ausbildung im Heilpädagogischen Voltigieren, zwischen 1998 und 1999 in der Abteilung Schulpsychologie-Bildungsberatung im Bundesministerium für Bildung, Wissenschaft und Kultur beschäftigt, Ko-Autorin eines Faltblattes über Qualitätskriterien von Legasthenie-Kursangeboten und einer Broschüre über die Förderung der Lesefreude. Psychologin und Psychotherapeutin im Therapiezentrum „Bienenhaus" des SOS-Kinderdorfs Hinterbrühl.

Seiberl, Sabine, 1976, Mag. rer. nat., Klinische und Gesundheitspsychologin. Seit Dezember 2003 in der Abteilung Schulpsychologie-Bildungsberatung Niederösterreich für den Bezirk Melk tätig.

Skof, Sonja, 1959, Dr. phil., Studium der Psychologie an der Universität Wien; seit 1987 Schulpsychologin im LSR für NÖ; Leiterin der Schulpsychologischen Beratungsstelle Wiener Neustadt-Stadt; Gesundheits- und klinische Psychologin; Wahlpsychologin, Psychotherapeutin, Supervisorin und Coach in freier Praxis; zahlreiche Fachpublikationen, Autorin von populärwissenschaftlichen Artikeln in einer Gesundheitszeitschrift, Mitautorin des Ratgebers „Fit im Kopf für Kinder".

Steinlechner-Oberläuter, Dorothea, 1959, Dr. phil., Oberrätin, Studium der Psychologie und der Psychopathologie an der Universität Salzburg; seit 1983 Schulpsychologin am LSR Salzburg; seit 1986 Beratungsstellenleiterin der Schulpsychologischen Beratungsstelle Salzburg-Umgebung I; klinische und Gesundheitspsychologin; Psychotherapeutin; diverse Publikationen zu sozialpsychologischen Fragestellungen.

Streicher-Pehböck, Christa, 1957, Dr. phil., Studium der Psychologie, Psychopathologie/Psychiatrie an der Universität Salzburg; Klinische- und Gesundheitspsychologin; Verhaltenstherapeutin; seit 1988 an der Psychologischen Studentenberatung Linz mit dem Schwerpunkt Psychotherapie.

Summer, Thomas, Mag. phil., Klinischer Psychologe, Gesundheitspsychologe, Pesso-Therapeut, Schulpsychologischer Dienst Appenzell Innerrhoden, Erziehungsdepartement Hauptgasse 51, CH-9050 Appenzell.

Tholen, Elke, 1953, Dr. phil., Klinische und Gesundheitspsychologin, Psychotherapeutin(Systemische Therapie) u. Supervisorin. Seit 1983 Mitarbeiterin der Schulpsychologie-Bildungsberatung und der Drogenberatungsstelle des Landes Steiermark.

Unterweger, Kristina, 1973, Mag. phil., Mag. phil., Dr. phil., Studium der Pädagogik und Grundlagen der Psychologie und Psychosozialen Praxis, Studium der Psychologie, Psychotherapeutische Propädeutikum, Klinische Psychologin und Gesundheitspsychologin, Wahlpsychologin, seit 2006 Schulpsychologin im Landesschulrat für Kärnten.

Wiesflecker, Sabine, 1978, Mag. rer. nat., Klinische Psychologin und Gesundheitspsychologin, seit Oktober 2003 Schulpsychologin in Niederösterreich, zuständig für die Bezirke Amstetten I und Waidhofen/Ybbs, seit Oktober 2005 Lektorin an der Universität Wien.

Wiesmeyr, Otmar, 1949, Dr. phil., Oberrat, Studium der Psychologie und Pädagogik an der Universität Salzburg; 15 Jahre Pflichtschullehrer; seit 1985 Schulpsychologe; Leiter der schulpsychologischen Beratungsstelle Wels/Oberösterreich; Gesundheitspsychologe und klinischer Psychologe; Psychotherapeut, Lehrtherapeut(Existenzanalyse und Logotherapie); wissenschaftliche Publikationen.

Windl, Karin, 1966, Mag. rer. nat., seit 1994 Schulpsychologin der Abteilung Schulpsychologie-Bildungsberatung des Landesschulrat für Niederösterreich; Klinische- und Gesundheitspsychologin; Psychotherapeutin (Verhaltenstherapie); Personal- und Organisationsentwicklerin; Lektorin an der Universität Wien.

Wodraschke-Staudinger, Kathrin, Mag. Dr. phil., Klinische- und Gesundheitspsychologin, Psychotherapeutin, seit 1997 in der Psychologischen Studentenberatung für Studierende Wien mit Schwerpunkt Arbeitsstörung und Studienabschluss. Freiberufliche Trainerin für Kommunikation, Verkauf und Zeit- und Selbstmanagement.

Wölbitsch, Doris, 1975, Mag. rer. nat, Klinische und Gesundheitspsychologin; seit Oktober 2003 Schulpsychologin an der Beratungsstelle für allgemeinbildende Pflichtschulen in Wien; seit Dezember 2004 zusätzlich als klinische Psychologin an der neuropsychiatrischen Abteilung für Kinder und Jugendliche des neurologischen Zentrums Rosenhügel tätig.

Zeman, Mathilde, 1950, Dr. phil., Hofrätin, Studium der Psychologie an der Universität Wien; seit 1978 Schulpsychologin im Stadtschulrat für Wien; seit 1992 Leiterin der Abteilung Schulpsychologie- Bildungsberatung im Stadtschulrat für Wien; 11 Jahre Lektorin an der Universität Wien; Gesundheits- und klinische Psychologin; zahlreiche wissenschaftliche Publikationen.

Zollneritsch, Josef, Dr. phil., HR, Landesreferent für Schulpsychologie-Bildungsberatung im Landesschulrat für Stmk. seit 12/94, Klinischer und Gesundheitspsychologe, Allg. beeid. und gerichtlich zertifizierter Sachverständiger für Kinder- und Jugendpsychologie, Lehrer an der Pädagogischen Akademie des Bundes, verheiratet, 4 Kinder.

Sachverzeichnis

A
ABC-Analyse 280
Ablöseprobleme 43, 116
Ablösung 9
Ablösungsproblematik 10
Ablösung und Ablöseproblematik 91
Adipositas (Übergewicht) 8, 58
Adoleszenz 2, 9, 120
Adoleszenzentwicklung 179
Adoleszenzprobleme 91
Affektregulierung 212
AIDS 13, 14
Akademielehrgänge 211
Alexithymie 186
Allgemeine Leistungstests 174
Alphabetisches Begriffsverzeichnis 8
Als-ob-Haltung 198
Ambivalenz 244
Angsstörung 151
Angst 10, 11, 44, 162
Angststörungen 15, 114, 157
Angst vor Kränkungen 211
Anorexia Nervosa (Magersucht) 36, 58, 155
Anspruchsniveau 122
Anthropologie 143
Arbeitsbedingungen 18, 68
Arbeitsroutine 44, 45
Arbeitstechniken, wissenschaftliche 233
Arbeitsüberlastung 38
Arbeitsverhalten 18
Ärger 10, 11
Aufmerksamkeit 105
Automatisierung 99
Autonomieansprüche 3, 10
Awareness 98

B
Balance(-modell) 276, 277
Befund 86
Begabungsförderung 49, 115, 161
Begabungsverwertung 134, 135
Begegnung 98
Behandlung 27, 87
Belohnungsschema 271, 272
Beobachtungsdaten 147
Beratung 87, 91, 114, 173
Beratungsmodelle 27
Beruf 28
Berufsberatung 101
Berufsbilder 28
Bewältigungsmöglichkeiten 38
Beziehungsängste 14
Beziehungsfähigkeit 111
Beziehungspathologie 262
Bild-Erleben 102, 103
bildhafte Vorstellung 97
Bildungs- und Berufschancen 227
Bildungsberatung 211
(Bildungs)Beratung 257
Bildungsdefizite 228
Bild vom Menschen 146
Bindungsstörung 261
Binge-Eating-Disorder 58
Borderline-Persönlichkeitsstörung 37
Brücke als Funktion 56
Bulimia Nervosa (Ess-Brech-Sucht) 36, 58
Bulimie (Ess-Brech-Sucht) 155
Bullying 148
Burnout 38, 176, 247

C
Career Development 126
Checkliste 104
Chronizitätsrisiko 57
Coach 39, 40
Coaching 39
Coachinggründe 40
Coping 176
Curriculum 47

D
Datenbereiche 145–147
Definition sozialer Kompetenz 226
Definition von sexuellem Missbrauch 220
Defizite 162
Dekompensation 38, 186
Depression 114
Deskriptive Klassifikation psychischer Störungen 151
Diagnostik 114, 160, 181
Dialogfähigkeit 111
Diplomanden-Gruppe 44, 45
Diplomarbeit 44–46, 145, 147, 233
Diskussionskultur 3
Dissertation 234
dissoziatives Erleben 37
Dissoziative Störung 151
Distanzierungsbestreben 3
Distress 38
Drei-Ebenen-Modell 28
Dringlichkeit 279
Drop-out-Rate 47
Durchsetzungsverhalten 20
dysfunktionale Denkmuster 107

E
Echtheit 188, 189
Einengung (bei Entwicklung zum Suizid) 244
Einfühlung 188
Einstellungs- und Interessenstests 174
Einzeltraining 131
EMDR 252
Emotionale Instabilität 37
Empathie 51, 52
Empowerment 87
Encounter 106
Energieaufbau 66
Entspannung 22
Entspannungstechniken 157
Entwicklungskrisen 14
Entwicklungspotentiale 25
Entwicklungsstufe 262
Entwicklungstests 174
Erbrechen 57
Erfahrungsbezogene Subtheorie 99
Erfolgsorientierung 50
Erholungsphasen 18
Erklärungsmodelle 229
Erlangung von Selbstwertgefühl 216
Erlebnisaktivierung 27
Erlebniskultivierung 67, 68
Ermutigung 97
Erstversorgung 211
Erwägung (von Selbstmord) 243, 244
Essanfälle 57
Essstörungen 8, 36, 57, 58, 155
Esstörungen 17
Ethik 276, 277
Evaluierung 59
Existenbewusstsein 67
Explorationsverhalten 33
Exzesse 162

F
Fachkompetenz 201
Familienstand 232
Feedback 198
Fehlkonditionierung 261, 262
Finalität 96
finanzielle Situation 232
Fluchtreaktion 186
Focusing 106
Fokus 143, 179, 180
Formdeuteverfahren 175
Fortpflanzung 218
Fragestellung 181
Fragetechnik 73
Freie Assoziation 171
Fremdwertgefühl 216, 217
Freude 10, 11
Frühkindliche Konfliktkonstellationen 169
Funktion 81
Funktionelle Sexualstörung 219
Funktionsniveau 229, 230
Furcht 14
Furchtstruktur 252

G
Gefühle 189
Gefühlschwankungen 9
Geschlecht 218
Geschlechter, Angleichung der 222
Geschlechtsverkehr 222
– ungeschützter 14
Gesinnungswandel 129, 130
Gesprächstherapie 105
Gestaltpädagogik 98
Gesundheit 166
Gewalt 212

Glaubenssysteme 120
Graphomotorische Auffälligkeiten 119, 120
Grundaufgaben des Menschen 96
Grundlagen der therapeutischen Arbeit mit Missbrauchsopfern 221
Gruppe 80–83
Gruppenarbeit 80, 249
Gruppendruck 18
Gruppenpädagogik 249
Gruppenposition 82, 83
Gruppentraining 131

H
Habituation 252
Haltlosigkeit 256
Handlungskompetenz 201
Harmonie 115
Häufigkeit von sexuellem Missbrauch 220
Helfer 176
Hier und Jetzt 98
Hilflosigkeit 255, 256
Hilfs-Ich-Funktion 177
HIV-Antikörpertest 13
Hochbegabtenförderung 25
Hoffnungslosigkeit 256
Horizontale Analyse 266
humanistisch-existentiell 187
Hyperkinese 262
Hypnoid 103
Hypnose 171
Hypothetisches Konstrukt 25

I
Idealer Leistungszustand 142, 250
Identifikationsfiguren 9
Identität 160, 161
Identität und Identitätsentwicklung 233
Ideomotorisches Training 142
Individuationsprozess 10
Indoktrinationen 37
Infantile Sexualität 171
Initiationsritus 233
Innere Objekte 102
innerer Dialog 97
Inneres Arbeitsmodell 32
Inoculationstraining 252
Integration 232
Intelligenztests 174
Interaktion 146, 147
Interaktionskreis sozialen Verhaltens 226
Interferenztheorie 73
Intervention 166, 167, 177
Interventionsmöglichkeiten 12
Interventionsvorschläge 181
Irrationale Angst 169
Ist-Analyse 280

K
Karriere 101
Katastrophieren 11
Kategorien 103–105
Kausalattribuierung 269
Kindliche Bewältigungsmechanismen 37
Kindliche Sexualität 218
klientengerechte Ethik 129
Klinische Tests 174
Know How 263
Kognition 107
Kognitionen 20
Kognitive Begabung 25
Kognitive Methoden in der Verhaltenstherapie 157
Kognitive Therapiemethoden 107, 108
Kognitive Wende 266
Kommunikation 227, 250
Kompensatorische Förderung 49
Kompetenzen 161, 202
Kompetenzorientierte Beratung 111
Komponenten-Subtheorie 99
Komponenten sozialer Kompetenz 226
Konflikt 151, 172
Konflikt(-fokus), unbewusster 180
Konflikte 115
Konfliktfähigkeit 111, 112
Konflikt hafte Auseinandersetzungen 2
Konfliktkultur 111, 112
Konfliktlotse 264, 265
Konkurrenzdruck 47
Konkurrenzkampf 18
Konsequenzen 271
konstruktivistische Grundeinstellung 112
Kontext-Subtheorie 99
Kontextbewusstsein 264
Kontrollverlust 57
Konzentrationsstörungen 168
kooperative Kompetenz 111, 112
Körperlich bedingte psychische Störungen 151
Kreativität 161
Kreisprozesse 147
Krisen 91, 114

Krisenintervention 52
Künstlerische Begabung 25
Kurztherapie (psychodynamische) 179
Kurzzeitgedächtnis 73

L

Lebensbereiche 276, 277
Lebensgeschichte 36
Lebenskrisen 15
Lebenslanges Lernen 125
Lebensmanagement 276
Lebensphilosophie 279, 280
Lebensplanung 102
Lebensstil 96
Lehrmanagement 133, 134
Leistungsabfall 10
Leistungsängste 14
Leistungsdiagnostik 174, 181
Leistungsdruck 18
Leistungshemmende Einstellungen 119, 120
Leistungskontrolle 134, 135
Leistungsmotivation 203
Leistungsselbstkonzept 123
Leitformel 23
Leitungskompetenz 249
Leitungstätigkeit 39
Lern- und Arbeitsverhalten 61
Lern- und Gedächtnishilfe 56
Lernblockaden 43
Lerncoaching 223, 224
Lerndefizite 211
Lernkarteien 132
Lernkontrolle 134, 135
Lernkultur 224
Lernmanagement 133, 139
Lernmotivation 50, 122, 134
Lernökonomie 134, 135
Lernplanung 277
Lernprozess 131
Lernstrategie 130, 131, 133
Lerntheorie 151
Lerntraining 130–133
Lernverhalten 18
Leseerziehung 136
Lesekompetenz 136
Lesemotivation 136
Leseschwäche 136
Liebesbeziehung 115

M

Magersucht 57
Massenuniversität 47
Masturbation 222
Materialobjekt 144
Matrix 142, 145
Maturant/inn/enberatung 137
Maturanten 257, 258
Medien 254, 255
Mehrebenenansatz 187
Mentale Fitness 67
Metapher 97
Methode 146, 147
Methodenkompetenz 201
Methodik 143
Mind-Maps 132
Minderwertigkeitsgefühl 96
Missbrauch 212
Modellernen 198
Motivation 232
Motivationsschwierigkeiten 122
Motorik 25
Multiplikatoren 39, 87
Münchhausen-Syndrom 212

N

Negativanalyse 134, 135
(Neu)Orientierung 257–259
Neurotransmitter 151
No future-Mentalität 255, 256
Non-Profit-Organizations 40
Nondirektiv 105
Normabweichung 229
Normalitätsbegriff 261
Notfallpsychologie 253

O

Opfer-Täterbeziehung 148
Optimierung 143
Organschwäche 96
Orientierung 26
Orientierungslosigkeit 9
Österreichische Hochschülerschaft 234

P

Pausengestaltung 132
Peer-group 9
Peermediatoren 264
Person-Umwelt-Passung 102
Personenwahrnehmung 272, 273

persönliche Probleme 62
Persönlichkeit 161
 – diagnostik 174, 181
 – eigenschaften 162, 163
 – Entfaltungs-Verfahren 174, 175
 – faktoren 25, 26
 – förderung 91, 115, 160, 250
 – störung 151
 – strukturtests 174
Personmerkmale 25
personzentrierte Beziehungstheorie 52
Phobische Störung 151
Phonologische Bewusstheit 119
Physische Fitness 67
Piercing 211
Positionseffekt 74
Positivanalyse 134, 135
Posttraumatische Belastungsstörung 251
PQ4R-Methode 132
Prätraumatische Persönlichkeit 252
Prävention 58
präverbale Ebene 103
Primacy-Recency-Effekt 74
Privatsprache 4
Problembewusstsein 62, 271
Problemfeld 26
Problemkern 26
Problemkonfrontation 23
Prophylaxe 166, 167
Prozess 258
Prüfungsangst 15, 16, 180, 213
Psychiatrisches Krankheitsbild 37
Psychische Erste Hilfe 117
Psychoanalyse 151, 178, 179
Psychoanalytische Pädagogik 173
Psychodiagnostischer Prozess 174, 175
Psychodiagnostische Tests 174, 175
Psychodiagnostische Verfahren 114, 174, 181
Psychoedukation 151
Psychohygiene 175, 176
Psychologische Beratungsstelle für Studierende 59, 137, 234
Psychologische Diagnostik 114
psychologische Stellungnahme 86
Psychologische Studentenberatung 87
Psychometrische Persönlichkeitstests 174
Psychopharmaka 151, 157
Psychose 151
Psychosomatik 58
Psychosoziales Moratorium 233
Psychotherapeutische Schulen 151
Psychotherapie 8, 39, 87, 246
 – forschung 59
 – Methoden 114
 – Verfahren 178
Pubertät 9
Pygmalion-Effekt 168

Q
Qualifikationen 109, 110
Qualitätssicherung 59
Qualitätsstandards 174

R
Rangdynamikmodell 82
Reframing 252
Regelfehler 120
Rehabilitation 166, 167
Ressourcen 26, 134, 135
Risikofaktoren 117
Rolle(n) 81, 82, 280
 – tausch, -wechsel 198
Rückmeldungs-Signale 268
Rückzug 9

S
Sachkompetenz 110
Sachverständigengutachten 26
Salutogenese 176
Schlüsselqualifikation, -kompetenz, -fragen 201
Schreibhemmung 43 f.
Schule 257–259
Schülerberatung 211
Schulkultur 224, 225
Schulpsychologie-Bildungsberatung 115, 160, 202, 247
Schulpsychologisches Gutachten 86
Schulpsychologische Tätigkeit 117
Schultests 174
Schutzfaktoren 116
Schutzsuche 32
Schwänzen 210
Selbstaktualisierung 105
Selbstbehauptung 66
Selbstdistanzierung 127
Selbstempathie 52
Selbsterfahrung 246
Selbsterkenntnis 37

Selbsthilfe 87
Selbsthilfegruppen 87
Selbsthilfepotenzial 87
Selbstkompetenz 110, 201
Selbstmord, -versuch 243–245
Selbstmotivation 258, 259
Selbstorganisation 18, 258
Selbstreflexion 258
Selbstsicherheit 212–214
Selbstsicherheits-, Soziales Kompetenztraining 199
Selbsttranszendierung 127
Selbstwertgefühl 4
Selbstwertkrise 57
Self-fulfilling prophecy 167
Setting 177
sexueller Hissbrauch
– Folgen 220
– Formen 220
– Häufigkeit 220
Sicherheit 212–214
Sicherungstendenz 96
Signalreize 265
Sinn-Erfindung 128
Sinn-Entdeckung 128
Sinnbilanz 128
Sinnesreize 186
Sinnfragen 114, 129
Sinnkrise 129
Sinnorientierung 129
Sinnzentrierte Psychotherapie 224
social skills 20
soft skills 20
Sokratischer Dialog 107
solidarisches Modell 261–265
Soll-Analyse 280
soziale Ängste 14
– Begabung 25
– Engagement 67, 68
– Integration 227
– Kompetenz 250
– Kompetenzen 3
– Lernen 223
– Wahrnehmung 272
Sozialisation 12
Sozialkontakte 20
Sozialstatus 232
Sozialverhalten 61
Spannungsregelung 23
Speed-Bedingungen 120
Spezielle Funktionsprüfungs- und Eignungstests 174
Sprache 186, 187
Sprachliche Frühförderung 228
Spurenveränderungstheorie 73
Spurenzerfallstheorie 73
Standards 59
Standortanalyse 101
Stigmatisierung 230
Stil – Beispiele 162
Störeinflüsse 267, 268
Störungen der Sprachentwicklung 227
Störungsreize 73
Stress 186, 187
Stressreaktion 251
Strukturieren 104
Strukturmangel 262
Studienabbruch 44
Studienabschluss 44, 232, 233
– probleme 43
Studienberatung 232
Studieneingangsphase 234
Studienwahl 43
Studienwechsel 61
Studieren, Studium 257–259
Sublimation 4
Suizid, -alität, -prävention 243, 244
Supervision 39, 87, 176, 234
Superzeichen 73
Symboldrama 102
Symbolischer Bindungstest 32
Symbolisierungsfähigkeit 103
Symptom 151, 152
systemisch 187
Szenisches Verstehen 173

T

Tagtraum 102
Tätowierung 211
Team 80
Teamarbeit 80
Teil-Lernverfahren 74
Temperament 230
Testgütekriterien 174
Testresultate 181
Themenzentrierte Interaktion (TZI) 80, 249, 250
tiefenpsychologisch 177, 187
Trauer 10, 11
Trauerreaktion 251

Trauma 116
Traumaschwere 252
traumatische Erlebnisse am Schulweg 211
traumatoform 255
Tutor 234
Typologie 99, 100

U
Übergang 257
Überkompensation 96
Überprüfung an der Realität 217
Übertragung (von HIV) 13, 14
Unterrichtsprinzip 114
Ursachen für sozial inkompetentes Verhalten 226
Urteilsbildung 273

V
Verantwortlichkeit 127
Verbal-thematische Verfahren 175
Verbindliche Übung „Berufsorientierung" 28, 29
Verbot 151
Verbundsystem 264, 265
Vergleich 216, 217
Verhaltensauffälligkeit 261, 262, 270
Verhaltensknick 256
Verhaltensmuster 162
Verhaltensprävention 166
Verhaltensschwierigkeit 261
Verhaltensstörung 261
verhaltenstherapeutisch 187
Verhaltenstherapeutische Standardmethode 198
Verhaltenstherapie 157, 270
Verhaltensvereinbarungen 12
Verhältnisprävention 166
Verhandlungsmoral 218
Verlauf der sexuellen Interaktion 219
Verlustangst 216
Vernetzungskonferenz 270
Verstehen 189
Versuchsleitereffekt 168
Vertikale Analyse 266
Verzichtmoral 218
Videoaufzeichnungen 198
vier Rollen Modell 121
Visualisieren 142
visuell–kinästhetische Synästhesien 121
Vorschulförderung 49

W
Welt 144
Wendepunkt 115
Wert 276, 277
Wert im Vergleich mit anderen oder durch andere 216
Wertorientierte Lebensgestaltung 128
Wertrealisierung 189
Wertschätzung 106, 188, 189
Wichtigkeit 279
Wiederholung 133
Willensfreiheit 127
Wirkfaktoren 106
Wissensgesellschaft 125
Wochenplan 131
Wunsch 151, 152

Z
Zeichnerische und Gestaltungsverfahren 175
Zeitbegrenzung 179
Zeitmanagement 22, 276, 277
Zeitplan 44
Ziel 276, 277
Zielannäherung 27
Zielorientierung 96
Zwangsstörung 151
Zwei- und Mehrsprachigkeit 228

Springer und Umwelt

ALS INTERNATIONALER WISSENSCHAFTLICHER VERLAG sind wir uns unserer besonderen Verpflichtung der Umwelt gegenüber bewusst und beziehen umweltorientierte Grundsätze in Unternehmensentscheidungen mit ein.

VON UNSEREN GESCHÄFTSPARTNERN (DRUCKEREIEN, Papierfabriken, Verpackungsherstellern usw.) verlangen wir, dass sie sowohl beim Herstellungsprozess selbst als auch beim Einsatz der zur Verwendung kommenden Materialien ökologische Gesichtspunkte berücksichtigen.

DAS FÜR DIESES BUCH VERWENDETE PAPIER IST AUS chlorfrei hergestelltem Zellstoff gefertigt und im pH-Wert neutral.